U0196560

全国高等医学院校长学制教材
北京大学药学教材

药 理 学

Pharmacology

（第 2 版）

主 编 王克威

编 委 （按姓名汉语拼音排序）

卞希玲 黄 卓 李长龄 梁建辉

刘合力 刘晓岩 蒲小平 宋 艳

孙 懿 王克威 王银叶 叶 加

赵 欣 朱元军

北京大学医学出版社

YAOLIXUE

图书在版编目（CIP）数据

药理学/王克威主编 . —2 版 . —北京：北京大
学医学出版社，2018.9
ISBN 978-7-5659-1848-3

Ⅰ . ①药… Ⅱ . ①王… Ⅲ . ①药理学–医学院校–教
材 Ⅳ . ①R96

中国版本图书馆 CIP 数据核字（2018）第 184209 号

药理学（第 2 版）

主　　编：王克威
出版发行：北京大学医学出版社
地　　址：(100191) 北京市海淀区学院路 38 号 北京大学医学部院内
电　　话：发行部 010-82802230；图书邮购 010-82802495
网　　址：http://www.pumpress.com.cn
E - mail：booksale@bjmu.edu.cn
印　　刷：北京信彩瑞禾印刷厂
经　　销：新华书店
责任编辑：赵　欣　法振鹏　靳新强　　责任校对：靳新强　　责任印制：李　啸
开　　本：850 mm×1168 mm　1/16　印张：30　彩插：2　字数：870 千字
版　　次：2018 年 9 月第 2 版　2018 年 9 月第 1 次印刷
书　　号：ISBN 978-7-5659-1848-3
定　　价：80.00 元

版权所有，违者必究
（凡属质量问题请与本社发行部联系退换）

前　言

　　药理学是北京大学药学专业本科及六年制本硕连读学生的专业必修课。为了加强学生的源头创新意识、提高专业知识水平，并注重创新精神和创新能力的培养，本教材在原 2009 年版李长龄教授主编的《药理学》一书的基础上进行了首次较大幅度的改版。新版教材约 80 万字，涵盖了总论、外周神经系统药理学、中枢神经系统药理学、心血管系统药理学、消化与呼吸系统药理学、内分泌生殖与代谢药理学、抗病原生物药理学和肿瘤与免疫系统药理学 8 篇共 49 章。

　　参编者是从事药理学理论课程与实验教学以及药理学领域研究的一线教师。在总结药理学理论与实践教学经验的基础上，参阅了国内外同行近期的药理学教材及专著、2015 年版《中华人民共和国药典》、2015 年版国家执业药师资格考试大纲以及 2016 年版《国家基本药物目录》等文献资料，对第 1 版的内容进行了适当的增减。在继承前一版突出介绍药理学与新药研发的关系、新药研发的相关知识特点的基础上，新版在总论部分还着重强调了药理学在新药研发源头创新中不可替代的重要地位和意义，以及在各个章节中尝试增加了近年来新上市的一些新药等内容，并对原版的全部图与表进行了修改、重新制作或彩色更新。本版增加了"骨质疏松症治疗药"章节等内容。

　　在本教材的编写过程中，各位编委教师认真负责、敢于尝试、互相协助，如期高效率和高质量地完成了编写工作，在此谨向全体编委表示衷心的感谢。

　　在付梓出版之际，限于有限的知识和能力，深感粗疏之处会在所难免，恳切希望药理学同仁、读者及同学们不吝赐教、指正与评论，以便在下一版中及时得到修改和完善。

王克威

目　录

第一篇　总论

第五篇　消化与呼吸系统药理学

第六篇 内分泌、生殖与代谢药理学

第七篇 抗病原生物药理学

第八篇 肿瘤与免疫系统药理学

第一篇
总　论

第一章 绪 言

学习要求:
1. 掌握药理学、药效学、药动学的概念
2. 熟悉药理学研究的内容
3. 了解药理学研究的目的
4. 了解药理学发展简史
5. 了解药理学的研究方法和学习方法

第一节 药理学的研究内容、目的与任务

药理学（pharmacology）是研究药物在机体或动物体（包括病原体）内产生的生物学作用、作用规律和作用机制的科学。药物（drug）是指用于预防、诊断、治疗疾病或用于计划生育的各种化学物质。作为药物的化学物质种类繁多，来源广泛，可以是来源于自然界的天然产物、人工合成的化合物，也可以是经生物工程技术获得的蛋白质肽类生物分子。

一般认为，药物的安全范围较大，短期或有规律地长期使用，大多数患者在一定的药物剂量范围内使用是安全的；毒物（poison）的安全范围较小，在使用较小剂量时即对机体有明显的损害作用。药物与毒物之间没有绝对界限，很多药物在使用不合理时多会产生明显的毒性；而有些毒物在一定情况下又可作为药物使用。药物与食物间也没有绝对界限，如食盐、葡萄糖、维生素等是最普通的食物成分，但在机体缺乏这些物质而出现某些疾病时，需补充这些物质，它们就成了药物。无论何种来源的药物，天然产物、人工合成的化学物质或基因工程手段产生的生物大分子药（biologics），在成为药物之前，它们必须经过大量的严格的临床前和临床药理学的研究。

药物特别是原创药一般有三个命名，即化学名称、普通名称（即由官方机构如美国命名委员会命名的非专卖药）和商品名称（即由制药公司挑选的独特、简短并容易记住的商标药或专利药）。

一、药理学的研究内容

药理学是药学学科的一门重要专业课程，是基础医学与临床医学之间的桥梁学科，更是药学与医学之间的纽带学科。药理学作为一门综合学科，旨在回答药物具有何种作用、如何起作用、药物在机体内经历怎样的命运、在临床可用于治疗哪种疾病等问题。药理学为防治疾病、合理用药提供基本理论、基本知识和科学的思维方法。

药理学是一门实验性学科，通常从分子、体外（in vitro）和体内（in vivo）等多不同层次开展研究。药理学研究都必须在严格控制的实验条件下，通过与安慰剂（placebo）或空白（vehicle）的阴性对照、阳性对照（positive control）即公认的参比药物或试剂或经过自身前后对照作定性或定量的比较，观察药物的作用、毒副作用及药动学等。药理学的研究内容主要包括两个方面：

　　1. 药物效应动力学（pharmacodynamics） 简称药效学，研究药物对机体的作用，包括药物的作用（action）和效应（effect）、作用机制（mechanism of action）及临床应用（therapeutic use）。大多数药物能影响机体组织、器官的生理功能和（或）生化反应，简单地讲，药效学主要是研究药物作用的量-效关系（dose-response relationship）。

　　2. 药物代谢动力学（pharmacokinetics） 简称药动学，研究机体对药物处置（disposition）的动态变化规律，包括药物在体内的吸收（absorption）、分布（distribution）、代谢（metabolism）和排泄（excretion）过程，特别是药物在血液中的浓度随时间推移的动态变化规律、影响药物疗效的因素。简单地讲，药动学主要是研究药物在体内的时-量关系。

二、药理学的研究目的与任务

　　药理学是以解剖学、生理学、生物化学、微生物学、免疫学、分子生物学、遗传学、病理学和病理生理学等医学基础学科的课程以及药学学科的药物化学、药剂学和药物分析学等课程为基础的学科。药理学是药学与医学之间的桥梁。药理学阐明药物的作用特点和规律，为药物的临床应用提供依据，它又是基础与临床之间的纽带。因此，药理学是药学和医学科学的重要组成部分，它的目的与任务是：①通过药效学和药动学研究，对药物的生物学效应和安全性进行评价，为新药或新剂型的研究与开发提供实验数据资料。②通过对药物作用规律及药动学特点的研究，为指导临床合理用药提供科学依据。③通过对药物作用机制的研究，促进人们对机体生理、生化过程及病理过程本质的了解。

第二节　药理学发展简史

　　自刀耕火种的远古时代起，人类在生活和生产实践中，在与疾病作斗争的过程中探索维护生命健康的方法，逐渐发现和认识了药物，并经过世代相传，积累了有关药物的知识。随着医疗实践的不断发展，出现了专门记载药物知识的书籍，称为本草学或药物学。早在公元 1 世纪，我国就出版了本草书籍《神农本草经》，这是我国最早的一部药学名著，它总结了我国古代劳动人民所积累的药学知识，收载药物 365 种，其中大部分至今仍在使用，如大黄、麻黄、常山、海藻等。

　　此后，《神农本草经》被不断增补修订，使其内容日益丰富，分类愈益科学。历代药物学（本草学）书籍中较重要的有《本草经集注》（公元 6 世纪）、《新修本草》（公元 7 世纪）、《本草纲目拾遗》（公元 18 世纪）等。其中《新修本草》收载药物 850 种，于公元 659 年由唐朝政府正式颁布，是我国最早的一部药典，也是世界上最早的一部药典。《本草纲目》是我国明代伟大的药物学家李时珍通过长期的行医、采药、调查、考证、总结用药经验，历时 26 年写出的闻名世界的药物学巨著，全书 52 卷，约 190 万字，收载药物 1892 种，方剂 11 000 余条。该书内容丰富，分类科学，受到国际医药学界的广泛重视，已被译成英、日、法、朝、俄、拉丁等文字，传播到世界各地，成为世界最有影响的重要药物学文献之一。

　　尽管在药学发展的漫长过程中，药理学知识被逐渐积累，但药理学成为一门现代科学还是从 19 世纪初开始。当时，由于化学、生物学、生理学、解剖学等学科的发展，德国药师 F. W. Serturner 从阿片中提得吗啡，并用犬证实了它的镇痛作用。法国科学家 F. Megendie 和 C. Bernald 等用青蛙进行实验，分别证明士的宁作用于脊髓，并证明了简箭碱对神经肌肉接头的阻断作用。随后，人工合成的化合物开始大量出现，并用于药理实验。如德国微生物学家 P. Ehrlich 观察了大量化合物对微生物的杀灭作用，筛选出抗梅毒的新肿凡纳明。19 世纪后半叶，R. Buchheim 和他的学生在德国建立了世界上第一个药理实验室，并出版了第一本药理学教科书。1878 年，英国生理学家 J. N. Langley 提出"受体"概念，以解释药物的作用，为受体学说的建立奠定了基础。

20 世纪以来，随着相关学科的迅猛发展和新技术的不断引入，药理学研究在广度和深度方面都取得很大的进步。如对药物作用规律及其机制的研究，已由原来的整体、组织、器官水平深入到细胞、细胞受体和分子水平。药理学科也出现了很多新的分支，如神经药理学、心血管药理学、抗炎免疫药理学、抗感染药理学、分子药理学、生化药理学、遗传药理学、时辰药理学、内分泌药理学、老年药理学、毒理学、药物基因组学（pharmacogenomics）及临床药理学等。这些分支学科的建立和发展，大大地充实与丰富了药理学研究的内容。20 世纪 30—60 年代是新药研发的黄金时代，那一时期研发成功的很多药物至今仍在临床广泛使用，或衍生出一系列更新的药物。近年来，分子遗传学、分子生物学和细胞生物学的新技术、新方法越来越广泛地应用于药理学研究，使药物作用机制研究能够在分子水平更精确地被逐一阐明，并导致基因工程药物的出现。

我国于 20 世纪早期开始了现代药理学的教学和研究工作，并取得了一定的成绩。新中国成立后，药理学的教学和科研工作得到较大发展，尤其在天然产物或中草药研究方面取得了国际公认的重大成就，如在莨菪类药物中研制了山莨菪碱和东莨菪碱，在延胡索中提取了镇痛药罗通定，从青蒿中提取出抗疟药青蒿素，并研制出黄夹苷治疗心功能不全，常咯啉用于心律失常，棉酚用于男性节育，五味子素治疗肝炎等。此外，在抗心绞痛药、活血化瘀药、抗恶性肿瘤药等方面的研究也都有一定的特色。特别令人兴奋和骄傲的是，我国药学家屠呦呦因发现青蒿素而获得 2015 年诺贝尔生理学或医学奖。抗疟疾药物青蒿素的发现在全球范围内挽救了数以百万人的生命，是我国基于天然活性产物发现新药的辉煌成就和经典范例。据统计，1981—2010 年的 30 年间，各个国家批准上市治疗各类疾病的新化学实体（new chemical entities）药物有 1355 种，其中 31% 来自天然产物。

第三节 药理学与创新药物的研究与开发

新药是指化学结构、药品组分或药理作用不同于现有药品的药物。新药也包括未上市的生物制品。新药的研究与开发（research and development，R&D）是具有知识产权、科技含量高、投资大、周期长、风险大和回报高的一项系统工程。不断发现安全、有效、疾病谱广及质量可控的创新药物，对于提高人民健康水平、提高生产力和发展国民经济具有重要的现实和战略意义。新药研发的水平和标准亦是一个国家综合国力的标志和体现。

新药从发现到生产直至临床应用，一般要经历创新阶段和开发阶段。在创新阶段，首先要确定疾病的药物靶标，建立筛选方法和评价化合物活性的病理模型；再合成或分离提纯有效成分并经历结构修饰与改造的构效关系研究，发现具有知识产权的先导化合物，这个阶段还要经过心脏安全性等和毒理学等评价。在开发阶段，按照国家新药的临床前及临床试验和审批办法的相关法律法规进行试验研究。

新药研发的原始创新及核心在于药理学。创新药物研发过程中的药理学研究分为临床前（pre-clinical）和临床（clinical）试验研究两部分。药理学是新药研发过程中最关键的起始环节和原始创新的源头（图 1-1）。

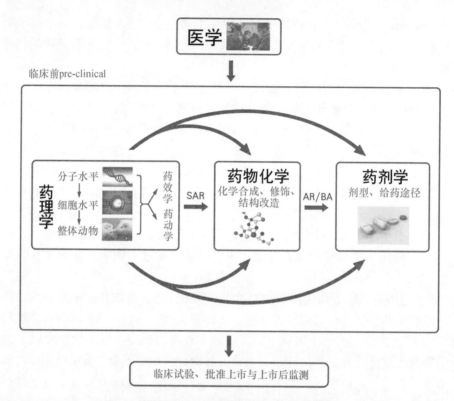

图 1-1　药理学在新药研发中的作用（彩图见后）

SAR：structure-activity relationship，构效关系；AR：administration route，给药途径；BA：bioavailability，生物利用度

一、临床前药理学研究

临床前药理学研究，又称非临床（non-clinical）研究，主要是药理学和药学研究。药理学的研究对象为实验动物，主要进行药效学、药动学和毒理学的研究；药学研究则包括化合物的构效关系、制备工艺路线、理化性质及质量标准等研究。临床前的动物实验过程是决定新药能否进入临床试验的必需阶段。药理学的主要任务之一就是新药的临床前研究。临床前的药理研究，是通过选择合适的药物靶点、筛选、药效学和安全性评价，开展苗头化合物的发现，并逐步推进到先导化合物以及候选药物的发现。获得了候选药物就完成了创新药物的临床前研究。

1. 药效学研究　新药的药效学研究，主要在于发现和评价新药。所谓发现新药是基于确认的药物靶点，通过筛选等各种技术手段，充分了解未知化合物的药理作用及特点。所谓评价新药则是经过科学、严格的实验设计，并经过与已上市的、公认有效药物的比较，客观评价新药的优劣，从而决定取舍。

按照《新药药效学研究技术指导原则》可将药效学研究大致归类分成 17 个系统 94 个类别。新药临床前药效学研究基本按照该指导原则进行。未列入指导原则的新药可参照国内外相关研究的参考文献制订研究方案，上报药品审评中心批准。

《新药药效学研究技术指导原则》明确指出，新药的主要药效学应在体内、外两种以上实验方法获得证明，其中一种必须是整体的正常或病理动物模型。同时，实验模型必须能反映药物作用的本质及与治疗指征的相关性。即药效学研究是指与该新药防治作用有关的主要药理作用研究，应根据该新药的分类及药理作用特点进行。新药的主要药效作用应是针对临床主要适应证，运用体内、体外两种以上试验方法，以证明受试品的作用强度、特点以及与市场上已有药相比的优点等。

2. 安全药理学研究　是指对新药主要药效作用以外的广泛药理作用研究。其中，主要是评价药物对机体主要系统如神经系统、心血管系统、呼吸系统以及其他系统的作用，包括毒性作用的评价。通过一般药理学研究，除了可以较全面地了解新药对机体的重要生理功能的影响外，还可能针对药物发现的新用途，以及新的作用机制。

3. 药动学研究　临床前药动学研究目的在于了解新药在动物体内的动态变化规律和特点。其研究内容包括药物在动物体内的吸收、分布、代谢和排泄，并根据数学模型，求算重要的药动学参数。药动学研究可为临床合理用药提供参考依据，对新药的给药方案设计、制剂改革、药效提高或毒性降低等，均具有指导意义和参考价值。同时，也可为药效学研究和毒理学解释提供借鉴，也是新药申报临床试验必备的资料。

4. 新药安全性评价和毒理学研究　新药的安全性评价是研究药物对机体伤害作用的科学。药物的心脏安全性评价是新药研发早期的安全性评价，主要评价药物对心脏钾离子和钠离子通道的抑制作用。毒理学是新药安全性评价的主要内容和手段。尽管随着时代的发展，对新药临床前要求进行的毒性实验的类别越来越多，要求检测的指标越来越广，试验质量的要求越来越高，但就其实验项目而言，无非包括：全身性用药的毒性实验、局部用药的毒性实验、特殊毒性实验和药物依赖性实验。由于新药毒理学研究的目的是保证临床用药的安全有效，因此在实验中应努力去发现毒性靶器官、毒性表现的可恢复性和防治措施。通过这种安全性评价，可以了解新药引起毒性反应的特点，测出该药的最大耐受剂量，以便为临床试验确定推荐剂量以及对患者可能产生什么样的潜在毒性提供参考依据。

二、临床药理学研究

大多数国家新药的临床研究即临床试验（clinical trials）分为四期——Ⅰ、Ⅱ、Ⅲ、Ⅳ期临床试验，并且对每期临床试验均提出了基本的准则和技术要求。

1. Ⅰ期临床试验　Ⅰ期临床试验也称临床药理和毒性作用试验期。对已通过临床前安全性和有效性评价的候选药，开始在人体观察药物的安全性，而不是药效。试验通常在健康志愿者实施，即根据预先规定的剂量，从安全的初始剂量开始，逐步增加剂量，以观察人体对受试新药的耐受性，以确定可以接受的剂量，而又不致引起明显的毒副作用。然后，进行多次给药试验，以确定适合于Ⅱ期临床试验所用的剂量和程序。在Ⅰ期临床试验中，还必须在健康志愿者进行人体的单剂量与多剂量的药动学研究，以便为Ⅱ期临床试验提供合理的治疗方案。Ⅰ期临床试验视需要也可以在少数患者中进行初步试验，如抗癌药的研究。一般规定Ⅰ期临床试验所需的总例数为10～30人。

2. Ⅱ期临床试验　Ⅱ期临床试验也称临床治疗效果的初步探索试验，即在选定的适应证患者，用较小规模的病例数对药物的疗效和安全性进行临床研究，仔细观察新药的治疗效果和不良反应。在Ⅱ期临床试验，一般观察的病例数为100例，有时病例数需增加至200～300人。此期临床试验还需要进行药动学和生物利用度的研究，以观察患者与健康人的药动学差异。Ⅱ期临床试验主要是为Ⅲ期临床试验做准备，以确定初步的临床适应证和治疗方案。

3. Ⅲ期临床试验　Ⅲ期临床试验也称治疗的全面评价临床试验。新药在Ⅱ期临床试验初步确定有较好的疗效以后，Ⅲ期则须用相当数量的同种病例，与现有的上市药物，乃至无药理活性的安慰剂（placebo）进行对比试验。其用药方法类似常规药物治疗学的方法。该期要求完成药品试验的病例数为300例，通常视具体研究的药物而定，而对照病例数则无具体规定。此期试验必须有严格的标准，合格者才可进入临床治疗，还必须有明确的疗效标准和安全性评价标准。经过严格的对比试验，全面评价新药的疗效和安全性，以判断新药有无治疗用途和安全性的特征，决定是否值得申请生产上市。

4. Ⅳ期临床试验　Ⅳ期临床试验也称销售后的临床监视期（post-marketing surveillance）。在新药物批准上市后，通过对大量患者的实际应用，并经过临床调查，监视有无不良反应，以及不良反应的发生率究竟有多高、严重程度如何。如果发现疗效不理想，不良反应严重而发生率高，即使新药已上市，仍然可被淘汰。因此，Ⅳ期临床试验的目的，还在于可使更多的临床医生了解新药、认识新药，合理地应用新药。

第四节　药理学研究方法和学习方法

一、药理学的研究方法

药理学是一门实验性的科学，采用各不同学科的理论、方法和技术，以评价和分析某物质的药理活性。这些方法技术可以属于生理学、生物化学、生物物理学、病理生理学、微生物学、免疫学、分子与细胞生物学和遗传学等。通常，药理学研究需制作各种药理实验模型，药理模型可分为整体（in vivo）与离体（in vitro）实验。离体实验又分为组织、器官、细胞、血细胞、分子等不同水平和层次。

药物活性的评价指标可根据研究目的和临床适应证而确定。常用的检测方法包括：

1. 生物功能检测方法　这是药理学研究最经典和最基本的方法，检测药物（或待测样品）对实验模型的功能影响，并分析剂量-效应间的关系、时间-效应间的关系。生物功能的检测既可以在体内，也可以在体外进行。

2. 形态学方法　以各种光镜、电镜结合组织化学放射自显影等技术，观察药物对生物组织、细胞形态的影响。

3. 生物化学方法　采用高效液相色谱、气相-质谱联用、荧光分光光度法、放射免疫分析、放射性配体结合等不同方法，测定实验模型中生物活性物质及其前体物质或代谢产物的含量，研究药物对这些物质含量的影响。

4. 电生理学方法　生物机体或组织、细胞的功能改变往往伴随着膜电位的改变。微弱的电位改变可被精密的电子仪器记录，如心电、脑电、细胞膜电位等。利用这些技术可检测药物对膜电位的影响。

5. 分子生物学方法　药物作用的分子基础多为药物分子与不同机体分子的相互作用。这些机体分子可以是 DNA、RNA 或蛋白质，随着分子生物学的进步，在药理学研究中已能精确地检测药物对特定的核酸合成或蛋白质表达的影响。

6. 生物物理学方法　利用经典热力学及近期发展的各种物理学方法来检测生物分子与药物分子的相互作用以及靶点的原子结构。这些方法包括质谱、流体力学、低温电子显微学、衍射和晶体学、分子动力学模拟以及核磁共振等。特别是近期采用低温电镜手段用于解析药物靶点的三维结构以及与药物分子的共结晶研究，加速了创新药物的研发。

7. 分子遗传学方法　分子遗传学主要研究基因的本质、基因的功能以及基因的变化等。常用的技术是顺序分析、分子杂交和重组 DNA 技术。重组 DNA 技术的主要工具是限制性核酸内切酶和基因载体（质粒和噬菌体）。通过限制性内切酶和连接酶等的作用，可以把所要研究的基因和载体相连接并引进细菌细胞，通过载体的复制和细菌的繁殖便可以取得这一基因的大量纯制品，如果这一基因得以在细菌中表达，还可以获得这一基因所编码的蛋白质。作为基因组靶向改造（敲除和敲入）的遗传学手段，近年来基因编辑技术历经 ZFN、TALEN、CRISPR/Cas9，已发展成为最重要的基因工程技术。由于没有物种限制以及简单、高效，以 CRISPR/Cas9 为代表的基因编辑技术已广泛应用于人、大鼠、小鼠、斑马鱼、果蝇、猪和羊等动植物（细胞）以及细菌等微生物的基因组靶向改造，成为后基因组时代的功能基因组研究、动物品种改良、疾病模型建立以及基因治疗等不同领域研究与应用的有利工具。

二、药理学的学习方法

药理学无论对药学专业学生，还是医学专业学生，都是一门重要的专业课。为了学习好药理学，应具有医学、生物学基础课程和药学基础课程的相关知识。在融汇医学生物学和药学知识的基础上，理解并掌握药物作用的机制、基本规律，掌握药物按药理作用分类的原则和意义。通过课程学习，既要掌握药理学基本概念、基本理论，又要掌握各类代表性药物的药动学特点、药理作用、作用机制、临床应用、不良反应和禁忌证等。对于其他药物，则应熟悉或了解其作用特点和与代表性药物的异同等。

药理学知识主要来源于药理学实验。因此，在药理学课程中也应重视实验课程，要求掌握药理实验的基本方法和基本技术，理解实验设计，如何设置对照组，熟悉常用整体和离体实验技能、结果处理和统计分析的方法等，学习分析问题和解决问题的能力。

临床用药涉及面广、数量多，且新药不断涌现。教材中介绍的药物毕竟有限，且多为代表性药物。因此，通过药理学课程，应学会自学的方法，学会检索查阅相关文献或书籍，以不断更新，补充自己的药理学知识，为新药研发、合理使用及管理药物奠定基础。

思考题

1. 药理学研究的内容是什么？
2. 药理学研究的目的是什么？
3. 新药研发经历了哪些过程？
4. 临床前药理在新药研发过程中发挥什么样的作用？
5. 在药理学研究中，常用的方法有哪些？

（王克威）

第二章 药效学

学习要求：

1. 掌握下列概念：选择性、不良反应、量效关系、ED_{50}、TD_{50}、受体及其特性、受体激动剂、受体拮抗剂

2. 熟悉下列概念：药物作用、药理效应、构效关系、作用机制及其分类

3. 熟悉受体分类、跨膜信号转导类型和过程

4. 了解受体结合反应动力学

药物效应动力学（pharmacodynamics）简称药效学，研究药物对机体（含病原体）的作用，主要包括药物的作用、作用机制、临床应用、不良反应等。药效学是按药物作用对药物进行分类的基础，也为临床防治疾病时选择和使用药物提供了科学依据。

第一节 药物的基本作用

一、药物作用与药物效应

药物作用（drug action）是指药物分子对机体组织、细胞的初始作用，即药物分子与机体组织、细胞上某些靶部位结合，并影响靶部位的活性，是药理效应的动因。如去甲肾腺素与血管平滑肌的 α 受体结合，并使该受体激活；青霉素与敏感菌的转肽酶结合，并抑制其活性。

药物效应（drug effect）或药理效应（pharmacological effect）是指在药物作用的基础上，机体组织、器官原有生理、生化功能的改变或组织形态的改变；是药物作用的结果，机体反应的表现。如去甲肾上腺素与血管平滑肌 α 受体结合（药物作用），继而引起血管收缩，血压升高（药物效应）；青霉素对敏感菌转肽酶的抑制导致杀菌作用。在药物引起的一系列反应中，药物作用处于上游，为始动因素，而药物效应处于下游，为作用的结果。对整个机体而言，作用与效应的意义相近，因而通常二者可相互通用，但是两者并用时，应该体现先后顺序。

药物不能使机体产生新的功能，只能在机体组织、器官原有功能的基础上加以调节，药物效应即药物对机体原有的功能活动的影响，可能表现为功能活动的加强或减弱。机体生理、生化功能的加强称为兴奋（stimulation，excitation），如咖啡因能提高中枢神经系统的功能活动，肾上腺素能增强心脏的活动。凡能引起兴奋作用的药物称为兴奋药（stimulators，excitants）。机体生理、生化功能的减弱称为抑制（depression，inhibition），如镇静催眠药能使中枢神经系统的功能活动降低，阿托品能使胃肠平滑肌松弛等。凡能引起抑制作用的药物称为抑制药（depressants，inhibitors）。还有一些药物并不影响机体的功能，只是用于诊断疾病，如各种造影剂、诊断剂。

二、药物作用的基本规律

（一）局部作用和吸收作用

局部作用（local action）是指药物被吸收入血之前，在用药部位出现的作用，例如甲紫溶液

用于皮肤表面的消毒，麻黄碱滴鼻剂治疗鼻塞等。吸收作用（absorptive action）是指药物被吸收入血循环或直接入血以后，随着血液循环分布到全身多种组织、器官，而后在一定部位发挥的作用，例如硝酸甘油的抗心绞痛作用，阿司匹林的退热、镇痛作用等。吸收作用的影响范围较广，可能涉及全身多个部位，所以也称为全身作用（general action）。

不论局部给药还是全身给药，某些药物引起生物学效应是药物分子直接对它接触的组织、细胞产生的影响，而另有一些生物学效应则可能是机体反射或生理调节的结果。前者称为直接作用（direct action），如去甲肾上腺素直接作用于血管平滑肌的 α 受体，引起血管收缩、血压升高。后者称为间接作用（indirect action），即在直接作用的基础上间接产生的作用，如去甲肾上腺素引起血压升高后出现的反射性心率减慢；又如大量应用雌激素、孕激素，负反馈抑制下丘脑-垂体-性腺的生理性调节，最终导致避孕作用。

（二）药物的选择性作用

药物作用的选择性（selectivity）又称特异性（specificity），是指药物进入机体后，并不是对所有的组织、器官都同等地起作用，而是只对少数组织或器官发挥较明显的作用，对其他组织、器官的作用不明显，或完全没有作用。例如，缩宫素对子宫平滑肌有兴奋作用，抗生素对病原微生物的抑制或杀灭作用比较明显等。由于大多数药物都具有各自的选择性作用，作用于一定的靶组织、靶器官，引起特定的功能改变，所以它们各有不同的适应证和毒性，这就构成了药物按药理学分类的依据和选择用药的基础。药物的选择性作用一般来讲是相对的，这与用药剂量有关。某些药物小剂量时，只作用于个别组织、器官；大剂量时则能引起较多组织、器官的反应。选择性的高低是评价药物优劣的一项重要指标，在大多数情况下，我们希望研发和使用选择性较高、特异性较强的药物。

药物产生选择性作用的原因，可能与药物的化学结构、药物在体内的分布、药物与靶标的结合力和偶联效率即靶组织器官的敏感性有关。一般说，生化反应系统越是复杂的器官（例如脑和肝等），越易受到药物的影响，对药物的敏感性也越高。

（三）防治作用和不良反应

药物对机体既可呈现有利的防治作用，也可引起有害的不良反应，这表现了药物作用的两重性。

1. 防治作用 可分为预防作用（preventive effect）和治疗作用（therapeutic effect）。

（1）预防作用：是指药物所引起的防止疾病或症状发生的作用，如口服用乙胺嘧啶预防疟疾，使用维生素 D 预防佝偻病、软骨症等。

（2）治疗作用：是指药物所产生的与用药目的相一致的作用、对机体有利的作用，一般可分为对症治疗（symptomatic treatment）和对因治疗（etiological treatment）。前者主要是减轻或消除疾病的症状，而不能去除病因，故又称为治标，如失眠患者应用镇静催眠药，发热患者应用解热药等。后者主要是消除致病原因，彻底治愈疾病，故又称为治本，如应用抗菌药治疗细菌性感染。通常对因治疗比对症治疗更重要，但在某些情况下，如病因未明或对因治疗未能生效，而应立即控制症状以减轻病情时，则需应用对症治疗。例如对休克、惊厥或急性脑水肿等急症，对症治疗较比对因治疗更为迫切。此外，还有补充治疗（supplement therapy），即给机体某些营养物质或代谢必需物，如维生素、微量元素、激素等，以补充机体相应物质的不足，又称为替代治疗（replacement therapy）。补充治疗可部分地起到对因治疗的作用。因此，"急则治其标（对症），缓则治其本（对因）"。

2. 不良反应（adverse drug reaction，ADR） 是指用药后出现的与用药目的不相符并且对机体不利的反应。某些严重的不良反应较难恢复，可发展成为药源性疾病（drug induced disease），如氨基糖苷类抗生素引起的耳聋、某些药物引起的肝损伤等。不良反应的表现多种多样，其原因也各不相同，可将不良反应分为以下几种：

（1）副作用（side reaction）：是指药物在治疗量时引起的与防治作用无关的作用。它给患者带来不适，但一般都比较轻微，多为可恢复的功能性变化。例如麻黄碱可治疗支气管哮喘，但同时也可兴奋中枢引起失眠；阿托品具有松弛平滑肌和抑制腺体分泌的作用，当利用其松弛平滑肌作用，缓解胃肠平滑肌痉挛治疗胃肠绞痛时，可出现唾液分泌减少，造成口干的副作用。副作用是药物本身固有的作用，产生的原因是药物作用的选择性低，可影响多种组织器官的功能，当利用其中一种作用治疗疾病时，其他作用就以副作用的方式表现出来。由于在治疗剂量即可出现，所以副作用一般是难以避免的，但可设法减轻或纠正，如麻黄碱引起的失眠可被镇静催眠药对抗。

（2）毒性反应（toxic reaction）：一般是由于用药剂量过大，或用药时间过久，所发生的对机体的明显损害反应，有时患者对某些药物特别敏感，使用治疗剂量亦可出毒性反应。短期内用药剂量过大而发生的毒性反应称为急性毒性（acute toxicity）；长期连续使用而致药物在体内蓄积逐渐发生的毒性称为慢性毒性（chronic toxicity）。毒性反应的危害性较大，可表现在中枢神经系统（头痛、头晕、精神失常等）、消化系统（恶心、呕吐、腹痛、腹泻等）、心血管系统（心律失常、血压降低等）或造血系统（粒细胞减少、贫血、紫癜等），亦可引骨髓或肝、肾功能损伤等。

"三致"作用，即致突变（mutagenesis）、致癌（carcinogenesis）和致畸胎（teratogenesis）作用，也可归于慢性毒性的特殊毒性。这三者都与药物引起基因突变或蛋白质改变有关，在某些情况下并不能严格区分。

（3）变态反应（allergic reaction）：又称过敏反应（hypersensitive reaction），是指少数患者由于体质特异，使某些药物本身，或其代谢产物，也可以是制剂中的杂质，都能成为致敏原，引起机体的特殊免疫反应。不同药物有时可出现相似类型的反应，轻者表现为药热、皮疹、血管神经性水肿等，重者可能引起过敏性休克甚至造成死亡。这些反应与药物原有的药理作用无关，并与药物剂量关系甚小或无关。对于易引起变态反应的药物，用药前详细询问患者有无过敏史，进行过敏性试验，并做好解救的准备。

（4）继发反应（secondary reaction）是继发于药物治疗作用的不良反应，又称治疗矛盾。如人肠道内有许多细菌寄生，这些菌群相互制约，维持着平衡的共生状态，一旦平衡被打破，以至一些不敏感菌大量繁殖，引起继发性感染（二重感染）。长期、大量应用广谱抗生素时引起的继发性感染或应用抗凝血药引起的出血即属继发反应。

（5）后遗效应（residual effect）：指停药后血浆药物浓度已降到最低有效浓度以下仍残存的药物反应。后遗效应可以是短时的，也可以是较持久的，如服用巴比妥类催眠药后次晨的思睡现象、长期使用糖皮激素后出现的肾上腺皮质萎缩及功能低下等。

（6）特异质反应（idiosyncratic reaction）：是基于遗传学异常的药物不良反应，如葡萄糖-6-磷酸脱氢酶（G-6-PD）缺乏者服用伯氨喹、磺胺等氧化性药物时可发生严重的溶血性贫血，维生素 K 环氧化物还原酶变异者对华法林的抗凝血作用耐受等，这些都是遗传性生化机制异常所致，只发生于遗传性药物代谢或反应变异的个体。

三、药物作用的量效关系

药物的效应与剂量密切相关。研究表明，在一定的剂量范围内，药物剂量的大小与血中药物浓度的高低成正比，也与药物效应的强弱成正相关。这种药物剂量-效应间的关系即为量-效关系（dose-effect relationship），而血药浓度-效应间的关系即浓度-效应关系（concentration-effect relationship）。通过量-效关系的研究，可定量地分析药物剂量对效应及效应强度的影响。药物效应按其性质可分为量反应和质反应两种情况。

1. 量反应关系（graded response relationship）   某些药物效应的改变表现为连续性量的变化，可用数量的增减来表示，如心率、血压、血糖、尿量、呼吸频率等，这些效应称为量反应（graded response）。为了客观地量化这个变化，在药理学上常用效价（potency）和效能

（efficacy）这两个重要概念，如果不注意它们之间的区别，很容易造成概念混淆。

（1）效价（potency）：通常用药物产生最大效应一半所需的剂量或浓度，即半数最大效应剂量或浓度（EC_{50}）或半数最大抑制剂量或浓度（IC_{50}）表示，有时也称为效价强度，其数值越小则药物强度越大。一种药物的效价一部分取决于药物与受体结合的亲和力（K_d），另一部分取决于药物与靶点相互作用的偶联效率。效价用于药物之间的比较时，即为能引起等效的相对剂量的大小（如 100 mg，10 mg），反映药物的效价强度，此时 10 mg 就能引起同样效应则表示这个药物效价强度更高。

（2）效能（efficacy）：药物产生的最大效应，有时称最大效能。这个参数在纵坐标（y 轴）上反映了量反应的关系极限。药物效能对临床用药非常关键。它可能由药物与受体的反应模式或受体-效应器体系的特性决定。例如，利尿药环戊噻嗪 1 mg 就能引起呋塞米 100 mg 的排钠利尿效应。这样比较时，可以说前者的效价比后者强约 100 倍，但前者最大排钠利尿效能远不如后者。临床上用环戊噻嗪类无效的患者改用呋塞米后常能继续排钠利尿，消退水肿，改善循环。由此可见，在安全剂量范围内，临床上药物作用的效能比效价更重要。

在量反应中，以药物剂量或浓度为横坐标，药物效应强度为纵坐标作图，可得剂量-效应曲线（量-效曲线），量-效曲线一般为长尾的 S 形曲线，即当横坐标以对数剂量、对数浓度表示，纵坐标以效应强度表示时，量-效曲线就呈对称的"S"形（图 2-1）。

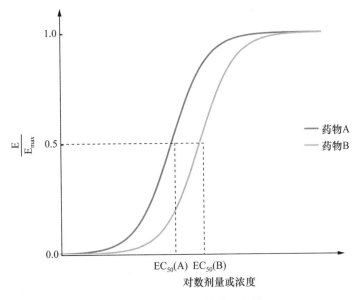

图 2-1　量反应的量-效关系曲线

当比较图 2-1 中 A、B 两药的效应时，除可用上文所说的"最大效应"（效能）外，还可用效应强度即效价比较，即 A 药的效价强于 B 药。效应强度与最大效应的意义不同，两者可能不平行。如作用性质相同的药物 A、B、C，以同一效应为指标进行比较时（图 2-2），效应强度或效价 A ＞ B ＞ C，而最大效应或效能 A ＜ B ＝ C。

2. 质反应关系（qualitative response relationship） 另有一些效应不能以连续的数字表示，只能用阳性或阴性（全或无）来表示，如惊厥、睡眠、死亡等的出现与否，其结果以成组标本中反应出现的阳性率或阴性率来表示，这些效应称为质反应（qualitative response）。

在质反应中，以药物剂量或浓度的对数为横坐标，以某一反应在一小群体中出现的阳性率为纵坐标作图，多呈正态分布钟状曲线。如纵坐标换以反应阳性率的累加值表示，则另一量-效曲线转为 S 形曲线（图 2-3）。

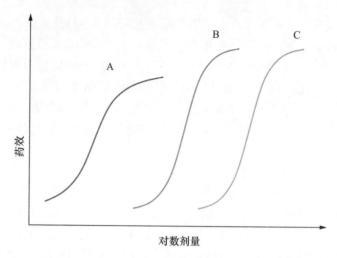

图 2-2　A、B、C 三个药物的效能、效价的比较

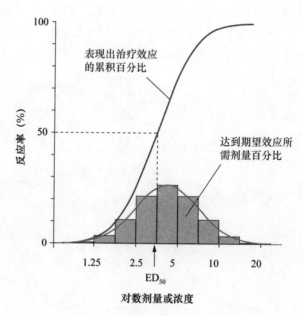

图 2-3　质反应的量-效关系曲线

从量-效曲线可以看出，当用药剂量很小时，可能不引起任何效应，只有剂量或浓度增加到一定数值时才开始出现效应。刚刚引起效应的剂量称最小有效量（minimal effective dose）或最小有效浓度（minimal effective concentration），也称为阈剂量（threshold dose）或阈浓度（threshold concentration）。随着剂量的增加，效应逐渐增强，当剂量增加到一定程度后，效应不再随之增强，此时的效应称为最大效应（maximal effect，E_{max}）或效能（efficacy）。能引起最大疗效而不引起中毒的剂量称为极量（maximal effective dose）。大于极量，刚刚引起轻度中毒的剂量称为最小中毒量（minimal toxic dose）。剂量继续增加，中毒逐渐加剧，引起死亡的剂量称致死量（lethal dose）。临床应用的剂量通常大于最小效量，而远远小于最小中毒量，且不超过极量。

量-效曲线的两端较平坦，即斜率较小，表示效应的变化对剂量的变化不敏感，而中间段斜率较大，表示药效的变化对剂量的变化敏感，即剂量的微小变化就可引起效应的明显改变。能引起 50% 最大效应或 50% 反应率的剂量或浓度，称为半数有效量（median effective dose，ED_{50}）或半数有效浓度（median effective concentration，EC_{50}）。如以中毒或死亡为效应指标，则半数有效量改称为半数中毒量（median toxic dose，TD_{50}）或半数致死量（median lethal dose，LD_{50}）。在评价药物的安全性时，常用治疗指数（therapeutic index，TI）为指标，即 $TI = LD_{50}/ED_{50}$。一般说，TI 较大者，用药较安全（图 2-4）。

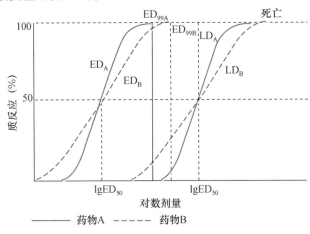

图 2-4　药物的治疗指数、安全指数与安全界限

如图 2-4 所示，尽管 A、B 两药的 TI 相同，但它们的安全性仍不同。因为 B 药的量-效曲线与剂量-毒性曲线有部分重叠，即 B 药达最大效应时已有部分动物死亡；而 A 药量-效曲线与剂量-毒性曲线无重叠，即 A 药达最大效应时无动物死亡。在此种情况下，A 药的安全性比 B 药更大。为此，提出安全指数（safety index）的概念，安全指数 $= LD_5/ED_{95}$。

在临床上，可用药物的最小有效量与最小中毒量之间的距离来表示其安全性，称为安全范围（margin of safety）。一般说，安全范围越大，用药越安全。

四、药物作用的构效关系

药物作用的构效关系（structure activity relationship，SAR）是指药物的化学结构与药理活性之间的密切关系，是药物化学的主要研究内容。化学结构相似的化合物可能与同一靶标部位结合，引起相似或相反的效应。药物结构的改变包括其基本骨架、侧链长短、立体异构（手性药物）、几何异构（顺式或反式）和光学异构（左旋或右旋）等，均可影响药物的理化性质，进而影响药物的体内过程、药效和毒性。研究药物的构效关系不仅有利于认识药物的作用，而且在靶向设计药物结构、新药研发及指导临床合理用药等方面具有重要的科学价值和意义。

早在 20 世纪 30 年代，人们就发现了对氨基苯磺酰胺（磺胺）的抑菌作用，并以不同的取代基置换磺酰胺基或对位氨基上的一个氢原子，得到一系列具有不同程度抑菌活性的衍生物（见人工合成抗菌药物一章），即磺胺类药物。

20 世纪 60 年代研制成功的 β 受体阻断药都具有 $R_1 - ph - OCH_2 - R_2$ 这一基本结构，以不同基因取代 R_1 和（或）R_2 即可得到具有不同特点的 β 受体阻断剂，如普萘洛尔、噻吗洛尔、纳多洛尔等。构效关系研究又大大促进了新药的发展和人们对药物作用靶部位的认识。一系列血管紧张素转化酶抑制剂、二氢吡啶类钙通道阻滞剂的出现都是构效关系研究的成功范例（见抗高血压药一章）。

药物化学结构的变化还能引起生物活性的变化，不仅表现为作用强度的变化（量变），也可能是活性的有无，甚至出现相反的作用（质变）。如肾上腺素分子中侧链的 $- N - CH_3$ 转换为 $N - CH(CH_3)_2$，对血管的影响即由收缩转变为舒张；尿嘧啶中的 $R - C_5 - H$ 转换成 $R - C_5 - F$（5-氟尿嘧啶），即可由促进 RNA 合成的物质转变为抑制 RNA 合成的物质。

药物结构的改变，哪怕只是光学异构体、几何异构体的改变，也可能影响药物的生物活性，

如 H_1 受体阻断药氯苯那敏(＋)－异构体的抗过敏活性是(－)－异构体的 12 倍；左氧氟沙星为氧氟沙星的左旋异构体，其抗药活性为消旋体氧氟沙星的 2 倍；α - 甲基多巴为抗高血压药，但只有(－)－异物体才具有降压作用。

目前，构效关系研究已经发展到定量的水平，即定量构效关系（quantitative structure activity relationship，QSAR）。该研究通过一系列已知化合物的药理活性与理化参数间的数学分析推算未知化合物的生物活性，并借助计算机辅助设计新的化学结构，优化活性化合物应具备的结构特点。定量构效关系及计算机辅助设计已成为新药研究中最引人关注的热点之一。

第二节　药物作用的靶点、机制及治疗作用

一、药物作用的靶点

药物与机体生物大分子的结合部位是药物作用的靶标或靶点（target），这是一个广义的靶点概念。不是任何一个具有生物功能的大分子或基因都可以成为药物的靶点（药靶）。药靶首先要具备与药物分子结合并相互作用的特点，除了具有特定的生物功能外，这个生物大分子一定与疾病或病理状态有关，化学调节这个生物靶分子还能够保证生命活动的安全。药物靶点的确认是药物发现过程中极为重要的限速及严格的步骤，亦是创新药物研发的源头。药物靶点包括受体（receptors）、酶、离子通道（ion channels）、转运体（transporters）、结构蛋白（如微管蛋白）、功能蛋白（如信号蛋白和转录因子）、基因等。药物作用的靶点可以是涉及生命活动过程中相关的所有环节，可作用在器官、组织、细胞和分子水平。

1. 受体（receptor）　是一类存在于胞膜或胞内，能与细胞外专一信号分子结合，具有介导细胞信号转导功能进而激活细胞内一系列生物化学反应，使细胞对外界刺激产生相应的效应的特殊蛋白质。与受体结合的生物活性物质统称为配体（ligand）。受体与配体结合即发生受体的分子构象变化，从而引起细胞反应，如介导细胞间信号转导、细胞间黏合、胞吞等过程。

2. 酶（enzyme）　是机体细胞产生的具有生物催化作用的蛋白质。酶具有立体结构特异性，能促进各种细胞成分的代谢。在酶的催化反应体系中，反应物分子被称为底物，底物通过酶的催化转化为另一种分子。几乎所有的细胞活动进程都需要酶的参与，以提高效率。激酶（kinase）是一类从高能供体分子（如 ATP）转移磷酸基团到特定靶分子（底物）的酶，这一过程谓之磷酸化。

3. 离子通道（ion channels）　是由镶嵌在细胞膜上的蛋白质围成水分子的孔洞，是各种无机离子跨膜被动运输的通路，例如，K^+、Na^+、Ca^{2+}、Cl^- 和 TRP 通道，离子通道约有 400 个基因均已经被克隆。离子通道的开放和关闭调节细胞内外无机离子的分布，以及引起细胞膜电位的改变，实现对细胞各种功能的快速调节。生物膜对无机离子的跨膜运输有被动运输（顺离子浓度梯度）和主动运输（逆离子浓度梯度）两种方式。被动运输的通路称离子通道，主动运输的离子载体称为离子泵或离子转运体。生物膜对离子的通透性与多种生命活动过程密切相关。药物可以通过改变离子通道的开放与关闭过程或通过构象调节改变通道开放或关闭的动力学而发挥作用。例如抗心肌缺血和抗心绞痛药雷诺嗪（ranolazine）抑制电压门控 Na^+ 通道；硝苯地平（nifedipine）抑制 Ca^{2+} 通道，治疗冠心病、心绞痛；以及加巴喷丁（gabapentin）抑制 Ca^{2+} 通道，治疗癫痫；抗癫痫药依佐加滨（ezogabine）是神经元电压门控钾通道开放剂，通过"开放"钾通道降低兴奋性，治疗癫痫。贴剂辣椒素（capsaicin）是 TRPV1 通道的开放剂，通过开放和去敏感 TRPV1，治疗局部疼痛如关节痛。

4. 转运体（transporters）　是存在于细胞膜上的蛋白质，能促进内源性递质或代谢产物的跨

膜转运。转运体与离子通道不同，转运体通过耗 ATP 能量主动运输。转运体是细胞外物质转运的分子基础，包括离子转运体（离子泵）、神经递质转运体、营养物质（葡萄糖、氨基酸等）转运体以及外来物质转运体。有些药物可通过对某种转运体的抑制作用而发挥效应，例如丙磺舒竞争性抑制肾小管对弱碱性代谢物的主动转运，抑制原尿中尿酸再吸收，用于痛风的防治；利尿药呋塞米及氢氯噻嗪抑制肾小管对 Na^+、K^+ 和 Cl^- 的再吸收而发挥利尿作用；可卡因及三环类抗抑郁药抑制交感神经末梢对去甲肾上腺素再摄取引起的拟交感作用。

5. 基因 是脱氧核糖核酸（DNA）分子上具有遗传效应的特定核苷酸序列的总称，即具有遗传效应的 DNA 片段。基因有复制和突变两个特点，一是能忠实地复制自己，以保持生物的基本特征；二是在繁衍后代上，基因能够"突变"和变异，当受精卵或母体受到环境或遗传的影响，后代的基因组会发生有害缺陷或突变。基因突变产生的疾病，在特定的环境下会发生遗传，也称遗传病。遗传病的基因治疗（gene therapy）是指应用基因工程技术将正常基因引入患者细胞内，以纠正致病基因的缺陷而根治遗传病。纠正的途径既可以是原位修复有缺陷的基因，也可以是用有功能的正常基因转入细胞基因组的某一部位，以替代缺陷基因来发挥作用。将外源的基因导入生物细胞内必须借助一定的技术方法或载体，基因转移的方法分为生物学方法、物理方法和化学方法。腺病毒载体是基因治疗常用的病毒载体之一；近年来发展了以 CRISPR/Cas9 等为代表的先进基因编辑技术，日后可能成为基因治疗领域研究与应用的有利工具。基因治疗主要是治疗那些对人类健康威胁严重的疾病，包括遗传病如血友病、囊性纤维化、家族性高胆固醇血症等，以及恶性肿瘤、心血管疾病、感染性疾病如艾滋病、类风湿等。基因治疗是将人的正常基因或有治疗作用的基因通过一定方式导入人体靶细胞以纠正基因的缺陷或者发挥治疗作用，从而达到治疗疾病目的的生物医学尖端技术。与基因治疗不同，基因工程药物是指应用基因工程技术生产的预防和治疗疾病的蛋白质药物。这类药物是将控制该蛋白质合成过程的基因与载体组成重组 DNA 分子，经过一系列基因操作，最后将该基因载体放入可以大量生产的宿主细胞系统（包括细菌、酵母菌、动物或动物细胞、植物或植物细胞）内进行表达，然后对基因表达产物进行分离、纯化和鉴定，大规模生产具有预防和治疗这些疾病的蛋白质，即基因疫苗或药物。目前，已经应用的基因工程药物有人胰岛素、生长素、干扰素、白介素类、组织纤溶酶原激活药、促红细胞生成素、重组链激酶、乙肝疫苗等。

二、药物作用的机制

药物作用的机制（mechanism of drug action）亦称药物作用原理（principle of drug action），是药效学研究的重要内容，它回答药物为什么起作用和如何起作用的问题。药物引起生物效应是药物分子与机体生物靶分子之间相互作用，导致机体生理功能、生化反应改变的结果。有些作用发生于体内特定的靶点，并取决于药物特异的化学结构；而另一些作用与药物的化学结构特异性无关，只取决于其物理化学性质。前者称为特异性药物作用（specific drug action），后者称为非特异性药物作用（nonspecific drug action）。

大多数药物的生物活性与其化学结构密切相关，它们引起生物效应的类型和强度主要依赖于其化学结构特异性。这类药物的分子与生物大分子（靶点）发生相互作用，药物的分子结构、立体化学特征、功能基团配置、电荷分布等影响作用的性质。药物作用靶点可能涉及酶、受体、离子通道、生物膜等。

（一）对酶活性的影响

机体内众多生化反应都依赖于酶的活性。有些药物可通过抑制或增强体内某些酶的活性而发挥作用。例如毒扁豆碱可抑制导致乙酰胆碱降解的胆碱酯酶，使乙酰胆碱浓度升高而发挥拟胆碱作用；碘解磷定通过恢复胆碱酯酶的活性加速乙酰胆碱的降解而发挥抗乙酰胆碱的作用；卡托普利抑制血管紧张素 I 转化酶，减少血管紧张素 II 的生成；奥美拉唑抑制胃黏膜 H^+, K^+-ATP 酶，减少胃酸分泌；胰岛素能促进葡萄糖激酶的合成，并加强二磷酸果糖激酶和丙酮脱氢酶的活性而加速葡萄糖的转运和糖酵解过程等。

（二）影响体内活性物质的合成或释放

体内的生理活性物质很多，如神经递质、激素、前列腺素、5-羟色胺等。有些药物可影响它们的合成或释放而发挥作用，如阿司匹林可抑制体温调节中枢部位的前列腺素的合成而呈现解热作用；利血平能使去甲肾上腺素能神经末梢内递质耗竭；瑞格列奈可促进胰岛 β 细胞分泌胰岛素；大剂量碘能抑制甲状腺素的释放等。

（三）影响细胞的代谢过程

有些药物如维生素、无机盐或激素等，其本身就是机体生化过程所需要的物质，应用后可直接参与机体代谢过程，以治疗相关物质缺乏症。有些药物的化学结构与机体的正常代谢物相类似，可参与代谢过程，但不能产生正常代谢物的生理效应，反而干扰机体的某些生化过程而发挥药理作用。如巯嘌呤可干扰嘌呤代谢，呈现抗肿瘤作用。很多抗菌药正是通过干扰敏感菌的代谢过程而发挥抗菌效应。

（四）影响生物膜及离子通道的功能

生物膜具有选择性地转运物质的功能，有些药物能改变生物膜的功能而发挥作用。例如抗心律失常药主要通过影响 Na^+、Ca^{2+}、K^+ 等的跨膜转运而发挥作用；钙通道阻滞药阻滞细胞外 Ca^{2+} 内流而呈现多种生物活性；利尿药可抑制肾小管上皮细胞对 Cl^- 或 Na^+ 的再吸收而表现为利尿作用。生物膜还具有屏障和保护功能，多黏菌素等药物通过损伤细菌的细胞膜，使膜的通透性增加而产生抗菌作用。

（五）影响受体功能

见本章第三节相关内容。

三、药物的治疗作用

药物进入体内后，通常会产生两种类型的反应：需要的药物效应和不需要的药物效应。图2-5 概括性地描述了药物进入体内后产生的不同性质和类型的效应。

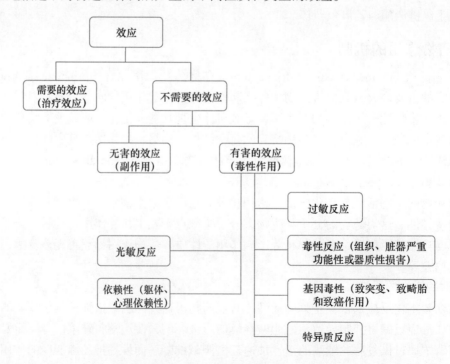

图 2-5　药物在机体内产生各种效应的概略图

药物的治疗作用指药物对机体组织发挥的有利作用。英文"action"即药物作用，通常指药物对机体的原发影响，英文"effect"即药物效应，通常指药物原发作用所引起的机体器官、组织、细胞、分子等不同层次水平上能够被观察、记录、测定到的改变。尽管药物作用和效应在概念上有差别，但在很多情况下两者经常被通用。

根据药物对疾病、症状治疗的针对性，通常可以分为：①对因治疗：针对病因治疗称为对因治疗（etiological treatment），中医学上称为"治本"。如用化疗药物杀灭病原微生物以控制感染性疾病。迄今为止，除化疗药物以外，能够针对病因的治疗药物尚不多。②对症治疗：用药物改善疾病症状，称为对症治疗（symptomatic treatment），中医学上称为"治标"。如用血管紧张素受体阻断药降低血压，并非消除病因。理论上说，对因治疗比对症治疗显得更合理，但对一些严重危及患者生命的症状，有时对症治疗的重要性更为突出。

疾病通常是人体正常生理功能的改变，用药的目的和结果是使某些生理功能提高或降低，或者是把异常的病理生理状态转换到正常状态。

第三节　受体理论

一、受体的基本概念

早在 1878 年，英国人 J. N. Langley 就根据阿托品与毛果芸香碱对腺体分泌的相互对抗作用、烟碱与筒箭毒碱对骨骼肌的兴奋和阻断作用，提出了受体的概念。他认为细胞内有某种物质能与药物结合，将其转化为生物效应。但是，当时并不知道该细胞物质的本质，只好含糊地称之为"接受物质"（receptive substance）。1909 年，德国人 P. Ehrlich 在研究砷剂与寄生虫体结合的过程中，用"锁与钥"的比喻提出受体（receptor，R）的命名。以后，人们一直沿用这个名称，并试图证明它的存在和形象。但是，只有在相关学科发展以及应用若干新技术以后，人们才能真正开始研究受体的本质，以及受体与药物分子相互作用的分子过程。

如今，受体理论已应用于医学生物学的各个领域，并使药理学研究进入分子水平。下面讨论受体理论在药物研究中的一些应用。

（一）基本概念

受体是细胞膜表面或亚细胞器结构中的蛋白质分子，它特异地识别和结合来自细胞外并具有生物活性的化学信号分子（配体），从而启动一系列生物化学反应，导致配体产生特定的生物效应。配体可以是短肽，也可以是小分子如神经递质、激素、药物或毒素。受体具备与配体结合的特异性、高度的亲和力以及配体与受体结合的饱和性三大主要特征。根据存在的部位不同，可将受体主要分为膜表面受体和核受体两大类。

受体与药物作用时，受体构象（conformation）先发生改变，然后与药物的立体结构互补。两者结合成复合物后，便将整个蛋白质或邻近蛋白质激活，产生生物功能改变（图2-6）。而非受体部位的立体结构不能与药物分子互补，因而不能结合，这就是药物作用选择性的一个重要基础。促成药物与受体结合的力多为分子间的吸引力，如范德华力、离子键、氢键、疏水键等非共价键。能与受体特异结合的物质称为配体（ligand），除某些药物外，配体还包括神经递质、激素和自体活性物质（autacoid）等。受体可由一个或几个亚单位组成，受体的不同部位或亚单位具有不同的功能，有的部位专司与配体的结合，有的部位转导生物活性。

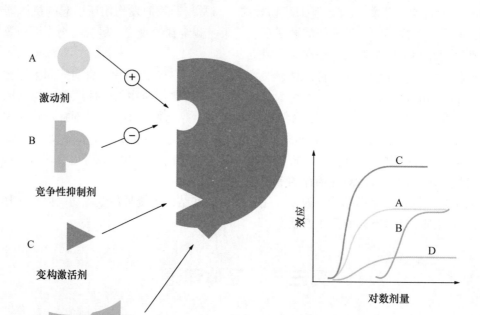

图 2-6 药物与受体作用的几种方式

（二）受体与配体结合的特点

受体的结合部位具有特异的立体构型和构象，它能准确地识别并选择性地结合某些立体特异的药物分子（配体）。受体与配体的结合具有以下特点。

1. 特异性（specificity） 受体分子能特异地识别并结合与其结构相适应的药物分子（配体），而与其他药物分子（非配体）结合甚少或完全不能结合，甚至对同一化合物的不同光学异构体亲和力也相差很大。

2. 高亲和力（high affinity） 亲和力是指配体与受体结合的能力。在高度稀释的情况下，配体亦能与受体选择性结合，其表观解离常数一般在 10^{-9} mol/L 水平。

3. 饱和性（saturability） 在一定量组织或细胞内，受体的数目有一定限度，当配体达某一浓度时，受体全部被占据，使配体与受体结合的剂量–反应曲线具有饱和性。当两种配体都能与同一种受体结合时，会发生竞争抑制现象。

4. 可逆性（reversibility） 由于配体与受体的结合是由非共价键所促成，所以此种结合是可逆的。配体–受体复合物解离释出的配体为原来形式，且一种配体与受体的结合可被另一种特异性的配体置换。

5. 多样性（multiple-variation） 同一受体可分布于不同的组织细胞，而产生不同的生物效应。同一种受体在不同组织或同一组织的不同区域，密度也可不同。受体多样性是受体亚型分类的基础。

二、受体结合反应动力学

药物与受体的相互作用符合质量作用定律，结合过程可用下式表达：

$$D + R \underset{K_2}{\overset{K_1}{\rightleftharpoons}} DR \rightarrow \cdots\cdots \rightarrow E$$

D（药物）与 R（受体）结合形成 DR（受体复合物），然后经过一系列连锁反应产生 E（效应），K_1、K_2 分别为结合速率常数与解离速率常数。药物与受体结合的数量决定于受体周围的药物浓度以及单位容积内受体总数，当被结合受体数量增加时，其效应也随之增强。

反应平衡时，上式中两向反应速率相等，即：

$$K_1 [D][R] = K_2 [DR]$$

$$\frac{[D][R]}{[DR]} = \frac{K_2}{K_1} = K_D \quad （K_D：平衡解离常数）$$

当半数受体与药物结合时，$[R] = [DR]$，则 $K_D = [D]$。因此，某一系统中半数受体结合的药物浓度数值上等于 K_D。K_D 是药物–受体反应中的一个重要参数，反映药物对受体的亲和力，K_D 值越小，亲和力越大，反之，K_D 值越大，亲和力越小。

受体总量（R_T）是药物–受体反应中的另一重要参数，可采用 Scatchard 作图法求得 R_T。将 $[R] = R_T - [DR]$ 代入前式，则：

$$\frac{[DR]}{[D]} = \frac{R_T [DR]}{K_D}$$

$$\frac{[DR]}{[D]} = -\frac{[DR]}{K_D} + \frac{R_T}{K_D}$$

式中 R_T、K_D 在一个系统中是常数，则上式相当于 $y = ax + b$。通过 Scatchard 作图，即以 $[DR]$ 为横坐标，$\frac{[DR]}{[D]}$ 为纵坐标作图（图 2-7），可得一直线，该直线的斜率为 $-K_D$。当药物浓度无限大时，$\frac{[DR]}{[D]}$ 近于 0，即全部受体被结合，直线与横轴相交，该交点即为受体总浓度。

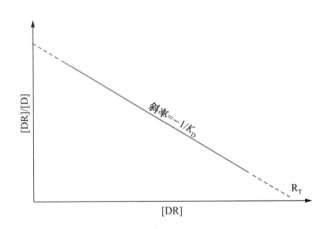

图 2-7　配体（药物）与受体作用的 Scatchard 作图

三、受体学说

（一）占领学说（occupation theory）

在作用部位，药物分子以随机的运动与受体相碰撞，碰撞的机会越多，结合越多，药理效应越强。这就是 Clark 在 1933—1937 年间提出的受体占领学说的主要内容。依此学说，受体首先与药物结合，或者说被药物占领，随后被激活而产生效应，效应强度与被药物占领的受体数量成正比，全部受体被占领时产生最大效应（E_{max}）。但后来的研究发现，某些药物产生最大效应时，并未占领全部受体，只占领了小部分受体。此时，未被占领的受体称为贮备受体（spare receptor）。

还有一些实验表明：某些药物与受体结合却不引起生物效应，这是 Clark 占领学说不能解释的。1954 年，Ariens 等对该学说进行了修正，提出药物与受体的结合要求药物对受体有亲和力，而药物-受体复合物引起生物效应还要求药物具有内在活性（intrinsic activity，可用 α 表示）的学说。亲和力越大，药物与受体结合的趋势越大；内在活性越高，药物的效应强度越高。

根据内在活性的不同，可将作用于受体的药物分为激动药和拮抗药。

1. 激动药（agonist） 激动药为既有亲和力又有内在活性的药物，它们能与受体结合并产生效应。根据内在活性的大小，激动药又分完全激动药（full agonist）和部分激动药（partial agonist）。前者内在活性强（α 等于或近似于 1），产生的效应较强；后者内在活性弱（α 接近于 0），产生的效应较弱，还可拮抗完全激动药的部分效应。以对数剂量（浓度）为横坐标，最大效应百分率为纵坐标作图，可反映激动药和部分激动药药理效应的特性（图 2-8）。

2. 拮抗药（antagonist） 拮抗药为具有较强亲和力，而无内在活性（α 等于或近于 0）的药物。拮抗药与受体结合后，不能激动受体，反而能拮抗激动药的作用。有少数拮抗药兼有微弱的内在活性，在无激动药存在时，对受体有弱的激动作用，在有激动药存在时，能拮抗激动药的作用，如 β 受体拮抗药中的吲哚洛尔。

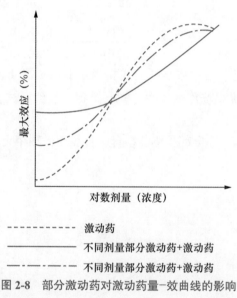

图 2-8 部分激动药对激动药量-效曲线的影响

拮抗药又分为竞争性拮抗药（competitive antagonist）和非竞争性拮抗药（noncompetitive antagonist）。竞争性拮抗药与激动药竞争结合同一受体，使激动药的结合减少，药效降低。但此种竞争结合是可逆的，随着激动药浓度的增加，可竞争性置换与受体结合的拮抗药，最终达最大效应，而使量-效曲线平行右移（图 2-9A）。

非竞争性拮抗药可使激动药的亲和力及内在活性均降低，加大激动药浓度也不能使其恢复到最大效应（图 2-9B）。这可能是拮抗药与受体发生了不可逆的结合，或拮抗药与激动药结合于不同的部位，但却妨碍了激动药与受体的结合所致。

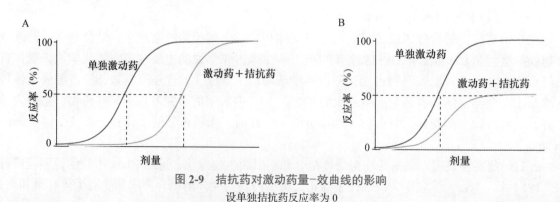

图 2-9 拮抗药对激动药量-效曲线的影响
设单独拮抗药反应率为 0

有少数受体还存在另一种类型的配体，这类配体与受体结合后可引起受体的构型向非激活状态方向转变，因而引起与原来激动剂相反的生理效应，称反向激动剂（inverse agonist）。反向激动剂选择性地与非活性受体结合，产生与内源性激动剂相反的效应。反向激动剂可降低信号至基础水平以下。反向激动剂可用于拮抗激动剂的作用，也可用于抑制自发性受体活性。例如，苯二氮䓬类受体配体与受体结合可能产生三种效应：激动剂可减少焦虑（抑制），拮抗剂不产生生物学效应，反向激动剂可诱发惊厥（兴奋）。

（二）其他学说

1. 速率学说（rate theory） 速率学说是英国药理学家 W. D. M. Paton 于 1961 年提出的，该学说认为药物的作用不依赖于与受体结合的多少，而是依赖于单位时间内药物分子与受体结合-解离的多少，即结合速率常数与解离速率常数。药物效应是药物分子与受体相碰撞所引发的，碰撞的频率越高，效应越强。激动药与受体迅速结合，迅速解离；拮抗药与受体迅速结合，缓慢解离。

2. 变构学说（allosteric theory） 变构学说认为受体至少以两种构象存在，即活化态（active state，R*）和失活态（resting state，R），两者可互相转变，故该学说也称为二态学说（two model theory）。根据该学说，激动药（A）与活化态受体亲和力大，结合后引起生物效应，拮抗药（B）与失活态受体亲和力大，结合后不引起生物效应。部分激动药与 R* 和 R 态受体均有一定亲和力，故引起效应较弱，并可拮抗激动药的部分效应。

$$A + R^* \longleftrightarrow AR^* \quad \cdots\cdots 效应$$

$$B + R \longleftrightarrow BR \quad \cdots\cdots 无效应$$

四、受体介导的跨膜信号转导

药物或内源性配体等作为细胞外信息分子，通过与细胞受体结合，将信息传递到细胞内，引起细胞功能的相应改变。细胞外信息分子也可称为第一信号分子或第一信使（first messenger）。第一信使种类繁多，包括神经递质、肽类配体以及各种激动药等，它们大多与细胞膜表面受体结合，引起受体构象改变，进而介导细胞效应。根据介导效应的环节不同，可将受体分为以下几类：

1. G 蛋白偶联受体 G 蛋白（G-protein）是一类有结合鸟苷酸功能的蛋白质的总称，位于细胞膜内侧，由 α、β、γ 三种亚基组成。在静态时，α 亚基结合二磷酸腺苷（GDP）。当受体被第一信使激活时，使 G 蛋白活化，结合的 GDP 被 GTP 取代，同时 α-GTP 与 β 亚基解离，并与效应分子相互作用。α 亚基具有 GTP 酶活性，促使 GTP 水解为 GDP，释放能量，同时 G 蛋白恢复静态。

现已发现胺类神经递质、自体活性物质、肽类活性物质、激素等多种配体的受体均是通过 G 蛋白偶联机制产生效应。这些受体称为 G 蛋白偶联受体（G-protein coupled receptor）。该类受体具有共同的基本结构：均为由 300 ~ 500 个氨基酸组成的单一肽链，这一肽链 7 次跨越细胞膜，形成 7 个跨膜区段；N 端伸于细胞外，接受胞外信息；C 端位于细胞内，参与信息在胞内的转导。这两端肽链氨基酸组成在不同受体间有很大差异。

2. 离子通道（ion channel） 配体门控离子通道亦称离子通道受体（ion channel receptor），由配体结合部位和离子通道蛋白构成。当结合部位与配体结合后，通道蛋白构象改变，通道开放或关闭，引起细胞膜两侧离子流动改变，导致膜去极化或超极化。如 N 胆碱受体是由位于膜上的 5 个亚基组成的 Na^+ 通道，当与乙酰胆碱结合时，Na^+ 通道开放，胞外 Na^+ 内流，细胞膜去极化，引起骨骼肌收缩。脑内 γ 氨基丁酸（GABA）为 Cl^- 通道，受体被激活时，通道开放，Cl^- 内流，使细胞膜超极化，产生中枢抑制作用。此外，脑内的甘氨酸、谷氨酸、天冬氨酸等受体亦属这类受体。

3. 具有酪氨酸激酶活性的受体　胰岛素、多种生长因子及某些淋巴因子等配体的受体属跨膜糖蛋白，细胞外的片段为配体结合部位，中部肽段为疏水性氨基酸组成的跨膜区，细胞内的肽段含有可被磷酸化的酪氨酸残基，并具有酪氨酸蛋白激酶活性。当胞外肽段与配体结合时，胞内段酪氨酸磷酸化，激活酪氨酸蛋白激酶活性，引起 DNA、RNA 及蛋白质合成，产生细胞增殖、分化等效应。

4. 细胞内受体　肾上腺皮质激素、性激素、甲状腺素、维生素 A、维生素 D 等配体的脂溶性较高，可透过细胞膜与胞质或胞核的相应受体结合，形成的配体–受体复合物作用于胞核的调节因子，促使基因转录和相关蛋白质的合成。本类受体介导的细胞效应较慢，需若干小时。

配体作为细胞外信使物质，称为第一信使，将胞外信息或刺激传递到细胞，与相应受体结合，激活的受体促使胞质内产生某些信息物质，称为第二信使（second messenger）。第二信使将第一信使的信息传递给胞内效应分子，引起特定的生理功能或药理效应。目前，已发现的第二信使主要为：

（1）环核苷酸类：包括环磷腺苷（cAMP）和环磷鸟苷（cGMP）。

cAMP 是腺苷酸环化酶（AC）活化的产物。很多配体使相应受体激动后，经兴奋性 G 蛋白（Gs）作用，可活化相邻的 AC，活化的 AC 使 ATP 转化为 cAMP。cAMP 进一步激活蛋白激酶 A（protein kinase A，PKA），催化胞内某些蛋白酶磷酸化而活化，产生生理效应。另有一些配体与相应受体结合后，经抑制性 G 蛋白（Gi）作用，抑制 AC，使 cAMP 生成减少。

cGMP 是鸟苷酸环化酶（GC）作用于 GTP 的产物。某些配体与受体结合后可激活 GC，使 cGMP 水平增高。cGMP 可激活蛋白激酶 C（protein kinase C，PKC），在某些组织，发挥与 cAMP 相反的作用。

（2）三磷酸肌醇（IP_3）：某些配体作用于膜受体，经 G 蛋白介导激活磷脂酶 C（phospholipase C，PLC），促使膜内侧的 4,5- 二磷酸磷脂酰肌醇（PIP_2）水解成 1,4,5 三磷酸肌醇（IP_3）和 1,2-二酰甘油（diacylglycerol，DAG）。作为第二信使，IP_3 促进胞内贮钙池释放 Ca^{2+}；DAG 激活膜上的蛋白激酶 C（PKC），使底物蛋白磷酸化而产生效应。

（3）钙离子：许多细胞的功能与 Ca^{2+} 浓度密切相关，如肌纤维收缩、腺体分泌、血小板活化等。当细胞兴奋时，胞外 Ca^{2+} 经膜钙离子通道内流，或从胞内贮钙池释放，致使细胞质内 Ca^{2+} 浓度升高。Ca^{2+} 经 PKC 钙调蛋白（calmodulin）等作用，促进相关蛋白酶活化，调节细胞代谢。

思考题

1. 药物作用与药物效应的关系如何？
2. 效价与效能的差别是什么？
3. 从药物的量–效曲线上可以得到哪些与临床用药有关的信息？
4. 请说明半数有效量与半数致死量的区别。
5. 什么是药物靶点？药物靶标应具备哪些特点？
6. 药物的作用机制主要包括哪些？
7. 配体与受体的结合反应具有哪些特点？
8. 简述受体激动药与拮抗药的异同。
9. 主要的第二信使有哪些？

（王克威　李长龄）

第三章 药动学

学习要求：

1. 掌握药动学的常用基本概念
2. 掌握被动转运及简单扩散特点
3. 熟悉药物在体内的基本过程
4. 熟悉影响药物吸收、分布、代谢、排泄的因素
5. 了解药物跨膜转运的分类

  药物代谢动力学（pharmacokinetics，PK）简称药代动力学或药动学，是研究药物在体内变化规律的一门学科。药物作用于机体，影响机体生理、生化功能，在产生药理效应的同时，机体作为一个化学整体也要对药物进行反应，即对药物进行处置（disposition）。药动学研究内容主要为相互联系的两部分：一是机体对药物的处置（drug disposition），即药物的体内过程，亦即药物在体内的吸收（absorption）、分布（distribution）、代谢（metabolism，又称生物转化，biotransformation）和排泄（excretion）四个过程随时间变化的规律；常用吸收、分布、代谢、排泄四个英文单词的首字母即 ADME 作为简称来描述药物的体内过程。二是应用药动力学原理及数学模型定量地描述血药浓度随时间变化的规律以及机体对药物处置的速率过程。

  一个药物在体内能否很好地被吸收，能否及时地分布到药物作用的靶组织和靶器官，以及能否或如何在体内进行代谢和排泄，均直接关系到药物在体内是否以及什么时间能达到有效浓度、能维持多高浓度和多长时间，又关系到一个药物的药理作用或毒性作用出现与否、作用开始时间、作用的强度及作用维持时间等。因此，药物的体内过程与药效学密切相关，二者成为药理学的整体。

  通过学习药动学，掌握基本概念、原理与方法，理解药物在体内产生变化的基本规律，能够科学地制订给药方案（包括药物剂量、给药时间间隔和疗程）、控制不良反应的发生和提高药物临床治疗效果。药动学研究是新药研发过程中不可或缺的部分，也是临床合理应用药物的重要基础。药动学广泛应用于药学、临床药学、临床医学、生物药剂学、临床药理学等多学科领域，是必须掌握和灵活运用的一门应用学科。

第一节 药物的转运

  药物在体内的吸收、分布和排泄均属于药物在体内通过各种生物膜和细胞膜的运动过程，即药物的跨膜转运或药物转运（drug transport）。根据药物的理化性质及细胞膜结构的特点，药物在体内转运主要有被动转运（passive transport）和主动转运（active transport）两种方式。被动转运还有膜孔过滤（filtration through pores）、胞吞（endocytosis）和易化扩散（facilitated diffusion）等方式。

　　药物在体内转运，要跨过很多屏障，这就是各种膜，如细胞膜、核膜、内质网膜、溶酶体膜等。这些膜在组成和结构方面有很多共性，故统称为生物膜。现以细胞膜为例说明药物穿过生物膜的转运功能。

　　细胞膜是以液态脂质双分子层为骨架，其中镶嵌着具有不同生理功能的蛋白质如酶、受体、通道及载体等，在膜上还存在着贯穿膜内外的亲水孔道（图 3-1）。

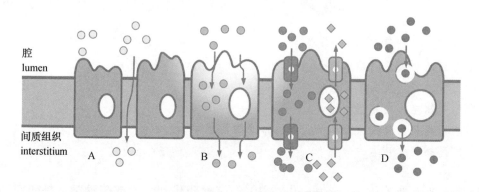

图 3-1　药物跨膜转运示意图

A：细胞间的紧密连接；B：通过细胞膜；C：通过转运体进出细胞；D：胞吞与胞饮

一、被动转运

　　被动转运（passive transport）又称"顺浓度梯度转运"，它是指药物分子从高浓度一侧经细胞膜向低浓度一侧的转运过程。转运的动力来自于膜两侧的浓度差，不需要消耗细胞能量。转运速率与膜两侧药物浓度差成正比，当膜两侧药物浓度达平衡时，药物的净转运即停止。被动转运包括简单扩散（simple diffusion）、滤过（filtration）和易化扩散（facilitated diffusion）等。

　　1. 简单扩散　是指药物由浓度较高的一侧向浓度较低的一侧转运，其特点为：转运速度与膜两侧浓度差成正比，当膜两侧浓度差为零时，药物转运达到动态平衡；不消耗能量；不需要载体，药物之间无竞争性抑制也无饱和现象；脂溶性强的非解离型药物（unionized drugs）分子容易透膜转运。例如脂溶性药物可溶于细胞膜的脂质从而透过细胞膜扩散，其速度与膜两侧浓度差的大小成正比，当膜两侧药物浓度相等时，药物的转运达平衡。

　　大多数药物是以这种方式进行跨膜转运。由于膜的脂性结构，使得脂溶性强的药物较易跨越生物膜，故这种扩散方式也称为脂溶扩散（lipid diffusion）。药物的理化性质，特别是药物的脂溶性对简单扩散的影响很大。药物的脂水分配系数越大，极性越小，越容易溶进脂质的生物膜，跨膜转运也越容易。药物的脂溶性在很大程度上受药物解离度和所处环境 pH 的影响。大多数药物为有机的弱酸或弱碱性化合物，在体内环境中能部分解离，以非解离型和解离型存在。非解离型药物极性小，脂溶性高，易通过生物膜；解离型药物极性大，脂溶性低，难以通过生物膜。非解离型药物的多少与解离度相关，而解离度的大小取决于药物的解离常数（K_a）和药物所处环境的 pH。其关系可用 Handerson-Hasselbalch 公式说明。

弱酸性药物	弱碱性药物
$HA = H^+ + A^-$	$BH^+ = H^+ B$
$K_a = \dfrac{[H^+][A^-]}{[HA]}$	$K_a = \dfrac{[H^+][B]}{[BH^+]}$
$pK_a = pH - \lg \dfrac{[A^-]}{[HA]}$	$pK_a = pH - \lg \dfrac{[B]}{[BH^+]}$
$pH - pK_a = \lg \dfrac{[A^-]}{[HA]}$	$pK_a - pH = \lg \dfrac{[BH^+]}{[B]}$
$10^{pH-pK_a} = \dfrac{[A^-]}{[HA]}$ (即 $\dfrac{解离型}{非解离型}$)	$10^{pK_a-pH} = \dfrac{[BH^+]}{[B]}$ (即 $\dfrac{解离型}{非解离型}$)
当 $pH = pK_a$ 时，$[HA] = [A^-]$	当 $pH = pK_a$ 时，$[B] = [BH^+]$

每个药都有其固定的 pK_a 值。当 pK_a 与 pH 值的差值以数学值增减时，药物的解离型与非解离型的浓度比值相应以指数值变化，即药物所处环境 pH 值或 pK_a 值的微小变化都可以引起解离度的明显改变，从而影响药物的跨膜转运（图 3-2）。例如弱酸性药物阿司匹林，pK_a 为 3.5，在pH 值为 1.4 的胃液中解离度约 0.8%，99% 以上的非解离型药物可由胃液扩散进入血液（图 3-2左）。但在 pH 7.4 的血液中，阿司匹林解离超过 99%，当扩散转运达平衡时，血液中的药物浓度远高于胃液中的浓度（图 3-2 左）。又如弱碱性药物哌替啶（杜冷丁），pK_a 为 8.4，在 pH 1.4 的胃液中，解离型浓度约为非解离型浓度的 10^7 倍；但在 pH 7.4 的肠液中，解离型浓度仅约为非解离型的 1/1 000 000。因此，哌替啶主要在肠道吸收（图 3-2 右）。

		胃液	血液	尿液			胃液	血液	尿液
	pH	1.4	7.4	8.4		pH	1.4	7.4	8.4
弱酸(pK_a=3.4)	$\dfrac{[A^-]}{[HA]}$ (10^{pH-pK_a})	0.01 (10^{-2})	10 000 (10^4)	100 000 (10^5)	弱碱(pK_a=8.4)	$\dfrac{[BH^+]}{[B]}$ (10^{pK_a-pH})	10 000 000 (10^7)	10 000 (10^1)	100 000 (10^0)
	平衡	1 ⇌ [HA] ⇅ [A⁻] 1.01	1 ⇌ [HA] ⇅ [A⁻] 10 000	1 ⇌ [HA] ⇅ [A⁻] 100 000		平衡	1 ⇌ [B] ⇅ [BH⁺] 10 000 000	1 ⇌ [B] ⇅ [BH⁺] 10	1 ⇌ [B] ⇅ [BH⁺] 1
	总量	0.01	10 001	100 001		总量	10 000 001	11	2

图 3-2　弱酸性及弱碱性药物在不同 pH 的水隔室中的理论解离值

可见，弱酸性药物在碱性体液中易于解离，弱碱性药物在酸性体液中易解离。药物所处体液 pH 值的微小变化都能引起药物解离度的显著改变，从而影响药物的跨膜转运。当生物膜两侧的 pH 不同时，弱酸性药物在酸性较强侧解离少，以非解离型为主，容易透过生物膜转运到碱性较强侧；在碱性较强侧，弱酸性药物以解离型为主，不易透过生物膜。弱碱性药物则相反。而强酸、强碱以及强极性的季铵盐因在体液环境中高度解离，故不易跨膜转运。

2. 其他被动转运方式　除前述简单扩散外，被动转运还包括滤过（filtration）和易化扩散（facilitated diffusion）。滤过又称水溶扩散（aqueous diffusion），是指分子直径小于膜孔（pore）的水溶性药物，从高浓度一侧经水携带至低浓度一侧的过程。易化扩散又称载体转运（carrier transport），是借助细胞膜上的某些特异蛋白载体运载的跨膜扩散。其他主动转运方式还包括胞饮

（pinocytosis）和胞吐（exocytosis）。前者指某些大分子物质与膜接触时，可通过膜的内陷而被吞入细胞的过程。后者指某些液态物质可通过细胞膜外凸从细胞内转运到细胞外的过程，又称胞裂外排。

二、主动转运

主动转运（active transport）又称逆浓度梯度转运，即不依赖于膜两侧药物浓度差的转运，药物可以从低浓度一侧向高浓度一侧转运（图 3-3）。

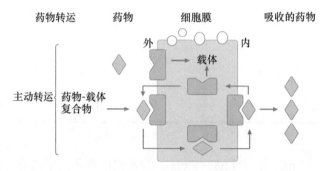

图 3-3　药物主动转运过程示意图

主动转运尚具有以下特点：

（1）需要转运载体，载体是膜中的某些蛋白、糖蛋白或脂蛋白，其对被转运药物有结构选择性。

（2）由于是逆浓度差、逆电位差转运，故需消耗能量。

（3）载体有一定数量，故转运能力有一定限度，即具有饱和性。

（4）被同一载体转运的不同药物在转运时有竞争性抑制现象。

（5）缺氧或能量产生障碍可抑制主动转运。

许多内源性物质（endogenous substances）如氨基酸和某些药物如青霉素、依他尼酸等以主动转运方式透过细胞膜。

第二节　药物的体内过程

药物通过各种给药途径进入体内被机体吸收进入血液循环后，一部分药物与血浆蛋白呈可逆性结合，暂时失去药理活性；其余游离型药物则转运、分布到达作用部位引起生物效应以及进入组织后进行生物转化，最终经过排泄离开身体，这就是药物的体内过程（图 3-4）。

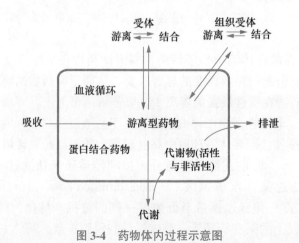

图 3-4　药物体内过程示意图

一、药物的吸收

吸收是指药物从用药部位进入血液循环的过程。除静脉注射（含静脉滴注）外，其他给药途径多需经吸收过程。不同给药部位的吸收具有不同的特点。

（一）消化道吸收

口服药物后，多数药物是以简单扩散的方式透过胃肠道的细胞膜而吸收的。影响胃肠道吸收的因素较多，如药物的分子量、脂溶性、解离度、胃肠道 pH、胃肠分泌与运动等。

弱酸类药物如水杨酸类和巴比妥类，在酸性胃液中多不解离，脂溶性较大，因而在胃内吸收良好，至于弱碱类药物如奎宁或麻黄碱，在胃内吸收很少。小肠的吸收面积远大于胃，且血流丰富，是口服药物吸收的主要部位。肠道内的 pH 自上而下为 4.8 ～ 8.2，弱酸和弱碱类药物均易吸收，而高度解离的药物如季铵类则难吸收。化学结构与天然代谢物相类似的药物（如抗肿瘤药 5- 氟尿嘧啶的化学结构类似尿嘧啶和胸腺嘧啶，许多单糖的化学结构类似葡萄糖等）可通过载体而被吸收。

口腔黏膜也是一个多孔的类脂质膜，舌下给药可吸收，脂溶性高的药物如硝酸甘油可通过这种给药方式吸收。药物经直肠给药也可吸收。在这些部位，吸收面积虽小，但吸收速度较快，且吸收的药物不首先经过肝被破坏，适用于剂量小而高效的药物。

许多药物在小肠中的吸收率较高，故当胃排空减慢时，吸收也减慢，肠蠕动情况能影响药物的吸收，蠕动过快或过慢都可减少或减慢吸收。胃肠内容物也可影响药物的吸收。由胃肠道吸收的药物在进入门静脉后，首先要经过肝再进入体循环，某些药物在胃肠黏膜或第一次通过肝时，即可部分被代谢灭活，使进入体循环的有效药量减少，药效降低，这种现象称为首过消除（first-pass elimination）或首过效应（first-pass effect）。如硝酸甘油口服后受首过消除的影响，大部分在肝中被代谢灭活，故硝酸甘油口服疗效差，需用舌下给药。

（二）消化道外吸收

除消化道以外常用的给药途径包括皮下或肌内注射、静脉注射和吸入等。静脉注射药物直接进入血液，无吸收过程。皮下或肌内注射给药通过毛细血管壁即被吸收，而毛细血管壁的膜孔较大，一般药物均可顺利通过，故皮下或肌内注射吸收较快而完全。其吸收速度与药物的溶解度和给药局部组织的血流量有关。水溶性制剂吸收较快；混悬剂和油制剂吸收较慢，而作用维持时间长。例如，普鲁卡因青霉素混悬液肌内注射后，在注射部位缓慢吸收，药物作用时间可延长。在休克时周围循环衰竭，皮下或肌内注射的吸收速度均明显减慢，故必须采用静脉给药，才能达到抢救的目的。舌下（sublingual）和直肠（rectum）等部位给药，经黏膜吸收，吸收速度较快，且无首过消除。完整皮肤的吸收能力较差，仅脂溶性较高的药物，如有机磷农药可经皮肤吸收，引起中毒。肺泡血流量丰富且总面积较大，凡气体、挥发性液体或分散在空气中的固体药物皆可穿过肺泡壁被迅速吸收。

二、药物的分布

吸收进入血液的药物随血液循环到达全身，并进入各组织器官的过程称为分布。大多数药物的分布过程属于被动转运。血中的药物可与血浆蛋白结合，血浆蛋白中最主要是白蛋白（albumin），其次为球蛋白（globulin）和酸性糖蛋白（acid glycoprotein）。但此种结合并不牢固，因此，血中的药物以游离型和结合型两种形式存在，游离型和结合型药物时刻处于动态平衡中。不同药物与血浆蛋白结合的程度不同，常用结合率（%）来表示。有些药物的血浆蛋白结合率高达 90% 以上，如地西泮、胺碘酮、洋地黄毒苷、华法林等；而有些药物的血浆蛋白结合率则低于 10%，如卡那霉素、异烟肼、阿替洛尔等。血浆蛋白结合率对药物转运和药理作用均有很大影响。结合型药物脂溶性降低，分子半径增大，跨膜转运能力降低，也不被代谢和排泄。只有游离型药物才能分布进入组织，到达作用部位或代谢部位。

由于血浆蛋白含量相对稳定，药物与血浆蛋白的结合有一定的限度。当血药浓度增加，使血浆蛋白结合部位饱和后，继续增加用药剂量就可使血中游离型药物浓度急剧增高，进而引起毒性反应。另外，在某些患者，如肝硬化、慢性肾炎及严重营养不良等患者，血浆蛋白含量降低，也可使血中游离型药物浓度增高，导致药物效应增强或毒性反应。

血浆蛋白结合是影响药物分布和药物效应的重要因素。此外，还有一些因素影响药物的分布，使各组织器官中的药物分布不均匀。这些因素包括组织器官的血流量、药物的理化性质、药物与特定组织的亲和力以及某些特殊屏障。循环中的药物首先到达血流量丰富的组织，并根据药物的脂溶性和分子大小不同程度地进入组织。药物在组织的分布也受体液 pH 的影响。生理情况下，血液和细胞外液 pH 为 7.4，细胞内液 pH 为 7.0。弱酸性药物在细胞内的分布略低于细胞外；弱碱性药物则细胞内略高于细胞外。故提升血液 pH 可使弱酸性药物向细胞外转移，弱碱性药物向细胞内转移。有些药物与某些组织细胞具有特殊的亲和力，使药物在某些组织细胞中的浓度高于血浆药物浓度，而表现出药物分布的选择性。如碘在甲状腺中的含量占体内总碘量的 90% 以上，钙则集中分布于骨骼和牙齿。但药物分布较多的组织并不一定是药物的作用靶部位，如硫喷妥在脂肪的分布，强心苷在肝、肾、骨骼肌的分布。

体内某些组织对药物的通透性具有特殊的屏障作用，如血脑屏障（blood-brain barrier）、胎盘屏障（placental barrier）、血眼屏障（blood-eye barrier）等。血脑屏障是指血液与脑组织、血液与脑脊液、脑脊液与脑组织之间的屏障。这些屏障的细胞间连接紧密，内皮细胞间无间隙，且比一般毛细血管多一层星形胶质细胞，使药物不易透过，从而起到保护脑组织的功能。许多分子量较大、极性较高的药物，不能透过血脑屏障，只有脂溶性较高的药物才能被动转运穿透血脑屏障而进入脑组织。血脑屏障的通透性在某些病理情况下可发生改变，如脑膜炎患者血脑屏障的通透性增高，使青霉素在脑脊液中达有效治疗浓度，而在健康人更大剂量的青霉素也难进入脑脊液。胎盘屏障是由胎盘绒毛与子宫血窦构成的、将母体与胎儿血液隔开的屏障。实际上，几乎所有药物都能不同程度地通过胎盘，进入胎儿体内。因此，孕妇应禁止使用对胎儿有毒性或可引起胎儿畸形的药物，尤其在妊娠早期。血眼屏障是指血与视网膜、血与房水、血与玻璃体间的屏障。该屏障使药物在房水、玻璃体及晶状体中的浓度远低于血药浓度。全身给药时，大多数药物很难在眼中达到有效治疗浓度，故作用于眼的药物宜局部应用。

三、药物的生物转化（代谢）

药物在体内对机体产生药理作用，同时作为外源性物质（xenobiotics）最终要被机体消除（elimination），消除的一个主要途径就是生物转化（biotransformation），即代谢（metabolism），这是药物在体内发生的化学结构的变化。药物经代谢转化为极性较强、水溶性较大的代谢产物，以利于排出体外。

药物的生物转化过程一般可分为 2 个时相 4 种类型：Ⅰ相包括氧化（oxidation）、还原（reduction）、水解（hydrolysis）3 种类型反应，经过这些反应，药物分子结构中产生了羟基、氨基、亚氨基、羧基、巯基等极性基团。Ⅱ相为结合（conjugation）反应，指药物或其代谢物与体内的葡糖醛酸、硫酸、甘氨酸、谷胱甘肽等结合，或被乙酰化，产生极性更高的代谢物。

药物的生物转化过程必须在酶的催化下才能进行，这些催化药物代谢的酶统称为药物代谢酶（drug metabolizing enzyme），简称药酶。按照药酶在细胞内存在的部位分为比较重要的微粒体酶系（microsomal enzymes）以及非微粒体酶系（non-microsomal enzymes）。肝药酶含量丰富及种类多，是药物代谢的主要器官，主要存在于肝细胞内质网和线粒体膜上。肝外的胃肠道、肾、肺、脑、肾上腺及卵巢等组织器官中的酶也能不同程度地代谢药物。药酶绝大部分存在于细胞内，少数也存在于细胞膜和血浆中，如存在于红细胞膜的巯甲基转移酶、血浆中的胆碱酯酶等。肝药酶（hepatic drug enzymes）主要包括细胞色素 P-450 酶系（cytochrome P450，简称 CYP$_{450}$）。CYP$_{450}$ 酶系含黄素单氧化酶系（flavin-containing monooxygenases，FMO）、环氧化物水解酶系（epoxide hydrolases，EH）、结合酶系（conjugating enzymes，CE）和脱氧酶系（dehydrogeneases，DH）。

细胞色素 P$_{450}$ 酶为一类亚铁血红素-硫醇盐蛋白的超家族蛋白，其与 CO 的结合物在波长 450 nm 处有最大吸收峰，故又称 P$_{450}$，它是一个基因超家族。根据基因编码的蛋白质氨基酸序列的相似程度，可将其划分为家族、亚家族和酶个体。氨基酸序列有 40% 以上相同者划为同一家族，同一家族内相同达 55% 以上者为一亚家族。命名是由英文字母 CYP 开头，后面的阿拉伯数字表示基因家族如 CYP2；在数字后面再加上大写英文字母表示亚家族如 CYP2D；最后的阿拉伯数字表示基因家族如 CYP2D6（表 3-1）。已发现几乎 1000 种 CYP 广泛分布于各种生物机体内，在生理上有功能意义的有 60 余种，分为 18 个家族和 42 个亚家族。与药物代谢密切相关的 CYP 主要有 CYP1A1、CYP1A2、CYP1B1、CYP2A6、CYP2B6、CYP2C8、CYP2C9、CYP2C19、CYP2D6、CYP2E1、CYP3A4 和 CYP3A5。

表 3-1 人体 P$_{450}$ 家族

家族	亚家族	酶蛋白
CYP1	CYP1A	CYP1A1，CYP1A2
CYP2	CYP2A	CYP2A1
	CYP2B	CYP2B1，CYP2B6
	CYP2C	CYP2C8，CYP2C9，CYP2C18，CYP2C19
	CYP2D	CYP2D6
	CYP2E	CYP2E1
CYP3	CYP3A	CYP3A4，CYP3A5，CYP3A7

P$_{450}$ 作为单加氧酶参与体内各种氧化代谢反应。其功能包括类固醇类物质的合成与代谢（如胆固醇转化为胆酸或性激素）、维生素 D 的羟基化、饱和脂肪酸的 ω- 羟化、外源性脂溶性有机分子（如大多数药物）的氧化等。药物的氧化伴随着药理活性的消失、出现或改变。

P$_{450}$ 酶系统催化的药物转化的类型包括脂肪酸羟化、芳香环羟化、氮脱烃、硫脱烃、氧化脱氨、氧化脱硫、氧化脱卤、氮氧化等。在厌氧条件下，P$_{450}$ 还能参与很多还原反应，如硝基化合物、偶氮化合物的还原等。

P$_{450}$ 酶系统催化药物转化的分子机制可归纳为：作为底物的药物（RH）与氧化型 P$_{450}$ 结合成复合物（RH-P$_{450}$），该复合物接受从 NADPH 传来的一个电子后转变为底物–还原型 P$_{450}$ 复合物，然后与分子氧结合成底物 -P$_{450}$-O$_2$ 三体复合物。该三体复合物再从 NADPH 接受一个电子。复合物在接受电子的同时亦接受质子（H$^+$）。最后，复合物发生歧化反应，将一个氧原子掺入到底物，另一氧原子与质子结合成水，P$_{450}$ 又恢复为氧化型 P$_{450}$，参与下一轮氧化过程（图 3-5）。

P$_{450}$ 酶活性在不同种族、不同个体间可能有明显差异，从而造成药理活性的差别。影响 P$_{450}$ 活性的因素可包括动物种属、性别、年龄、病理状态、营养状况等。可见，药酶活性的变异性较大，除受上述因素影响外，还易受某些化

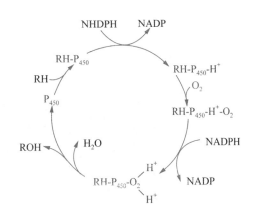

图 3-5 P$_{450}$ 酶系统催化药物转化的分子机制示意图

学物质（包括药物）的影响，即某些药物能使药酶的活性增强或减弱。目前，已发现200余种化合物或药物，当被机体连续应用时，能使药酶活性增强，进而使该药本身或其他药物的代谢加速，这种作用称为药酶诱导作用（enzyme induction）。具有药酶诱导作用的药物称为药酶诱导剂（enzyme inducer）。另有一些药物，被机体连续应用时，能使药酶活性减弱，进而使该药本身或其他药物的代谢减慢，这种作用称为药酶抑制作用（enzyme inhibition）。具有药酶抑制作用的药物称为药酶抑制剂（enzyme inhibitor）。常见的药酶诱导剂和药酶抑制剂见表3-2。药物对药酶活性的影响是药物相互作用的重要基础之一。

表 3-2 常见的药酶诱导剂和药酶抑制剂

种类	药物	受影响的药物
诱导剂	苯巴比妥	巴比妥类，氯丙嗪，苯妥英，保泰松，洋地黄毒苷，地高辛，香豆素类
	苯妥英	可的松，雌二醇，睾酮，氯霉素，奎宁，多柔比星（阿霉素），地塞米松，茶碱，地高辛
	保泰松	氨基比林，地高辛，可的松
	利福平	普萘洛尔，美托洛尔，美沙酮，奎尼丁，地高辛，香豆素类，糖皮质激素，口服避孕药
	灰黄霉素	华法林
抑制剂	氯霉素，异烟肼	安替比林，丙磺舒，双香豆素，甲苯磺丁脲
	西咪替丁	地西泮，氯氮䓬，华法林
	保泰松	苯妥英，甲苯磺丁脲
	双香豆素	苯妥英

四、药物的排泄

药物或其代谢物最终经机体的排泄器官或分泌器官等不同途径排出体外的过程称为排泄（excretion）。排泄是药物自体内消除的主要方式之一。不论经何种途径，在排泄过程中，药物或其代谢物的跨膜转运多属被动转运，很少属于主动转运（如青霉素经肾小管分泌）。当排泄器官中药物或其代谢物浓度较高时，可呈现明显的治疗作用或不良反应。药物排泄速度和程度可能受不同因素的影响而改变，因此，应根据药物排泄的情况选择药物，调整剂量和给药间隔。药物或其代谢物的排泄途径主要是肾，其他可包括胆道、肠道、乳腺、唾液腺、汗腺及肺等。

（一）肾排泄

肾是药物排泄最主要的器官，有些药物的大部分，甚至几乎全部都经肾排泄而从体内消除，如乙酰唑胺、呋塞米、氨基糖苷类抗生素等。药物经肾排泄的过程与尿生成的过程相似，即包括肾小球滤过（glomerular filtration）、肾小管分泌（tubular secretion）和肾小管重吸收（tubular reabsorption）。

肾小球（glomerulus）是血液过滤器，肾小球毛细血管壁构成过滤膜。肾小球过滤膜呈筛状，空隙较大，毛细血管内的滤过压较高，通透性亦较大。因此，血管内物质中除血细胞、蛋白质大分子以及与血浆蛋白结合的药物分子外，游离型药物或其代谢产物均可滤过而进入肾小管腔内原尿中（图3-6）。如药物只经肾小球滤过并全部从尿液排出，无药物由肾小管分泌和重吸收过程，则药物排泄率与肾小管滤过率相近。因此，临床上常以单位时间肌酐或菊粉的肾清除率来代表肾小球滤过率。肾清除率的计算公式如下：

$$肾清除率 = \frac{尿中药物浓度 \times 每分钟尿量}{血浆药物浓度}$$

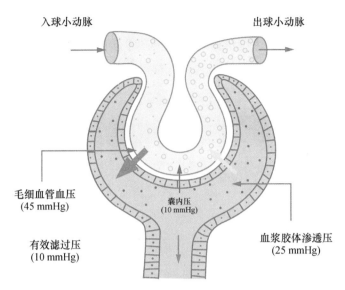

图 3-6　药物在肾小管内的转运过程示意图

　　此外，在近曲小管上皮细胞内可主动分泌某些弱酸性和弱碱性药物到管腔内。这些细胞具有两种不同的非特异转运系统，分别专司有机弱酸性和有机弱碱性物质的转运，将弱酸性和弱碱性物质分泌排入肾小管腔中。经同一转运载体分泌的两种药物同时应用时，会发生竞争性抑制，一种药物会抑制另一种药物的分泌。如青霉素、丙磺舒均为弱酸性药物，在肾小管竞争同一主动转运载体，因而，这两种药物合用时，丙磺舒可竞争性抑制青霉素的主动分泌，使青霉素的血药浓度增高，血药浓度维持时间延长。丙磺舒还可经同样机制使肾对氨基水杨酸、吲哚美辛、头孢噻嗪等的排泄减慢，从而增强疗效或引起不良反应。氢氯噻嗪、依他尼酸、水杨酸盐、保泰松等可抑制尿酸的排泄而引起高尿酸血症，促进痛风发病。有些药物与近曲小管上的主动转运载体的亲和力显著高于与血浆蛋白的亲和力，这些药物经肾小管分泌的速度不受血浆蛋白结合的影响。

　　进入肾小管腔中的药物或其代谢产物遵循被动转运规律，极性小、脂溶性高的非解离型药物或代谢产物在流经肾小管时，可跨过生物膜，被肾小管上皮重新吸收入血。尤其在远曲小管，原尿被浓缩，药物或代谢产物浓度已高于在血浆中的浓度。这种浓度差使药物被动转运的方向是从肾小管内向肾小管上皮细胞和血管内扩散，即重吸收。尿液 pH 对肾小管内弱酸性、弱碱性药物的解离度有很大影响，进而影响其在肾小管重吸收的程度。如碱化尿液可使酸性药物的解离度加大，重吸收减少，排泄加快；使碱性药物的解离度减小，重吸收增加，排泄减慢。酸化尿液时，情况相反。

　　药物经肾的排泄受血浆蛋白结合率及肾功能的影响。一般说来，血浆蛋白结合率高的药物，肾排泄较慢。肾功能受损时，药物经肾排泄消除的速度也将减慢，此时，主要经肾排泄消除的药物可能会发生蓄积，甚至出现毒性。

（二）消化道排泄

　　药物也可以经过肠道排泄。血液中的某些药物在浓度较高时，可通过胃肠道壁脂质膜以被动转运方式进入消化道内，肠上皮细胞膜上的 P 糖蛋白也可将血浆中的某些药物或其代谢产物转运进入肠道内。当碱性药物在血浆中浓度较高时，其向消化道的转运更为明显。血浆中碱性药物可被动扩散进入胃内的酸性环境，在胃内解离度大大增加，难以扩散入血，只有待进入肠内随环境 pH 升高，药物的解离度降低后才能被吸收入血。某些特定结构的药物或其代谢产物在肝经肝细胞分泌至胆汁。药物经肝细胞至胆汁的转运属于主动转运过程。进入胆汁的药物被排入十二指肠，然后随粪便排出体外。排入肠腔的药物可部分被小肠黏膜上皮再次吸收进入血循环。这种在肝、胆汁、小肠之间的药物循环称为肝肠循环（hepatoenteral circulation）（图3-7）。肝肠循环的存在可使血药浓度维持时间延长，即延长药物的半衰期和作用维持时间，如洋地黄毒苷、地高辛、地西泮等。对这些药物，若阻断其肝肠循环，则可能缩短半衰期和作用维持时间。

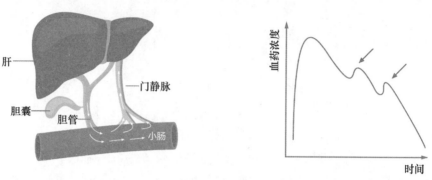

图 3-7　药物的肝肠循环模式图及其典型的血药浓度−时间曲线

（三）胆汁排泄

药物经肝转化为极性较大、水溶性高的代谢产物，如与葡糖醛酸结合的代谢产物，也可自胆道随胆汁排至十二指肠和小肠，然后随粪便排出体外。某些药物如红霉素、利福平等大量从胆道排泌，并在胆汁中浓缩，在胆道内形成较高的药物浓度而有利于肝胆系统感染的治疗。

由胆汁排入十二指肠的药物可从粪便排出体外，但也有的药物再经肠黏膜上皮细胞吸收。肝肠循环明显的药物口服后其血药浓度−时间曲线呈现"双峰"或"多峰"现象（图3-7），这是由于药物经胆汁排泄进入小肠后再被吸收入血所致。经胆瘘术后，该"双峰"或"多峰"现象可消失。肝肠循环的临床意义视药物经胆汁的排出量而定。药物从胆汁排出量多，肝肠循环能延迟药物的排泄，使药物作用时间延长。若中断肝肠循环，半衰期和作用时间都可缩短，利于某些药物的解毒。

药物进入肝、胆，除了通过生物膜的被动扩散外，转运体也发挥着重要作用。多药耐药相关蛋白2（multidrug resistance related protein，MRP2）介导多种药物的胆汁排泄。普伐他汀、多柔比星、顺铂、依托泊苷、甲氨蝶呤、伊立替康等均为MRP2的底物，通过MRP2的主动转运而经胆汁排泄。普伐他汀不仅由MRP2介导，还可通过有机阴离子转运多肽（organic anion transporting polypeptide 1B1，OATP1B1）经肝细胞摄取。MRP2和OATP1B1的协同转运作用使普伐他汀具有高效的胆汁排泄能力，并进一步形成肝肠循环，显著延长其在靶器官肝中的作用时间。

胆汁排泄率可用清除率来表示：

$$胆汁清除率 = \frac{胆汁流量 \times 胆汁药物浓度}{血浆药物浓度}$$

（四）其他途径排泄

乳腺也是药物排泄的途径之一，药物经乳腺的排泄属于被动转运。由于乳汁的pH略低于血浆，故弱碱性药物（如吗啡、阿托品等）在乳汁内的浓度略高于其在血浆中的浓度，弱酸性药物则相反，即弱碱性药物比弱酸性药物更容易随乳汁排泄。哺乳期妇女用药应特别谨慎，以避免对乳儿的影响。此外，有一些药物也会以相同的机制，经唾液、汗液、泪液等排出。经这些途径的排泄主要是依赖药物或其代谢物的脂溶性，通过腺上皮细胞被动扩散进行的。某些药物在唾液内的浓度与其在血浆内的浓度有很好的相关性，如茶碱、卡马西平等。在一定情况下，可采集唾液以代替采血来进行体内药物浓度检测。脂溶性、挥发性药物可通过肺，经呼气排出体外，如一些全身麻醉药及乙醇等。

第三节 药物体内变化的速率过程

一、药动学基本原理

（一）房室模型

药物在体内的 ADME 过程，始终处于动态变化之中。为了定量地描述药物体内过程的动态变化规律，常常要借助于数学的原理和方法来系统地阐明体内药量随时间变化的规律。房室模型理论是从速率论的角度，建立一个数学模型模拟机体。房室模型（compartment model）是把机体假设为一个系统，根据药物在这一系统内分布的动力学特点将整个系统分为若干房室。这里的房室与生理、解剖学上的体液或器官、组织的概念不同，只是从数学的角度以药物分布速率差异提出的抽象概念。房室的划分是以药物在体内的转运速率是否一致为依据的，常见的情况为一室开放模型和二室开放模型。

1. 一室开放模型（open one compartment model） 指药物进入血液循环后，很快均匀分布到全身体液和各组织中，迅速达到动态平衡。同时，药物从体内消除，血药浓度下降，其消除速率基本不变，符合一级动力学特点（图 3-8）。此种情况可将机体视为单一、开放的系统，即一室开放模型或一室模型。

2. 二室开放模型（open two compartment model） 指药物进入血液循环后，向各组织器官分布的速率不同，首先进入血流充盈的组织，如肝、肾、心、脑等，这些组织与血液共同构成分布容积较小的中央室（central compartment）。然后，药物缓慢进入血管分布较少、血流较缓慢的肌肉、皮肤、脂肪等组织，这些组织共同构成分布容积较大的周边室（peripheral compartment）。药物在中央室和周边室之间的转运是可逆的，当分布达动态平衡时，药物在两室间的转运速率相等。药物的消除只能经中央室进行（图 3-8）。此种情况可将机体视为两个房室，称为二室开放模型或二室模型。大多数药物在体内的转运与分布过程符合二室模型的特点，由此模型计算所得的药动学参数能较客观地反映药物在体内分布及消除的动态变化规律。

很多药物自血液循环向各组织的分布较为迅速，而从体内的消除较为缓慢，如静脉注射后，药-时曲线分为急速下降的分布相和缓慢下降的消除相两个时相，与二室模型分布的特征相符（图 3-8）。

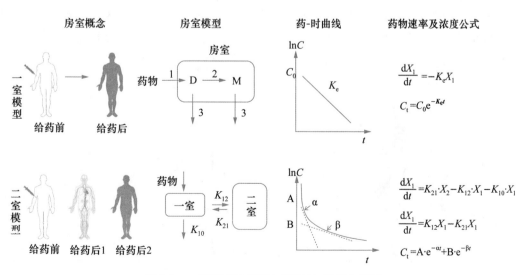

图 3-8 一室及二室模型血药浓度-时间曲线图

分布相（α 相）给药后血药浓度迅速下降，表明药物很快在中央室内分布，然后较缓慢地向周边室分布。同时有部分药物经代谢和排泄消除。该时相的形成主要与分布有关，故称分布相或 α 相。

消除相（β 相）分布逐渐达平衡后，药-时曲线下降趋于缓慢，这主要是与药物由中央室的消除（包括代谢、排泄）有关，故称消除相或 β 相。周边室的药物浓度随中央室浓度而变化，并保持动态平衡。由消除相计算的半衰期为消除相半衰期，也称生物半衰期（$t_{1/2\beta}$）。一般未加说明的生物半衰期即指一室模型的 $t_{1/2}$ 或二室模型的 $t_{1/2\beta}$（图 3-8）。

对单剂量静脉注射二室模型的药物，其药-时曲线动态变化可用二指数方程描述：

$$C_t = Ae^{-\alpha t} + Be^{-\beta t}$$

式中，A、B 分别为分布相和消除相在纵坐标上的截距，α 、β 分别为分布相速率常数和消除相速率常数。

3. 非房室模型（non-compartmental model） 非房室模型或称统计矩是以概率论和数理统计学中的统计矩（statistical moment）方法为理论基础，对数据进行解析的一种方法。以矩（moment）来表示随机变量的某种分布特征，认为机体是一个系统，给药后所有药物分子在最终离开机体前都将在体内残留一段时间。就不同药物分子来说，残留于机体的时间有长有短，残留时间的分布决定着体内药物浓度的时程。因此，药物体内过程便是这些随机变量的总和，药-时曲线就可视为某种概率统计曲线，可用药物分子滞留时间的频率或概率加以描述，进而用统计矩加以分析。其特征参数包括零阶矩、一阶矩和二阶矩。在药动学研究中，零阶矩定义为 AUC，是一个反映量的参数；一阶矩为平均驻留时间（mean residence time，MRT），反映药物分子在体内的平均停留时间，是反映速度的参数；二阶矩为平均驻留时间方差（variance of mean residence time，VRT），反映药物分子在体内的平均停留时间的差异大小。统计矩分析与前述房室模型分析比较具有不依赖房室模型，克服了房室模型分析时判断模型的随意性，以及计算简单，不需要大型计算机计算的优点，故该分析在药动学领域中应用较广泛。

除此以外，尚有生理药动学模型（physiologically based pharmacokinetic model）以及药动学和药效学结合模型（PK-PD combined model）。

（二）药物体内消除的速率过程

药物在机体内吸收、分布、代谢和排泄的过程可归纳为药物转运和转化，其中均涉及药物量（浓度）的动态变化。药物转运或转化动态变化的速率过程（rate process）可用速率常数与药量关系的数学方程式表达，分为一级动力学、零级动力学及非线性动力学等。

1. 一级动力学 一级动力学（first-order kinetics）是指药物的消除（转运或转化）速率与血药浓度成正比，即单位时间内消除某恒定比例的药物量。此恒定比例的数值即消除速率常数 k，其单位为时间$^{-1}$（h^{-1}）。药物的被动转运，其转运速率与膜两侧的浓度差成正比，即属于一级动力学转运。如将血药浓度（C）对时间（t）作图，则得一指数曲线（图 3-9）。如将血药浓度的对数与时间作图，则得一直线（图 3-9）。

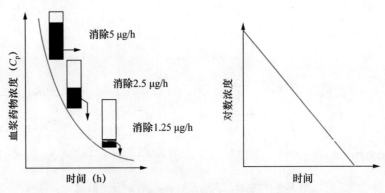

图 3-9   一级动力学在普通坐标系及半对数坐标系上的时-量曲线

（1）速率常数（k）：表示单位时间内药物的转运量与药物现存量之间的比值。大多数药物在体内的转运或转化符合一级动力学特征，其速率常数分别称为转运速率常数或消除速率常数。

一级动力学的动态过程可用下式表示：$dC/dt = -kC$

式中 dC/dt 表示药物消除速率，k 为消除速率常数。经积分后得到：$C_t = C_0 e^{-kt}$

若以 C_0 为起始血药浓度，C_t 为经过 t 时间后的血药浓度，则：

$$\ln C_t = \ln C_0 - kt \text{ 或 } \ln C_0 - \ln C_t = kt$$

$$k = \frac{\lg C_0 - \lg C_t}{t} \times 2.303$$

$$\lg C_t = \lg C_0 - \frac{k}{2.303} t$$

式中 $\lg C_0$ 为直线的截距，$-k/2.303$ 为斜率。

（2）消除半衰期（elimination half-life，$t_{1/2}$）：简称半衰期，指血药浓度降低一半所需要的时间。$t_{1/2}$ 与消除速率常数 k 存在以下关系：$t_{1/2} = 0.693/k$

如某药的 k 为 $0.173\ \text{h}^{-1}$，则该药的消除半衰期为：$t_{1/2} = 0.693/0.173 = 4.0\ \text{h}$。

在一级动力学中，消除半衰期是一个常数。

了解药物的 $t_{1/2}$ 对于合理用药具有重要意义。在临床上，为使血药浓度保持在最低有效浓度以上、最小中毒浓度以下，在确定多次给药的时间间隔，或在肝、肾功能减退需调整剂量时，一般应考虑药物的 $t_{1/2}$。多次给药的时间间隔应等于或接近该药的 $t_{1/2}$，如普萘洛尔 $t_{1/2}$ 为 $3.5 \sim 6\ \text{h}$，临床用于治疗心律失常，$3 \sim 4$ 次 / 日。

2. 零级动力学 零级动力学（zero-order kinetics）是指体内药物消除（转运或转化）速率与血浆药物浓度无关，即不论血浆药物浓度高低，单位时间内转运或转化的药物量不变，也称恒速转运或消除动力学。如恒速静脉滴注给药时，药物以恒速进入体内，即属零级动力学类型。

零级动力学消除速率常数为 k_0，其单位为药量 / 小时（如 mg/h）。零级动力学的动态过程可用下式表示：

$$dC/dt = -k_0 \text{ 或 } C_t = C_0 - k_0 t$$

在零级动力学中，计算消除半衰期的公式为：

$$t_{1/2} = C_0/2k_0$$

C_0 为初始血药浓度，k_0 为零级速率常数，其半衰期并非常数，而是随给药剂量或药物浓度变化，即与开始计算时体内药量或浓度有关。

此类药物的消除需要载体或酶系统参与，且消耗能量，其动力学特征与酶促反应动力学相似，故可用米氏（Michaelis-Menten）方程表达：

$$-dC/dt = V_{max} \cdot C/(K_m + C)$$

式中 V_{max} 为转运或转化的最大速率，K_m 为米氏常数（当转运或转化速率为最大速率一半时的药物浓度）。

可见，当药物浓度 C 远远大于 K_m（即体内药物浓度远远高于转运或消除能力）时，上式分母 $K_m + C$ 中的 K_m 可忽略不计，则公式简化为：

$$-dC/dt = V_{max}$$

该简化公式表明，当体内药物浓度过高时，机体能以最大速率转运或转化药物，其速率为 V_{max}，而与药物浓度无关，此即恒速转运或消除，属零级动力学。

当药物浓度 C 远远小于 K_m（即体内药物浓度远远低于转运或消除能力）时，米氏方程分母 $K_m + C$ 中的 C 可忽略不计，公式简化为：

$$- dC/dt = V_{max} \cdot C/K_m$$

公式中 V_{max} 和 K_m 都是常数，故其比值亦为常数，可用 k 表示，则公式可进一步简化为：

$$- dC/dt = kC$$

说明，当体内药物浓度低于最大转运或消除速率时，其转运或消除速率与药物浓度相关，此即恒比转运或消除，属一级动力学。

实际上，完全属于零级动力学情况的药物很少，大多数药物在临床治疗剂量范围内属于一级动力学，而当剂量增加，或在某些疾病，如肝、肾功能减退，或与其他药物联合应用时，使体内药物浓度明显增高，超过机体最大转运或消除能力时，药物消除可从一级动力学转变为零级动力学。此时，其药-时曲线不呈直线，故又称非线性动力学（图 3-10）。

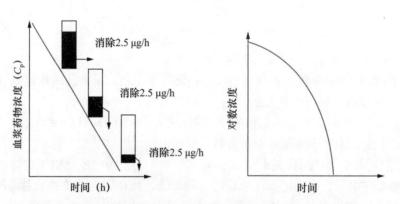

图 3-10　零级动力学在普通坐标系及半对数坐标系上的时-量曲线

3. 清除率（clearance，CL）　是指单位时间内，从体内清除表观分布容积的部分，即每分钟有多少 ml 血中的药物量被清除，其单位为 ml/（min·kg）。按清除途径的不同，又可细分为肾清除率（CL_r）、肝清除率（CL_h）等。血浆总清除率则是肾清除率、肝清除率等的总和。清除率的计算公式为：

$$CL = V_d \cdot k \text{ 或 } CL = 0.693 \cdot V_d/t_{1/2}$$

一个器官的清除率常小于该器官的血流量，并与游离型药物浓度呈正相关。

二、药动学基本概念和主要参数

（一）血药浓度-时间曲线

用药后，药物作用出现的快慢、作用持续时间的长短、药物治疗作用的强弱及毒副作用的程度都与药物在体内吸收、分布、代谢、排泄的动态变化过程有关。药物的体内过程可以用体内药量随时间推移而发生的变化来表示。血液中药物浓度与体内药物总量保持着一定的比例关系，因此，可以用血药浓度的动态变化来反映体内药物总量的动态变化。且血液样本的采集又安全、简便，为体内药动学研究带来便利。通常的做法是：给药后不同时间采集血样，测定各时间的血药浓度，以血药浓度为纵坐标，以时间为横坐标，绘制的曲线即为血药浓度-时间曲线（drug concentration-time curve），简称药-时曲线或时-量曲线（图 3-11）。通过药-时曲线可定量地分析药物在体内的动态变化规律，并获得相关的药动学参数。

同一药物经不同途径给药，所得的药-时曲线不同。单次静脉注射给药所得的曲线由急速下降的初段和缓慢下降的后段组成。急速下降的初段主要由药物的分布形成，称分布相；缓慢下降的后段主要由药物消除（包括代谢、排泄）形成，称消除相。可见，静脉注射给药后即时的血药浓度最高，且药效立即显现，但随血药浓度迅速下降使作用维持时间较短。

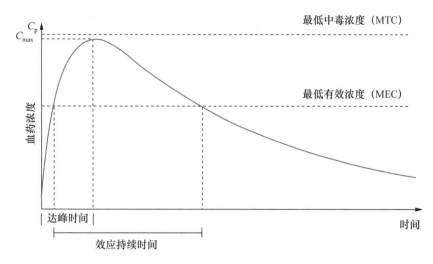

图 3-11 血管外单次用药的药-时曲线

血管外途径给药所得的药-时曲线由迅速上升的初段和缓慢下降的后段两部分组成。初段以药物吸收为主，称为吸收分布相；后段以药物消除为主，称为代谢排泄相。药-时曲线上升段的斜率大时，表明药物吸收迅速，斜率小时，表明药物吸收缓慢。药-时曲线的下降段斜率大时，表明药物消除迅速，斜率小时，表明药物消除缓慢。从药效学角度，该药-时曲线可分为三期：潜伏期（latent period）、持续期（persistent period）和残留期（residual period）。潜伏期是指从用药开始到出现疗效的时间，主要反映药物的吸收、分布过程。血管内给药一般无潜伏期，如静注给药后通常立即起效，作用持续时间相应较短。持续期是指药物维持有效浓度的一段时间，其长短与药物的吸收及消除速率有关。残留期是指体内药物浓度已降至最低有效浓度以下，但又未从体内完全消除的时间。残留期的长短与消除速率有关，残留期长，表明药物从体内消除较慢。

从药-时曲线上，可直观地获得药峰浓度（peak concentration，C_{max}）、达峰时间（peak time，T_{max}）、药-时曲线下面积（area under the concentration-time curve，AUC）等药动学参数。药峰浓度又称峰浓度，是指药-时曲线上的最高点，即用药后所能达到的最高血药浓度。达峰时间又称峰时间，是指自用药到达峰浓度所需的时间。C_{max} 的高低和 T_{max} 的长短，可直观地反映药物吸收的程度和速率。药-时曲线下面积的大小可以反映药物被吸收进入血循环的总量。

（二）生物利用度

生物利用度（bioavailability，F）是表示药物到达体循环的程度和速度的一种量度，是用于评价药物制剂质量、保证药物安全、有效的重要指标。同一种药物的同一剂量，仅剂型不同就可能有不同程度的生物活性，这主要是由于其生物利用度有差异的原因。与药物制剂有关的一些因素可影响药物的生物利用度，如药物的晶形、颗粒的大小、制剂辅料以及生产工艺等。如图 3-12 所示，A、B、C 为某药的三种制剂的药-时曲线，其 AUC 的吸收特点明显不同。制剂 A 的 C_{max} 已超过最低中毒浓度，制剂 B 未达最低有效浓度，制剂 C 的 C_{max} 低于最低中毒浓度，而高于最低有效浓度，且能较长时间地维持有效的血药浓度。

试验制剂（test formulation，t）生物利用度的测定，一般是用非血管途径给药（如口服，po）的药-时曲线下面积（AUC）与参比（标准）制剂（reference formulation，r）的 AUC 进行比较，其比值以百分率表示。当参比（标准）制剂的给药途径为静注（iv）时，所得比值为绝对生物利用度（absolute bioavailability）；当参比（标准）制剂与试验制剂的给药途径相同时，所得比值为相对生物利用度（relative bioavailability）。它们的计算公式分别为：

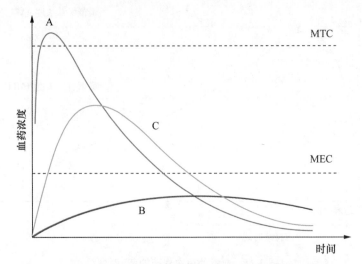

图 3-12　某药血管外给药三种制剂的药-时曲线

$$绝对生物利用度（F）= AUC_{po}/AUC_{iv}×100\%$$
$$相对生物利用度（F）= AUC_t/AUC_r×100\%$$

（三）表观分布容积

表观分布容积（apparent volume of distribution，V_d，V）是指当药物在体内的分布达到动态平衡时，体内药量与血药浓度的比值。V_d 表示药物应占有的体液容积，反映药物在体内分布的广泛程度，以 L 或 L/kg 为单位。但药物在体内的分布是不均匀的，各组织中药物浓度都不相同。V_d 是按体内药物与血浆浓度相同的假设下，由血药浓度计算所得的数值，而非真正占有的体液容积，故称为表观分布容积，其计算公式为：

$$V_d = A（mg）/C（mg/L）$$

式中，A 为体内药物总量，C 为血药浓度。可见，V_d 值的大小与血药浓度成反比。

正常成人体液总量约占体重的 60%，相当于 0.6 L/kg。其中，细胞内液约为 0.33 L/kg，细胞外液约为 0.21 L/kg。根据 V_d 值，可以推测药物在体内的分布或与组织结合的情况。如某药的 V_d 在 0.21 L/kg 左右，表明该药主要分布于细胞外液；如其 V_d 在 0.33 L/kg 左右，表明该药主要分布于细胞内液；如其 V_d 在 0.6 L/kg 左右，表明该药分布于细胞内外。

很多弱酸性药物血浆蛋白结合率高，不易从血浆分布进入组织，其 V_d 较小；很多弱碱性药物易从血浆分布进入组织细胞，其 V_d 较大。临床用药中，可利用 V_d 值从血药浓度推算出体内药物总量，或求得为达到一定血药浓度所需的药量。

（四）多次用药的药-时曲线

在临床实践中，很多药物都需要多次重复用药。多次用药的药-时曲线呈锯齿形，即血药浓度随每次用药上升一定幅度，然后在用药的间隔期按一级动力学消除而下降。当以近似消除半衰期的时间间隔多次给药时，经过约 5 个半衰期，血药浓度便稳定在一定范围，此时的血药浓度称为稳态浓度（steady state plasma concentration，C_{ss}）或坪浓度（plateau concentration）。稳态浓度有一定的波动范围，即有峰值、谷值之分；而平均稳态浓度（mean steady state concentration，C_{ss}）可由 AUC 与给药间隔时间（τ）的比值计算得到：

$$\begin{aligned} C_{ss} &= AUC_{0\sim\tau}/\tau \\ &= FD/kV_d\tau \\ &= 1.433\tau_{1/2}FD/V_d\tau \end{aligned}$$

式中，F 为生物利用度，D 为剂量，k 为消除速率常数，V_d 为表观分布容积。

恒速静滴时，稳态浓度为一渐趋水平的直线（图 3-13）。稳态浓度时体内的药量（A_{ss}）为稳态浓度与 V_d 的乘积（$A_{ss} = C_{ss} \cdot V_d$）。

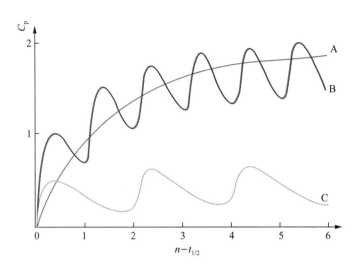

图 3-13 给药间隔对药-时曲线的影响
A：静脉滴注；B：肌内注射；C：口服

多次用药的药-时曲线的形状与下列因素有关：

（1）等剂量等间隔用药时，需经约 5 个 $t_{1/2}$ 其血药浓度趋近坪浓度（超过坪浓度的 95%）。按一级动力学消除的药物，在单位时间的消除量随血药浓度升高而增加，经约 5 个 $t_{1/2}$ 其消除量已接近吸收量，此时血药浓度趋近坪浓度。

（2）坪浓度的高低与剂量成正比，如用药时间间隔不变，而增加药物剂量时，坪浓度随之提高，但达到坪浓度的时间不变，仍需约 5 个 $t_{1/2}$。

（3）如单位时间内用药总量不变，而改变用药时间间隔，则对坪浓度及达到坪浓度的时间影响不大，只改变坪浓度的波动程度。缩短用药时间间隔，即减少每次剂量，可减小血药浓度的波动，延长用药时间间隔，即增加每次剂量，可增大血药浓度的波动。

（4）临床上有时需快速达到坪浓度，以迅速产生药效，可在首次给药时用负荷量（loading dose），或称突击剂量，以后给予维持剂量。当用药间隔时间与药物的 $t_{1/2}$ 相近时，其负荷量定为维持量的 2 倍，则血药浓度可在 1 个 $t_{1/2}$ 内趋近坪浓度。

（5）若用药时间间隔远大于 $t_{1/2}$，药-时曲线则呈间歇脉冲式，此种给药方式称为间歇用药或冲击疗法。间歇用药后，体内药量几乎无蓄积。

临床用药实践中，给药剂量、给药时间间隔是制订和调整用药方案的重要内容。这都以 C_{max}、T_{max}、V_d、$t_{1/2}$、CL、AUC 等药动学参数为依据。然而，参考书提供的这些参数多是人体的平均值。由于药动学方面的个体差异大，在临床用药中还应注意患者的具体情况，选择最适宜的剂量和用药间隔，即给药方案个体化（individualization）。这样，才能在提高疗效的同时，减少不良反应，使用药更加合理、科学。

思考题

1. 什么是药物的体内过程？
2. 简述药物主动转运与被动转运的特点。
3. 影响被动转运的因素有哪些？

4. 影响药物吸收、分布的因素有哪些？

5. 请说明药物与血浆蛋白结合的意义。

6. 请说明 pH 对弱碱性药物跨膜转运的影响。

7. 请说明肝药酶对药物转化的影响。

8. 请说明肝药酶与药物相互作用的关系。

9. 请说明药物速率过程的一级动力学消除与零级动力学消除的差异。

10. 影响稳态血药浓度高低和波动幅度的主要因素是什么？

11. 简述 V_d、$t_{1/2}$、k、CL、AUC 及 C_{ss} 的意义。

（王克威　李长龄）

第四章　影响药物作用的因素

学习要求：

1. 熟悉药物相互作用的分类及其内容
2. 了解来自机体方面影响药物作用的因素
3. 了解来自药物方面影响药物作用的因素

　　药物防治疾病的疗效受多方面因素的影响，导致药效增强或减弱，甚至发生质的改变。由于药物效应是药物与机体间相互作用的结果，因而，影响药物效应的因素可来自于机体和药物两个方面。前者包括患者的年龄、性别、病理状态、个体差异、遗传因素、精神因素等；后者包括药物的剂量、剂型、给药途径、反复给药的间隔时间和持续次数，以及联合用药时的相互作用等。了解影响药物效应的因素，有助于更合理地用药，既保证疗效，又能减少不良反应。图 4-1 概括了影响药物作用的因素，从给药途径到达作用部位以及药物发挥作用阶段的主要影响因素，以及患者的生理、病理生理和精神因素对药物分布阶段和作用阶段过程的影响。

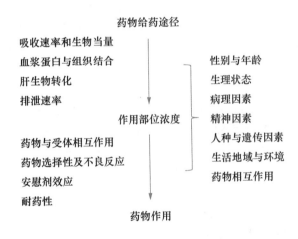

图 4-1　影响药物作用的因素

第一节　机体方面的因素

　　同一药物用于不同的个体，可能会引起不尽相同的药理效应。这些差异多表现为量的差别，也可能表现为质的不同。造成这些差异的原因，从机体方面来说，既有先天因素，又有后天因素，主要可归纳为以下几种。

一、生理因素

（一）年龄

　　根据医学界年龄的划分，14 岁以下儿童的用药剂量为儿童剂量，18 ～ 60 岁为成人剂量，60 岁以上为老年人剂量。儿童剂量和老年人剂量是在成人剂量的基础上适当减少的剂量。这是由于儿童和老年人的生理功能、生化反应与成人有较大的差异。

1. 儿童　儿童正处于生长、发育阶段，年龄越小，各组织、器官的发育越不完全。

药物在体内的表观分布容积（V_d）与体重、体液和脂肪含量密切相关。不同年龄、性别和体型的人，其体液和脂肪的含量不同。

婴儿的体液占体重的70%，到1岁时降到57%，已接近成人的比例。另外，婴儿的细胞外液占体重的45%，近1岁时降至27%，水、电解质代谢率也较成人快，故婴儿对影响水、电解质代谢和酸碱平衡的药物更敏感。新生儿的血浆蛋白总量和白蛋白含量比幼儿低，因此，药物与血浆蛋白结合得较少，游离型药物比例较高；同时，新生儿和早产儿的肝、肾功能尚未发育完全，药物的代谢和排泄能力低，更使血中游离型药物增多，故进入组织的药量增多。如成人口服氯霉素，24 h后约有90%的药物在肝内与葡糖醛酸结合从尿中排出；但出生10天的新生儿，1天排除还不到50%，因而使用氯霉素易发生积蓄中毒，可引起灰婴综合征，甚至导致循环衰竭而死亡。主要由肾排泄消除的药物，如氨基糖苷类抗生素、强效利尿药呋塞米等，在儿童更容易引起耳毒性。婴儿血脑屏障的功能较差，2岁以下婴儿对中枢抑制药和中枢兴奋药特别敏感。如吗啡、哌替啶等在儿童容易引起呼吸中枢抑制；而中枢兴奋药又容易引起惊厥。小儿处于生长发育期，常用中枢抑制药可影响智力发育。由于小儿生理特点与成人不同，即使按体重给药，儿童对药物的反应仍与成人不同。因此，对儿童用药，必须考虑他们的生理特点，用药不当会引起严重不良反应或组织、器官发育障碍，造成后遗症。

2. 老年人　老年人对药物的反应性也与成人不同。表现在药效学上，老年人对有些药物反应特别敏感，如中枢神经抑制药苯二氮䓬类药物更易引起神经错乱；因心血管反射减弱，降压药物常引起直立性低血压和心律失常；非甾体抗炎药易致胃肠道出血；M胆碱受体阻断药易致尿潴留、便秘及青光眼发作等。表现在药动学上，不仅由于体重有差别，而且受年龄影响，60岁以上老年人的生理功能已逐渐减退，器官代偿适应能力较差，对药物的耐受性相应也较差。口服给药虽然吸收率下降，但是机体的生物转化和排泄能力亦减弱。对一些药物，如经肝灭活的地西泮，其半衰期从成人的20～40 h延长4倍，而对自肾排泄的氨基糖苷类抗生素可延长2倍。并且，老年人因血浆蛋白含量减少，与药物结合的能力降低，如用苯妥英钠后的血浆蛋白结合率比成人约低20%。其综合结果是对药物的敏感性增加。因此，老年人的用药剂量，一般为成年人剂量的3/4。另外，还要考虑到老年性疾病（如心脑血管病、糖尿病、骨代谢病、前列腺肥大等）对药物效应的影响，如患动脉硬化，就应慎用升压药和剧泻药等。

（二）性别

女性除体重一般较男性轻外，其的脂肪占体重的比率高于男子，而体液总量占体重的比率低于男子，这些因素都可影响药物的分布。

在生理功能方面，女性有月经、妊娠、分娩、哺乳期等特点。如在月经期和妊娠期，禁用剧泻药和抗凝血药，以免引起月经过多、流产、早产或出血不止；在妊娠的最初3个月内，用药应特别谨慎，禁用抗代谢药、激素等可能使胎儿致畸的药物；临产前禁用吗啡等可抑制胎儿呼吸的镇痛药。哺乳期用药也应注意，因有些药物可从乳汁排泄而影响婴儿，如吗啡等弱碱性药物。

（三）体重

体重除了在不同年龄有明显差别外，在同一年龄段内也有一定的差别。如果服药者的体型差别不大而体重相差较大时，同等剂量药物在体重轻者血药浓度明显高于体重重者；反之，体重相近而体型差别明显时，则水溶性和脂溶性药物二者在体内的分布就有差异。营养不良者，体重轻，脂肪组织少，血浆蛋白含量低，会影响药物的分布和与血浆蛋白的结合量，可使药物血浓度及血中游离药物浓度较高。严重营养不良者药酶含量较少，肝代谢药物的功能欠佳，药物灭活慢，因而药物可能显示更强的作用。另外，严重营养不良者全身状况不佳，应激功能、免疫功能、代偿调节功能均可降低，又可能影响药物疗效的发挥，而不良反应则较多。因此，对营养不良的患者用药时，除应考虑剂量适当外，还应注意补充营养，改善全身状况，以求提高疗效。

（四）昼夜节律

人体生理功能，如学习与记忆能力、情绪、工作效率等也有明显的昼夜节律波动。昼夜节律（circadian rhythm）是指生命活动以 24 h 左右为周期的变动，如体温、血压、肾上腺皮质激素的分泌、睡眠和觉醒等。时辰药理学（chronopharmacology）就是根据生物学上的时间特性，研究药物作用和体内过程的时间规律即药理效应，药动学和机体敏感度等依时间不同而发生变化的规律，来选择合适的用药时机，以达到最小剂量、最佳疗效、最小毒性，提高患者用药效果。

二、精神因素

服药者的精神因素包括精神状态和心理活动两个方面。精神因素对药物作用可有明显的影响。例如，安慰剂（placebo）有时也能产生疗效，其机制未阐明；情绪激动可使血压升高，亦可引起失眠；暗示可提高痛阈，患者服用无药理活性的安慰剂也有一定的效果，这是心理暗示作用的结果。在临床上，常采用安慰剂（placebo）对照试验来排除精神因素对药物效应的影响。

患者对医护人员的信任和本人的乐观情绪可对疗效产生良好的正面影响。假如医患关系和本人情绪的情况与此相反，则可能降低疗效，甚至带来不良后果，成为医源性疾病的原因之一。医护人员应该重视这一因素的影响，恰当地发挥其积极作用。但另一方面，在评价药物的疗效时，又应尽量排除精神因素的干扰。例如，必须设置对照组和采用单盲法或双盲法等，以便得出确切的结论。

三、疾病因素

机体的功能状态可影响药物的作用。如解热镇痛药只对发热的患者有退热作用，对正常体温者则无影响；强心苷可使慢性心功能不全的心脏收缩力加强，心率减慢，但对正常心肌无明显作用等。

机体的某些病理状态也会影响药物的作用。

（一）肝疾病

严重肝功能不全者使用甲苯磺丁脲、氯霉素等以肝代谢消除为主的药物时，由于肝的生物转化速率减慢，使药物代谢减慢，作用加强，作用持续时间延长，甚至不良反应加重；相反，对可的松、泼尼松等需经肝生物转化后才有活性的药物，则作用减弱；而不经肝转化即有活性的氢化可的松、泼尼松龙（氢化泼尼松）等，活性不受影响。

（二）肾疾病

主要经肾排泄消除的药物受肾功能的影响较大。如庆大霉素等氨基糖苷类主要以原型经肾排泄，在肾功能不全者，药物的排出速率减慢，$t_{1/2}$ 延长，易引起蓄积中毒等。

（三）心脏疾病

心功能不全时，随着心排血量的降低，各组织器官的血循环量减少。胃肠道吸收下降，使某些药物的达峰时间延迟，生物利用度减少；分布容积减小，血药浓度相对升高；消除速率减慢，$t_{1/2}$ 延长。

（四）胃肠疾病

胃肠道 pH 的改变可显著影响弱酸性和弱碱性药物的吸收。胃排空时间的改变可加速或延迟药物在小肠的吸收，进而影响达峰时间及潜伏期。腹泻常使药物的吸收减少，而便秘可使药物的吸收增加。

（五）营养不良

营养不良者不仅体重较轻，且由于蛋白质合成减少，药物与血浆蛋白结合率降低，血中游离型药物增多；由于肝微粒体酶活性也减低，使药物代谢减慢；由于脂肪组织较少，可影响药物的分布与储存；由于钠、钾、钙、镁等电解质缺乏，使药物在细胞内、外的分布发生改变，进而影响药物的疗效或毒性。

四、个体差异和遗传因素

（一）个体差异

在基本条件相同的情况下，多数患者对药物的反应基本相似。但有少数患者对药物的反应有所不同，称为个体差异（individual variation）。个体差异大多表现为量的差别，但也可有质的不同。

1. 量的差异　人群中的不同个体对药物的敏感性差别很大。有些个体对药物特别敏感，有效剂量远低于常用的治疗量，称为高敏性（hypersensitivity）。另有少数患者对药物特别不敏感，需使用高于治疗量的剂量方能出现药物效应，称为耐受性（tolerance）。如缓慢静注异戊巴比妥的麻醉剂量为 5 ~ 19 mg/kg，平均为 12 mg/kg。高敏性患者只要用 5 mg/kg 就可产生麻醉作用；耐受性患者需用 19 mg/kg 才能产生麻醉作用。再如，多数患者服用奎宁要到 1 g 以上才出现头痛、耳鸣等中毒反应，而高敏性患者只用 0.3 g 就可出现同样反应。又如，异喹胍治疗高血压的有效剂量范围达 20 ~ 400 mg/d。

产生个体差异的原因主要是药物体内过程的差异，尤其是药物代谢的差异。相同剂量的药物在不同个体，其血药浓度、达峰时间、有效血药浓度维持时间等有很大差异。因而，作用强度和作用持续时间也有很大差异。临床用药必须根据患者情况，选择适当的药物和剂量，才能达到较大的疗效而又减少不良反应。对活性较强、安全范围较小的药物，应根据患者情况及时调整剂量，实施给药方案的个体化（individualization）。

2. 质的差异　如变态反应（allergy），这是由异常免疫反应所引起的特殊类型的过敏反应（hypersensitive reaction）。变态反应的性质与药物本身的药理作用无关，反应的程度与药物的剂量无关或关系甚小。这类反应不能预知，仅发生于极少数过敏体质的患者。如青霉素在过敏体质者，仅用几微克即可引起变态反应，甚至诱发过敏性休克；但在大多数患者，即使用很大剂量也不发生变态反应。

（二）遗传因素

个别患者对某些药物极度敏感或极度不敏感，或出现与常人性质不同的反应，称为特异质（idiosyncrasy）反应。特异质反应的发生多与个体遗传背景的异常有关，即遗传基因的差异是构成个体对药物反应差异的决定因素。近年来发展起来的药物遗传学（pharmacogenetics）是药理学与遗传学相结合的边缘学科，它研究遗传因素对药物代谢的影响，特别是由于遗传因素引起的异常药物反应。药物遗传学的研究丰富了人类遗传学的内容，对临床医学有重要意义。药物在体内要经过吸收、分布、代谢和排泄，才能完成药物发挥药效的过程。在此过程中，许多环节都与酶和受体的作用密切相关。倘若决定这些酶或受体蛋白的基因出现变异或缺陷，必将导致药物代谢发生异常反应。这些差异可表现为以下几个方面。

1. 影响药物的吸收和分布

（1）吸收异常：如由于胃黏膜壁细胞缺乏内因子，使维生素 B_{12} 在肠内吸收障碍，引致少年型恶性贫血及巨幼细胞贫血。

（2）分布异常：如果组织中转铁蛋白（transferrin）过饱和，在组织内积蓄，皮肤出现色素沉着，称为原发性血色素沉着病（hemochromatosis）。

2. 影响代谢过程　乙酰化代谢是许多药物，如异烟肼、对氨基水杨酸、肼屈嗪、普鲁卡因胺、甲硫氧嘧啶、磺胺类药物等在体内的重要代谢途径。其消除速度和能力取决于肝的 N-乙酰转移酶活性。其所催化的乙酰化反应在人群中存在着快乙酰化和慢乙酰化两种类型。在两类人群中，乙酰化代谢速率可相差数倍。如快乙酰化者口服单剂量异烟肼后，$t_{1/2}$ 为 45 ~ 100 min，C_{max} 约为 1 μg/ml；而在慢乙酰化者，由于此酶遗传性缺乏，使消除减慢，$t_{1/2}$ 为 2 ~ 4.5 h，C_{max} 高达 4～5 μg/ml。日本人及中国人快乙酰化者占大多数；白种人慢乙酰化者占多数。通过药动学测定，可发现与鉴别代谢异常者。对慢乙酰化的患者，可通过减少用药量，或延长给药间隔时间，以减少原型药物引起的不良反应。药物的羟化代谢亦有相似情况。这也是不同人种或种族间药物效应差异的重要基础。

乙醇脱氢酶（alcohol dehydrogenase，ADH）大量存在于人和动物的肝，它是一种广泛专一性的含锌金属酶。乙醇氧化体系是在肝中代谢乙醇的一条主要途径。乙醇脱氢酶的活性因人而异，比如年轻女性就不能像青年男子那样快速地分解乙醇。已有的研究表明，在欧洲具有高表达活性乙醇脱氢酶基因的人数远多于亚洲以及美洲。

又如骨骼肌松弛药琥珀胆碱由于可被血浆假性胆碱酯酶迅速水解，注射后肌松作用只能维持数分钟；但某些遗传性假性胆碱酯酶缺陷者，酶活性很低，作用可持续数小时，甚至可引起部分或完全呼吸暂停。

3. 影响血液系统功能　遗传性高铁血红蛋白血症患者因缺乏高铁血红蛋白还原酶，不能使高铁血红蛋白还原成血红蛋白而出现发绀。这种患者应尽量避免使用硝酸盐、亚硝酸盐、磺胺类药物等氧化性药物，以免加重病情。

某些患者使用治疗剂量的对乙酰氨基酚、阿司匹林、奎宁、伯氨喹、磺胺类药物、呋喃妥因、维生素 K 等，就能发生溶血性贫血，即药物引起的溶血性贫血。这是由于本类患者红细胞葡萄糖 -6- 磷酸脱氢酶（G-6-PD）缺乏，引起还原性谷胱甘肽减少所致。

五、种属差异

不同种属的动物对同一药物的反应，在大多数情况下表现为量的差异，即作用强弱与维持时间长短不同，有时也可表现为质的差异，这种差异称为种属差异（species variation）。如哌替啶在人体的消除速率常数 k 为 0.17 h^{-1}，镇痛作用可持续 3～4 h；在狗的 k 为 0.7～0.9 h^{-1}，镇痛作用弱而短，但不易产生耐受性和成瘾性。这种药物代谢速率的种属差异，亦见于环己巴比妥，如环己巴比妥 100 mg/kg 在犬引起的睡眠时间约为 315 min，而同等剂量在小鼠、大鼠引起的睡眠时间仅约 20 min。又如，吗啡对人、犬、大鼠及小鼠的影响主要表现为行为抑制，对猫、马则表现为兴奋作用；致吐药在人及犬、猫等可引起呕吐，但在大鼠、小鼠及家兔等啮齿动物却不能引起呕吐。因此，在药理学研究中，应考虑到动物种属的差异，而选择不同种动物揭示待测样品的药理作用。不能把动物实验资料直接推延到人。

第二节　药物方面的影响

一、剂量和剂型

（一）剂量

同一药物在不同剂量或浓度时，作用强度不一样，在临床可能有不同的用途。如防腐消毒药乙醇，浓度为 70%（按容积计算约 75%）的乙醇杀菌效力最强，用于消毒皮肤及体温计等；浓度低些，如 40%～50% 的乙醇涂擦皮肤，可防止发生压疮；用 20%～30% 的浓度涂擦皮肤，能使局部血管扩张，促进血液循环，依靠乙醇蒸发散热，降低体温。巴比妥类镇静催眠药小剂量可以产生镇静作用，增加剂量有催眠作用，再增加剂量可出现抗惊厥及麻醉作用。

（二）剂型

药物可制成各种不同的剂型如注射剂、气雾剂、溶液剂、糖浆剂、片剂、胶囊剂、颗粒剂和栓剂等。每种药物都有与其相适宜的剂型，采用不同途径给药可产生不同的药效。药物的剂型可影响药物的作用，同种药物的不同剂型用于不同的途径给药，甚至可产生不同的药理效应。不同厂家生产的同种药物制剂由于制剂工艺不同，药物吸收和药效也有差别。因此，为了保证药物吸收和药效发挥的一致性，需要用生物等效性（bioequivalence）作为比较指标对不同药物制剂予以评价。生物等效性是指在同样试验条件下，试验制剂和对照标准制剂在药物的吸收程度和速度上的统计学差异。生物等效性的研究，反映了药物制剂的生物学标准，为临床疗效提供直接证明。实际要求进行生物等效性研究的药物主要有以下两种：改变剂型的产品和改变处方与工艺的产品。

随着生物制剂学的发展，药物也出现了不同的新制剂如缓释制剂（slow release formulation，SRF）和控释制剂（controlled release formulation，CRF）。缓释制剂是指药物按照一级速率缓慢释放，可较长时间维持有效血药浓度并产生持久药效。有的缓释制剂以缓慢释放为主，称为延迟释放剂（extended release formulation）；有的缓释剂将不同释放速率的药物组合在一起，达到迅速起效和维持较长时间药效的效果，称为持续释放剂（sustained release formulation）。控释制剂是指药物按零级速率释放，使血药浓度稳定在有效浓度水平产生持久药效。透皮贴剂（transdermal patch）属于这一类剂型。

药物剂型对药物作用的影响主要是通过对体内过程，特别是对吸收和消除的影响实现的。如口服制剂中的片剂、胶囊、口服液等，吸收速率不同，吸收的多少也不同。其吸收速率为：水溶液＞散剂＞胶囊＞片剂。注射剂中，水溶液注射液吸收较油剂和乳剂快，但作用持续时间短。有时为达到某种特殊目的，可制备特定的剂型。如为克服硝酸甘油的首过消除作用，可制成舌下片或透皮贴剂；为克服某些药物对胃的刺激，可制成糖衣片、肠溶片或肠溶胶囊；为减缓吸收，延长有效血药浓度持续时间，产生长效作用，可制成缓释制剂、控释制剂。如给药物接上某种载体，将药物导向分布到靶器官，则可提高疗效和选择性，减少或避免不良反应。

二、给药方法的影响

（一）给药途径

给药途径不同，药物的吸收率不同，药物效应的强度也不同。同一药物经不同途径给予，其起效时间、作用维持时间、组织分布等可能不同。根据药效出现时间从快到慢，其顺序为：静脉注射、肌内注射、皮下注射、口服、直肠、经皮。给药途径不同，甚至可能影响药物作用的性质，并可能具有不同的临床用途。如口服阿托品可用于各种胃肠绞痛，而滴眼剂局部应用则可治疗虹膜睫状肌炎。

（二）给药时间和次数

许多药物应在适当的时间用药。一般来说，饭前服药吸收较好，且作用发挥较快；饭后服药吸收较差，显效也较慢。有刺激性的药物，宜饭后服用，可减少对胃肠道的刺激。催眠药宜在临睡前服用。胰岛素应在饭前注射。

时间因素对药物作用有一定影响。由于机体对药物的敏感性存在昼夜间的差别，而呈现上面提到的昼夜节律变化。如人的体温，下午最高，夜间最低。肾上腺皮质激素分泌，清晨为分泌高峰期，午夜为分泌低值期。据此，将皮质激素类药物由原来的一日量分次用药改为早晨一次用药，使药物效应与生理节律同步，既可提高疗效，又能减轻对腺垂体抑制的副作用。一些弱酸或弱碱性药物的吸收受胃液酸度的影响，而胃液 pH 在清晨最高，夜间较低。这是茶碱对小鼠的毒性在夜间最小、白昼最大的主要原因。研究时间与药物作用之间的关系，已形成药理学的一门分支学科，即时辰药理学。因此，按时间节律确定和调整给药方案有重要的临床意义。

用药的次数或给药间隔应根据病情需要，以及药物的消除半衰期而定。对 $t_{1/2}$ 较短的药物，给药间隔要相应缩短。但亦有例外，如青霉素 $t_{1/2}$ 为 $0.6 \sim 0.7$ h，由于该药对人体毒性极低，可以较大的剂量给药，加之具有明显的抗菌后效应（post antibiotic effect，PAE），因此可适当延长给药间隔。在肝、肾功能不全时，也应适当减少用量或延长给药的时间间隔。对毒性大或消除慢的药物，应规定每日的用量和疗程，以避免急性中毒或积蓄中毒。

对于一般疾病和急症患者，症状消失后即可停止用药，对于感染性疾病和某些慢性病应按规定的疗程用药，以避免疾病的加重或复发。

（三）反复用药

1. 耐受性　在连续用药的过程中，有些药物的效应会逐渐减弱，需加大剂量才能显效，称为耐受性（tolerance）。若在短时间内连续用药数次后，很快产生耐受性，称为快速耐受性或急性耐受性（tachyphylaxis）。如麻黄碱、垂体后叶素、硝酸甘油等很容易产生快速耐受性。停药一段时间后，机体仍可恢复原有的敏感性。如亚硝酸酯类药物的扩血管作用，连续用药数天即可产生耐受性，2～3 周后耐受性达高峰，停药 10 天后，又可恢复其作用。若在长期用药后产生则称为慢速耐受性或慢性耐受性（bradyphylaxis），如苯巴比妥。有时机体对某药产生耐受性后，对另一药物的敏感性也降低，称为交叉耐受性（cross tolerance）。如酒瘾者对乙醚的麻醉作用、苯巴比妥的镇静催眠作用反应性降低，使后两药的用量比不饮酒者为高。

耐受性的产生可能是由于药动学的改变，如吸收减少、药酶活性被诱导而增强等；也可能是由于药效学的改变，如机体调节功能适应性改变、受体的向下调节使受体数量减少、酶活性饱和或作用底物耗竭等。

在连续的化学治疗中，病原体或肿瘤细胞对药物的敏感性降低，称为耐药性或抗药性（resistance）。这主要是由于病原体通过基因变异而产生。此时往往需加大剂量才能有效，但有时不得不改用其他有效药物。临床用药时，要注意防止抗药性的发生和传播。

2. 药物依赖性　某些麻醉药品（narcotics）或精神药品，直接作用于中枢神经系统，使之兴奋或抑制，连续使用后患者对药物产生主观和客观上继续用药需求的现象称为依赖性（dependence）。

依据依赖性的特征和对人体健康危害的程度，通常将其分为以下两类：

（1）躯体依赖性：躯体依赖性（physical dependence）也称为生理依赖性（physiological dependence），即过去所称的成瘾性（addiction）。这是由于反复用药造成身体适应状态发生改变，一旦中断用药，就会出现强烈的戒断综合征（withdrawal syndrome）。如阿片吸毒者中断用药，常出现烦躁不安、流涎、流泪、出汗、哈欠嗜睡、腹痛、腹泻、背部和肢体疼痛、肌肉抽动等综合征。镇痛药吗啡、哌替啶，催眠药甲喹酮（methaqualone），毒品海洛因（heroin）等应用后，均可引起躯体依赖性和精神依赖性。

（2）精神依赖性：精神依赖性（psychic dependence）也称为心理依赖性（psychological dependence），即过去所称的习惯性（habituation）。这是指用药后患者产生愉快满足的感觉，使用药者在精神上渴望连续用药，以达到舒适感。停药后患者表现为主观上的不适，而无客观上的体征表现。如服用镇静催眠药、某些中枢抑制剂或兴奋剂后的情况。

3. 撤药反应（withdrawal reaction）　指用药过程中，突然停药时原有疾病又出现，甚至加重的现象，又称为撤药症状（withdrawal syndrome）或反跳现象（rebound phenomenon）。例如长期应用可乐定治疗高血压时，骤然停药可引心悸和血压急剧回升；长期应用苯妥英钠治疗癫痫时，骤然停药会使癫痫发作加剧，甚至诱发癫痫持续状态。为避免停药反应的发生，应采取逐渐减量的方法，缓慢停药。

三、药物相互作用

临床上或药剂制备过程中经常会同时或先后序贯应用两种或多种药物，即联合用药，也称配伍（compatibility）。联合用药可能会引起体外或体内的药物相互作用（drug interaction）。在配伍时，若发生不利于治疗的体外相互作用则称为配伍禁忌（incompatibility），指药物在体外混合时发生的物理、化学反应。如两药混合在一起时，发生 pH 改变，不溶物生成，药物氧化变色等。

相关资料可查阅"药物配伍禁忌表"或有关手册。

本部分内容主要涉及体内药物的相互作用。相互作用可引起药物作用和效应的变化，使药效加强，也可使药效降低或不良反应加重。一般来说，联合用药越多，不良反应发生率越高。药物相互作用发生的机制可源于药动学和药效学两个方面。

（一）药动学方面

1. 影响药物吸收

（1）胃肠道 pH 改变：很多弱酸性或弱碱性药物在胃肠道经简单扩散跨膜吸收。药物所处环境的 pH 可影响药物的解离度，进而影响其跨膜转运。如抗酸药可增加弱酸性药物磺胺类药物、氨苄西林的解离，使吸收减少。

（2）形成络合物：如阴离子交换树脂考来烯胺在消化道不能吸收，却能与洋地黄、性激素、甲状腺素、四环素、保泰松、苯巴比妥、口服抗凝血药、氯噻嗪类利尿药等结合；金属离子（Ca^{2+}、Mg^{2+}、Al^{3+}、Fe^{2+} 等）能与某些药物形成不溶性的络合物；浓茶中含有大量鞣质，可与铁制剂或生物碱生成沉淀。这些都影响药物在消化道的吸收。

（3）影响胃排空和肠蠕动：多数药物主要在小肠上段吸收。如抗胆碱药能延缓胃排空，减慢肠蠕动，可使同服的对乙酰氨基酚吸收减慢，也可使左旋多巴吸收量大大减少，使未被吸收的部分在胃肠道破坏增加。

2. 影响药物分布　影响药物分布最主要的因素是血浆蛋白结合，许多药物能与血浆蛋白呈可逆性结合。血浆蛋白与药物的结合量有一定限度，如合用的两药竞争同一结合部位，则血浆蛋白结合率较高者将置换结合率较低者，使后者的游离型增加，作用加强。如阿司匹林、对乙酰氨基酚、保泰松等与血浆蛋白结合率高，可将双香豆素类药物从其结合部位置换出来，使抗凝血作用加强。又如在早产儿或新生儿，由于磺胺类或水杨酸类药物与血浆蛋白结合，可将胆红素从血浆蛋白置换出来，引起脑核黄疸。

3. 影响药物代谢

（1）加速药物代谢：药酶诱导剂如苯巴比妥可使肝微粒体 P-450 酶系活性增强，使口服降血糖药、可的松类、保泰松、苯妥英钠等的代谢加速，$t_{1/2}$ 缩短，作用减弱。

（2）减慢药物代谢：药酶抑制剂如氯霉素、异烟肼等能减弱肝药酶活性，使合用的巴比妥类、苯妥英钠、甲苯磺丁脲或双香豆素类代谢减慢，药理作用增强和毒性增加；单胺氧化酶抑制剂可延缓酪胺、苯丙胺、左旋多巴及拟交感胺类药物的代谢，使升压作用和毒性反应增加；别嘌醇能抑制黄嘌呤氧化酶，使嘌呤类药物的代谢减慢，毒性增加。

4. 影响药物排泄　弱酸性或弱碱性药物在肾小管内可通过简单扩散重吸收，尿液的 pH 可影响它们的解离度。尿液呈酸性时，弱碱性药物解离型增多，在肾小管内重吸收减少，排泄量增加；相反，尿液呈碱性时，弱酸性药物排泄量增多。

此外，许多酸性药物及其代谢物如水杨酸、保泰松、丙磺舒、噻嗪类、乙酰唑胺、呋塞米、依他尼酸、对氨基水杨酸、青霉素、头孢噻啶、尿酸等，可从近曲小管主动转运分泌。当丙磺舒与青霉素合用时，因竞争转运载体，丙磺舒可抑制青霉素的分泌，从而提高青霉素的血药浓度；丙磺舒也可竞争性地抑制对氨基水杨酸或头孢噻啶的分泌排出，使毒性反应增加。

（二）药效学方面

1. 协同作用　联合用药时，药物作用增加称为协同作用（synergism）。

（1）相加作用：两药合用的效应是两药分别效应的代数和，称为相加作用（additive effect, summation）。如饮酒可加重镇静催眠药的中枢抑制作用；阿司匹林与对乙酰氨基酚合用，可使解热镇痛作用相加；抗高血压治疗时，常采用作用环节不同的两种药物合用，可使降压作用相加，而各药剂量相应减少，又可使不良反应降低。相反，链霉素、庆大霉素、卡那霉素或新霉素之间相互合用的结果，则是对听神经和肾的毒性反应增加。

（2）增强作用：两药合用的效应大于两药分别效应的代数和，称为增强作用（potentiation）。如毒扁豆碱或新斯的明可抑制胆碱酯酶，使乙酰胆碱的破坏减慢，药理作用大大增强；青霉素与丙磺舒合用，可使青霉素的抗菌作用增强，作用维持时间延长。

（3）增敏作用：一种药物可使组织或受体对另一种药物的敏感性增强，称为增敏作用（sensitization）。如可卡因可抑制交感神经末梢对去甲肾上腺素的再摄取，使去甲肾上腺素或肾上腺素作用增强。

2. 拮抗作用　合并用药时药理效应减弱，即两药合用的效应小于它们分别作用的总和，称为拮抗作用（antagonism）。

（1）化学性拮抗：如重金属中毒时，使用二巯丙醇解救，因两者可形成络合物而加速排泄。肝素过量中毒引起出血时，可静注鱼精蛋白注射液解救。因肝素是一种大分子多糖硫酸酯，带强大的负电荷，而鱼精蛋白是带强大正电荷的蛋白，能与肝素形成稳定的复合物，使肝素的抗凝血作用迅速消失。这种类型的拮抗称为化学性拮抗（chemical antagonism）。

（2）药理性拮抗：受体拮抗剂与特异性受体结合，阻止激动剂与该受体结合，称为药理性拮抗（pharmacological antagonism）。如 H_1 受体阻断剂苯海拉明可拮抗组胺引起的胃肠道、支气管和子宫平滑肌收缩及组胺引起的血管扩张和毛细血管通透性增加等。β 受体阻断剂普萘洛尔可拮抗 β 受体激动异丙肾上腺素的心脏兴奋作用及沙丁胺醇的平喘作用。

（3）生理性拮抗：两种药物分别激动两种生理作用相反的特异性受体，引起相反的效应，称为生理性拮抗（physiological antagonism）。如组胺可作用于 H_1 受体，引起支气管平滑肌收缩，使小动脉、小静脉和毛细血管扩张，毛细血管通透性增加，血压剧烈下降，甚至发生休克；肾上腺素可作用于 β 肾上腺素受体，使支气管平滑肌松弛，也可使小动脉及毛细血管前括约肌收缩，可迅速缓解休克。

（4）生化性拮抗：如苯巴比妥能诱导肝微粒体 P-450 酶系，使抗凝血药双香豆素破坏加速，抗凝血作用减弱。这种类型的拮抗称为生化性拮抗（biochemical antagonism）。

四、合理用药

合理用药（rational use of drug）指临床用药时根据疾病种类、患者状况和药理学理论，正确选择最佳药物及其剂型、制订给药方案，以达到充分发挥药物的疗效而避免或减少可能发生的不良反应的目的。合理用药的基本原则如下：

1. 明确诊断　使用药物之前首先要明确疾病的诊断，再考虑选择用药。随着药物遗传学和精准医学的发展，还需要考虑患者的遗传基因或基因突变对药物作用的影响，特别是某些抗癌药物的使用。急症如高热或剧痛可适当降温或止痛到患者可以忍受的限度，但不可使症状消失，以免误诊。

2. 严格掌握药物的适应证和禁忌证　明确诊断后根据病情和适应证在可供选择的同类药物中，应首选疗效最好的药，同时还要考虑注意事项和禁忌证。

3. 根据药物特性选择剂型和给药途径　不同给药途径影响药物在体内的有效浓度，与疗效关系密切。如硫酸镁注射给药产生镇静作用，而口服给药则导泻。各种给药方法都有其特点，临床主要根据患者情况和药物特点来选择。口服是最常用的给药方法，具有方便、经济、安全等优点，适用于大多数药物和患者；口服的主要缺点是吸收缓慢而不规则，药物可刺激胃肠道，在到达全身循环之前又可在肝内部分被破坏，也不适用于昏迷、呕吐及婴幼儿、精神病等患者。直肠给药主要适用于易受胃肠液破坏或口服易引起恶心、呕吐等少数药物。舌下给药只适合于少数用量较小的药物，如硝酸甘油片剂舌下给药治疗心绞痛，可避免胃肠道酸、碱、酶的破坏，吸收迅速，奏效快。肌内注射吸收较皮下为快，药物的水溶液、混悬液或油制剂均可采用，刺激性药物亦宜选用肌注；静脉注射可使药物迅速、直接、全部入血浆生效，特别适用于危重患者，但静脉注射只能使用药物的水溶液，要求较高，较易发生不良反应。皮下注射吸收均匀缓慢，药效持久，但注射药液量少，并能引起局部疼痛及刺激，故使用受限。

4.**确定剂量和疗程**　临床所规定的常用量一般是指成人（18～60岁）的平均剂量，但对药物的反应因人而异。年龄、性别、营养状况、遗传因素等对用药剂量都有影响。老人的药物可按成人剂量酌减。另外，对于体弱、营养差、肝肾功能不全者用药量也应相应减少。疗程的长短应视病情而定，一般在症状消失后即可停药，但慢性疾病需长期用药者，应根据规定疗程给药，如抗结核药一般应至少连续应用半年至一年以上。另外，疗程长短还应根据药物毒性大小而定，如抗癌药物应采用间歇疗法给药。吸入法给药适用于挥发性或气体药物，如吸入性全身麻醉药。

5.**科学的药物配伍**　对需要采用两种及以上药物联合治疗时，要考虑药物之间的配伍和相互作用。如在使用抗菌药治疗感染性疾病时应明确致病菌对哪类抗菌药敏感，有针对性地使用药物，避免不必要的多种药物合用以求保险的"撒网疗法"，否则容易造成严重不良反应和细菌抗药性的形成。

6.**及时调整用药方案**　用药必须个体化，不能单纯公式化。采用对因治疗的同时还要采取对症支持治疗。药物治疗过程中需要严密观察病情反应，及时调整剂量或更换治疗药物。

思考题

1. 从机体方面来说，影响药物作用的因素有哪些？
2. 从药物方面来说，影响药物作用的因素有哪些？
3. 同一种药物的不同剂型，其药物剂量不同，应用时需要注意区分什么？
4. 从药动学及药效学方面论述药物的相互作用。

（王克威　李长龄）

第五章 新药研究与开发

"新药"通常指作为药物出现的新的化学实体（new chemical entity，NCE）即新的化学结构。在国际上或我国，"新药"是指首次上市的药物，它们的化学结构、组成成分、剂型或药理作用不同于已知的药物。根据我国有关规定，将新药分为若干类别。它们可能是新的化学结构，或分离的天然产物化学单体，也可能是新的制剂。不同类别的新药在研究与开发（research and development，R&D）过程中的要求也有所不同，根据国际认可的新药研发的经验总结和标准，目前新药研发大致经历如下过程（图5-1）。

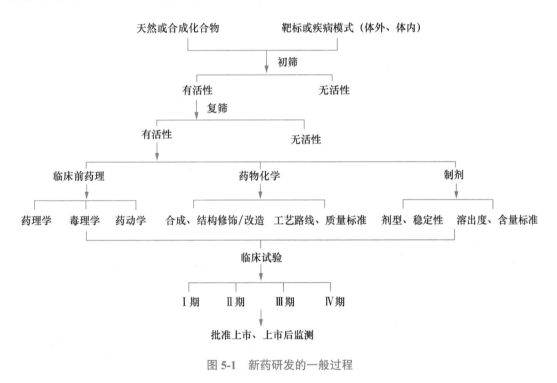

图 5-1　新药研发的一般过程

由图5-1可见，新药研发的过程是涉及药理学、药物化学、药剂学、临床医学、药事管理学等多种学科的系统工程。本章只介绍药理学在新药研发中的意义和作用。药理学工作在新药研究开发的过程中起着承上启下的作用。新药研究中的药理学工作包括药效学研究、毒理学研究、药动学研究和临床药理学研究等。

新药的研究与开发是一项科技含量高、投资多、周期长、风险大和效益高的系统工程。不断发现安全有效的新药对于保护人民健康、提高生活质量、促进国民经济发展具有重要的现实和战略意义。

新药的研发大致可分为临床前研究（preclinical study）、临床研究（clinical study）和售后监管（post-marketing surveillance）。临床前研究主要是药理学和药学研究。前者主要以药物靶标确认、筛选、药理活性评价和机制以及以实验动物为研究对象进行药效学、药动学和毒理学研究；后者包括药物制备工艺路线、理化性质及质量控制标准等。临床试验分为四期：Ⅰ期临床试验的主要对象是健康成年志愿者，人数为 10～30 人；Ⅱ～Ⅲ期临床试验的对象分别为新药的适应证患者和增加的临床样本量至少为 300 例；Ⅳ期临床试验为新药上市后的监测，特别是不良反应的安全性监测和监管，同时注意发现新的治疗用途，以便对新药的发展前途进行评价。

第一节 发现新的生物活性物质的途径

一、筛选

新药的药效学研究首先是从大量的待测样品中寻找、发现新的具有一定药理活性的物质。在我国古代中医药典籍中曾有"神农尝百草，一日而遇七十毒"的记载。这说明远古时期劳动人民正是通过亲身尝试来了解和认识药物。这种过程无疑是既缓慢又危险的。随着近代相关科学的发展，产生了药理学，开始用一定的实验动物模型，有目的、有计划地寻找和研究药物。在新药研究中常用的一个术语"筛选"（screen），即是指使用一定的实验系统对大量待测物质进行评价，淘汰掉许多无生物活性的物质，选出一些有生物活性，并可能有临床使用价值的物质。

为了通过筛选来发现新的活性物质，需要建立模拟人体疾病的各种实验模型。实验模型可在整体动物、组织器官或细胞、分子靶标（或靶点）等不同层次建立。筛选一般分为普遍筛选（普筛）和一药多筛。普筛是基于疾病的分子靶点或特定的疾病细胞模型，有针对性地对大量样品进行广泛筛选，从大量样品中选出具有某一特定活性的候选者。一药多筛指对一种样品进行多指标、多模型的复筛和确认，以充分、全面了解该样品的药理活性，从中选择明显的药理作用进行主要药效学研究。筛选是寻找和发现新的生物活性物质的一个重要手段，也是新药研发过程中不可缺少的起始步骤。

二、构效关系研究

从早期的同科属植物的研究，发展到后来的同结构类型化学物质的研究，又从同一类型化学物质的研究发展到现代的化学结构与生物活性关系，即所谓构效关系（structure-activity relationship，SAR）的研究。现在，基于药物靶标的构效关系研究已经成为寻找和设计新药的重要途径。几十年来，经构效关系研究确实发展了一些具有显著临床价值的药物。例如，随着卡托普利的问世，一系列普利类血管紧张素转化酶抑制剂（ACEI）成为抗高血压药物家族中的重要成员。又如，二氢吡啶类钙通道阻滞药的研究成功和广泛使用也是构效关系研究的成功典范。

三、偶然发现

人们在生活和生产实践中，经常会接触到各种各样的物质。从这些物质中偶然发现生物活性而导致发现新药的例子也有很多。20 世纪上半叶，英国科学家 Fleming 在分离培养细菌过程中，意外发现偶然污染的培养基上出现绿色真菌，在真菌周围细菌未能生长。随后，从真菌培养物中得到了至今仍在广泛使用的抗菌药物青霉素。又如，澳大利亚曾发现大批牲畜在吃了一种腐败干草后，发生出血、死亡。经过对这种干草的分析研究提出致出血成分双香豆素，这是迄今仍在临床使用的抗凝血药。

四、老药新用

随着药物在临床应用中，医务人员经过实践总结出超出药物研发时所申报的功效作用的应用，即为"老药新用"（drug repurposing，drug repositioning）。所谓"老药"是指被投放市场用于临床的时间较久、已为广大医药人员或社会人群所了解的药品，而"新用"则是说在临床实践过程中又发现这些药品新的用途。

近年来，弱安定药地西泮用于镇静催眠，止痢药呋喃唑酮用于胃病，抗滴虫药甲硝唑用于口腔和消化道溃疡等也都是偶然发现的新的适应证。硝酸甘油是一种防治心绞痛及心肌梗死发作的常备救急药，还可以治疗一些常见疾病，比如慢性肛裂、胆绞痛、痛经、肾绞痛、胆道蛔虫症等，并且效果良好。二甲双胍（metformin）用于2型糖尿病患者，近年来研究发现还可能用于治疗癌症，目前正在乳腺癌、前列腺癌和胰腺癌的临床试验中。青蒿素（artemisinin）是抗疟特效药，研究发现可能对多种癌症有效。

五、新方法

评价生物活性的新方法、新技术的应用，对于发现新的生物活性成分或化学物质至关重要。而新方法、新技术的应用又是建立在生物化学、分子生物学、生物物理学、遗传学等相关基础医学、生命学科发展的基础之上。例如，胆固醇内源性生物合成途径的阐明，导致他汀类新型降血脂药的发明；分子生物学技术的进步导致单克隆抗体蛋白质药物的兴起。

第二节　与治疗作用有关的主要药效学研究

首先针对筛选中发现的具有明显药理活性的物质来设计主要药效学研究实验。一种药物的药理作用可能是多方面的。需根据各待测样品的作用特点，设计主要药效学实验。为此，首先应明确研究的目的性，即需要证实的中心问题。根据研究的目的，确定实验方法和评价指标。要评价不同种类的药物作用，就需用不同的实验方法和指标。例如，心血管药物的研究方法与抗菌药物的研究方法不同。心血管药物中又分为抗高血压药、抗心肌缺血药、抗心律失常药、治疗心功能不全药、调血脂药、抗血小板药等，其主要药效学研究的方法和要求各不相同。但不论哪种药物，其主要药效的研究中有下列共同的问题值得注意：

1. 受试样品　受试样品分为西药（人工合成）样品或中药样品。西药样品须化学结构明确，理化性质基本清楚，有质量控制指标和检测方法；中药样品须药材明确，制剂工艺确定，制剂性状基本清楚，含量和稳定性可控。

2. 实验动物　临床前各种药效学研究、毒理学研究等都是用实验动物进行的。因而动物的选择和质量非常重要。研究者应根据不同的目的选用适宜的合格实验动物（符合国家科技部规定的等级动物要求）和合格的动物实验条件及饲养条件。所用动物应健康，种属、品系、来源清楚，年龄、性别适宜。不同种属的动物对同一药物的反应可有不同，这种不同通常表现为量的差别，偶尔也可出现质的差别。

3. 实验方法　药理试验方法多种多样，无论用何种方法，其方法学本身必须是能成立的，即具有科学性、公认性。主要药效作用应当用两种或两种以上方法获得证明，其中一种或两种必须是整体试验。所选用的动物病理模型应与临床治疗的疾病有较好的相关性，而且观察的指标应能定量或半定量，即具有客观性。

4. 受试样品剂量　在主要药效学实验中，受试样品至少应设高、中、低三个剂量组，并应显示一定的量效关系。如有可能，尽量求得 ED_{50} 或有效剂量范围。如只有剂量过高时方显示药理活性，则难有实际意义。

5. 实验对照　对照是科研工作的重要原则之一。在主要药效学研究中，应设空白（溶剂）对照，以排除非受试样品的影响；还应设阳性药对照，以检验实验系统（方法）是否可靠，并作为受试样品的参比对象。

6.给药途径 实验中所采用的给药途径应与推荐的临床用药途径相一致。如该给药途径在实验动物无法实施，可改用其他相似途径，并给予说明。

第三节 安全药理学研究

安全药理学（safety pharmacology）是研究新药主要药效作用以外的广泛药理作用，即研究特定条件下新药对动物机体各主要功能系统的影响和作用。应用实验动物体内和体外的方法，评价和预测新药在人体临床试验中可能出现的不良反应。安全药理学作为新药临床前安全性评价研究内容中一个重要的组成部分，越来越受到各国药品监督管理部门和新药研究与开发人员的普遍关注。研究中的新药应以产生主要药效作用的剂量和给药途径，用实验动物进行安全药理学研究。观察的指标宜广泛，至少应包括：

1.神经系统 外观、皮毛、活动、姿势、步态等一般行为，口鼻分泌物、对痛和光的反射等。

2.心血管系统 心率、心律、心电图、血压等。

3.呼吸系统 呼吸频率、幅度等。

4.其他 结合药物作用特点，还要观察对其他系统、功能的影响。

在安全药理研究中，常用的动物是犬或猫，有时也可用大鼠。通过安全药理研究，应能了解除主要药效作用外，药物对机体各系统功能有无影响、有何影响，如能尽可能多地了解新药对机体各系统的影响，会更好地起到指导临床研究的作用。

人用药品注册技术国际协调会（ICH）于 2000 年 11 月发布的"人用药品安全药理学研究指南（S7A）"使该学科得到了快速的发展。安全药理学主要研究药物及其代谢产物在治疗剂量或治疗剂量以上的暴露水平时，潜在不期望出现的对生理功能的药物作用，主要观察药物对中枢神经系统、心血管系统和呼吸系统的影响。生物信号遥测系统可用来检测清醒状态下、自由活动动物的多种生理指标；对药物引起的 QT 间期延长应进行综合风险评估；计算机毒性预测、人心肌干细胞研究、下丘脑病理组织切片研究、斑马鱼高通量筛选、安全药理学生物标志物探索等，在这些研究中以心肌干细胞为基础的毒理学研究是一重大突破，可以判断药物潜在的心脏毒性。

第四节 毒理学研究

一、急性毒性研究

急性毒性研究是观察一次给予较大剂量的药物后，动物出现的毒性反应和死亡情况，并测定半数致死量（LD_{50}）。一般要求观察两种给药途径的急性毒性。观察时间为 2 周以上。对死亡的动物进行解剖检查，观察主要脏器的损害。对存活 24 h 以上的动物进行尸检时，如发现病变，则应进一步做镜检，观察组织病理改变。

对于测不出 LD_{50} 的新药，可做"限度试验"或最大耐受量试验，也可采用 24 h 内多次给药的方法测定急性毒性。

二、长期毒性研究

长期毒性研究的目的是观察实验动物连续用药后产生的毒性反应，中毒时首先出现的症状、毒性靶器官，以及停药后组织和功能损害的发展或恢复情况。

长期毒性试验常用的动物是大鼠和（或）犬。试验时，需设置低、中、高三个样品剂量组和一个溶剂对照组；其中，低剂量应高于药效学研究中的最低有效剂量。给药途径应尽量与临床推荐用药途径一致。试验周期一般为临床推荐疗程的 3 倍。试验期间注意饲养条件，如温度、湿度、饲料、饮水、垫料等，以避免非药物因素引起的动物损伤或死亡。

长期毒性试验的观察指标通常包括：

1. 一般观察　进食量、体重变化、外观、行为、排泄物等。

2. 血液学　红细胞计数、白细胞计数、血小板计数、血红蛋白、白细胞分类等。

3. 血液生化　天冬氨酸氨基转移酶、丙氨酸氨基转移酶、碱性磷酸酶、尿素氮、总蛋白、白蛋白、血糖、总胆红素、肌酐、总胆固醇等。

4. 系统尸解和病理学检查　对心、肝、脾、肺、肾、肾上腺、睾丸、子宫、脑、前列腺及其他相关组织、器官进行脏器系数和病理组织学检查。

5. 其他指标　依受试药物特点而定。

高剂量组可有少部分动物出现毒性或死亡，但存活动物中观察指标的异常应是可逆的。低剂量组应略高于有效剂量而不出现观察指标的异常。

三、特殊毒理研究

某些研究中的新药，根据其类别、化学结构、理化性质及对遗传物质的作用或对中枢神经系统的影响，需要不同程度地进行下列特殊毒理研究。

1. 致突变试验　包括微生物回复突变试验、哺乳动物培养细胞染色体畸变试验、啮齿动物微核试验等。

2. 生殖毒性试验　包括一般生殖毒性试验、致畸敏感期毒性试验、围生期毒性试验等。

3. 致癌试验　包括短期致癌试验和长期致癌试验等。

4. 药物依赖性试验　包括：①躯体依赖性试验，如自然戒断试验、替代试验、催促试验、诱导试验等；②精神依赖性试验，如自身给药试验等。

第五节　药动学研究

为了了解新药在动物体内，特别是在血液内动态变化的规律和特点，给临床合理用药提供参考依据，对某些类别的新药应进行动物药动学研究。其内容主要包括药物在动物体内的吸收、分布、代谢和排泄等。根据测得的实验数据和有关数学模型，求算重要的药动学参数。

药动学研究中常用的实验动物多为大鼠和（或）犬，有时也用小鼠、豚鼠、兔等。不管选用何种动物，一般应选成年、健康的动物。

药动学研究中的主要技术关键是生物样品中待测药物的分离和测定方法的建立。分离、测定的方法应达到如下要求：

1. 灵敏度　灵敏度一般以 ng/ml（g）或 μg/ml（g）生物样品表示。所用检测方法应能测出 $3 \sim 5$ 个 $t_{1/2}$ 之后的血药浓度，或能测出 C_{max} 的 1/10 血药浓度。

2. 特异性　所测到的药物仅为原型药物或其代谢产物，不受或少受其他物质的干扰。

3. 复性　用变异系数（CV%）来表示药物加入生物样品中反复测定的稳定性。在实际所用的标准曲线范围内，日内 CV% 应小于 5%，日间 CV% 应小于 10%。

4. 标准曲线及回收率　不同的生物组织对药物测定的影响和干扰可能不同，因此要分别制订药物在血、尿、粪、胆汁及组织匀浆液等中的标准曲线。药物在不同组织中的回收率可能不同，但回收率不宜低于70%。

5. 分离及测定　对于生物样品中的药物，首先应选用 HPIC、HPTLC 和 GC 等分离方法，以及可见光、紫外光和荧光等测定方法。放射免疫法和酶联免疫法也是常用的方法。这些方法特异性好，灵敏度高，是其优点，但原型药与其代谢物或某些内源性物质可能有交叉反应，应予注意。

在药物的分离、测定方法建立之后，即可进行样品在动物体内药动学参数的测定。药动学参数可在血药浓度-时间曲线（药-时曲线）的基础上，经一定的计算机软件求算。为得到较为满意的药-时曲线，宜以有效而安全的剂量给动物用药。如经口给药，则应将动物禁食过夜，然后给药。给药后不同时间采取血样，每个时间点含 3 ～ 5 只动物的数据。采血观察期不得小于 3 个 $t_{1/2}$。

经药-时曲线资料求算得到主要药动学参数，静脉给药一般包括：$t_{1/2}$（α），$t_{1/2}$（β），k_{12}，k_{21}，k_{10}，V_d，CL（T），AUC；血管外给药一般包括：k_a、$t_{1/2}$、CL、V_d、C_{max}、T_{max}、AUC 等。

为了解药物在动物体内分布的情况，可在给药后，选 2 ～ 3 个时间点，将动物处死，分离主要的组织、器官，如心、肝、脾、肺、肾、胃、肠、生殖腺、脑、脂肪、骨骼肌等，制备匀浆、提取分离其中的药物，进行测定。特别要注意药物在靶器官的分布。

为了解药物在动物排泄的情况，应定时收集动物的尿、粪和胆汁，测定其中的药物，求算药物的排出速率和总排出量。

血浆蛋白结合率也是药动学研究中要了解的指标，它反映药物与血浆蛋白亲和力的大小以及血中游离型药物的含量。

思考题

1. 简述新药研发的全部过程。
2. 药理学在新药研发过程中扮演什么样的角色？
3. 什么是新药研发的原始创新阶段？
4. 发现新的活性物质的方法可有哪些？
5. 在主要药效学研究中应注意哪些问题？
6. 简述一般药理学研究的目的和观察指标。
7. 新药毒理学研究一般包括哪些内容？

（王克威）

第二篇

外周神经系统药理学

第六章　传出神经系统药理学概论

学习要求：

    1. 掌握传出神经的递质和受体的分类和功能；传出神经受体兴奋的效应；传出神经药物的作用方式及分类

    2. 熟悉传出神经系统递质的体内合成、存储、转运和代谢过程，突触前膜受体对递质释放的调节方式

    3. 了解自主神经系统和传出神经系统的分类

神经系统分为中枢神经系统和外周神经系统。中枢神经系统由脑和脊髓构成。外周神经系统包括传入神经系统和传出神经系统。传入神经系统是指将来自外周效应器的信息（神经冲动）传入中枢的感觉神经系统，而传出神经系统（efferent nervous system）是指将中枢神经系统的信息（神经冲动）传到周围效应器的神经系统。外周神经系统药物既包括影响传出神经系统递质和受体的药物，也包括可逆地阻断感觉神经冲动的发生与传导的局部麻醉药。

第一节　传出神经系统的分类

一、传出神经系统的解剖学分类

传出神经系统包括自主神经系统（autonomic nervous system）和运动神经系统（motor nervous system）。

（一）自主神经系统

自主神经系统分为交感神经系统（sympathetic nervous system）和副交感神经系统（parasympathetic nervous system）。它们的共同点是从中枢神经系统出发，均在外周神经节交换神经元后到达效应器。通常神经节前的神经元轴突叫做节前纤维，而神经节后的神经元轴突叫做节后纤维（图6-1）。自主神经系统主要支配和调节机体各器官、血管、平滑肌和腺体的活动和分泌，其活动通常不受主观意识的控制。

（二）运动神经系统

运动神经支配骨骼肌，其由中枢发出后，直接到达所支配的骨骼肌，中间不交换神经元。

二、传出神经按递质分类

按照传出神经末梢释放的递质不同，可将传出神经分为如下四类：

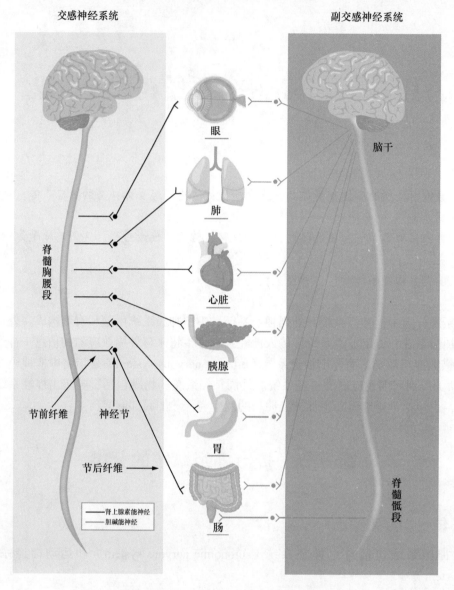

交感神经系统　　　　　　　　　　　　　　副交感神经系统

眼

肺

脑干

心脏

脊髓胸腰段

胰腺

节前纤维　　神经节

胃

节后纤维

脊髓骶段

肾上腺素能神经
胆碱能神经

肠

图 6-1　自主神经系统分布示意图（彩图见后）

（一）胆碱能神经

神经兴奋时其末梢释放乙酰胆碱（acetylcholine，ACh）的神经称胆碱能神经（cholinergic nerve），其包括：①全部交感神经和副交感神经的节前纤维；②全部副交感神经的节后纤维；③极少数交感神经节后纤维，如支配汗腺分泌和骨骼肌血管舒张的神经；④运动神经。此外，支配肾上腺髓质的交感神经也属于胆碱能神经，其兴奋时末梢释放乙酰胆碱，促使肾上腺髓质释放肾上腺素（adrenalin，Adr）和少量去甲肾上腺素（noradrenaline，NA；或 norepinephrine，NE）（图 6-1）。

（二）去甲肾上腺素能神经

神经兴奋时其末梢释放去甲肾上腺素（noradrenaline，NA）的神经称去甲肾上腺素能神经（noradrenergic nerve）。其包括几乎全部交感神经节后纤维（图 6-1）。

（三）多巴胺能神经

支配肾血管的交感神经节后纤维存在着多巴胺能神经（dopaminergic nerve），其神经末梢释放多巴胺（dopamine），主要支配肾及肠系膜血管的交感神经节后纤维。

（四）非肾上腺素能非胆碱能神经

在肠神经系统，除有胆碱能和肾上腺素能神经以外，还存在非肾上腺素能非胆碱能神经（nonadrenergic noncholinergic never）。这些神经末梢储存和释放的递质最常见的是肽类，其他的还有嘌呤类等。已确定的递质有血管活性肠肽（vasoactive intestinal peptide）、缩胆囊肽（cholecystokinin）、神经肽 Y（neuropeptide Y）、速激肽（tachykinins）、脑啡肽（enkephalin）、腺苷三磷酸（ATP）和 5- 羟色胺（5-HT）等，这些递质又称为辅助递质（cotransmitters），其功能除保证肠运动的协调性外，还对神经末梢 NA 或 ACh 的释放和作用有调节功能。非肾上腺素能非胆碱能神经元含有多种递质，有些可多达 5 种。

第二节　传出神经系统的神经递质

一、神经递质的基本概念

早在 100 多年前，科学家们对于神经与神经间或神经与肌肉间的冲动传递就已经开始争论，其焦点是上述冲动传递是电传递还是化学传递。1921 年德国科学家 Otto Loewi 在著名的离体双蛙心灌流实验中发现，当迷走神经兴奋时，可以释放一种物质，这种物质能抑制另一个离体蛙心的收缩。Henry Hallett Dale 于 1926 年证明这种物质就是乙酰胆碱，Loewi 和 Dale 因此同获 1936 年诺贝尔生理学或医学奖。20 年后，当测定微量儿茶酚胺的特异性化学和生物学方法建立后，Ulf von Euler 应用类似方法证实了电刺激哺乳类交感神经末梢时释放拟交感物质——去甲肾上腺素，获 1970 年诺贝尔生理学或医学奖。至此，传出神经系统的化学传递学说才臻于完善。这一学说也已被形态学、生理学、生物化学和药理学等学科的各种研究所证实。

神经递质（neurotransmitter）是当神经冲动到达神经末梢时，在突触部位引起囊泡向突触前膜运动，外排释放传递神经冲动的化学物质。突触（synapse）是指神经元与次一级神经元之间的衔接处或是神经末梢与效应器之间的接头（neuroeffector junction）。神经末梢与肌肉接头处通常叫运动终板（motor end plate）。突触由突触前膜、突触间隙和突触后膜组成。神经元轴突末梢的分支膨大构成突触小体，突触小体膜称为突触前膜。在突触前神经末梢和突触后膜之间，有与通常的细胞间隙同样的间隙存在，称此为突触间隙。突触后膜是邻近间隙的次一级神经元或效应器细胞上的膜（图 6-2）。在化学传递性突触中，当神经冲动传导到突触前膜时，由于存在突触间隙，生物电不能直接传到突触后膜。但突触前膜可释放神经递质，将电信号转变为化学信号，神经递质作用于次一级神经元或效应器上，完成神经冲动在突触部位的传导。神经递质属化学物质，具有高度专一性，需要经过一系列的化学反应步骤合成，且神经递质从突触前膜释放后，需经过一定时间才能扩散到突触后膜发挥作用，因此对外界的影响相对比较敏感，是药物发挥作用的重要环节。

二、传出神经系统的递质

（一）乙酰胆碱

乙酰胆碱是胆碱能神经的递质，在胆碱能神经末梢胞质内，由胆碱和乙酰辅酶 A（acetyl coenzyme A）为原料经胆碱乙酰化酶（choline acetylase）催化合成。胆碱乙酰化酶也称胆碱乙酰转移酶（acetyl choline transferase）。乙酰胆碱生成后即转运至囊泡中与腺苷三磷酸（ATP）和蛋白多糖（proteoglycan）结合而贮存，部分以游离形式存在于胞质中。一个囊泡中贮存的乙酰胆碱的量是最小释放量，称为一个量子（quantum）。当神经冲动到达末梢时，产生去极化，使突触前膜上的钙通道开放，钙离子进入神经末梢促使囊泡膜与突触前膜融合，形成裂孔，乙酰胆碱等一起排至突触间隙，这种排出方式称胞裂外排（exocytosis）。每一次冲动到达时，均有许多囊泡与突触前膜融合。每一囊泡中的乙酰胆碱主要以量子化的形式释放到突触间隙，然后与突触后膜上的乙酰胆碱受体结合，使效应器产生生理效应。乙酰胆碱释放后，迅速地被突触部位的胆碱酯酶水解成胆碱和乙酸，大部分胆碱又被神经末梢重摄取利用（图6-2）。

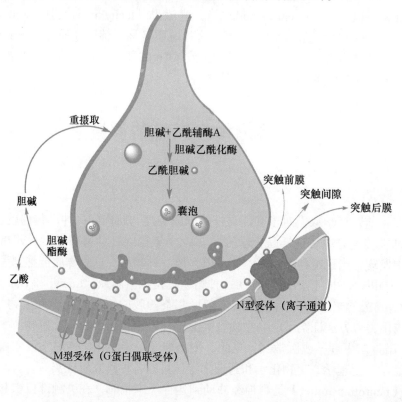

图6-2　乙酰胆碱的合成、储存、释放、作用与消除过程示意图（彩图见后）

（二）去甲肾上腺素

NA主要在去甲肾上腺素能神经末梢合成，合成NA的主要原料为酪氨酸，其从血液进入神经元后，经酪氨酸羟化酶催化形成多巴（dopa），再经多巴脱羧酶的作用生成多巴胺（dopamine，DA），后者进入囊泡中，经多巴胺β-羟化酶催化为NA，并与ATP和嗜铬颗粒蛋白结合成贮存型，贮存于囊泡中（图6-3）。在NA合成的过程中，酪氨酸羟化酶是限速酶。当胞质中DA或NA浓度增高时，对该酶有反馈性抑制作用；反之，当胞质中NA或DA浓度降低时，对该酶的抑制作用减弱，加速催化反应。在肾上腺髓质嗜铬细胞中，NA在苯乙胺N-甲基转移酶催化下，进一步生成肾上腺素（adrenaline，AD）。

当神经冲动到达去甲肾上腺素能神经末梢时，亦通过胞裂外排方式将囊泡中的NA、ATP、嗜铬颗粒蛋白和多巴胺β-羟化酶等一起排入突触间隙。释放的NA立即与突触后膜的受体结合，发挥生理效应。绝大部分释放的NA被突触前膜重摄取进入神经末梢内，并被重摄取入囊泡中贮存，这种神经末梢的重摄取过程称为摄取1（uptake 1），也称神经摄取（neuronal uptake），它是依赖于胺泵（amine pump）的主动转运过程，是递质作用终止的主要方式，摄取量占释放量的75%～95%。部分未进入囊泡的NA可被胞质中线粒体膜上的单胺氧化酶（monoamine oxidase，MAO）灭活。此外，许多非神经组织如心肌、血管、肠道平滑肌也可摄取NA，即为摄取2（uptake 2），也称非神经摄取（non-neuronal uptake）。通过摄取2进入组织的NA并不贮存，而很快被细胞内儿茶酚氧位甲基转移酶（catechol-O-methyl transferase，COMT）和MAO所破坏。因此认为，摄取1为贮存型摄取，摄取2为代谢型摄取。另外，尚有少量NA从突触间隙扩散到血液中，被肝、肾等处的 COMT 和 MAO 所灭活。

除上述两种经典的神经递质外，目前认为多巴胺在传出神经系统中也具有递质功能。

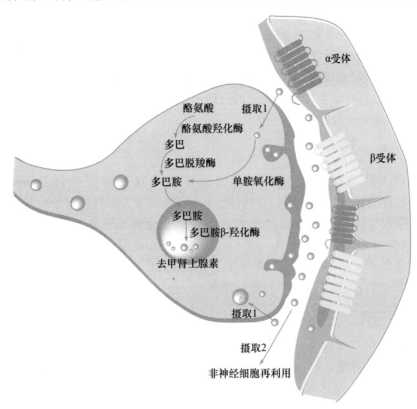

图 6-3　去甲肾上腺素的合成、贮存、释放、作用和消除过程示意图（彩图见后）

第三节　传出神经系统的受体

传出神经系统的受体是位于突触后膜和突触前膜中的特殊蛋白质，它是突触传递的关键性物质和部位。不同的受体能选择性地与特定的递质或药物结合，产生生物效应。按选择性结合的递质不同，传出神经系统的受体主要分为：胆碱受体、肾上腺素受体和多巴胺受体。

一、胆碱受体

胆碱受体（cholinergic receptor，cholinoceptor）是能选择性地与乙酰胆碱结合的受体，据其对某些药物的反应性不同，分为毒蕈碱（muscarine）型胆碱受体和烟碱（nicotine）型胆碱受体两大类，分别简称为 M 胆碱受体和 N 胆碱受体。副交感神经节后纤维所支配的效应器细胞膜上的胆碱受体对毒蕈碱较为敏感，称为毒蕈碱型胆碱受体（muscarinic receptor），即 M 胆碱受体。位于神经节和神经肌肉接头的胆碱受体对烟碱较敏感，称为烟碱型胆碱受体（nicotinic receptor），即 N 胆碱受体。

1980 年 Hammer 等人发现抗溃疡病药物哌仑西平（pirenzepine）对脑和心脏 M 受体亲和力不同，而将脑内 M 受体称为 M_1 亚型，心脏 M 受体为 M_2 亚型，此后又将 M_2 受体进一步分为 M_2 和 M_3 亚型。

现认为 M 胆碱受体可分为 5 种亚型，根据不同组织 M 受体对配体的相对亲和力不同将 5 种亚型命名为 M_1、M_2、M_3、M_4 和 M_5 受体；用分子生物学基因克隆的 5 种亚型相对应命名为 m_1、

m_2、m_3、m_4 和 m_5 受体。其中对 M_1、M_2、M_3 亚型的研究较为成熟，神经节、胃壁细胞和中枢神经系统（大脑皮质、海马、纹状体等）主要存在 M_1 受体，其选择性阻断药为哌仑西平；M_2 受体主要分布于心肌、脑（间脑、脑桥）、神经节和平滑肌，其选择性阻断药为 tripitramine；M_3 受体主要分布于腺体、脑、神经节和平滑肌，其选择性阻断药为达非那新。这三种受体皆可被阿托品阻断。所有 5 种亚型的 M 受体均可在中枢神经系统中发现。

N 胆碱受体对烟碱特别敏感，主要分布于神经节细胞、骨骼肌细胞和中枢神经系统。由于神经节和骨骼肌细胞膜上的 N 受体对阻断药的反应不同，分为两种亚型：在神经节细胞上的称为 N_N 受体；在骨骼肌细胞上的称为 N_M 受体。

二、肾上腺素受体

能与去甲肾上腺素或肾上腺素结合的受体称为肾上腺素受体（adrenergic receptor, adrenoceptor）。这些受体分布于大部分交感神经节后纤维所支配的效应器细胞膜上。肾上腺素受体分为 α 肾上腺素受体（简称 α 受体）和 β 肾上腺素受体（简称 β 受体）两大类。α 受体和 β 受体又有不同亚型，α 受体分为 α_1、α_2 两种亚型，β 受体分为 β_1、β_2、β_3 三种亚型。α_1、α_2 受体分布见表 6-1。β_1 受体主要分布于心肌和肾小球旁器细胞，β_2 受体主要存在于支气管和血管平滑肌，β_3 受体主要分布在脂肪细胞。

三、多巴胺受体

能与多巴胺结合的受体称为多巴胺受体（dopamine receptor），简称 DA 受体，DA 受体除存在于中枢外，也存在于外周。根据受体的生化和药理特性及与信号转导的偶联关系，DA 受体可分为 D_1、D_2、D_3、D_4、D_5 受体五种亚型。D_1 受体主要分布在肾、肠系膜血管床和脑血管平滑肌，D_2 受体分布于交感神经节和突触前膜。

四、突触前膜受体对递质释放的调节

突触前膜受体与突触后膜受体不仅是部位上的差异，二者对药物的亲和力、敏感性和激动后产生的生理功能均不同。突触前膜受体的功能是通过正反馈或负反馈调控递质的释放，影响效应器的反应。释放不同递质的神经末梢上，突触前膜受体的种类和数量不完全相同，肾上腺素能神经末梢有 10 余种突触前膜受体，胆碱能神经末梢有约 5 种突触前膜受体。

神经末梢突触前膜的 β_2 受体和 N 受体，对递质释放具有正反馈调节作用；α_2 和 M 受体则对递质释放具有负反馈调节作用。突触前膜受体对递质释放的调节分为三种方式：①自身反馈调节：神经末梢释放的递质反过来作用于自身突触前膜受体，影响递质释放，维持神经活动的平衡。如当突触间隙 NA 浓度降低时，激活突触前膜 β_2 受体，引起正反馈；反之，突触间隙 NA 浓度升高时，激活 α_2 受体，引起负反馈。②突触间调节：胆碱能神经释放的 ACh 可作用于邻近的去甲肾上腺素能神经突触前膜的 M、N 受体，反馈性调节 NA 的释放。③跨突触调节：由突触后膜效应器细胞产生的物质，如前列腺素、腺苷、脑啡肽等，跨过突触间隙作用于胆碱能或肾上腺素能神经末梢突触前膜相应的受体，反馈性调节递质的释放。

五、受体-效应信号转导的机制

神经递质或激动剂作用于受体后，使受体发生构象改变，处于激活状态，促发细胞内一系列生化反应，生成特定的化学物质。这些物质进一步将信号传导、放大直至出现生理效应。目前认为递质、激素或激动剂是第一信使（first messenger），大多数第一信使与受体结合后，经鸟苷酸调节蛋白（G 蛋白）的转导作用，激活相应的酶，产生第二信使（second messenger）。目前公认的第二信使有环磷酸腺苷（cAMP）和环磷酸鸟苷（cGMP）、三磷酸肌醇（inositol-1,4,5-triphosphate，IP$_3$）、二酰基甘油（1,2-diacylgcerol，DAG）和 Ca^{2+}等。它们分别激活相应的蛋白激酶，如 cAMP 依赖的蛋白激酶（cAMP-dependent protein kinase，cAMP-PK）、cGMP 依赖的蛋白激酶（cGMP-dependent protein kinase，cGMP-PK）、Ca^{2+}- 钙调蛋白依赖的蛋白激酶Ⅱ（Ca^{2+}-calmodulin-dependent protein kinase Ⅱ，Ca-CaMK Ⅱ）等。

　　根据信号转导的机制不同，传出神经系统的受体分为两类：G 蛋白偶联受体和离子通道偶联受体。G 蛋白是一大类具有信号转导功能的蛋白质的总称，位于细胞质膜面。它们在细胞膜上与不同的受体相偶联，当受体与递质或激动剂结合被激活时，G 蛋白将这一信息转导给某种效应分子，效应分子包括腺苷酸环化酶（adenylate cyclase，AC）、鸟苷酸环化酶（guanylate cyclase，GC）、磷脂酶 C（phospholipase C）等。能激活 AC 的 G 蛋白称为激活性 G 蛋白（Gs），能抑制 AC 的 G 蛋白称为抑制性 G 蛋白（Gi）。效应分子活化后催化第二信使的生成，第二信使将信号转导给蛋白激酶，后者活化后催化相应的蛋白质磷酸化，引起细胞的功能性反应。

　　肾上腺素受体和 M 胆碱受体是 G 蛋白偶联受体。β 受体激动使 G 蛋白变构形成 Gs，激活 AC，催化细胞内 ATP 转变为 cAMP。后者活化 cAMP-PK，使特异的蛋白质磷酸化，产生生物效应。α$_2$ 受体激动则通过 Gi 抑制 AC 活性，使细胞内 cAMP 水平降低，产生相应的效应。α$_1$ 受体的信号转导通过 G 蛋白激活磷脂酶 C，细胞膜的二磷酸磷酯酰肌醇（phosphatidylinositol-4,5-biphosphate，IP$_2$）在磷脂酶 C 的作用下裂解生成 IP$_3$ 和 DAG，IP$_3$ 促使细胞内贮存的 Ca^{2+} 释放，胞内游离 Ca^{2+} 浓度增加。DAG 激活蛋白激酶 C（protein kinase C，PKC），活化的 PKC 可促进某些细胞分裂。α$_1$ 受体活化也可引起受体操纵性钙通道（receptor operated calcium channel）开放，促进胞膜外 Ca^{2+} 内流。

　　所有 M 受体均与 G 蛋白偶联，激动后在 G 蛋白的介导下产生第二信使 IP$_3$、DAG 和 cGMP 等。如血管平滑肌上的 M 受体激动时释放一氧化氮（NO），NO 激活 GC，使细胞内 cGMP 的水平升高、血管平滑肌松弛。M 受体激动也可通过使与 G 蛋白偶联的离子通道开放，促使细胞内 K$^+$ 外流。

　　N 胆碱受体也叫烟碱型受体，其是离子通道型受体。每个受体由 5 个亚基构成，每个亚基由 4 次蛋白跨膜构成。这些亚基围绕成环状形成离子通道，其中 α 亚基为 N 受体结合点，受体与激动剂结合引起蛋白构象改变，离子通道开放，Na$^+$ 和 K$^+$ 顺浓度梯度迅速扩散，引起突触后神经细胞或神经肌肉终板去极化。

第四节　传出神经系统的生理效应

　　机体内多数组织器官都含有胆碱受体和肾上腺素受体，并接受交感和副交感神经双重支配。通常去甲肾上腺素能神经兴奋时，心脏兴奋、血管收缩、血压上升、支气管和胃肠道平滑肌松弛、瞳孔扩大等。这些功能变化，有利于提高机体对外界的反应能力。胆碱能神经兴奋时的生理效应正好相反，引起心脏抑制、血管扩张、血压下降、支气管和胃肠道平滑肌收缩、瞳孔缩小等（表 6-1）。这些反应有利于机体进行修整和积蓄能量。这两类神经共同参与机体平衡状态的维持。在同一器官上，肾上腺素能神经和胆碱能神经的作用是拮抗的，但在中枢神经系统的调节下，二者互相调节和制约。熟悉传出神经系统的生理效应能更好地理解和掌握作用于传出神经系统的药物。

表 6-1　传出神经系统受体的分布及其兴奋的效应

效应器	去甲肾上腺素能神经兴奋		胆碱能神经兴奋	
	受体	效应	受体	效应
心脏				
心肌	β_1，β_2	**收缩力增强**[①]	M_2	收缩力减弱
窦房结	β_1，β_2	自律性增高，心率加快	M_2	**自律性降低，心率减慢**
房室传导	β_1，β_2	传导加快	M_2	**传导减慢**
平滑肌				
血管				
皮肤、黏膜	α_1，α_2	收缩	—	—
腹腔内脏[②]	α_1，β_2	收缩；舒张	—	—
骨骼肌	α，β_2	收缩；舒张	M_2	舒张
冠状动脉	α_1，α_2；	收缩；	—	—
	β_2	舒张		
支气管平滑肌	β_2	舒张	M_3	收缩
胃肠壁	α_2，β_2	舒张	M_3	**收缩**
胃肠括约肌	α_1	收缩	M_3	舒张
膀胱逼尿肌	β_2	舒张	M_3	**收缩**
括约肌	α_1	收缩	M_3	舒张
胆囊与胆道	β_2	舒张	M	收缩
子宫	α_1	收缩（妊娠）	M_3	收缩
	β_2	舒张（未妊娠）		
眼				
虹膜	α_1	瞳孔扩大肌收缩（扩瞳）	M_3	**瞳孔括约肌收缩（缩瞳）**
睫状肌	β_2	舒张（远视）	M_3	**收缩（近视）**
内皮	—	—	M	内皮舒张因子释放
腺体				
汗腺	α_1	手心、脚心分泌	M_3	**全身分泌**
唾液腺	α_1	分泌 K^+、H_2O	M_3	**分泌 K^+、H_2O**
	β	分泌淀粉酶		
胃肠及呼吸道腺体	—	—	M_3	分泌
全身代谢				
肝	α_1 或 β_2	糖原分解与异生	—	—
肾	β_1	肾素释放	—	—
脂肪	β_3	脂肪分解	—	—
骨骼肌	β_2	糖原分解	—	—
肾上腺髓质	—	—	N_N	分泌（交感神经）
骨骼肌	β_2	收缩	N_M	收缩
神经节	—	—	N_N	兴奋

[①]：粗体字表示该效应占优势；[②]：肾血管受多巴胺能神经支配，该受体激动，血管舒张

第五节　传出神经系统药物的作用方式和分类

一、传出神经系统药物的作用方式

作用于传出神经系统的药物种类多、应用广，但它们的作用方式不外乎直接作用于受体和影响递质的代谢及转运。

（一）直接与受体结合

药物直接与胆碱受体或肾上腺素受体结合并激动受体，产生与 ACh 或 NA 相似的作用，分别称为胆碱受体激动药（cholinoceptor agonist）或肾上腺素受体激动药（adrenoceptor agonist）。反之，药物与受体结合后不激动受体，并妨碍递质或激动药与受体结合，产生与递质或激动药相反的作用，分别称为胆碱受体阻断药（cholinoceptor antagonist）或肾上腺素受体阻断药（adrenoceptor antagonist）。

（二）影响递质的生物合成、代谢、转运和贮存

1. 影响递质的生物合成和代谢　直接影响递质生物合成的药物很少，如密胆碱（hemicholine）影响 ACh 的合成，α-甲基酪氨酸（α-methyltyrosine）影响 NA 合成，二者仅作为药理研究的工具药，无临床应用价值。胆碱酯酶可水解 ACh 使之灭活，胆碱酯酶抑制药可保护 ACh 免于水解，提高其浓度，产生拟胆碱作用。NA 作用的消失主要是由于突触前膜胺泵的摄取而不是酶的水解破坏，因此，MAO 抑制药和 COMT 抑制药对 NA 的消除影响较小，不能成为理想的拟肾上腺素药。

2. 影响递质的转运和贮存　递质的转运包括释放和摄取。一些药物通过促进神经末梢递质的释放而发挥递质样作用，如卡巴胆碱可促进神经末梢释放 ACh 而发挥拟胆碱作用；麻黄碱和间羟胺可促进神经末梢释放 NA 发挥拟肾上腺素作用，但这些药同时也有直接激动受体的作用。降压药胍乙啶可抑制神经末梢释放去甲肾上腺素，其药理作用与抗肾上腺素药相似，但其作用部位在神经末梢而非受体，故称其为抗肾上腺素能神经药。有些药通过影响递质在神经末梢的摄取和贮存而发挥作用，如利血平由于抑制囊泡对 NA 的重摄取，并损伤囊泡，使囊泡中的 NA 不能贮存而向外弥散，被 MAO 所破坏，使囊泡中的 NA 逐渐减少，直至耗竭，从而引起肾上腺素能神经冲动的传导受阻，呈现抗肾上腺素样作用。

二、传出神经系统药物的分类

传出神经系统药物根据其作用性质（拟似或拮抗递质）和对受体及其亚型作用的选择性进行分类（表6-2），括号内为每类的代表药物。

表6-2　常用传出神经系统药物分类

拟似药	阻断药
一、胆碱受体激动药	一、胆碱受体阻断药
1.M、N 受体激动药（卡巴胆碱）	1.M 受体阻断药
2.M 受体激动药（毛果芸香碱）	（1）非选择性 M 受体阻断药（阿托品）
3.N 受体激动药（烟碱）	（2）M_1 受体阻断药（哌仑西平）
二、抗胆碱酯酶药（新斯的明）	（3）M_2 受体阻断药（戈拉碘铵）

续表

拟似药	阻断药
三、肾上腺素受体激动药 　　1.α 受体激动药 　　（1）α₁、α₂受体激动药（去甲肾上腺素） 　　（2）α₁受体激动药（去氧肾上腺素） 　　（3）α₂受体激动药（可乐定） 　　2.α、β 受体激动药（肾上腺素） 　　3.β 受体激动药 　　（1）β₁、β₂受体激动药（异丙肾上腺素） 　　（2）β₁受体激动药（多巴酚丁胺） 　　（3）β₂受体激动药（沙丁胺醇）	（4）M₃受体阻断药（hexahydrosiladifenidol） 　　2.N 受体阻断药 　　（1）Nₙ受体阻断药（美加明） 　　（2）Nₘ受体阻断药（筒箭毒碱） 二、胆碱酯酶复活剂（碘解磷定） 三、肾上腺素受体阻断药 　　1.α 受体阻断药 　　（1）α₁、α₂受体阻断药 　　　　短效类（酚妥拉明） 　　　　长效类（酚苄明） 　　（2）α₁受体阻断药（哌唑嗪） 　　（3）α₂受体阻断药（育亨宾） 　　2.β 受体阻断药 　　（1）β₁、β₂受体阻断药（普萘洛尔） 　　（2）β₁受体阻断药（阿替洛尔） 　　（3）β₂受体阻断药（布他沙明） 　　3.α₁、α₂、β₁、β₂受体阻断药（拉贝洛尔） 四、肾上腺素能神经阻滞药（利血平）

思考题

1. 简述胆碱（M、N）受体的分布和兴奋时的生理效应。
2. 简述肾上腺素（α₁、α₂；β₁、β₂）受体的分布及兴奋时的生理效应。
3. 举例说明传出神经系统药物作用的方式有哪些。

（黄　卓）

第七章 拟胆碱药

学习要求：

1. 掌握毛果芸香碱的药理作用及临床应用
2. 掌握新斯的明的药理作用、作用机制、临床应用及不良反应
3. 熟悉拟胆碱药的分类及代表药
4. 熟悉有机磷酸酯类急性中毒的机制和解救原则以及解磷定的临床应用和不良反应
5. 了解胆碱酯酶抑制药作用的分子机制

拟胆碱药（cholinomimetic drugs）包括直接作用于胆碱受体的胆碱受体激动药（cholinoceptor agonists）和抑制胆碱酯酶、发挥间接拟胆碱作用的胆碱酯酶抑制药（cholinesterase inhibitor）。胆碱受体激动药直接激动胆碱能神经支配的效应器、神经节、神经肌肉接头等部位的胆碱受体，产生拟胆碱作用。胆碱酯酶抑制药通过抑制胆碱酯酶，减少乙酰胆碱的代谢灭活，产生与乙酰胆碱相似的作用。

第一节 胆碱受体激动药

按对胆碱受体亚型的选择性不同，胆碱受体激动药可分为：M、N胆碱受体激动药（完全拟胆碱药），M胆碱受体激动药和N胆碱受体激动药。

一、M、N胆碱受体激动药

该类药物属于胆碱酯类化合物（choline esters），主要包括乙酰胆碱、卡巴胆碱和贝胆碱。其药物结构上的共同特点是具有一个带正电荷的季铵基团，因此该类药物的亲水性强，而脂溶性较差，不宜口服，吸收困难。此外，该类药物对胆碱受体的选择性不高。

乙酰胆碱（acetylcholine，ACh）

乙酰胆碱是胆碱能神经的递质，能特异性地作用于各类胆碱受体（M和N胆碱受体），在组织内迅速被胆碱酯酶破坏。加之选择性不高，作用广泛，副作用多，因此仅作为药理学研究的工具药，无临床应用价值。乙酰胆碱结构式见图7-1。

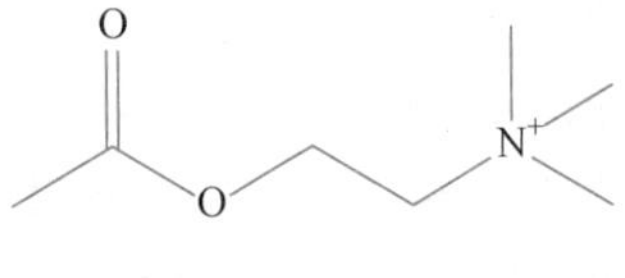

图 7-1 乙酰胆碱结构式

卡巴胆碱（carbachol）

卡巴胆碱作用与乙酰胆碱相似。结构中的氨甲酰基使其不易被胆碱酯酶破坏，故作用比乙酰胆碱持久。对胃肠道、泌尿道平滑肌兴奋作用较强，曾用于术后腹气胀，尿潴留。但作用选择性低，不良反应多，且用阿托品解毒效果差。目前除了用0.75%～1.5%溶液治疗青光眼外，已不作全身用药。

贝胆碱（bethanechol）

该药化学性质稳定，不易被胆碱酯酶破坏，对M胆碱受体选择性好，对胃肠道及膀胱平

71

滑肌的选择性作用明显，对心血管几乎无作用，故较安全。口服或皮下注射，用于术后腹胀气与尿潴留。

二、M 胆碱受体激动药

毒蕈碱（muscarine）

毒蕈碱是从捕蝇蕈中提取的生物碱，为经典的 M 胆碱受体激动药，其效应与节后胆碱能神经兴奋症状相似。毒蕈碱的作用强度远大于乙酰胆碱，但因其毒性大，不作为药用。我国民间因食用野生蕈而中毒的病例时有发生，在丝盖菌属和杯伞菌属中含有较高的毒蕈碱成分，食用这些菌后，在 30～60 min 内可出现毒蕈碱中毒症状，表现为流涎、流泪、恶心、呕吐、头痛、视觉障碍、腹部绞痛、腹泻、支气管痉挛、心动过缓、血压下降和休克等。可用阿托品（每隔 30 min，肌内注射 1～2 mg）治疗。

毛果芸香碱（pilocarpine）

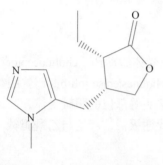

图 7-2　毛果芸香碱结构式

毛果芸香碱又名匹鲁卡品，是从南美洲小灌木毛果芸香属植物叶中提取的生物碱。1874 年巴西人 Coutinhou 发现毛果芸香属植物叶可使唾液分泌增加，1875 年提取得到毛果芸香碱（结构如图 7-2），不久 Weber 观察到该生物碱对瞳孔、汗腺和唾液腺的作用。毛果芸香碱为叔胺化合物，其水溶液稳定，已可人工合成。

【药理作用】激动 M 胆碱受体，表现为 M 样作用：血管舒张，心率和心脏传导减慢，胃肠平滑肌收缩，瞳孔括约肌和睫状肌收缩，腺体分泌增加。毛果芸香碱的特点是对心血管系统作用不明显，对眼及腺体的作用强。

1. 眼　对眼的作用表现为缩瞳、降低眼内压和调节痉挛。

（1）缩瞳：虹膜内有两种平滑肌，一种是存在 M 胆碱受体的瞳孔括约肌（环状肌），受胆碱能神经支配，M 胆碱受体激动时收缩，瞳孔缩小。另一种是瞳孔扩大肌（辐射肌），受肾上腺素能神经支配，存在 α 受体，受体激动时向外周收缩，瞳孔放大。毛果芸香碱激动 M 胆碱受体，使瞳孔缩小。

（2）降眼压：房水由睫状体上皮细胞分泌生成，功能为营养角膜、晶状体及玻璃体，维持一定的眼内压。房水经瞳孔、前房、前房角小梁网进入房水静脉。房水回流障碍可引起眼内压升高。毛果芸香碱的缩瞳作用，使虹膜向中心拉紧，根部变薄，使处在虹膜周围的前房角间隙变大，房水回流通畅，有利于降低眼内压。

（3）调节痉挛：当毛果芸香碱引起睫状肌向瞳孔中心方向收缩时，牵拉晶状体的悬韧带松弛，晶状体变凸，屈光度增加，只适合于视近物，而看远物则难以使其清晰成像于视网膜上。这种看近物清楚、看远物模糊的作用称为调节痉挛。

2. 腺体　毛果芸香碱激动腺体的 M 受体，使腺体分泌增加，尤以汗腺和唾液腺的分泌增加最为明显。

3. 平滑肌　毛果芸香碱可激动消化道平滑肌 M 受体，使平滑肌张力和蠕动性均增加；激动呼吸道平滑肌 M 受体，使气管收缩，可诱发哮喘。

【临床应用】临床上不作全身用药，局部用于眼科。滴眼时，易透过角膜，作用迅速，10 min 后出现作用，30 min 达高峰。调节痉挛作用短暂，仅 2 h，缩瞳及降低眼内压作用维持 4～8 h。主要用于：

1. 青光眼　房水回流受阻引起眼内压增高是青光眼的主要特征，可导致头痛、视力减退，严重者可致失明。青光眼可分为闭角型和开角型两种，前者为急、慢性充血型青光眼，患者前房角狭窄，妨碍房水回流，使眼内压增高；后者为慢性单纯性青光眼，主要因小梁

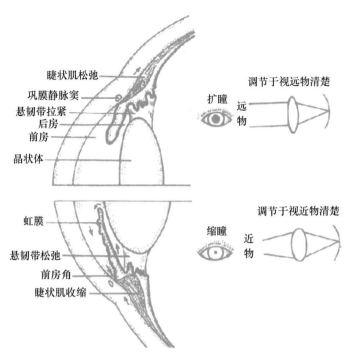

图 7-3　毛果芸香碱对眼作用示意图

网及巩膜静脉窦发生变性及硬化，阻碍了房水循环，引起眼内压升高。毛果芸香碱能使前房角间隙扩大，房水回流通畅，降低眼内压，对闭角型青光眼疗效较好；也可能通过扩张巩膜静脉窦周围的小静脉，收缩睫状肌，使小梁网结构改变而降低眼内压，对开角型青光眼也有一定疗效。

2. 对抗扩瞳和虹膜炎　在用扩瞳药扩瞳或睫状肌麻痹检查后，可用 1% 的毛果芸香碱滴眼，用于对抗扩瞳药的作用。与扩瞳药阿托品交替使用防止虹膜睫状体炎症时的组织粘连。滴眼时应压迫内眦，避免药液流入鼻腔后吸收。吸收后的不良反应主要表现为 M 样作用，可用阿托品拮抗。

三、N 胆碱受体激动药

尼古丁（nicotine）

尼古丁又名烟碱，是 N 胆碱受体激动药的代表，是烟草叶中的主要成分，作用于神经节上的 N_N 受体和骨骼肌上的 N_M 受体，此外还作用于中枢神经系统。小剂量激动受体，大剂量阻断受体，作用广泛而复杂，对人具有急性和慢性毒性作用，无临床应用价值。

与烟碱有相似作用的洛贝林（lobeline），也称山梗菜碱，属 N_N 受体兴奋药，作用强度不如烟碱。洛贝林作用于颈动脉体和主动脉体的化学感受器，反射性地兴奋呼吸中枢和迷走中枢，作为呼吸兴奋药（见中枢兴奋药）。

近年来，具有强效镇痛活性的生物碱地棘蛙素的发现激起了生物学家、化学家和药物学家对烟碱型乙酰胆碱受体（nAChR）的广泛兴趣。nAChR 是配体门控性离子通道，激活后使细胞对钠和钙离子通透性增加、去极化和兴奋。目前已确认有多种不同功能的 nAChR 亚型存在。在中枢神经系统中，主要的亚型是 $\alpha_4\beta_2$ 受体，占 nAChR 总量的 90% 以上，烟碱和乙酰胆碱是其特异性配体。另一种亚型是 α_7 受体，α-环蛇毒素是其特异性配体。已发现烟碱受体与许多人类重大疾病和病理生理现象如帕金森综合征、阿尔茨海默病、疼痛等的发病机制密切相关，各领域的研究人员正致力于从分子水平上对烟碱受体及其对人体的病理生理调控作用进行研究，发现了一些特异的烟碱受体激动剂。其中一些化合物的生物活性显著，正在作为新药开发的先导物进行深入研究。

第二节   胆碱酯酶抑制药

乙酰胆碱酯酶（acetylcholinesterase，AChE）主要存在于胆碱能神经元、神经肌肉接头、红细胞及其他一些组织中，是体内乙酰胆碱水解所必需的酶。体内还存在其他的胆碱酯酶，如丁酰胆碱酯酶，主要水解苯甲酰胆碱和丁酰胆碱等。AChE 对乙酰胆碱有选择性水解作用，具有重要的生理意义。AChE 是一种分子量为 80 000 的酶蛋白，分子表面有两个能与乙酰胆碱结合的部位，即带负电的阴离子部位和酯解部位。AChE 水解乙酰胆碱的过程为：酶的阴离子部位通过静电引力与 ACh 分子中的季铵阳离子头部结合，同时酶的酯解部位的丝氨酸的羟基与乙酰胆碱分子的羰基碳以共价键形式结合，形成 ACh-AChE 复合物。然后乙酰胆碱酯键断裂，生成胆碱和乙酰化胆碱酯酶。乙酰化胆碱酯酶迅速水解，释放出乙酸，AChE 游离，恢复原有活性。一个酶分子每分钟可水解 3×10^5 个乙酰胆碱分子。一分子乙酰胆碱水解仅需 80 微秒。因此，神经兴奋时末梢释放的乙酰胆碱与受体结合引起效应后，立即被胆碱酯酶水解。乙酰胆碱一旦被水解，效应立即终止。

胆碱酯酶抑制药（cholinesterase inhibitor），又称为抗胆碱酯酶药（anticholinesterase agents），与 ACh 一样也可与胆碱酯酶结合，但比乙酰胆碱与酶的亲和力高得多。其与胆碱酯酶结合后水解较慢，有的甚至难以水解，使酶永久失活。按其与酶结合后水解的难易，分为易逆性与难逆性胆碱酯酶抑制药两大类。

一、易逆性胆碱酯酶抑制药

毒扁豆碱（physostigmine）

毒扁豆碱又名依色林（eserine），是从西非的毒扁豆种子中提出的生物碱，是胆碱酯酶抑制药中应用最早的药物，现已人工合成。其为叔胺类化合物，脂溶性高，口服、注射、黏膜均易吸收，也易透过血脑屏障进入中枢神经系统，小剂量兴奋，大剂量抑制，中毒时可引起呼吸麻痹而死亡，吸收后在外周可产生完全拟似乙酰胆碱的 M 和 N 样作用。毒扁豆碱滴眼后易透过角膜，可缩小瞳孔，降低眼压，收缩睫状肌而引起调节痉挛等。现主要局部应用治疗青光眼，作用较毛果芸香碱强而持久。毛果芸香碱刺激性较大，选择性低，毒性大，收缩睫状肌作用强，用药后常引起睫状肌痉挛，可致头痛、眼痛、视物模糊等副作用，故除治疗青光眼以外，其他用途均被毒性较小的新斯的明取代。

滴眼时应压迫内眦，避免药液经鼻泪管流入鼻腔吸收而中毒。

新斯的明（neostigmine，prostigmine）

新斯的明是人工合成品，化学结构与同类药毒扁豆碱相似。二者的区别之一是新斯的明含有一个季铵基团，而毒扁豆碱含有一个叔胺基团。

【药理作用与作用机制】新斯的明可逆性地与胆碱酯酶结合而抑制酶活性，使内源性乙酰胆碱在体内堆积，表现出拟胆碱作用，故新斯的明又称为间接拟胆碱药。其与胆碱酯酶结合后形成的氨甲酰化胆碱酯酶，水解速度非常慢，酶受抑制的时间长，使内源性乙酰胆碱不能水解而累积，出现明显的生物效应，故新斯的明的作用有赖于内源性乙酰胆碱的释放。一旦胆碱能神经受损，不能释放乙酰胆碱，此时给予新斯的明也不会产生药理作用，而毛果芸香碱或乙酰胆碱则仍有作用。新斯的明对心血管、腺体、眼和支气管平滑肌作用较弱，对胃肠道和膀胱等平滑肌作用较强，而对骨骼肌作用最强。这是由于它除了抑制胆碱酯酶的作用外，还能直接与骨骼肌运动终

板上的 N_M 受体结合，激动该受体，增强骨骼肌的收缩作用。

【药动学】新斯的明含有一个季铵基团，故口服吸收少而不规则。一般口服剂量 15～30 mg，为皮下注射量 0.5～2 mg 的 10 倍以上。口服 30 min 起效，作用维持 2～3 h。注射 5～15 min 奏效，维持约 1 h。不易通过血脑屏障，无中枢作用。滴眼时渗透作用较小，故对眼的作用较弱。进入体内的新斯的明部分被血浆中的胆碱酯酶水解。

【临床应用】

1. 重症肌无力　为一种自身免疫性疾病，患者体内产生了一种 N 受体的抗体，封闭了神经肌肉接头的 N 胆碱受体，损害了受体的功能，导致神经肌肉传递功能障碍。主要症状是骨骼肌呈进行性收缩无力，表现为眼睑下垂，肢体无力，咀嚼和吞咽困难，严重者可出现呼吸困难。一般口服给药，可使症状改善。严重和紧急情况下，皮下或肌内注射后 15 min 奏效，可维持 2～4 h。但要防止剂量过大使兴奋过度转入抑制，引起"胆碱能危象"，反使肌无力症状加剧。

2. 手术后腹胀气及尿潴留　新斯的明能增加肠蠕动及膀胱张力，促进排气和排尿，用于术后腹胀气与尿潴留效果良好。

3. 阵发性室上性心动过速　新斯的明使心脏部位的乙酰胆碱水平增加，产生 M 样作用，可使心率变慢。

4. 肌松药过量中毒　用于非去极化型骨骼肌松弛药如筒箭毒碱的中毒解救，但禁用于去极化型骨骼肌松弛药如琥珀胆碱过量的解救。

【不良反应与禁忌证】治疗量副作用较少，过量时可引起恶心、呕吐、出汗、心动过缓、肌肉震颤和"胆碱能危象"，其中 M 样作用可用 M 受体阻断药阿托品对抗。禁用于支气管哮喘、机械性肠梗阻、尿路梗阻等患者。

吡斯的明（pyridostigmine）

吡斯的明又名美斯的依（mestinon）、溴吡斯的明。

【药理作用】可逆性地抑制 AChE，作用类似于新斯的明，但稍弱。

【药动学】胃肠道吸收差，可进入胎盘，但不能进入中枢。可被血浆胆碱酯酶水解，亦可在肝代谢。原型药和代谢物经尿排出，有微量经乳汁排泄。起效慢，作用时间较长。口服 $t_{1/2}$ 约为 3.3 h，达峰时间为 1～5 h，生物利用度为 11.5%～18.9%。静注 $t_{1/2}$ 约为 1.6 h。

【临床应用】本品可用于重症肌无力，可依据病情口服、肌注或静注给药。用于非去极化型肌松药过量中毒解救，效果不如新斯的明。也用于麻痹性肠梗阻和手术后尿潴留。吡斯的明可促进胃收缩和肠蠕动，一些患者如帕金森病患者的肠蠕动减弱，导致严重便秘，可用本药治疗。

【不良反应与禁忌证】与新斯的明类似，但 M 样作用较轻。接受大剂量治疗的重症肌无力患者可能会出现精神异常。机械性肠梗阻、尿路梗阻者禁用。支气管哮喘患者慎用。

本类药除上述药物以外，还有加兰他敏、地美溴铵、安贝氯铵、他克林等，它们的临床应用特点见表 7-1。

可逆性胆碱酯酶抑制药近年来的研究进展主要在于研发中枢选择性的、治疗阿尔茨海默病（Alzheimer disease）的药物，该病的发生与中枢神经元突触损害以及 ACh 水平降低有关，尽管还有其他多种途径提高中枢 ACh 水平，但中枢选择性胆碱酯酶抑制药仍然是目前的主要治疗药物。在一些酶和受体的作用部位可能存在多个活性中心。近年来研究表明：乙酰胆碱酯酶有两个活性中心，作为抑制药，能同时可逆地抑制两个活性中心，有可能大大提高药物的活性。据此理论设计的胆碱酯酶抑制药有双分子他克林和双分子石杉碱甲及其衍生物等。

表 7-1　其他胆碱酯酶抑制药的特点

药物	临床应用特点
加兰他敏（galanthamine）	作用较弱，用于重症肌无力、脊髓灰质炎后遗症和阿尔茨海默病的治疗
溴地斯的明（distigmine bromide）	作用与新斯的明相似，维持时间较长，除与短效拟胆碱药合用治疗重症肌无力外，也可治疗术后小肠蠕动迟缓、尿潴留及神经源性膀胱
地美溴铵（demecarium bromide）	药效可持续 9 天以上，主要用于治疗晶状体正常的开角型青光眼及其他药物治疗无效的青光眼
依酚氯铵（edrophonium chloride，腾喜龙，tensilon）	胆碱酯酶抑制作用较弱，对骨骼肌 N_M 受体的选择性较高，作用快而短暂，临床上用于重症肌无力的诊断
安贝氯铵（ambenonium，酶抑宁，mytelase）	胆碱酯酶抑制作用和骨骼肌兴奋作用均较新斯的明强，作用时间长，口服用于治疗重症肌无力，适用于不能耐受新斯的明和吡斯的明的患者
他克林（tacrine）	可逆性抑制中枢 AChE 的活性，口服吸收快，可较长时间滞留于中枢，主要用于阿尔茨海默病的治疗。亦可作为呼吸兴奋剂，减轻吗啡治疗时的呼吸抑制

二、难逆性胆碱酯酶抑制药

本类胆碱酯酶抑制药主要是指有机磷酸酯类（organophosphates），它们可与胆碱酯酶牢固结合，且不易水解，酶的活性难以恢复，使体内的 ACh 大量积聚，故对人畜均有强烈毒性，主要用作农药及环境杀虫剂，如美曲膦酯（敌百虫，dipterex）、乐果（rogor）、敌敌畏（DDVP）、对硫磷（parathion）、内吸磷（systox）等，有些剧毒类如塔崩（tabun）、沙林（sarin）和梭曼（soman）还被用作化学武器。

本类化合物挥发性强、脂溶性高，可通过皮肤、呼吸道和消化道吸收，经消化道吸收中毒者，多是由于服用本类药物（自杀或他杀），或误食被该类药物污染的食物所致。职业性中毒时，多经呼吸道和皮肤吸收所致。

【急性中毒机制】有机磷酸酯类分子中的磷原子以共价键与胆碱酯酶酯解部位丝氨酸上的羟基结合后生成难以水解的磷酰化胆碱酯酶，使 AChE 失活，导致乙酰胆碱在体内堆积，引起一系列中毒症状。如未及早应用胆碱酯酶复活剂，在数分钟或数小时内，磷酰化胆碱酯酶即发生"老化"，对胆碱酯酶复活剂形成了抵抗力，给抢救带来困难，须待新生的 AChE 出现方能恢复水解 ACh 的能力，因此，抢救时必须及早应用胆碱酯酶复活剂。

【急性中毒症状】乙酰胆碱作用非常广泛，中毒时体内乙酰胆碱大量堆积，出现多种中毒症状。可归纳为 M 样症状（瞳孔缩小、流涎、呼吸道分泌增加、出汗、支气管痉挛、恶心、呕吐、二便失禁、心率减慢和血压下降等）、N 样症状（肌肉震颤、抽搐等）和中枢神经系统中毒反应（不安、谵妄、昏迷和呼吸抑制等）。一般轻度中毒者以 M 样症状为主，中度中毒者同时出现 M 和 N 样症状，严重中毒者除 M 和 N 样症状外，还出现中枢神经系统症状。中毒致死的原因主要是呼吸道阻塞（支气管平滑肌痉挛和呼吸道腺体分泌增多所致）、肺水肿和呼吸肌麻痹等，个别患者也可出现循环衰竭。

【急性中毒的解救原则】

1. 清除毒物，避免继续吸收　如系皮肤吸收，应立即用温水或肥皂水清洗皮肤；对经口中毒者，可用 2% 碳酸氢钠或 1% 食盐水反复洗胃，然后用硫酸镁导泻。但有些毒物例外，如美曲膦酯中毒时不可用碱性溶液清洗皮肤或洗胃，因在碱性条件下其可转变成敌敌畏使毒性增加。

2. 对症治疗缓解症状　除一般吸氧、人工呼吸、补液等处理外，及早、足量、反复给予阿托品以解除 M 样症状，同时也能解除部分中枢神经系统中毒症状，大剂量阿托品还能阻断神经节的 N_N 胆碱受体，对抗有机磷酸酯类对神经节的兴奋作用，但阿托品不能阻断 N_M 受体，对骨骼肌震颤无效。剂量按病情轻重而定。

3. 使用特效解毒药如碘解磷定等，恢复胆碱酯酶的活性　阿托品无复活胆碱酯酶的作用，疗效不易巩固，对中度和重度中毒患者，需与特效解毒药胆碱酯酶复活剂合用。

【**慢性中毒**】　多见于生产和使用农药的人员，其血液中 AChE 活性显著而持久地下降。主要表现为头痛、头晕、失眠、乏力等神经衰弱症状，偶见肌束颤动和瞳孔缩小。含氟的有机磷尚可引起严重的多发性神经炎，严重者可导致肌肉瘫痪，目前尚缺乏有效的治疗措施，阿托品和解磷定类药物治疗效果都不满意。对职业接触者应定时检查血中胆碱酯酶的活性，当血液中的 AChE 的活性降至 50% 时，应暂时停止接触。

三、胆碱酯酶复活剂

胆碱酯酶复活剂（cholinesterase reactivators）是一类能使失活的胆碱酯酶恢复活性的药物，常用的有碘解磷定和氯解磷定，分别简称为碘磷定和氯磷定，它们都属于肟类化合物（＝NOH）。

碘解磷定（pralidoxime iodide）

碘解磷定又称派姆碘化物（PAM-I），为最早应用于临床的胆碱酯酶复活药。水溶性小，且水溶液不稳定，久置可释放出碘，故必须临用时配制，本品含碘，刺激性大，只能静脉给药。

【**药理作用**】　肟类化合物（包括氯解磷定和碘解磷定等）与磷酰化的胆碱酯酶接触后，其分子中带正电荷的季铵阳离子与酶的阴离子部位以静电引力相结合，而其肟基结构部分则与磷酰化胆碱酯酶的磷酰基团共价结合，形成碘磷定–磷酰化胆碱酯酶复合物。裂解后形成磷酰化解磷定，使胆碱酯酶游离而复活（图 7-4）。但对中毒过久的老化磷酰化胆碱酯酶解毒效果差，故应及早应用胆碱酯酶复活剂。另外肟类化合物还可与体内游离的有机磷酸酯类结合，形成无毒的磷酰化物，阻止游离的有机磷酸酯类与胆碱酯酶继续结合。

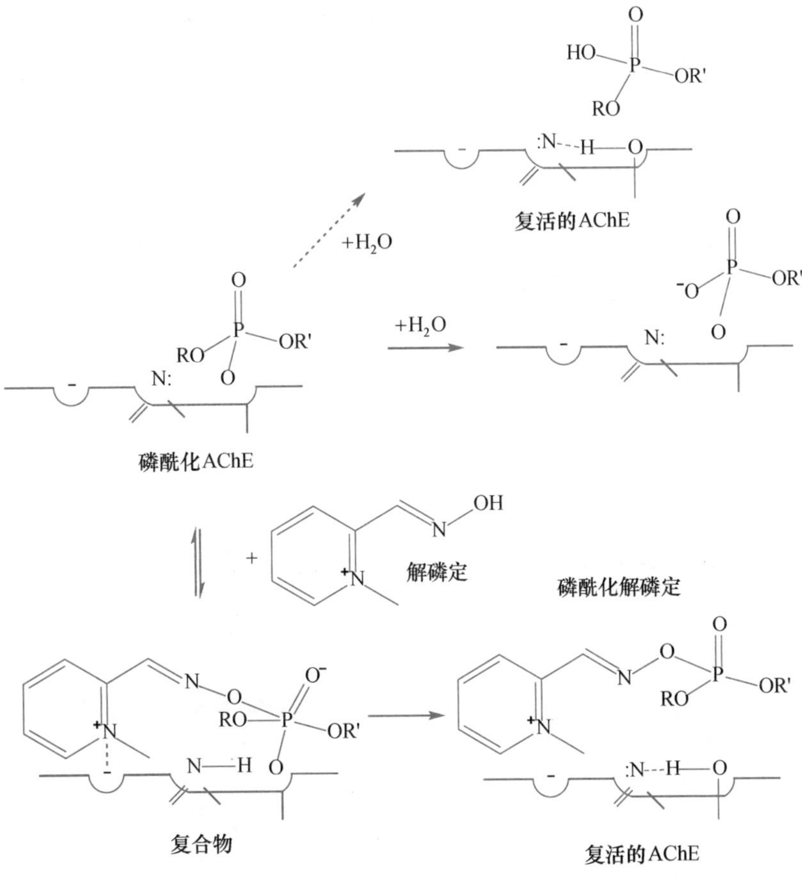

图 7-4　胆碱酯酶复活剂的作用机制图

【药动学】碘磷定在肝中代谢，代谢物和原型药均可很快从肾排出。静注时 $t_{1/2} < 1$ h，6 h 内排出量为 80%，必须重复给药，才能达到预期效果。大剂量可透过血脑屏障，对中枢症状也有效。

【临床应用】主要用于中度和重度有机磷酸酯类中毒，但解毒效果与有机磷酸酯类的化学结构和胆碱酯酶被抑制的时间长短有关，如对内吸磷、马拉硫磷、对硫磷中毒的疗效较好；对美曲膦酯、敌敌畏疗效较差；对乐果疗效最差。在神经肌肉接头，恢复酶活性的作用表现最明显，能迅速制止肌束颤动；而对 M 样中毒症状恢复则较差；中枢作用促使昏迷的患者易于苏醒。碘磷定不能直接对抗体内积聚的 ACh 的作用，因此需要与阿托品合用才能获得好的疗效。

【不良反应】治疗量时少见，但静注过速，可产生轻度乏力、视物模糊、眩晕、恶心、呕吐和心动过速等反应。剂量过大，也可直接与胆碱酯酶结合，抑制酶的活性，加剧中毒程度。偶有咽痛及腮腺肿大等反应。

氯解磷定（pralidoxime chloride）

氯解磷定又称派姆氯化物（PAM-Cl），特点是水溶性大，稳定性好，无刺激，故可制成注射剂供肌内注射或静脉注射，使用方便。其作用和用途与碘解磷定相似，作用较前者强，起效快，肌注后 1 ~ 2 min 即可生效，肾排泄快，特别适用于农村基层使用和初步急救。不良反应较少，可替代碘解磷定。

思考题

1. 试述乙酰胆碱的 M 样和 N 样作用。
2. 试述毛果芸香碱的药理作用、作用机制和临床应用。
3. 试述新斯的明的药理作用、临床应用、不良反应和应用注意事项。
4. 试述氯磷定的药理作用、临床应用及不良反应。
5. 试述有机磷酸酯类急性中毒的机制和解救原则。

（黄　卓）

第八章　胆碱受体阻断药

学习要求：

1. 掌握阿托品、筒箭毒碱、琥珀胆碱的药理作用、临床应用、不良反应及中毒解救方法
2. 熟悉东莨菪碱、山莨菪碱及其他合成代用品的临床应用及特点
3. 了解非去极化型肌松药的应用及特点
4. 了解胆碱受体阻断药的分类及各类代表药

胆碱受体阻断药（cholinoceptor blocking drugs）对胆碱受体亲和力强，能与乙酰胆碱或其激动药竞争与受体的结合，但无内在活性，从而拮抗拟胆碱药的作用。依据对 M 和 N 受体选择性的不同，分为两类：M 胆碱受体阻断药（M-cholinoceptor blocking drugs）和 N 胆碱受体阻断药（N-cholinoceptor blocking drugs）。

第一节　M 胆碱受体阻断药

M 胆碱受体阻断药，也称抗毒蕈碱药（antimuscarinic drugs），能阻断节后胆碱能神经支配的效应器细胞上的 M 胆碱受体，发挥抗 M 样作用，表现出与 M 受体激动药毛果芸香碱相反的作用，其代表药为阿托品。

一、阿托品类生物碱

该类生物碱包括阿托品、东莨菪碱、山莨菪碱等，均系从茄科植物颠茄（*Atropa belladonna* L.）、曼陀罗（*Datura stramonium* L.）或莨菪（*Hyoscyamus niger*）等中提取的生物碱，为托品酸和有机碱结合的有机酯类。其中，东莨菪碱与樟柳碱在 6、7 位碳原子上有一氧桥，樟柳碱在托品酸部位多一羟基。氧桥的存在使化合物具有中枢镇静作用，而羟基可减弱中枢镇静作用（图 8-1）。因此，东莨菪碱的中枢镇静作用最强，樟柳碱的中枢镇静作用较弱。

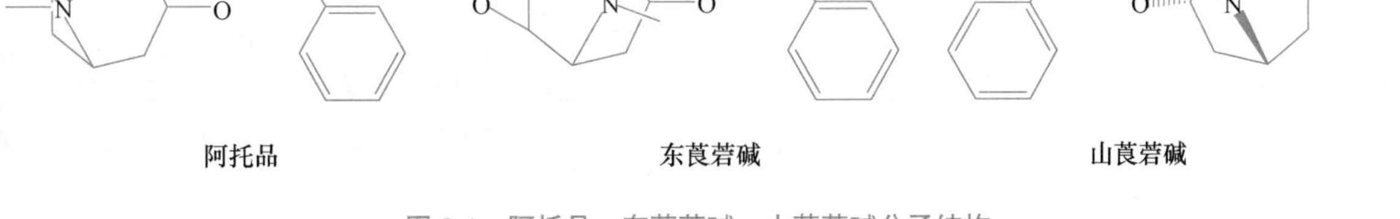

阿托品　　　　　　　　东莨菪碱　　　　　　　山莨菪碱

图 8-1　阿托品、东莨菪碱、山莨菪碱分子结构

阿托品（atropine）

天然存在的为不稳定的左旋莨菪碱（*l*-hyoscyamine），其作用比右旋体强 100 倍，但性质不稳定，在提取过程中得到稳定的消旋莨菪碱，即阿托品。

【药理作用】阿托品可与乙酰胆碱或其他 M 受体激动剂竞争 M 受体，阻止它们与受体结合，从而拮抗乙酰胆碱和其他 M 激动剂的效应，但对 M 受体三种亚型 M_1、M_2 和 M_3 受体无选择性。

阿托品具有广泛的药理作用，不同效应器对阿托品的敏感性不同，最敏感的组织有唾液腺、支气管腺体和汗腺。内脏平滑肌和心脏对阿托品的反应性为中等，胃壁细胞对阿托品的敏感性最低。

1. 抑制腺体分泌　胆碱能神经支配多种腺体，神经兴奋时，腺体分泌增加。阿托品阻断 M 受体，抑制腺体分泌。阿托品对唾液腺和汗腺选择性高，小剂量（0.3～0.5 mg）即可抑制其分泌，引起口干和皮肤干燥，同时泪腺和呼吸道腺体分泌也减少，但对胃酸的分泌影响较小，因胃酸的分泌主要受促胃液素调节。

2. 松弛内脏平滑肌　对胆碱能神经支配的内脏平滑肌均有松弛作用，当平滑肌处于过度活动或痉挛时松弛作用更明显。不同组织的平滑肌对阿托品的敏感性不同，对胃肠平滑肌痉挛、胃肠绞痛的缓解效果最明显；对膀胱逼尿肌的解痉作用次之；对输尿管、胆管、支气管及子宫平滑肌的解痉作用较弱。对括约肌的作用不肯定。

3. 散瞳、升高眼内压和调节麻痹　阿托品阻断瞳孔括约肌的 M 受体，使瞳孔括约肌松弛，而瞳孔扩大肌功能占优势，表现出瞳孔散大。由于扩瞳作用，虹膜退向周围边缘，压迫前房角，使前房角间隙变窄，阻碍房水回流入血液循环，使房水滞留而升高眼压。阿托品也可松弛睫状肌而将其推向外缘，并使悬韧带拉紧，晶状体固定在扁平状态，屈光度降低，不能将近距离的物体清晰地成像于视网膜上，使近视模糊不清，只适于看远物，称为调节麻痹。

4. 解除迷走神经对心脏的抑制　低剂量的阿托品（0.5 mg）常使部分患者的心率轻度短暂地减慢，这可能是阿托品阻断副交感神经节后纤维的 M_1 受体，通过负反馈调节，使 ACh 释放增加的结果。较大剂量（1～2 mg）可阻断窦房结 M 受体，因而解除了迷走神经对心脏的抑制，使心率加快，心率加快的程度取决于迷走神经对心脏抑制的程度。健康的青年人迷走神经张力相当高，阿托品的影响最显著，如肌注 2 mg 后，每分钟心率可增加 35～40 次。婴儿和老年人即使使用大剂量阿托品也不加快心率。此外，阿托品也能对抗迷走神经过度兴奋所致的房室传导阻滞和由于窦房结功能低下而出现的室性异位节律。

5. 对血管和微循环的影响　治疗量的阿托品对血管、血压无明显影响，这与大多数血管缺乏胆碱能神经支配有关。中毒剂量的阿托品或少数患者在正常剂量时，产生皮肤血管扩张，表现为皮肤潮红、温热，特别是面部血管扩张，出现面部潮红。当机体组织器官的微小血管痉挛时，大剂量的阿托品也有明显的解痉作用。其扩张小血管的机制尚未完全阐明，但一般认为其与抗胆碱作用无关。有报道认为其可能阻断 α 受体而使血管扩张，也有人认为这是机体对阿托品引起体温升高的代偿性散热反应所致。

6. 对中枢神经系统的作用　治疗量的阿托品对中枢神经系统作用不明显；较大剂量（1～2 mg）可兴奋延髓呼吸中枢；剂量更大（2～5 mg）则能兴奋大脑，出现烦躁不安、多言、谵妄等反应；中毒剂量（如 10 mg 以上）产生幻觉、定向障碍、运动兴奋，以至惊厥；严重中毒由兴奋转入抑制，出现昏迷。

【药动学】口服后迅速经胃肠道吸收，生物利用度为 80%，1 h 后作用达高峰，$t_{1/2}$ 约 2.5 h。吸收后分布于全身组织，可透过胎盘，也可进入中枢，0.5～1 h 中枢可达较高水平。肌注 12 h 后，85%～88% 经肾排出。通过房水循环排出较慢，滴眼后作用可持续 72 h。

【临床应用】

1. 用于各种内脏绞痛　对胃肠绞痛，膀胱刺激症状如尿频、尿急等疗效较好，但对胆绞痛或肾绞痛疗效较差，常需与阿片类镇痛药合用。

2. 抑制腺体分泌　用于全身麻醉前给药，以减少呼吸道腺体及唾液腺分泌，防止分泌物阻塞呼吸道及吸入性肺炎的发生。也可用于严重的盗汗及流涎症。胰腺的分泌受迷走神经影响较小，因此，阿托品对胰腺分泌的直接影响较小，但它可减弱消化道蠕动，延缓胃内酸性物质进入十二指肠，降低胰液分泌量和胰蛋白酶的活性，使肠促胰液素的释放减少，临床用于治疗胰腺炎。

3. 眼科

（1）虹膜睫状体炎：0.5%～1%阿托品溶液滴眼，可松弛虹膜括约肌和睫状肌，使之充分休息，有利于缓解疼痛和充血水肿，有助于炎症消退，同时还可预防虹膜与晶状体的粘连。

（2）验光配眼镜：眼内滴入阿托品可使睫状肌松弛，具有调节麻痹作用，此时由于晶状体固定，可准确测定晶状体的屈光度。但阿托品作用持续时间较长，其调节麻痹作用可维持2～3天，视力恢复较慢，现已少用。只有儿童验光时，仍用之，因儿童的睫状肌调节功能较强，需用阿托品发挥其充分的调节麻痹作用。

4. 缓慢型心律失常　阿托品可用于治疗迷走神经过度兴奋所致窦房阻滞、房室阻滞等缓慢型心律失常。在急性心肌梗死的早期，尤其是发生在下壁或后壁的急性心肌梗死，常有窦性或房室结性心动过缓，严重时可引起低血压及迷走神经张力过高，导致房室传导阻滞。阿托品可恢复心率以维持正常的心脏动力学，从而改善患者的临床症状。但阿托品剂量需谨慎调节，剂量过大则引起心率加快，而增加心肌耗氧量，并有引起室颤的危险。

5. 休克　如感染性休克患者的微血管痉挛，大剂量阿托品在增加组织有效血流灌注量、改善微循环的同时，休克症状也随之缓解。曾认为阿托品的抗休克作用是直接扩张血管而改善微循环，现认为是由于阿托品具有细胞保护作用，可提高细胞对缺血、缺氧的耐受力，保护细胞的完整性；稳定溶酶体和线粒体等亚细胞结构，减少溶酶体酶的释放和休克因子的产生，对抗多种细胞因子和体液因子引起的微循环障碍，从而发挥抗休克作用。但对休克伴有高热或心率过快者，不用阿托品。

6. 解救有机磷酸酯类中毒　注射大剂量阿托品是重要的解毒措施，剂量按病情轻重而定，可解除中毒患者的 M 样症状，如瞳孔缩小、流涎、呼吸道分泌增加、出汗、支气管痉挛等；同时也能解除部分中枢神经系统症状，兴奋呼吸中枢，使昏迷患者苏醒；大剂量阿托品还能阻断神经节的 N_N 胆碱受体，对抗有机磷酸酯类对神经节的兴奋作用。但阿托品不能阻断 N_M 受体，对骨骼肌震颤无效。中毒患者在胆碱酯酶活力极度低下时，对阿托品常有超常耐受力。对重度中毒者，阿托品要足量和反复持续使用，使之出现"轻度阿托品化"症状，如瞳孔扩大、颜面潮红、腺体分泌减少、口干、轻度躁动不安等体征，此后适当减量维持。阿托品无复活胆碱酯酶的作用，疗效不易巩固，对中度和重度中毒病例，须与胆碱酯酶复活剂合用。两药合用时，随着胆碱酯酶的活力逐渐恢复，机体对阿托品的耐受力也随之降低，此时必须随时减少阿托品的用量，否则易发生阿托品中毒。

【不良反应与禁忌证】本品作用广泛，当某一作用为治疗作用时，其他作用便成为副作用。常见的有口干、心率加快、视物模糊、皮肤干燥、小便困难等。一般在停药后逐渐消失，不需特殊处理。极少数过敏者可发生皮疹。在炎热天气，由于抑制汗腺分泌而使体温上升，容易中暑。此外，酸中毒患者可耐受极大剂量的阿托品，此时阿托品不易显效；而一旦酸中毒纠正后，较小剂量阿托品就能显效，故此类患者使用时须特别注意，以防中毒。

阿托品中毒除上述"阿托品化"外，中枢兴奋现象严重，出现呼吸加快加深、烦躁不安、谵妄、幻觉及惊厥等。严重中毒时可由兴奋转入抑制，导致昏迷，终因呼吸麻痹而死亡。青光眼及前列腺肥大患者禁用，后者因阿托品可使尿道括约肌收缩而加重排尿困难。

【中毒解救】主要是对症处理，用镇静药或抗惊厥药对抗阿托品的中枢兴奋症状，同时用拟胆碱药毛果芸香碱或毒扁豆碱对抗"阿托品化"。毒扁豆碱能透过血脑屏障对抗其中枢症状，故效果比新斯的明好。呼吸抑制可同时采用人工呼吸和吸氧。

东莨菪碱（scopolamine）

东莨菪碱的中枢镇静及抑制腺体分泌作用强于阿托品，小剂量就有明显的镇静作用，较大剂量产生催眠作用，个别患者也有呼吸兴奋和躁动等兴奋现象。东莨菪碱还有防晕、止吐作用，可能与其抑制前庭神经内耳功能或大脑皮质功能有关。临床用于麻醉前给药；与苯海拉明合用于晕船、晕车的治疗；治疗妊娠或放射病所致的呕吐；利用其中枢抗胆碱作用治疗帕金森病，有缓解流涎、震颤和肌肉强直的效果。不良反应及禁忌证与阿托品相似。

山莨菪碱（anisodamine）

此药为我国特产茄科植物山莨菪中提取的一种生物碱，简称"654"，人工合成品称"654-2"。它具有明显的外周抗胆碱作用，平滑肌解痉及心血管抑制作用与阿托品相似；可解除血管痉挛，降低血黏度，抑制血小板聚集，有较强的改善微循环作用；抑制唾液分泌和散瞳作用比阿托品弱；不易通过血脑屏障，中枢兴奋作用弱。由于其作用选择性高，不良反应少，已替代阿托品广泛用于治疗各种感染中毒性休克和内脏平滑肌绞痛，也用于急性胰腺炎等。禁忌证同阿托品。

二、阿托品的合成代用品

阿托品的选择性差，作用面广，不良反应多。现已通过改变其化学结构，半合成或全合成不少阿托品的代用品，以提高作用选择性，增加疗效，减少不良反应。其中包括扩瞳药、解痉药和选择性 M_1 受体阻断药。

（一）合成扩瞳药

目前临床主要用于扩瞳的药物有后马托品（homatropine）、托吡卡胺（tropicamide）、环喷托酯（cyclopentolate）和尤卡托品（eucatropine）等，这些药物与阿托品比较，其扩瞳作用维持时间明显缩短，故适合于一般的眼科检查（表8-1）。

表 8-1　几种合成扩瞳药的作用比较

药物	浓度（%）	扩瞳作用		调节麻痹作用	
		高峰（min）	消退（d）	高峰（min）	消退（d）
硫酸阿托品	1.0	30～40	7～10	1～3	7～12
氢溴酸后马托品	1.0～1.2	40～60	1～2	0.5～1	1～2
托吡卡胺	0.5～1.0	20～40	1/4	0.5	< 0.25
环喷托酯	0.5	30～50	1	1	0.25～1
尤卡托品	2.0～5.0	30	1/12～1/4	—	—

（二）合成解痉药

丙胺太林（propantheline）

丙胺太林又称普鲁本辛（probanthine），分子中含季铵类结构，是一种临床常用的合成解痉药。口服吸收不完全，食物可妨碍其吸收，故宜在饭前 0.5～1 h 服用，作用时间约为 6 h。本品对胃肠道 M 胆碱受体的选择性较高，治疗量即可明显抑制胃肠平滑肌，并能不同程度地减少胃液分泌。可用于胃十二指肠溃疡、胃肠痉挛和泌尿道痉挛，也可用于遗尿症及妊娠呕吐。不良反应类似于阿托品，中毒量可因神经肌肉接头传递阻滞而引起呼吸麻痹。

本类药尚有奥芬溴铵（oxyphenonium）、格隆溴铵（glycopyrronium bromide）、戊沙溴铵（valethamate bromide）、地泊溴铵（diponium bromide）和喷噻溴铵（penthienate bromide）等，均可用于缓解内脏平滑肌痉挛，作为消化性溃疡的辅助用药。

双环胺（dicyclamine）

其又名双环维林（diclomezine），为叔胺类解痉药，抗胆碱作用弱，显示非特异性平滑肌松弛作用。治疗量可减少胃肠道、胆道、输尿管和子宫平滑肌痉挛，对腺体、眼和心血管系统作用轻微。主要用于平滑肌痉挛、肠蠕动亢进和消化道溃疡。选择性高，副作用少。

贝那替秦（benactyzine）

其又名胃复康，含叔胺基，口服较易吸收，能缓解平滑肌痉挛，抑制胃液分泌，此外尚有安定作用。适用于兼有焦虑症的溃疡患者，亦可用于肠蠕动亢进及膀胱刺激征患者。不良反应有口干、头晕及嗜睡等。

此外，叔胺类解痉药尚有羟苄利明（oxyphencyclimine）、黄酮哌酯（flavoxate）和奥昔布宁（oxybutynin）等，这些药物均有非特异性内脏平滑肌解痉作用。

三、选择性 M_1 受体阻断药

上述阿托品及其合成或半合成的类似物，绝大多数对 M 胆碱受体亚型缺乏选择性，因此在临床使用时副作用较多。M 受体亚型选择性阻断药对受体的特异性较高，从而使副作用明显减少。

哌仑西平（pirenzepine）为选择性 M_1 受体阻断药，其结构式与丙米嗪相似，属三环类药物。替仑西平（telenzepine）为哌仑西平同类物，但其对 M_1 受体的选择性阻断作用更强。两药均可抑制胃酸及胃蛋白酶的分泌，用于消化性溃疡的治疗，且在治疗剂量时较少出现口干和视物模糊等反应；还可用于支气管阻塞性疾病治疗，可能与其拮抗迷走神经功能有关。由于这些药物不易进入中枢，故无阿托品样中枢兴奋作用。

第二节　N 胆碱受体阻断药

一、N_N 胆碱受体阻断药——神经节阻断药

N_N 胆碱受体阻断药（N_N cholinoceptor blocking drugs）选择性阻断神经节内乙酰胆碱对 N_N 受体的激动作用，从而阻断神经冲动在神经节中的传递，故也称神经节阻断药（ganglion blocking agents）。神经节阻断药同时阻断交感神经节和副交感神经节，因而其影响面广，药效表现复杂。它对效应器的具体效应要视两类神经对该器官的支配以哪类神经占优势而定。如交感神经对血管的支配占优势，用神经节阻断药后，则使血管，特别是小动脉扩张，总外周阻力下降，加上静脉扩张，回心血量和心排血量减少，结果使血压显著下降。又如在胃肠道、眼、膀胱等平滑肌和腺体则以副交感神经支配占优势，用药后出现便秘、扩瞳、尿潴留和口干等。本类药物有美加明（mecamylamine）、樟磺咪芬（trimethaphan，阿方那特，arfonad）等，曾用于高血压治疗，但由于其作用广泛，不良反应多，且降压作用过强过快，现已不用。

二、N_M 胆碱受体阻断药——骨骼肌松弛药

N_M 胆碱受体阻断药（N_M cholinoceptor blocking drugs）选择性阻断乙酰胆碱对神经肌肉接头处 N_M 受体的激动作用，阻断冲动在神经肌肉接头的传递，使骨骼肌松弛，故又称骨骼肌松弛药（skeletal muscular relaxants），或称神经肌肉阻断药（neuromuscular blocking agents）。主要用作

全身麻醉的辅助药，便于在较浅的麻醉下进行外科手术。根据作用机制不同，可分为非去极化型（nondepolarizing agents）和去极化型（depolarizing agents）两类。

（一）非去极化型肌松药

非去极化型肌松药又称竞争型肌松药（competitive muscular relaxants），能与乙酰胆碱竞争神经肌肉接头的 N_M 胆碱受体，可逆性阻断乙酰胆碱的去极化作用，使骨骼肌松弛。胆碱酯酶抑制药（如新斯的明）可拮抗其肌松作用。

筒箭毒碱（*d*-tubocurarine）

本品为番本科植物箭毒中提取的生物碱，右旋体具有药理活性。目前已很少用。

【药理作用】给药后不同部位的肌松快慢不同，眼与头部的肌肉先松弛，其次是颈部、四肢、躯干肌，接着是肋间肌，最后累及膈肌，患者可因呼吸肌全部麻痹而死亡。停药后肌松消失的次序与肌松次序正好相反。剂量加大也可阻断神经节，促进组胺释放，导致血压下降及支气管痉挛等。

【药动学】口服难吸收，静注后 2 min 即显效，3～4 min 达高峰，作用维持 20～40 min。

大部分以原型从肾排出，5%～12% 随胆汁排出，仅有一小部分在体内代谢。主要由于本品在体内再分布而使作用消失，故重复用药注意防止蓄积中毒。

【临床应用】本品是全身麻醉的辅助药，能使肌肉松弛，有利于外科手术的进行。乙醚及氟烷能增强其肌松效能，故合用时要适当减量，以免引起中毒。中毒后可用新斯的明解救。

泮库溴铵（pancuronium）

本品又名本可松（pavulon），肌松作用为筒箭毒碱的 5 倍，无神经节阻断作用，也不促进组胺释放，故不引起血压下降及支气管收缩，哮喘患者也可使用。具有 M 受体阻断作用，并抑制去甲肾上腺素能神经末梢对 NA 的再摄取，较大剂量可引起心动过速与不同程度的血压升高，能纠正氟烷引起的低血压。临床用于气管插管、手术中的肌肉松弛、制止破伤风惊厥时的肌肉痉挛、机械通气治疗时的呼吸控制。不良反应为用药后可出现血压升高、脉率加快。敏感患者有烧灼感。

除泮库溴铵外，属于类固醇铵类结构的药物主要还包括哌库溴铵、罗库溴铵和维库溴铵等。此外，胆碱酯酶抑制药还有阿曲库铵、多库铵和米库铵等，其均属于苄基异喹啉类结构。由于体内过程不同，它们在起效时间和维持时间上存在差异。这些药物目前已基本上取代了传统的筒箭毒碱，用作麻醉辅助药，详见表 8-2。

表 8-2　各类非去极化肌松药特点的比较

分类及药物	肌松特点	持续时间（min）	起效时间（min）	消除方式
天然生物碱类（环苄基异喹啉）				
筒箭毒碱（*d*-tubocurarine）	长效	80～120	4～6	肝代谢、肾消除
苄基异喹啉				
阿曲库铵（atracurium）	中效	30～40	2～4	血浆酯酶水解
多库铵（doxacurium）	长效	90～120	4～6	肝代谢、肾消除
米库铵（mivacurium）	短效	12～18	2～4	血浆酯酶水解
类固醇铵				
泮库溴铵（pancuronium）	长效	120～180	4～6	肝代谢、肾消除
哌库溴铵（pipecuronium）	长效	80～120	2～4	肝代谢、肾消除
罗库溴铵（rocuronium）	中效	30～40	1～2	肝代谢、肾消除
维库溴铵（vecuronium）	中效	30～40	2～4	肝代谢、肾消除

（二）去极化型肌松药

此类药以琥珀胆碱为代表，它与 N_M 受体结合后，可持续兴奋受体，产生乙酰胆碱样作用，随后受体失去兴奋性，而产生肌松效应。与前一类肌松药相比，本类药的作用有两个时相——去极化（depolarization）和脱敏（desensitizing），作用机制目前仍不完全清楚。琥珀胆碱与后膜上 N_M 受体结合后，兴奋受体，产生乙酰胆碱样的作用，开放离子通道，使后膜去极化，产生终板电位，出现短暂的肌肉收缩，因不同部位骨骼肌去极化的时间先后顺序不同，而出现不协调的肌束颤动。膜的持续去极化状态，使之逐渐失去兴奋性，对再次冲动不产生反应，而导致肌肉松弛，即去极化。此后，初期的膜去极化减少而变为复极化。尽管已经复极化，只要本类药琥珀胆碱存在，膜不会被乙酰胆碱再次去极化，即膜对乙酰胆碱作用脱敏。新斯的明与本类药有一定的协同作用。

琥珀胆碱（succinylcholine）

其又名司可林（scoline），由琥珀酸和 2 分子的胆碱组成，琥珀胆碱在碱性溶液中易破坏，如与硫喷妥钠混合，活性很快下降。

琥珀胆碱结构

【药理作用】肌松部位通常先从颈肌开始，逐渐波及肩胛、腹部及四肢，肌松作用以颈部和四肢肌肉最明显，面、舌、咽喉和咀嚼肌次之，而对呼吸肌麻痹作用不明显。大剂量琥珀胆碱可兴奋迷走神经，故有些患者可出现心率减慢，心律失常，血压下降，甚至心脏突然停搏，可用阿托品对抗。

【药动学】口服不吸收，注射后绝大部分被血浆和肝中的胆碱酯酶破坏，仅有小部分随尿以原型排出。首先水解成琥珀酰单胆碱，肌松作用大为减弱，继而缓慢水解成琥珀酸与胆碱，肌松作用完全消失。静注后 20 s 内出现肌震颤，1 min 内显示肌松效果，2 min 内作用达峰，5 min 左右作用消失，静脉持续滴注可使作用延长。本品起效快，维持时间短，故易于控制。新斯的明抑制胆碱酯酶，从而加强和延长琥珀胆碱的作用。

【临床应用】由于本品对喉肌的松弛作用较强，故静脉注射给药适用于气管内插管、气管镜、食管镜检查等短时操作。静脉滴注也可用于较长时间手术。该药个体差异较大，故应按反应调节滴速，以获满意效果。本药可引起强烈的窒息感，故对清醒患者禁用，可先用硫喷妥钠行静脉麻醉，再给琥珀胆碱。

【不良反应及注意事项】

1. 窒息　过量可致呼吸肌麻痹，严重窒息可见于遗传性胆碱酯酶活性低下者，用时需备有人工呼吸机。

2. 肌束颤动　琥珀胆碱产生肌松作用前有短暂肌束颤动，25%～50% 患者术后肩胛部、胸腹部肌肉疼痛，一般 3～5 天可自愈。

3. 血钾升高　由于肌肉持久性去极化而释放钾离子，使血钾升高。如患者同时有大面积软组织损伤如烧伤、恶性肿瘤、肾功能损害及脑血管意外等疾患存在，则血钾可升高 20%～30%，应禁用本品。

4. 其他　尚有减慢心率、增加腺体分泌、促进组胺释放等作用。特异质患者尚可表现为恶性高热，如抢救不及时，死亡率高。

【药物相互作用】本品在碱性溶液中可分解，故不宜与硫喷妥钠混合使用。凡可降低胆碱酯酶活性的药物都可使其作用增强，如胆碱酯酶抑制药、环磷酰胺、氮芥等抗肿瘤药、普鲁卡因、可卡因等局麻药。大剂量氨基糖苷类抗生素如卡那霉素和肽类抗生素如多黏菌素 B 有肌肉松弛作用，与琥珀胆碱合用时，易致呼吸麻痹，应慎用。

思考题

1. 试述阿托品的药理作用及临床应用，当应用治疗量阿托品治疗心律失常时，可能产生哪些不良反应？

2. 山莨菪碱、东莨菪碱的药理学特点是什么？

3. 简述合成扩瞳药后马托品、合成解痉药丙胺太林及 M_1 受体阻断药哌仑西平的特点。

4. 肌松药分哪几类？琥珀胆碱和筒箭毒碱的药理学特点和临床应用是什么？中毒时该如何抢救？

（黄　卓）

第九章　拟肾上腺素药

学习要求：

1. 掌握肾上腺素受体激动药（肾上腺素、去甲肾上腺素、异丙肾上腺素）的药理作用、作用机制、临床应用、不良反应和禁忌证

2. 了解多巴胺和麻黄碱的药理作用、作用机制、临床应用及不良反应

拟肾上腺素药（adrenergic agonist）又称拟交感类药物（sympathomimetics），是一类与肾上腺素受体结合后，可激动受体或可以增加肾上腺素能神经活性，产生与肾上腺素相似作用的药物。其中有些药物可以直接激动肾上腺素受体，为直接作用的肾上腺素受体激动药（adrenoceptor agonists）；而其他药物则促进去甲肾上腺素释放或者阻断其再摄取，称为间接作用的肾上腺素激动剂。依据药物对肾上腺素受体亚型的选择性，直接作用的肾上腺素受体激动药可以分为三大类：α 受体激动药；α、β 受体激动药；β 受体激动药。α 受体激动药可以收缩血管、升高血压，用于局部止血、低血压治疗，而其中选择性 α_2 受体激动药可以治疗高血压；α、β 受体激动药可以刺激心脏升高血压，而用于休克治疗，其 β 效应可以扩张支气管而用于哮喘治疗；β 受体激动药主要用于哮喘治疗。

第一节　肾上腺素受体

可以被肾上腺素或者去甲肾上腺素激活的受体，称为肾上腺素受体。基于受体的不同药理学特点，可以对其进行分类。根据肾上腺素受体对激动剂（图 9-1）肾上腺素、去甲肾上腺素和异丙肾上腺素反应的不同，可以将它们分为 α 和 β 两大家族。而每个大家族又包含不同的亚型，α 家族主要有 α_1 和 α_2 亚型；β 家族主要有 β_1、β_2 和 β_3 亚型。不同肾上腺素受体分子通路、在体内的分布及生理效应差异很大，而这些基础知识对理解肾上腺素受体激动药的药理作用与临床应用至关重要。

一、α 肾上腺素受体

α 肾上腺素受体对天然激动剂肾上腺素和去甲肾上腺素有反应，而对于合成的激动剂异丙肾上腺素反应甚微。对 α 受体而言，激动剂的亲和力（affinity）和效能（potency）次序为：肾上腺素 $\geq$ 去甲肾上腺素 $\geq$ 异丙肾上腺素。α 肾上腺素受体家族可以进一步分为两个亚型，即 α_1 和 α_2 亚型，分类依据是它们对 α 受体激动剂和阻断药的亲和力。例如 α_1 受体对去氧肾上腺素（phenylephrine）的亲和力比 α_2 受体高，而可乐定（clonidine）选择性地与 α_2 受体结合。

1. α_1 受体　α_1 受体位于效应器官的突触后膜上，介导多种经典反应，包括平滑肌收缩。在分子通路水平上，激动 α_1 受体后会启动一系列反应：首先是 G 蛋白活化，活化的 G 蛋白激活磷脂酶 C，最终导致产生第二信使肌醇三磷酸（IP_3）和二酰甘油（DAG）。IP_3 促使钙离子从内质网中释放到细胞质中，而 DAG 则活化细胞内的其他蛋白。腺苷酸活化酶激活，cAMP 上升。

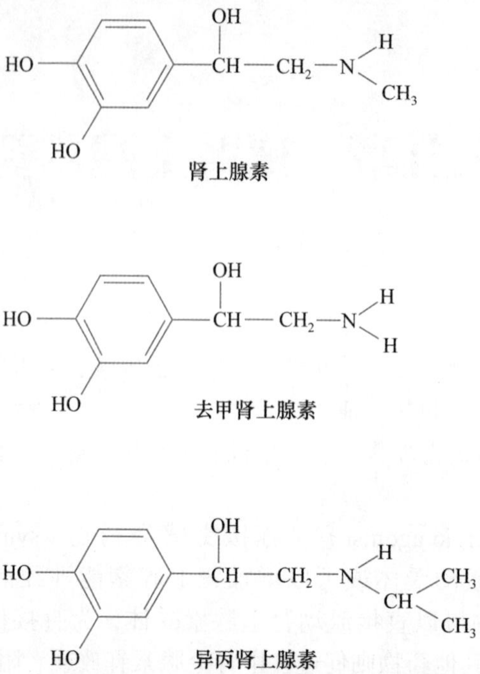

图 9-1　肾上腺素、去甲肾上腺素和异丙肾上腺素的结构

2. α₂ 受体　α₂ 受体主要位于交感神经末梢的突触前膜上，控制去甲肾上腺素的释放。当交感能神经受到刺激后，释放出的一小部分肾上腺素会循环至突触前膜，与 α₂ 受体结合。α₂ 受体被激活后，会负反馈抑制去甲肾上腺素的进一步释放。当交感活动很强时，这个抑制作用作为局部机制调节去甲肾上腺素能输出。在这种情况下，α₂ 受体作为抑制性自身受体存在。此外，在突触前的副交感神经元上也存在 α₂ 受体。突触前的交感神经元释放的去甲肾上腺素也会扩散至这些受体，并与之相互作用，从而抑制乙酰胆碱释放。在这种情况下，α₂ 受体作为抑制性异源受体存在。这是调节一个区域内自主神经活动的另外一个机制。与 α₁ 受体相反，α₂ 受体激活后，抑制腺苷酸活化酶，细胞内 cAMP 水平下降。

α₁ 和 α₂ 受体可以进一步分为 α₁A、α₁B、α₁C、α₁D 及 α₂A、α₂B、α₂C。这种扩展分类对理解药物的选择性和药理作用非常必要。例如坦洛新（tamsulosin）是选择性 α₁A 受体阻断药，用于治疗良性前列腺增生。这个药物的心血管不良反应很少，因为它的靶点 α₁A 受体主要存在于尿路和前列腺中，而坦洛新对血管上 α₁B 受体亚型并不影响。

二、β 肾上腺素受体

β 肾上腺素受体与 α 肾上腺素受体的区别是：β 肾上腺素受体对异丙肾上腺素有很强的反应，而对肾上腺素和去甲肾上腺素的敏感性较低。对 β 肾上腺素受体而言，效能（potency）的排序是：异丙肾上腺素＞去甲肾上腺素＞肾上腺素。根据 β 肾上腺素受体对激动剂和阻断药的亲和力不同，可以分为 β₁、β₂ 和 β₃ 三个亚型。β₁ 受体对于肾上腺素和去甲肾上腺素的亲和力大致相等，而 β₂ 受体对肾上腺素的亲和力比去甲肾上腺素高。因此，β₂ 受体占主导的组织（例如供应骨骼肌的血管）对肾上腺髓质释放到循环系统里的肾上腺素的反应尤其强烈。β₃ 受体参与脂肪分解，并且影响膀胱逼尿肌的收缩。神经递质与任何一种亚型的 β 受体结合，均会导致腺苷酸环化酶激活，以及细胞内 cAMP 浓度的上升。

三、受体亚型分布特点

受肾上腺素能神经支配的器官和组织通常只有一个主导类型的受体。例如，虽然骨骼肌的血管既有 α_1 受体，也有 β_2 受体，但以 β_2 受体为主导。其他组织中几乎均有一种类型的受体，例如心脏内 β_1 受体占优势。

四、肾上腺素受体介导的反应特点

梳理一下不同肾上腺素受体亚型介导的生理反应很有必要，因为很多药物倾向于激动或阻断一种类型的受体。对心血管系统的总结如下：刺激 α_1 受体的特征是血管（尤其皮肤和腹部脏器的血管）收缩、外周阻力增加以及血压上升。刺激 β_1 受体特征性地引起心脏刺激（心率增加和收缩性增强）；然而刺激 β_2 受体则引起血管（肌肉血管）扩张和平滑肌舒张。

第二节　构效关系及分类

一、构效关系

肾上腺素受体激动药包括儿茶酚胺类（图 9-2）和非儿茶酚胺类，它们的基本化学结构是 β-苯乙胺，将苯环 α 位或 β 位碳原子的氢及末端氨基氢用不同基团取代，人工合成了多种肾上腺素受体激动药。这些基团可影响药物对 α 或 β 受体的亲和力及激动受体的能力，也会影响药物的体内过程。

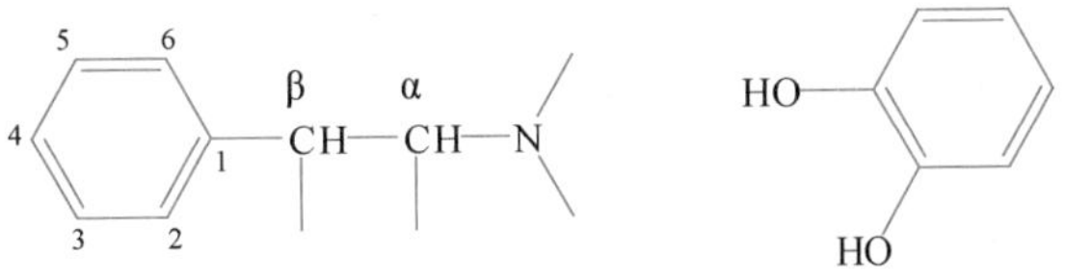

β-苯乙胺　　　　　　　　　　儿茶酚

图 9-2　肾上腺素受体激动药的基本化学结构

1. 苯环上化学基团的影响　肾上腺素、去甲肾上腺素、异丙肾上腺素和多巴胺等在苯环第 3、4 位碳上都有羟基，形成儿茶酚，故称儿茶酚胺类（catecholamines）。它们对外周有高效（high potency）的 α、β 受体激动作用，容易被儿茶酚氧位甲基转移酶（COMT）灭活，作用时间短；而由于极性强，不易跨过血脑屏障，中枢作用弱。如果去掉一个羟基，如间羟胺，其外周作用减弱，但作用时间延长，口服生物利用度增加。如将 2 个羟基都去掉，则外周作用减弱，中枢作用加强，作用时间更长，如麻黄碱。

2. 烷胺侧链氢取代的影响　α 碳原子上氢被甲基取代，可阻碍单胺氧化酶（MAO）的氧化，作用时间延长；且易被摄取 1 所摄入，进入神经末梢，促进递质释放作用，如间羟胺和麻黄碱。β 位羟基取代，使脂溶性降低，不易透过血脑屏障，中枢作用减弱，外周作用增强。

3. 氨基上氢原子取代的影响　此处氢原子被取代，则影响药物对 α、β 受体的选择性。从甲基到叔丁基取代，对 α 受体的作用逐渐减弱，对 β 受体的作用逐渐加强，对 MAO 和 COMT 的稳定性增强。去氧肾上腺素例外，其虽然氨基上的氢被甲基取代，但由于苯环上缺少 4 位碳羟基，仅保留其对 α 受体的作用，而对 β 受体几乎无作用。

二、分类

直接作用于受体的药物，按其对不同肾上腺素受体亚型的选择性而分为三大类：① α 受体激动药（α-adrenoceptor agonists），如去甲肾上腺素、羟甲唑啉、去氧肾上腺素、可乐定；② α、β 受体激动药（α、β-adrenoceptor agonists），如肾上腺素、多巴胺；③ β 受体激动药（β-adrenoceptor agonists），如异丙肾上腺素、多巴酚丁胺、沙美特罗、福莫特罗、米拉贝隆。间接作用的肾上腺素类药物有：安非他明、酪胺、可卡因。既可以直接作用于去甲肾上腺素受体，又可促进去甲肾上腺素释放，兼具直接作用和间接作用的药物为麻黄碱和伪麻黄碱。

第三节　α、β 受体激动药

一、肾上腺素

肾上腺素（adrenaline，AD；epinephrine）由肾上腺髓质嗜铬细胞生成并分泌。在肾上腺髓质中，去甲肾上腺素被甲基化成肾上腺素，然后与去甲肾上腺素共同存储在嗜铬细胞中。当受到刺激时，肾上腺髓质释放 80% 的肾上腺素和 20% 的去甲肾上腺素至循环系统中。肾上腺素均能激动 α 和 β 受体。它的主要效应发生在心血管系统：低剂量（治疗剂量）时，在心血管系统中以 β 效应（血管扩张效应）为主；而高剂量时，α 效应（血管收缩效应）最强（图 9-3）。

【药理作用与作用机制】肾上腺素能激动 α 和 β 受体，产生 α 和 β 受体兴奋的效应。肾上腺素对受体的亲和力次序为：β_2 受体 > β_1 受体 > α 受体。

1. 心脏　主要激动心脏 β_1 受体，使心肌收缩力增强、心率加快、传导加速。因此，心排血量增加（图 9-3、图 9-4）。具体而言，肾上腺素激动心肌 β_1 受体，使心肌收缩力加强；激动窦房结的 β_1 受体，引起心率加快；激动心脏传导系统的 β_1 受体，致使传导加速。

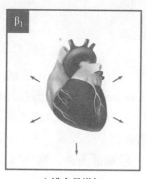
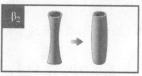
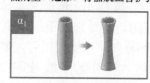
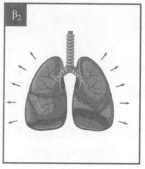

心排血量增加　　低剂量：冠脉、骨骼肌血管扩张　高剂量：皮肤、黏膜、肾血管收缩　　支气管扩张

图 9-3　肾上腺素对心血管系统的药理作用和机制

肾上腺素通过心脏 β_1 受体增加心排血量。在低剂量时，主要通过 β_2 受体扩张冠状动脉和骨骼肌血管，而高剂量时则激动 α 受体，使皮肤、黏膜、肾和胃肠道血管收缩。肾上腺素还可以通过激动 β_2 受体扩张支气管

肾上腺素对心脏的兴奋作用迅速而强大，同时兴奋冠状动脉血管 β_2 受体，舒张冠状血管，从而增加心肌血液供应，这是其作为强效心脏兴奋药以治疗心搏骤停的有利之处。不利之处是提高心肌代谢率，使心肌耗氧量增加和心肌自律性提高。如剂量大或静脉注射过快，可引起心律失常。当患者处于心肌缺血、缺氧以及心力衰竭时，肾上腺素有可能加重病情或者引起快速型

心律失常。

2. 血管　肾上腺素可激动血管平滑肌的 β_2 受体和 α 受体。与 β_2 受体结合时血管扩张，兴奋 α 受体时使血管收缩。低剂量时，在心血管系统中以 β 效应（血管扩张效应）为主，而高剂量时，α 效应（血管收缩效应）最强。由于骨骼肌血管和冠状动脉血管的 β_2 受体占优势，故小剂量的肾上腺素（人静脉滴注速度为 30 μg/min）即可显著增加骨骼肌的血流量。而皮肤、黏膜、肾和胃肠道等器官的血管平滑肌以 α 效应为主，注射肾上腺素可显著降低皮肤血流量，收缩支气管黏膜血管，利于消肿和止血。

3. 血压　小剂量（治疗剂量）肾上腺素通过 β_1 受体使心肌收缩力增强、心率加快，心排血量增加，故收缩压升高（图 9-4）。同时通过 β_2 受体舒张骨骼肌血管，抵消或超过对皮肤血管（α 受体）的收缩作用，因而舒张压不变或下降，脉压变大。大剂量肾上腺素除兴奋心脏外，还可使血管平滑肌的 α 受体兴奋占优势，尤其是皮肤、黏膜、肾和肠系膜血管强烈收缩，使外周阻力强烈升高，收缩压和舒张压均升高。

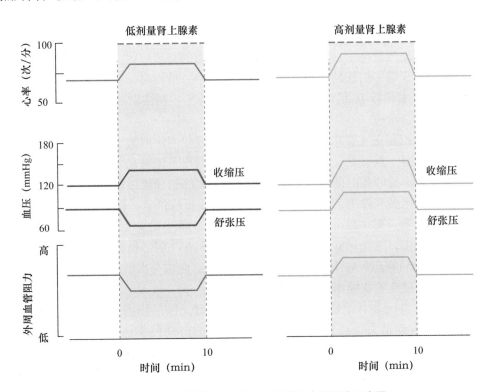

图 9-4　静脉注射肾上腺素对心血管系统的影响示意图

在静脉滴注低剂量肾上腺素（30 μg/min）时，心率加快，收缩压上升，舒张压下降，外周血管阻力下降。而高剂量时，肾上腺素对心率和收缩压的影响与低剂量一致，但是舒张压和外周血管阻力均上升

4. 呼吸系统　肾上腺素能直接激动支气管平滑肌上的 β_2 受体，引起强烈的支气管扩张。当支气管处于痉挛状态（哮喘发作）时作用更明显。肾上腺素还可激动支气管黏膜血管的 α 受体，使血管收缩，有利于消除哮喘时的支气管黏膜水肿；并可作用于支气管黏膜或黏膜下层肥大细胞的 β_2 受体，抑制肥大细胞释放过敏性物质如组胺等。这些作用均有利于缓解支气管哮喘。

5. 代谢　肾上腺素主要通过 β_2 和 α_2 受体升高血糖，而通过激动 β_3 受体促进脂肪分解。肾上腺素通过 β_2 受体促进肝糖原分解，通过 α_2 受体抑制胰岛素分泌，升高血糖，但极少出现糖尿。肾上腺素还通过激动脂肪细胞的 β_3 受体，激活三酰甘油脂肪酶，使乙酰甘油分解为游离脂肪酸和甘油。

【药动学】肾上腺素起效非常快，由于容易被单胺氧化酶和儿茶酚氧位甲基转移酶代谢，作用时间也很短。较好的给药方式是肌内注射，因为肌内注射吸收较快，可以维持 10 ～ 30 min。紧急情况下，可采用起效最快的静脉注射。皮下注射因能收缩血管，故吸收缓慢，作用维持 1 h 左右。其他给药方式包括吸入给药或气管插管。

【临床应用】

1. 心搏骤停　肾上腺素可使心搏骤停患者重新起搏。因麻醉、手术意外、药物中毒、溺水、传染病和心脏传导阻滞等所引起的心搏骤停，在进行心脏按压、人工呼吸和纠正酸中毒的同时，可用肾上腺素做心室注射，使心脏重新起搏。但是治疗电击或全麻药（如氟烷）引起的心搏骤停时，肾上腺素常诱发心律失常，应同时用心脏除颤器或利多卡因等抗心律失常药物进行抢救。

2. 过敏性休克　治疗输液反应或药物过敏，如青霉素等引起的过敏性休克。过敏性休克发生时，由于组胺和白三烯等过敏物质的释放，使小血管扩张和毛细血管通透性增强，引起循环血量降低，血压下降，支气管平滑肌痉挛，进而诱发呼吸困难等症状。肾上腺素能抑制过敏物质释放，并通过激动 α 受体收缩小动脉和毛细血管前括约肌，降低毛细血管的通透性；激动 β 受体可改善心功能，缓解支气管痉挛，可迅速缓解过敏性休克的临床症状，挽救患者生命。肾上腺素为治疗药物（如青霉素等）引起的过敏性休克的主要药物。抢救时，应迅速肌内或皮下注射，危急病例亦可用生理盐水稀释 10 倍后缓慢静脉注射，但必须控制注射速度和用量，以免引起血压剧升及心律失常等不良反应。

3. 支气管哮喘　控制支气管哮喘的急性发作，皮下或肌内注射能于数分钟内奏效。当支气管收缩至呼吸暂停时，肾上腺素是处理这种急症的首选药。皮下注射几分钟之内，呼吸功能即有很大改善。肾上腺素能解除哮喘时的支气管痉挛；抑制肥大细胞释放过敏物质；收缩支气管黏膜血管，从而减轻呼吸道水肿和渗出，使气道通畅。由于不良反应严重，仅用于急性发作者。

4. 与局麻药配伍及局部止血　将 1 :（200 000 ～ 250 000）的肾上腺素加入局麻药注射液中，可使注射部位血管收缩，减少局麻药的吸收，延长局麻药在注射部位的停留时间，从而增强局麻效应和时间，并减少局麻药吸收中毒的发生。另外牙龈出血或鼻出血时可用浸有 0.1% 肾上腺素的棉球或纱布填塞，使血管收缩而局部止血。

【不良反应与禁忌证】肾上腺素会产生中枢副作用，包括焦虑、恐惧、紧张、头痛和震颤，停药后症状可自动消失。在剂量过大时产生剧烈的搏动性头痛，使血压剧升，有发生脑出血的危险，故老年人慎用。可使心肌耗氧量增加，能引起心肌缺血和心律失常，甚至心室纤颤，故应严格掌握剂量。禁用于高血压，脑动脉硬化、器质性心脏病、糖尿病和甲状腺功能亢进症等。

二、多巴胺

多巴胺（dopamine，DA）是去甲肾上腺素生物合成的前体，天然存在于中枢神经系统的基底节和肾上腺髓质。在基底节，多巴胺以神经递质的形式行使功能。在外周，多巴胺可以激动 α 和 β 肾上腺素受体。例如，在低浓度时，多巴胺刺激心脏 β₁ 受体；而在高浓度时，可以通过激活 α₁ 受体引起血管收缩。此外，D_1 和 D_2 多巴胺受体存在于外周肠系膜和肾血管床，被多巴胺激活后引起血管舒张。D_2 受体也存在于突触前的肾上腺素能神经元，激活后干扰肾上腺素释放。

【药理作用与作用机制】多巴胺主要激动多巴胺受体（D 受体），也可激动 α 和 β 肾上腺素受体，主要作用于心脏、肠系膜和肾的血管（图 9-5）。

1. 心血管　多巴胺刺激心脏 β₁ 受体，产生正性肌力和正性频率作用。高剂量（每分钟 20 μg/kg）时，激活血管的收缩血管 α₁ 受体，引起血压升高。

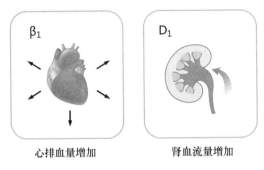

图 9-5　多巴胺的药理作用和机制

多巴胺通过刺激心脏去甲肾上腺素 β_1 受体增加心排血量，并且通过多巴胺 D_1 受体增加肾血流量

2. 肾　低浓度多巴胺激动肾小管 D_1 受体，使肾血管舒张，肾血流和肾小球滤过率增加。同时多巴胺抑制肾小管重吸收钠离子，排钠利尿。

【药动学】口服后易在肠和肝中破坏而失活。一般用静脉滴注给药，在体内迅速经 MAO 和 COMT 的催化而代谢失效，代谢物经肾排出，故作用时间短暂。外源性多巴胺不易通过血脑屏障，对中枢神经系统无影响。

【临床应用】用于各种休克，如感染性中毒休克、心源性休克及失血性休克等，尤其适用于心收缩功能低下、伴有少尿的休克患者。休克发生时，循环血量下降，血压降低。多巴胺通过刺激心脏 β_1 受体增加心排血量，通过激活 α_1 受体增加外周阻力；二者的共同结果是升高血压。此外，它增加肾和内脏区域的血流灌注。增加肾血流量导致肾小球滤过率上升，引起利尿。在这点上，它比去甲肾上腺素有优势，因为后者减少肾血流供应，可能引起肾衰竭。在给药过程中必须注意补充血容量，同时要纠正酸中毒，可取得较好疗效。本品尚可与利尿药合并应用于急性肾衰竭。还用于治疗低血压和严重心力衰竭，主要是外周血管阻力降低或正常，伴有少尿的患者。

【不良反应】一般较轻，偶见恶心、呕吐。如剂量过大或滴注太快可出现心动过速、心律失常、血压升高、头痛、肾血管收缩导致肾功能下降等。由于多巴胺可以迅速被 MAO 和 COMT 代谢，因此，它的不良反应短暂，及时减慢滴注速度或者停药，上述症状即可自行消失。

三、麻黄碱

麻黄碱（ephedrine）是中国学者陈克恢于 20 世纪 30 年代从中药麻黄中提取的生物碱，也是第一个进入临床的口服拟交感药。现已人工合成，药用其左旋体或消旋体。

【药理作用与作用机制】麻黄碱既可以直接激动肾上腺素 α 和 β 受体，又可促进交感神经末梢释放去甲肾上腺素，间接起到拟肾上腺素的作用。与肾上腺素比较，麻黄碱具有下列特点：①化学性质稳定，口服有效；②拟肾上腺素作用弱而持久：由于其效能低，但不会被 MAO 和 COMT 代谢；③易于透过血脑屏障，中枢兴奋作用较显著；④易产生快速耐受性。

1. 心血管　通过激动 β_1 受体兴奋心脏，使心收缩力加强、心排血量增加，其激动 α_1 受体收缩血管效应升高血压。尽管刺激 β_1 受体加快心率，但是由于血压升高反射性减慢心率，故心率变化不大。麻黄碱通过 α_1 受体收缩皮肤、黏膜血管，由于激动 β_2 受体效应舒张冠状动脉、脑血管和骨骼肌血流量。麻黄碱的升压作用出现缓慢，但维持时间较长（$3 \sim 6\,h$）。

2. 支气管平滑肌松弛　作用较肾上腺素弱，起效慢，作用持久。

3. 中枢神经系统　麻黄碱可以透过血脑屏障，对中枢神经系统有轻微的刺激，可以增加警觉性、降低疲劳、引起失眠。

4.快速耐受性　麻黄碱短期内反复给药，作用可逐渐减弱，称快速耐受性（tachyphylaxis）或脱敏（desensitization），停药数小时后，可以恢复。若每日用药不超过3次，则快速耐受性一般不明显。麻黄碱的快速耐受性产生的机制，一般认为有受体逐渐饱和与递质逐渐消耗两种因素，后通过放射性配体结合实验证明，反复用药会使β受体的亲和力显著下降，可能也是脱敏的机制之一。

【临床应用】

1.麻醉给药　用于防治硬膜外和蛛网膜下腔麻醉所引起的低血压。

2.鼻塞　消除鼻黏膜充血所引起的鼻塞，常用0.5%～1%的溶液滴鼻，可明显改善黏膜肿胀。

3.支气管哮喘　用于预防支气管哮喘发作和轻症的治疗，现在已有疗效更好的β_2受体激动剂，此品已较少使用。

【不良反应与禁忌证】有时出现中枢兴奋所致的不安、失眠等，晚间服用应合用镇静催眠药，以防止失眠。由于可通过乳汁分泌，哺乳期妇女禁用。由于其心血管刺激效应，禁用于高血压、冠心病、甲状腺功能亢进等患者。随着更有效、副作用更小的药物的问世，麻黄碱的临床应用已经逐渐减少。由于其诱发心血管反应，美国药监局已经禁止使用含有麻黄碱的中草药保健品。

第四节　α受体激动药

一、α_1、α_2受体激动药

（一）去甲肾上腺素（noradrenaline，NA；norepinephrine，NE）

去甲肾上腺素是哺乳类动物去甲肾上腺素能神经末梢释放的主要递质，也可由肾上腺髓质少量分泌。理论上去甲肾上腺素可以激活所有类型的肾上腺素受体，但在治疗剂量时，主要激活α受体。药用的人工合成品是其重酒石酸盐。

【药理作用与作用机制】对α_1和α_2受体具有强大激动作用，对心脏β_1受体作用较弱，对β_2受体几乎无作用。

1.血管　激动血管平滑肌的α_1受体，引起全身大多数血管强烈收缩，外周压力升高，收缩压和舒张压均升高。去甲肾上腺素主要引起小动脉和小静脉收缩，对各组织缩血管作用的强度主要与α_1受体表达密度相关。皮肤黏膜血管收缩最明显，其次是肾血管、肠系膜、脑和肝血管，甚至对骨骼肌的血管也有收缩反应。结果使脏器血流量减少，总外周阻力增加（图9-6）。（注：去甲肾上腺素比肾上腺素诱发血管收缩的作用更强。因为去甲肾上腺素对β_2受体几乎没有作用，不但不会通过β_2受体引起肌肉血管舒张，反而会通过α_1受体引起肌肉血管收缩。）在全身血管中，仅有冠状动脉血流量增加。冠状动脉血流量增加是由于去甲肾上腺素兴奋心脏，产生大量心肌代谢产物所致。另外，冠状动脉血流量增加与提高冠状动脉灌注压有关。

2.心脏　去甲肾上腺素激动心脏的β_1受体，作用较肾上腺素弱。在离体心脏可使心肌收缩力增强，心率加快，传导加速，心排血量增加。但在整体情况下由于血压升高，反射性引起心率减慢；因血管收缩，心脏的射血阻力增加，心排血量不变或反而下降。剂量过大时，因心肌自主节律性升高，也会出现心律失常，但较肾上腺素少见。

3.血压　外周血管收缩，心肌收缩力增强，引起外周阻力增加，故收缩压和舒张压都升高，冠状动脉灌注压升高，使冠状动脉流量增加，脉压加大（图9-6）。

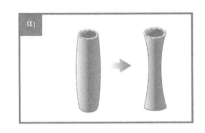

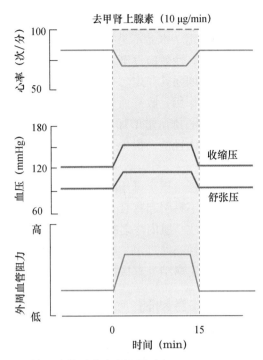

图 9-6 去甲肾上腺素对心血管系统的影响（彩图见后）

去甲肾上腺素通过血管上的 α_1 受体引起血管强烈收缩。因此，外周阻力和血压均上升，血压上升可能引起反射性心率下降

【药动学】去甲肾上腺素除治疗上消化道出血外，不宜口服，因口服不吸收。皮下注射时，因血管剧烈收缩，吸收很少，且易发生局部组织坏死，故一般采用静脉滴注给药。停止注射后，作用时间仅为 1～2 min，因为它会被单胺氧化酶和儿茶酚氧位甲基转移酶迅速代谢，代谢后无活性的产物经尿液排泄。

【临床应用】

1. 药物中毒性低血压 中枢抑制药（如氯丙嗪、全麻药）中毒可引起低血压，用去甲肾上腺素静脉滴注，可使血压回升。

2. 神经源性休克 去甲肾上腺素在休克治疗中已不占重要地位，目前仅限于早期神经源性休克。在休克早期血压骤降时，用小剂量去甲肾上腺素短时间静脉滴注，以保证心、脑等重要器官的血液供应。

3. 上消化道出血 用 1～3 mg 适当稀释后口服，可使在食管或胃壁的血管收缩，产生局部止血作用。

【不良反应】

1. 局部组织缺血坏死 静脉滴注时间过长、浓度过高或药液漏出血管，诱发血管剧烈收缩，可引起局部缺血坏死，如发现外漏或注射部位皮肤苍白，应停止注射或更换注射部位，进行热敷，并用普鲁卡因或 α 受体阻断药如酚妥拉明作局部浸润注射，以扩张血管。

2. 急性肾衰竭 滴注时间过长或剂量过大，因使肾血管剧烈收缩，引起急性肾衰竭，产生少尿、无尿和肾实质损伤。

3. 停药后血压骤降 长期静滴后突然停药，可引起血压骤降。故应在停药前逐渐减慢静滴速度。

【禁忌证】高血压、动脉硬化症、器质性心脏病及少尿、无尿、严重微循环障碍者禁用。

（二）间羟胺（metaraminol，阿拉明，aramine）

【药理作用与作用机制】性质较稳定，主要作用是直接激动 α 受体，对 β 受体作用较弱。

间羟胺也可被肾上腺素能神经末梢摄取、进入囊泡，通过置换作用促使囊泡中的去甲肾上腺素释放，间接地发挥作用。本品不易被 MAO 破坏，故作用较持久。短时间内连续应用，可因囊泡内去甲肾上腺素减少，使效应逐渐减弱，产生快速耐受性。在产生耐受性时，适当加用小剂量去甲肾上腺素可恢复或增强其作用。

间羟胺的主要作用是收缩血管，升高血压，作用较去甲肾上腺素弱而持久。略增加心肌收缩力，使休克患者的心排血量增加。有时因血压升高反射性地使心率减慢，但很少引起心律失常，对肾血管的收缩作用轻微，很少引起少尿或急性肾衰竭。

【临床应用】

1. 休克早期和低血压 可用间羟胺取代去甲肾上腺素治疗早期休克和低血压。间羟胺升压可靠，维持时间长，不易引起肾衰竭和心律失常。药液外漏也不至于引起局部组织缺血坏死。可根据病情采用静脉滴注、肌内注射或皮下注射。

2. 阵发性室上性心动过速 特别是伴有低血压的患者。间羟胺通过升压作用，反射性地使心率变慢。并可能对窦房结有直接抑制作用，使心率恢复正常。

二、α₁ 受体激动药

（一）去氧肾上腺素（phenylephrine）

去氧肾上腺素又称苯肾上腺素或新福林（neosynephrine），主要与 α₁ 受体结合。去氧肾上腺素为缩血管剂，可升高收缩压和舒张压。它对心脏本身无直接影响，但会由于升高血压而导致反射性心动过缓。由于苯环上无羟基，发挥与去甲肾上腺素相似的作用，但较弱。不易被 MAO 代谢，作用维持时间较久，可静脉滴注，也可肌内注射。用于防止和治疗手术时麻醉引起的低血压（尤其适用于心率过快的患者）。大剂量时会引发高血压或心律失常。苯肾上腺素局部应用或口服时用于解除鼻黏膜充血。在口服治疗鼻黏膜充血的制剂中，苯肾上腺素用于替代伪麻黄碱，以防止伪麻黄碱被滥用于制造毒品。苯肾上腺素还作为眼科检查时的快速扩瞳剂。

（二）甲氧明（methoxamine）

主要激动 α₁ 受体，其作用与去氧肾上腺素相似，能收缩血管，升高血压，反射性地使心率减慢。临床上主要用于脊椎麻醉或全身麻醉后的低血压，也用于阵发性室上性心动过速。

（三）羟甲唑啉（oxymetazoline）

羟甲唑啉是合成的直接与肾上腺素受体结合的激动剂，刺激 α₁ 和 α₂ 受体。由于可以收缩局部血管，羟甲唑啉是多种滴鼻剂的成分，用于治疗鼻黏膜充血和鼻炎。羟甲唑啉还用于眼药水中，缓解游泳、寒冷、接触镜（隐形眼镜）所导致的红眼病。经吸收进入体循环后，羟甲唑啉可能产生紧张、头痛和睡眠等问题。长期应用，有可能诱发复发性鼻炎或产生依赖性。

三、α₂ 受体激动药

（一）可乐定（clonidine）

可乐定是用于治疗高血压的 α₂ 受体激动药，它还用于减轻鸦片、吸烟和苯（并）二氮䓬的戒断症状。可乐定作用于中枢的突触前 α₂ 受体，对交感缩血管脑区产生抑制作用，降低到外周的交感输出。其最常见的副作用是嗜睡、镇定、便秘和口干。服用可乐定时要避免突然停药，以防止高血压复发。

（二）溴莫尼定（brimonidine）和美托咪啶（medetomidine）

溴莫尼定是治疗青光眼的药物，主要降低眼压和保护视网膜细胞。美托咪啶是新型高选择性的肾上腺素受体激动药，在极低浓度下即产生效应。术前用药可减轻麻醉药引起的血流动力学紊乱。

第五节 β 受体激动药

一、异丙肾上腺素

异丙肾上腺素（isoproterenol, isoprenaline）为经典的 β_1、β_2 受体激动剂，为人工合成品，药用其盐酸盐，化学结构为去甲肾上腺素氨基上的氢原子被异丙基所取代。本品口服无效，可舌下或气雾吸入给药，吸收较快。吸收后主要在肝中被 COMT 代谢，较少被单胺氧化酶代谢，其作用维持时间较肾上腺素略长。

【药理作用与作用机制】对 β_1、β_2 受体有很强的激动作用，对 α 受体几乎无作用。

1. 心脏 对心脏 β_1 受体具有强大的激动作用，使心排血量、耗氧量增加。肾上腺素激动心肌 β_1 受体，使心肌收缩力加强；激动窦房结的 β_1 受体，引起心率加快；激动心脏传导系统的 β_1 受体，致使传导加速。与肾上腺素相比，异丙肾上腺素加快心率、加速传导的作用较强，对窦房结有显著兴奋作用，但较少产生心室颤动（图 9-7）。

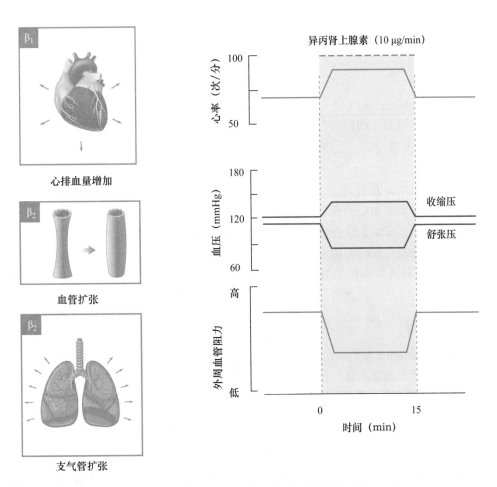

图 9-7 异丙肾上腺素的主要药理作用和机制

异丙肾上腺素通过刺激心脏去甲肾上腺素 β_1 受体增加心排血量，通过 β_2 受体舒张血管和支气管平滑肌。静脉注射异丙肾上腺素引起心率上升，收缩压上升，舒张压降低，脉压变大，血管外周阻力降低

2. 血管 异丙肾上腺素主要激动 β_2 受体，表现为骨骼肌血管舒张明显，对肾血管、肠系膜血管和冠状血管也有舒张作用，故使总外周血管阻力下降，组织血流量增加。

3. 血压　由于心脏兴奋和外周血管舒张，使收缩压升高而舒张压下降。大剂量时，血压明显降低。

4. 支气管平滑肌　可激动 β_2 受体，舒张支气管平滑肌，当支气管处于痉挛状态时，其作用比肾上腺素略强；也具有抑制组胺等过敏性物质释放的作用。但由于不作用于 α 受体，对支气管黏膜的血管无收缩作用，故消除黏膜水肿的作用不如肾上腺素。久用可产生耐受性。

5. 代谢　通过激动 β 受体，促进糖原和脂肪的分解。其升高血中游离脂肪酸作用与肾上腺素相似，而升高血糖作用较弱。不易透过血脑屏障，中枢兴奋作用微弱。

【临床应用】

1. 支气管哮喘　用于控制支气管哮喘急性发作，舌下或喷雾给药，疗效快而强。

2. 房室传导阻滞　异丙肾上腺素具有强大的加速传导作用，舌下含服或静脉滴注给药治疗房室传导阻滞。

3. 心搏骤停　治疗各种原因（如溺水、电击、手术意外或药物中毒）等引起的心搏骤停。异丙肾上腺素对停搏的心脏具有起搏作用，使心脏重新恢复搏动，同时药物对心室肌自律性影响较小，故较少诱发心室纤颤。

【不良反应与禁忌证】常见头晕、头痛、面色潮红、心悸等症状。哮喘患者长期滥用异丙肾上腺素可能诱发猝死。禁用于冠心病、心肌炎和甲状腺功能亢进等患者。

二、多巴酚丁胺

多巴酚丁胺（dobutamine）是人工合成的、直接作用于肾上腺素受体的儿茶酚胺，为 β_1 受体激动剂。其化学结构和体内过程与多巴胺相似，口服无效，仅供静脉注射给药。

【药理作用】主要激动 β_1 受体。由于其对 β_1 受体的激动作用强于 β_2 受体，故属于 β_1 受体激动药。

治疗剂量的多巴酚丁胺通过 β_1 受体增加心肌收缩力和心排血量，但几乎没有血管反应。它增加心排血量，却很少增加心肌耗氧量，这是其相对于其他拟交感药的主要优势。

【临床应用】用于增加急性心力衰竭患者的心排血量，以及增加心脏手术后的心肌收缩力。主要用于治疗心肌梗死并发的心力衰竭。

【不良反应与禁忌证】用药期间可引起血压升高、心悸、头痛、气短等不良反应。偶致室性心律失常，连续用药可产生快速耐受性。因其可促进房室传导，心房颤动患者禁用。

三、沙丁胺醇

沙丁胺醇（salbutamol，albuterol，舒喘灵）又称羟甲叔丁肾上腺素，是短效 β_2 受体激动剂。通过压力定量气雾剂方式吸入后，具有强大的解除支气管痉挛的作用，并且无明显的心脏兴奋作用（β_1 受体效应比较弱）。所以，临床上主要用于治疗急性支气管哮喘，吸入一次产生的支气管扩张效果持续不足 3 h（见平喘药）。

四、特布他林

特布他林（terbutaline）又称间羟叔丁肾上腺素，也是短效选择性 β_2 受体激动剂，可舒张支气管平滑肌、子宫的血管平滑肌。吸入性特布他林在美国已经退市，但在其他国家仍用于治疗支气管哮喘。此外，特布他林也可用作子宫松弛剂，以抑制提前分娩。最常见的副作用是颤抖，但患者会逐渐耐受。其他的不良反应包括坐立不安、焦虑和忧虑。口服时，有可能引起心动过速或心律失常（弱的 β_1 受体激动作用），心脏病患者慎用。单胺氧化酶抑制药也会增加心血管副作用的风险，须避免同时使用。

五、沙美特罗和福莫特罗

沙美特罗（salmeterol）和福莫特罗（formoterol）是具有 β_2 受体选择性的长效 β 受体激动剂。它们是长效激动剂，通过压力定量装置吸入一次，产生的支气管扩张效果可维持 12 h 以上。相对于福莫特罗，沙美特罗的起效略有延迟。这些药物不推荐单独使用，但与皮质类固醇合用时非常有效。由于持续时间长，沙美特罗和福莫特罗可用于治疗夜间发作的哮喘。长效 β 受体激动剂可能增加哮喘致死的风险，它们的适用人群是服用其他平喘药仍有症状的患者。

六、米拉贝隆

米拉贝隆（mirabegron）是 β_3 受体受体激动剂，可以舒张逼尿肌，增大膀胱容量。用于膀胱过度活跃的患者，治疗急迫性尿失禁、尿急、尿频。由于米拉贝隆有可能升高血压，禁用于尚未控制血压的高血压患者。

第六节　间接作用的拟肾上腺素药

间接作用的拟肾上腺素药引起肾上腺素或去甲肾上腺素释放、抑制它们重吸收或降解。它们并不直接与突触后受体结合，却增强内源性肾上腺素或去甲肾上腺素的效应。

一、苯丙胺

苯丙胺（amphetamine，安非他明）具有强烈的中枢刺激效应，易让药物滥用者误以为这是它唯一的效应。实际上，这个药物可以通过对血管的 α_1 受体激动效应和对心脏的 β_1 受体刺激效应升高血压。它的主要机制是增加神经末梢的儿茶酚胺（如去甲肾上腺素和多巴胺）的非囊泡释放。因此，安非他明是间接作用的拟肾上腺素类药。安非他明及其衍生物的药理作用和临床应用将在中枢兴奋药一章阐述。

二、酪胺

尽管酪胺（tyramine，β-氨基乙酰苯酚胺）在临床上并无应用，但是因为它存在于发酵食物如奶酪和红酒中，所以有必要进行阐述。它是酪胺酸代谢的正常产物。通常情况下，它会被体内的单胺氧化酶氧化。但是，如果患者服用了单胺氧化酶抑制药，会突发严重的高血压。这是因为酪胺会进入神经末梢并使存储的去甲肾上腺素释放；释放的儿茶酚胺长时间作用于肾上腺素受体，从而诱发急性高血压。

三、可卡因

可卡因（cocaine）是一个独特的局麻药，它可以阻断 Na^+/Cl^- 依赖的去甲肾上腺素转运体，而去甲肾上腺素转运体对去甲肾上腺素摄入到肾上腺素神经元是必需的。因此，去甲肾上腺素累积在突触间隙，结果导致交感神经活动增强。摄入可卡因的人，使儿茶酚胺产生的效应放大，且作用时间延长。与安非他明类似，可卡因通过 α_1 受体激动效应和对心脏的 β_1 受体刺激效应升高血压。

思考题

1. 试述肾上腺素的作用、应用及不良反应。
2. 多巴胺和麻黄碱的作用和应用特点有哪些？

3. 简述去甲肾上腺素的应用和主要不良反应。

4. 间羟胺、去氧肾上腺素的临床应用如何？原因何在？

5. 解释异丙肾上腺素的作用和应用。

6. 简述多巴酚丁胺和特布他林的特点。

（卞希玲　黄　卓）

第十章 肾上腺素受体阻断药

学习要求：

1. 熟悉肾上腺素受体阻断药的分类和代表药
2. 掌握 β 肾上腺素受体阻断药的药理作用共性

肾上腺素受体阻断药（adrenergic blocker），又名抗肾上腺素药（anti-adrenergic agents）或肾上腺素受体拮抗药（adrenoceptor antagonists）。这类药物与肾上腺素受体有较强的亲和力（affinity），但缺乏或仅有微弱的内在活性。它们与肾上腺素受体可逆或者不可逆结合后，阻断了内源性儿茶酚胺对肾上腺素受体的激动作用。根据这类药物对 α 和 β 肾上腺素受体选择性的不同，可分为 α 肾上腺素受体阻断药（简称 α 受体阻断药）、β 肾上腺素受体阻断药（β 受体阻断药）及 α 和 β 肾上腺素受体阻断药（α 和 β 受体阻断药）三大类（表 10-1）。很多肾上腺素受体阻断药有很重要的临床价值，主要用于治疗心血管系统相关疾病。非选择性 α 受体阻断药用于治疗嗜铬细胞瘤，选择性 α₁ 受体阻断药用于治疗原发性高血压和良性前列腺增生，β 受体阻断药的用途更为广泛，主要用于治疗高血压、缺血性心脏病、心律失常、甲状腺功能亢进、青光眼等。

表 10-1　肾上腺素受体阻断药的分类及代表性药物

药物	受体亲和力
α 受体阻断药	
酚妥拉明	$\alpha_1 = \alpha_2$
酚苄明	$\alpha_1 > \alpha_2$
哌唑嗪、特拉唑嗪、多沙唑嗪	$\alpha_1 \gg \alpha_2$
坦洛新、阿夫唑嗪	$\alpha_{1A} \gg \alpha_{1B} > \alpha_2$
β 受体阻断药	
普萘洛尔、纳多洛尔、噻吗洛尔、吲哚洛尔	$\beta_1 = \beta_2$
阿替洛尔、美托洛尔、醋丁洛尔、奈必洛尔	$\beta_1 \gg \beta_2$
α 和 β 受体阻断药	
拉贝洛尔、卡维地洛	$\beta_1 = \beta_2 \geq \alpha_1 > \alpha_2$

第一节　α 肾上腺素受体阻断药

α 受体阻断药（α-receptor antagonists，α-receptor blocking drugs）选择性地与 α 肾上腺素受体结合后，阻断肾上腺素能神经递质或拟肾上腺素药与 α 受体结合，拮抗其对 α 受体的激动效应。α 受体阻断药显著影响血压。生理情况下，交感神经主要通过 α 肾上腺素受体的激动作用控制血管系统。阻断这些受体可减少交感神经的缩血管作用，结果使外周血管阻力变小。

α 受体阻断药能将肾上腺素的升压作用翻转为降压作用，这个现象称为“肾上腺素作用的翻转”（adrenaline reversal）。这是因为 α 受体阻断药选择性地阻断了 α_1 受体收缩血管的作用，却不影响 β_2 受体舒张血管的作用，结果使血管舒张作用充分地表现出来。对于主要作用于 α 受体的去甲肾上腺素，α 受体阻断药只能减弱其升压效应，而无“翻转作用”；对于主要作用于 β 受体的异丙肾上腺素的降压作用则无影响（图 10-1、图 10-2）。

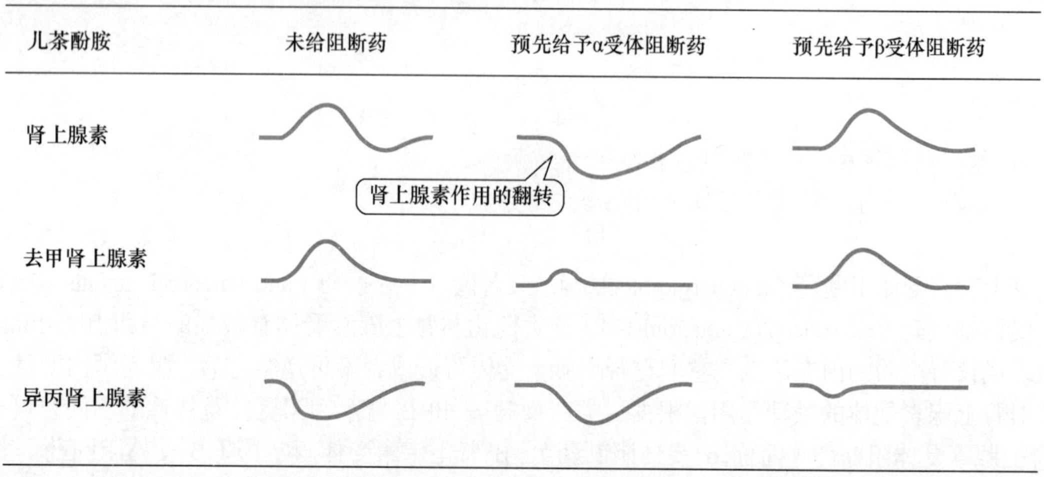

图 10-1 预先给予 α 受体或 β 受体阻断药后，静脉给予拟肾上腺素药的血压变化

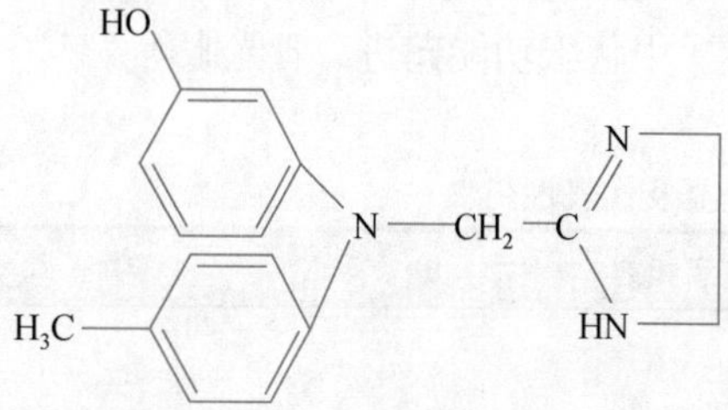

酚妥拉明

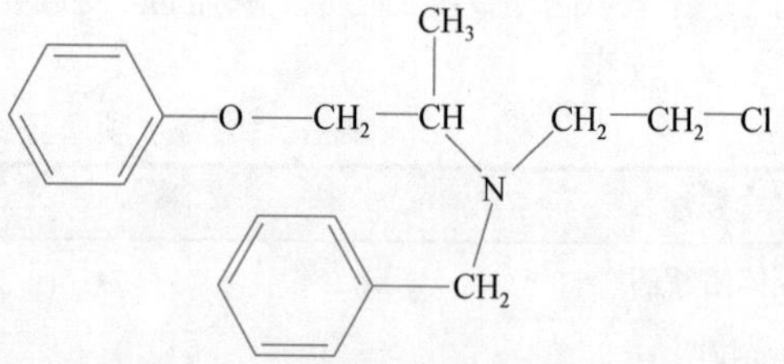

酚苄明

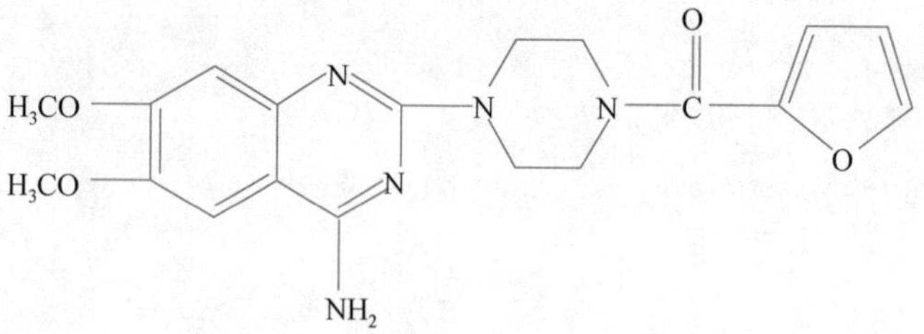

哌唑嗪

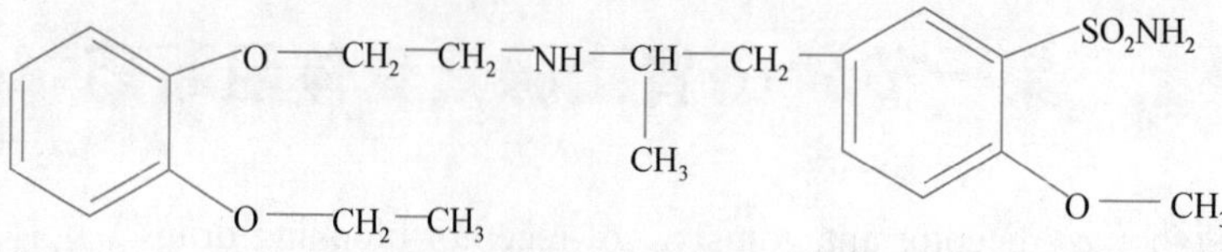

坦洛新

图 10-2 α 受体阻断药代表性药物的结构

　　根据 α 受体阻断药对受体亚型的选择性不同，可将其分为三类：① $α_1$ 和 $α_2$ 肾上腺素受体阻断药：本类药物对 $α_1$ 和 $α_2$ 受体选择性低，根据作用时间不同，又有长效与短效之分。② $α_1$ 肾上腺素受体阻断药：可选择性阻断 $α_1$ 受体，如哌唑嗪（prazosin），此类药物主要用于治疗高血压（见抗高血压药一章）。③ $α_2$ 受体阻断药：可选择性阻断 $α_2$ 受体，如育亨宾（yohimbine），现主要用作科研的工具药。

一、短效 α 受体阻断药

（一）酚妥拉明

　　酚妥拉明（phentolamine），又称利其丁（regitine），为非选择性短效 α 受体阻断药，可以竞争性抑制 $α_1$ 和 $α_2$ 受体。酚妥拉明以氢键或离子键的形式与受体结合，结合比较疏松，可被大剂量儿茶酚胺或拟肾上腺素在 α 受体水平上进行竞争拮抗，故称为竞争性 α 受体阻断药。此外，酚妥拉明还能抑制 5- 羟色胺（5-HT）受体、激动 M 胆碱受体和组胺受体。

　　本品口服生物利用度低，仅为注射的 20%，口服给药后 30 min 血药浓度达峰值，作用持续 3 ～ 6 h；肌内注射 20 min 达峰值，作用持续 30 ～ 45 min。

【药理作用与作用机制】

　　1.心血管　静脉注射酚妥拉明时，阻断血管平滑肌 $α_1$ 受体，舒张血管，外周阻力降低，回心血量下降，血压下降，肺动脉压下降尤其明显。由于血管舒张、血压下降，使主动脉弓和颈动脉压力感受器感受到的压力降低，反射性地引起交感神经兴奋；同时，由于阻断神经末梢突触前膜 $α_2$ 受体，减弱了负反馈抑制效应，促进去甲肾上腺素释放。综合结果是支配心脏的交感活动增强，心肌收缩力增强、心率加快、心排血量增加。

　　2.其他　酚妥拉明可以激动 M 胆碱受体和组胺受体，有拟胆碱和组胺样作用，使胃肠平滑肌兴奋，胃酸分泌增加，并引起皮肤潮红。其兴奋肠道平滑肌的作用可以被 M 胆碱受体阻断药阿托品阻断。

【临床应用】

　　1.外周血管痉挛性疾病　如雷诺综合征（肢端动脉痉挛引起缺血、疼痛，甚至坏死）、血栓闭塞性脉管炎及冻伤后遗症。

　　2.去甲肾上腺素滴注外漏　在静脉滴注去甲肾上腺素发生外漏时，由于血管剧烈收缩，引起皮肤缺血、疼痛甚至坏死，可用 10 mg 酚妥拉明溶于 10 ～ 20 ml 生理盐水局部浸润注射。

　　3.嗜铬细胞瘤和高血压危象　用于肾上腺嗜铬细胞瘤的诊断和防治手术过程中突发的高血压危象。机制是利用其肾上腺素作用的反转。当大量内源性肾上腺素进入血液，会引起血压异常增高，此时小剂量的酚妥拉明即可明显降低血压。酚妥拉明亦可用于突然停用 $α_2$ 受体激动剂可乐定导致的高血压危象，以及服用单胺氧化酶抑制药的患者食用富含酪胺的食物时诱发的高血压危象。

　　4.抗休克　酚妥拉明可扩张小动脉和小静脉，降低外周阻力，增加心排血量，并使机体血液重新分布，改善内脏组织血流灌注和解除微循环血流障碍。酚妥拉明能明显降低肺血管阻力，对治疗肺水肿有很好的疗效。

　　5.充血性心力衰竭　作用机制是解除心功能不全时小动脉和小静脉的反射性收缩，降低外周阻力和回心血量，明显降低心脏后负荷和左心室充盈，降低肺动脉高压，使心功能不全、肺水肿和全身性水肿得以改善。

【不良反应与禁忌证】大剂量酚妥拉明可诱发直立性低血压。静脉给药有时可引起严重的心率加速、心律失常和心绞痛，因此须缓慢注射或滴注。其他不良反应有胃肠平滑肌兴奋所致的腹痛、腹泻、呕吐和诱发溃疡（可能与其激动胆碱受体作用有关）。胃炎，胃、十二指肠溃疡及冠心病患者慎用，严重动脉硬化和肾功能不全者禁用。

（二）妥拉唑啉

妥拉唑啉（tolazoline）也属于短效 α 受体阻断药，对 α_1 和 α_2 受体的阻断作用与酚妥拉明类似，但作用较弱。此外尚有拟胆碱和组胺样作用、5-HT 受体阻断作用，能舒张血管，但降压作用不稳定，口服吸收较酚妥拉明好，因不良反应多，主要用于外周血管痉挛性疾病。

（三）萘哌地尔

萘哌地尔（naftopidil）为 α_1 受体阻断药，消除半衰期约 12 h，在体内的代谢产物主要是去甲基萘哌地尔和苯羟基萘哌地尔，代谢物亦具有相似的活性。临床主要用于高血压、糖尿病及前列腺肥大的治疗。它能抑制 α_1 受体激动所引起的血压升高。

二、长效 α 受体阻断药

本类药以酚苄明为代表，属于长效非竞争性 α 受体阻断药，可同时阻断 α_1 和 α_2 受体。

酚苄明（phenoxybenzamine，苯酚苄明胺，dibenzyline）

酚苄明进入体内后，其分子中的氯乙胺基环化形成乙撑亚胺基。后者与 α 受体以共价键的形式牢固结合，即使应用大剂量的去甲肾上腺素也难以完全拮抗其作用。机体唯一克服其阻断 α 受体的方式就是合成新的受体，而受体合成至少需要 1 天的时间。因此，酚苄明为非竞争性长效 α 受体阻断药，持续时间为 14～48 h，甚至更长。与酚妥拉明相比，酚苄明具有起效慢、作用强而持久的特点。

【药理作用】酚苄明是长效 α 受体阻断药，舒张血管，降低外周阻力，明显降低血压。其降压强度与血管受交感神经控制的程度有关。对于静卧休息的正常人，血压影响轻微；但当交感神经张力高，如血容量减少或直立时，就会引起显著的血压下降。由于血压下降所引起的反射作用，加上阻断突触前 α_2 受体，导致去甲肾上腺素释放增多，可加快心率。除了可以阻断 α 受体，在高剂量时，其还具有抗 5- 羟色胺及抗组胺作用。

【药动学】口服吸收率仅为 20%～30%，因刺激性大，不作肌内或皮下注射，只能口服或静脉注射。本品起效慢，即使静脉注射给药也需数小时才出现明显效果。因其脂溶性强，大剂量用药可蓄积在脂肪组织。排泄慢，12 h 排出 50%，24 h 排出 80%，故作用持久，一次用药可维持3～4 天。

【临床应用】

1. 外周血管痉挛性疾病　如雷诺综合征和冻伤，疗效优于酚妥拉明。

2. 嗜铬细胞瘤　用于嗜铬细胞瘤术前准备和不宜手术的嗜铬细胞瘤患者。

3. 良性前列腺增生　可用于良性前列腺增生引起的阻塞性排尿困难，可明显改善症状，可能与其阻断前列腺和膀胱底部的 α 受体有关，但作用出现缓慢。

【不良反应】酚苄明的多数不良反应来源于其对 α 受体的阻断，其中最重要的是直立性低血压和反射性心动过速；有时也会出现鼻塞或射精异常。由于酚苄明会进入中枢神经系统，可能引起非特异性反应，如恶心、呕吐、嗜睡及疲乏等。

三、选择性 α_1 受体阻断药

哌唑嗪（prazosin）、特拉唑嗪（terazosin）和多沙唑嗪（doxazosin）为 α_1 受体的选择性竞争性阻断药，临床上用于治疗高血压。这类药物通过引起动脉、静脉平滑肌舒张来降低外周血管阻力和降低血压。与酚妥拉明和酚苄明不同，它们对心排血量、肾血流量和肾小球滤过率影响不大。这主要是因为哌唑嗪对 α_1 受体和 α_2 受体的亲和力相差 1000 倍；因此，对突触前膜的 α_2 受体作用非常微弱，不会影响去甲肾上腺素释放，因而对心肾功能影响甚微。

应用这些药物治疗高血压时并不会引起耐受。然而，第一次服用时可引起严重的直立性低血压，这个反应称为"首剂效应"。为避免首剂效应，可将首次服药时间安排在就寝时间，并将药

量调整为正常药量的 1/3 或 1/4。

四、α₁ 受体阻断药

坦洛新（tamsulosin）和阿夫唑嗪（alfuzosin）是选择性 α_{1A} 受体阻断药的代表药物，用于治疗良性前列腺肥大引起的排尿困难。坦洛新的优势是对血压影响很小，因为它对血管上的 α_{1B} 受体选择性差，而对前列腺和膀胱的 α_{1A} 受体选择性好。阻断 α_{1A} 受体降低了膀胱颈部平滑肌和前列腺的张力，因此可以改善排尿。坦洛新禁用于眼科手术患者，以防出现虹膜松弛综合征。

五、α₂ 受体阻断药

育亨宾（yohimbine）是一个选择性的竞争性 α_2 受体阻断药，它是从育亨宾树中提取出来的，曾用于增强性欲和治疗勃起障碍。因为缺乏确切的疗效，目前并不推荐治疗此类疾病。育亨宾主要在中枢神经系统中发挥作用，通过阻断 α_2 受体促进去甲肾上腺素释放，增加交感张力，导致血压升高，心率加快。目前主要用作科研工具药。选择性高的 α_2 受体阻断药如 indazoxan，可用于治疗抑郁症。

第二节　β 肾上腺素受体阻断药

β 肾上腺素受体阻断药简称 β 受体阻断药，能选择性地与 β 受体结合，竞争性地阻断神经递质或 β 受体激动药与 β 受体的结合，从而拮抗 β 受体激动后所产生的一系列药理效应。所有应用于临床的 β 受体阻断药都是竞争性阻断药。根据药物对受体的选择性，可以分为非选择性 β 受体阻断药和选择性 β_1 受体阻断药。非选择性 β 受体阻断药可以阻断 β_1 受体和 β_2 受体，而选择性 β_1 受体阻断药主要阻断心脏 β_1 受体。另外，根据是否具有内在交感活性，β 受体阻断药还可以分为有内在拟交感活性和无内在拟交感活性两类。β 受体阻断药可以用于治疗高血压、心绞痛、心律失常、心肌梗死、心力衰竭、甲状腺功能亢进、青光眼等疾病。经典的 β 受体阻断药普萘洛尔于 1964 年问世，至今仍应用不衰，发明人詹姆斯·布莱克因此荣获 1988 年诺贝尔生理学或医学奖。

一、β 受体阻断药的药理作用共性

β 受体阻断药的药理作用包括：β 受体阻断作用、内在拟交感活性和膜稳定作用（图 10-3）。

（一）β 受体阻断作用

1. 心血管系统

（1）心脏：对休息时正常人的心脏几乎无影响，当心脏交感神经张力增高，去甲肾上腺素释放增加时（如情绪激动、运动或病理情况），拮抗心脏 β_1 受体的作用明显，表现为心率减慢，心收缩力减弱，心排血量减少，心肌耗氧量下降，并延缓心房和房室结的传导。

（2）血管和血压：拮抗血管平滑肌 β_2 受体的血管扩张作用，加上心排血量减少会反射性地兴奋交感神经，短暂性地引起血管收缩，外周阻力增加，引起肝、肾、骨骼肌、冠状动脉血流量减少。而长期应用 β 受体阻断药的高血压患者，收缩压和舒张压均明显下降，外周血管阻力降低。

2. 支气管平滑肌　拮抗支气管的 β_2 受体，使支气管平滑肌收缩，呼吸道阻力上升。对正常人肺功能影响较小，但对支气管哮喘或慢性阻塞性肺疾病的患者有明显影响，有时可诱发或加重哮喘。选择性 β_1 受体阻断药此作用较弱。

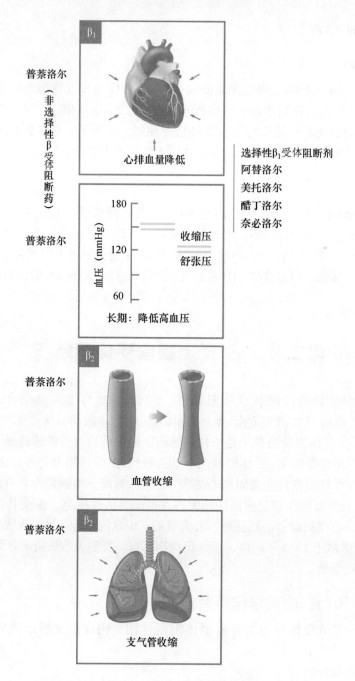

图 10-3   β 受体阻断药的主要药理作用和机制

3. 代谢

（1）血脂：脂肪的分解与 β_3 受体激动有关，β 受体阻断药可以抑制交感神经兴奋所引起的脂肪分解，降低游离脂肪酸含量。尽管机制不明确，但长期应用 β 受体阻断药的确可以增加血液中极低密度脂蛋白含量，减少高密度脂蛋白含量，因此增加患有冠状动脉疾病的风险。

（2）血糖：β_2 受体阻断后，会抑制肝糖原的分解以及胰高血糖素（对抗低血糖的主要激素）分泌。因此，β 受体阻断药会在一定程度上延缓使用胰岛素后血糖水平的恢复。此外，β 受体阻断药往往会掩盖低血糖症状如心悸和出汗，因而延误了低血糖的及时诊断和治疗。选择性 β_1 受体阻断药不会影响低血糖的恢复。

4. 甲状腺 甲状腺功能亢进时，β 受体阻断药不仅可对抗儿茶酚胺的敏感性增高，还可抑制甲状腺素（T_4）转化为活性更强的三碘甲腺原氨酸（T_3）的过程，故可有效地控制甲状腺功能亢进症状。

5. 肾素 β 受体阻断药可以阻断肾小球旁细胞的 $β_1$ 受体而抑制肾素的释放。肾素分泌减少，使肾素-血管紧张素-醛固酮系统对血压调节作用减弱，这可能是其降压作用的机制之一。

6. 眼 通过阻断睫状体 β 受体，减少房水生成，降低眼压。代表性药物如噻吗洛尔，可用于治疗青光眼。

（二）内在拟交感活性

有些 β 肾上腺素受体阻断药具有部分激动药（partial agonist）的受体动力学特征，称为内在拟交感活性（intrinsic sympathomimetic activity，ISA）。通常情况下，内在拟交感活性较弱，一般被其 β 受体阻断作用所掩盖。若动物预先给予利血平以耗竭体内儿茶酚胺，使药物的 β 阻断作用无从发挥，这时再用具有 ISA 的 β 受体阻断药，其激动 β 受体的作用便可表现出来，可致心脏兴奋、支气管扩张等。临床上治疗高血压时，ISA 较强的 β 受体阻断药的优势是：①抑制心肌收缩力、减慢心率和收缩支气管的副作用比较弱。②对糖代谢和脂蛋白的影响小。

（三）膜稳定作用

有些 β 受体阻断药具有膜稳定作用，即局部麻醉作用。来自神经元、肌肉细胞、心脏细胞的实验均证明膜稳定作用是阻断 Na^+ 通道的结果，与 β 受体阻断作用无关。只有在非常高的浓度（高于临床有效治疗浓度的 50 倍以上）时，膜稳定作用才会出现，故临床意义不大。

二、各类 β 肾上腺素受体阻断药的药理学特性

β 肾上腺素受体阻断药可根据其选择性分为非选择性的 $β_1$、$β_2$ 受体阻断药和选择性的 $β_1$ 受体阻断药两类。本类药物中有些除具有 β 受体阻断作用外，还具有一定的内在拟交感活性，因此，上述两类药物又可分为有内在拟交感活性及无内在拟交感活性两类（图 10-4）。

（一）非选择性肾上腺素受体阻断药

普萘洛尔（propranolol，心得安，inderal）

普萘洛尔是第一种用于治疗心血管疾病的 β 受体阻断药，并使 β 受体理论和临床治疗发生了划时代的变化。它对 $β_1$、$β_2$ 受体的亲和力等同。普萘洛尔是等量的左旋和右旋异构体的消旋品，仅左旋体有阻断 β 受体的活性，目前有每天只需服用一次的缓释制剂。

【药理作用】

1. 心脏 普萘洛尔具较强的 β 受体阻断作用，无内在拟交感活性。用药后使心率减慢，心肌收缩力减弱，心排血量降低，冠脉血流量下降，心肌耗氧量明显减少。

2. 外周血管收缩 普萘洛尔可以拮抗骨骼肌血管 $β_2$ 受体的血管扩张作用，增加外周血管阻力；心排血量降低直接导致血压降低，会反射性地引起血管收缩。然而，高血压患者长期应用普萘洛尔，外周血管阻力恢复正常或降低，血压明显下降。

3. 支气管收缩 拮抗支气管的 $β_2$ 受体，使支气管平滑肌收缩，可能加重支气管哮喘或慢性阻塞性肺疾病患者的病情。因此，禁用于哮喘患者。

4. 干扰糖代谢 阻断 $β_2$ 受体后，会抑制肝糖原的分解以及胰高血糖素分泌。因此，对于服用胰岛素的患者，同时服用普萘洛尔，为防止出现严重的低血糖，需要监测血糖。

【药动学】口服吸收率大于 90%。因为首过效应，仅有 25% 的普萘洛尔能到达循环系统。因脂溶性高，易于通过血脑屏障和胎盘，也可分泌于乳汁中。普萘洛尔主要在肝内羟化代谢，其代谢产物 90% 以上经肾排泄。不同个体口服相同剂量的普萘洛尔，血浆高峰浓度可相差 25 倍，这可能由于肝转化功能不同所致，因此，临床用药剂量需要个体化。

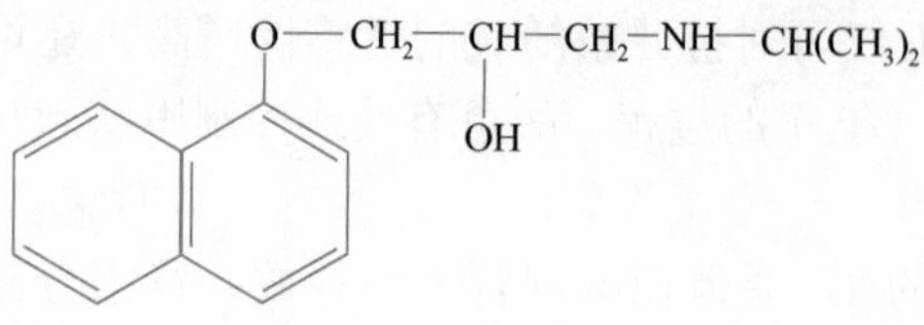

普萘洛尔

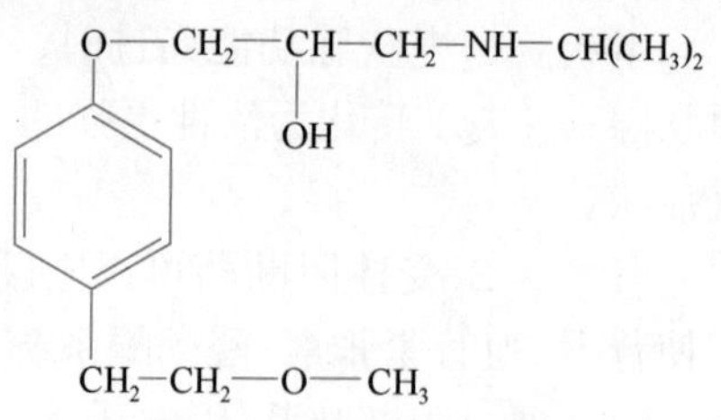

美托洛尔

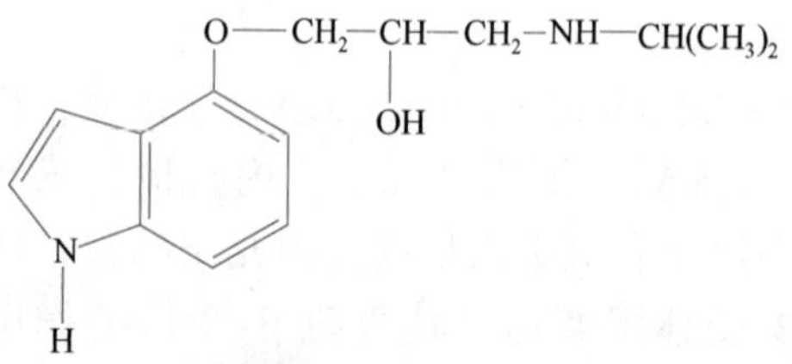

吲哚洛尔

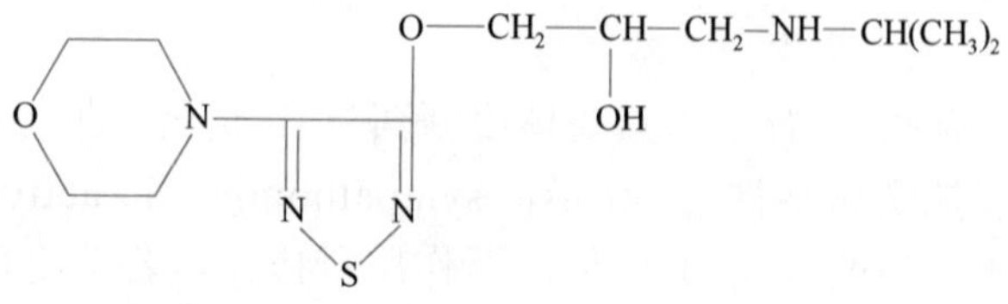

噻吗洛尔

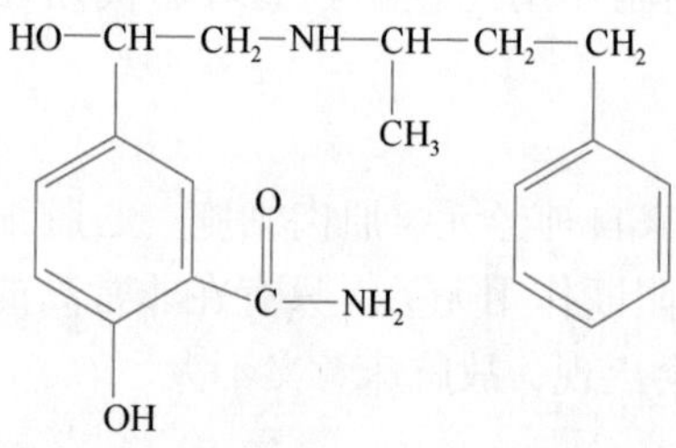

拉贝洛尔

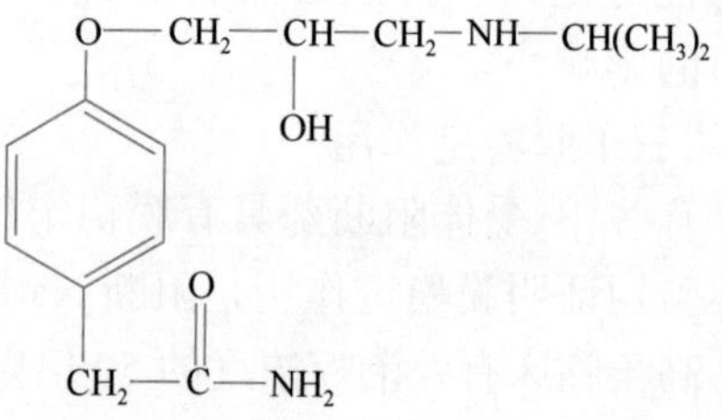

阿替洛尔

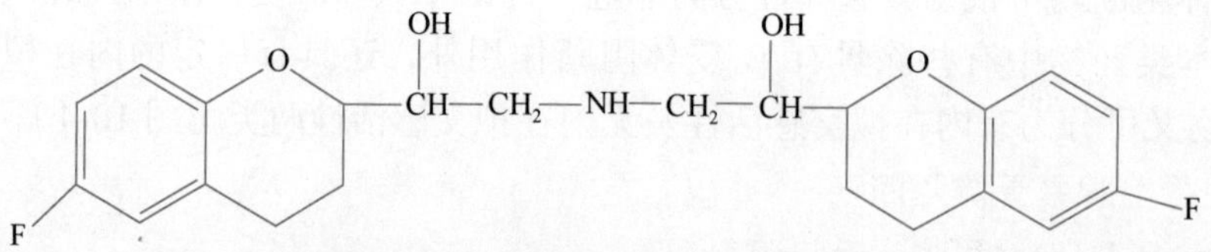

奈必洛尔

图 10-4　β 受体阻断药以及 α 和 β 受体阻断药的代表药物的结构

【临床应用】

1. 高血压　对于血压正常的人而言，普萘洛尔并不降低血压。普萘洛尔降低高血压患者的血压的机制如下：降低心排血量为主要机制，其他机制还有抑制肾素从肾释放，降低中枢神经系统的交感输出以及长时间应用降低总的外周阻力。

2. 心绞痛　普萘洛尔降低心肌需氧量，因此，可以有效地缓解心绞痛的常见症状，如运动时诱发的胸腔痛。

3. 心肌梗死　普萘洛尔和其他 β 受体阻断药对心肌有保护效应。因此，有过第一次心肌梗死经历的人，预防性服用普萘洛尔，可以预防第二次心肌梗死的发生。此外，心肌梗死后立即服用普萘洛尔，可以减少梗死面积并且加速恢复。机制：循环系统中儿茶酚胺刺激梗死心脏，会加大需氧量，而普萘洛尔可以阻断儿茶酚胺对心脏的刺激。

4. 偏头痛　普萘洛尔可以预防偏头痛发作。对于偏头痛，普萘洛尔是比较有效的 β 受体阻断药，因为普萘洛尔是脂溶性的，可以进入中枢神经系统。

5. 甲状腺功能亢进　普萘洛尔和其他 β 受体阻断药可以有效地减弱甲状腺功能亢进时广泛

传布的交感刺激。在急性甲状腺功能亢进（如甲状腺危象）时，β 受体阻断药可以挽救严重心律失常患者的生命。

【不良反应及禁忌证】

1. 支气管狭窄　由于阻断 β$_2$ 受体，普萘洛尔有可能引起显著的支气管收缩。曾有误服这个药物引起哮喘患者窒息死亡的报道。因此，慢性阻塞性支气管病或哮喘患者禁用。

2. 心律失常　服用 β 受体阻断药的患者不能突然停药，逐渐停药时间至少为几周，否则有可能增加诱发心律失常的风险。长期使用 β 受体阻断药会导致 β 受体上调。因此，终止治疗时，上调的受体有可能加重心绞痛或高血压。

3. 代谢紊乱　β 受体阻断药导致肝糖原分解降低以及胰高血糖素生成减少。此外，β 受体阻断药还会阻止低血糖时儿茶酚胺的逆向调节。因此，低血糖诱发的症状，如颤抖、心动过速、紧张都被掩盖。

4. 中枢效应　普萘洛尔有很多中枢效应，包括抑郁、头昏眼花、嗜睡、疲劳、无力、多梦等。应用水溶性好的 β 受体阻断药可以减少中枢副作用。

纳多洛尔（nadolol）

纳多洛尔为非选择性 β 受体阻断药，对 β$_1$ 和 β$_2$ 受体的亲和力也大致相同，但比普萘洛尔更有效。纳多洛尔阻断作用的持续时间长，$t_{1/2}$ 达 10～24 h，在体内部分代谢，主要以原型从肾排泄，肾功能不良的患者 $t_{1/2}$ 更长，可导致药物蓄积，应注意调整剂量。治疗高血压的疗效与普萘洛尔相似，由于 $t_{1/2}$ 长，可每天给药一次。用于抗心绞痛和抗心律失常，也可用作室上性心律失常的预防药。不良反应与其他 β 受体阻断药相似。

噻吗洛尔（timolol，噻吗心安）

噻吗洛尔也是非选择性 β 受体阻断药，既无内在拟交感活性，也无膜稳定作用，有中等程度的首过消除。其心血管效应与普萘洛尔相似，用于治疗高血压。噻吗洛尔可通过减少睫状体房水生成降低眼内压，用于治疗青光眼。每日滴眼 2 次即可，用药后 30 min 起效，药效持续12～24 h，且无缩瞳和调节痉挛等不良反应。局部应用对心率及血压无明显影响。

吲哚洛尔（pindolol）

有较强的内在拟交感活性，对 β 受体有部分激动作用，口服吸收迅速且完全，生物利用度高达 85%～90%，$t_{1/2}$ 约 4 h。50% 经肝代谢，其余随尿排出，肝肾功能不全时，血药浓度升高，$t_{1/2}$ 可延长至 11.5 h。吲哚洛尔的临床应用同普萘洛尔，对静息心率和心肌收缩力的抑制作用及肺功能损害副作用较普萘洛尔少。心动过缓、心功能不全、支气管哮喘及糖尿病等患者仍应慎用。

（二）选择性 β$_1$ 受体阻断药

这类药对 β$_1$ 受体有较强的选择性，对 β$_2$ 受体作用弱，增加呼吸道阻力的副作用较轻，慎用于哮喘患者，用药剂量不宜过大。因为不会延缓低血糖的恢复，糖尿病患者需用 β 受体阻断药时宜选用这类药。

阿替洛尔（atenolol，氨酰心安）

对 β$_1$ 受体有选择性阻断作用，无内在拟交感活性和膜稳定作用。水溶性好，口服吸收快，生物利用度约 50%，分布较广泛，很少进入脑组织，大部分以原型经肾排出，$t_{1/2}$ 为 6～9 h，不良反应较轻。对心肌有很强的选择性作用，对血管及支气管影响较小。临床用于治疗高血压、心绞痛和心律失常。每日口服 1 次即可。

美托洛尔（metoprolol，美多心安）

无内在拟交感活性，可经肠道迅速吸收，生物利用度 40%，血浆蛋白结合率 12%，血浆浓度个体差异大，易透过血脑屏障，脑脊液浓度与血浆相同，$t_{1/2}$ 为 3～4 h，90% 经肝代谢为无活性的产物从尿中排泄，肾功能不全无需调整剂量。临床用于治疗高血压、心绞痛和心律失常。因其可进入血脑屏障，会引起多梦，但长期用药可逐渐消失。

醋丁洛尔（acebutolol）

属长效的 β_1 受体阻断药，具有内在拟交感活性和膜稳定作用。产生拟交感活性的剂量是阻滞 β_1 受体剂量的 $2\sim3$ 倍。经肠道吸收，不易透过血脑屏障，$t_{1/2}$ 为 3 h，约 70% 经肝转化为活性代谢物，此代谢物 $t_{1/2}$ 更长，临床用于高血压，每日口服 $1\sim2$ 次，也用于抗心绞痛和抗心律失常。

奈必洛尔（nebivolol）

奈必洛尔是新一代 β_1 受体阻断药。

【药动学】其代谢个体差异较大，一些人表现为慢代谢型，另一些为快代谢型。口服经肝代谢为活性的代谢产物，两种代谢型人群的降压作用强度相差不大。奈必洛尔的 $t_{1/2}$ 为 10 h，主要经肾和肠道排泄。

【药理作用与临床应用】对 β_1 受体阻断的特异性强，无内在拟交感活性，无膜稳定作用，奈必洛尔有左旋体和右旋体之分。奈必洛尔的 β_1 受体阻断作用主要来自于右旋体，临床上使用的是消旋体。奈必洛尔的左旋体和右旋体均有舒血管作用，但左旋体的舒血管作用是内皮依赖性的，通过增加一氧化氮（NO）的释放而舒张血管。奈必洛尔并非直接作用于血管内皮细胞引起 NO 释放，而是其代谢产物刺激血管内皮 β_2 受体，导致 NO 释放增加。奈必洛尔可降低心脏前负荷，减慢心率，降低左室舒张末压及血压，对心排血量影响不大，对心功能有一定的保护作用。临床上主要用于治疗高血压。

【不良反应】较轻，主要是头痛、眩晕、乏力、胃肠道反应、咳嗽和皮肤瘙痒等。

三、α、β 肾上腺素受体阻断药

本类药物对肾上腺素受体的阻断作用选择性低，兼具 α 和 β 受体阻断作用。但对 β 受体的阻断作用强于 α 受体。临床主要用于高血压的治疗。以拉贝洛尔为代表，其他药物还有卡维地洛尔（carvedilol）、布新洛尔（bucindolol）、阿罗洛尔（arotinolol）和氨磺洛尔（amosulalol）等（表 10-2）。

（一）拉贝洛尔（labetalol，柳胺苄心定）

拉贝洛尔是相对较新的 α、β 受体竞争性阻断药的代表药物。

【药理作用与作用机制】拉贝洛尔有 2 个光学中心，是含有 4 种非对映异构体的消旋混合物。其药理学特性较复杂，每一种异构体可显示不同的活性。拉贝洛尔兼具 α、β 受体的阻断作用，同时对 β_2 受体具有弱的内在拟交感活性。对 β 受体的阻断作用约为普萘洛尔的 2/5，对 α 受体的阻断作用为酚妥拉明的 $1/10\sim1/6$。对 β 受体的阻断作用较强，为 α 受体阻断作用的 $5\sim10$ 倍。拉贝洛尔拮抗 α_1 受体引起血管扩张，血压下降，直立体位时降压作用更显著；其拮抗 β_1 受体也与降压相关；由于其对 β_2 受体的内在拟交感活性及直接参与舒张血管作用，可增加肾血流量。与单纯 β 受体阻断药相比，它能降低卧位血压和周围血管阻力，一般不影响心率和心排血量。

【药动学】拉贝洛尔口服可吸收，部分被首过消除，生物利用度 20%～40%，口服个体差异大，容易受胃肠道内容物的影响。拉贝洛尔的 $t_{1/2}$ 为 $4\sim6$ h，血浆蛋白结合率为 50%。本品约 99% 在肝迅速代谢，只有少量以原型从肾排出。

【临床应用】临床多用于治疗高血压和心绞痛。口服拉贝洛尔治疗妊娠期高血压比较安全。静脉注射可以迅速降低血压，用于治疗嗜铬细胞瘤引起的高血压危象。

【不良反应与禁忌证】常见不良反应有眩晕、乏力、恶心等。该药对支气管平滑肌的收缩作用不强，但对有哮喘病史者仍需谨慎用药。对儿童、孕妇及脑出血者忌用静脉注射。注射液不能与葡萄糖盐水混合滴注。

（二）卡维地洛（carvedilol）

卡维地洛也可以同时阻断 α_1 受体、β_1 受体和 β_2 受体，扩张外周血管，因此可以降低血

压。1995 年，卡维地洛被美国 FDA 批准用于治疗原发性高血压。卡维地洛还有降低脂质过氧化、抑制血管壁增厚、抑制心肌细胞凋亡、抑制心肌重构等药理作用，因此，1997 年被批准治疗充血性心力衰竭，也是第一个被批准用于治疗充血性心力衰竭的 β 受体阻断药。本药用于治疗充血性心力衰竭，可以明显改善症状，提高生活质量，降低死亡率。

表 10-2　主要肾上腺素受体阻断药的分类、作用机制、药理作用和临床应用

主要药物、分类	作用机制	药理作用	主要临床应用
α 肾上腺素受体阻断药			
酚妥拉明	可逆性抑制 α$_1$ 和 α$_2$ 受体	阻断 α 受体缩血管效应；降低血压；反射性加快心率	嗜铬细胞瘤
酚苄明	不可逆性抑制 α$_1$ 和 α$_2$ 受体	降低血压；加快心率	嗜铬细胞瘤
哌唑嗪	阻断 α$_1$ 受体	降低血压	高血压
特拉唑嗪			
多沙唑嗪			
坦洛新	选择性阻断 α$_{1A}$ 受体	降低膀胱颈部平滑肌和前列腺的张力	良性前列腺肥大
育亨宾	选择性阻断 α$_2$ 受体 促进去甲肾上腺素释放		
β 肾上腺素受体阻断药			
普萘洛尔	阻断 β$_1$ 和 β$_2$ 受体	降低心率	高血压；心绞痛；心律
纳多洛尔		降低血压	不齐；偏头痛；甲状腺
噻吗洛尔		减少肾素生成 支气管收缩	功能亢进；青光眼（噻吗洛尔）
阿替洛尔	阻断 β$_1$ 受体＞阻断 β$_2$ 受体	降低心率	高血压；心绞痛；心律
美托洛尔		降低血压	不齐（对伴有哮喘的患
奈必洛尔		减少肾素生成	者比较安全）
吲哚洛尔	阻断 β$_1$、β$_2$ 受体；内在拟交感活性 （部分激动剂）	降低血压 适度降低心率	高血压；心绞痛；心律 不齐（防止治疗中加重 心动过缓）
醋丁洛尔			
α、β 肾上腺素受体阻断药			
拉贝洛尔	阻断 β 受体＞ α$_1$ 受体	降低血压	高血压
卡维地洛	阻断 β 受体＞ α$_1$ 受体	不影响心率 降低血压 抑制心肌重构	高血压 心力衰竭

思考题

1. 比较酚妥拉明和酚苄明的作用及临床应用。
2. 非选择性 α 受体阻断药为什么会引起心律失常？
3. 简述 α 受体和 β 受体阻断药的分类及各类代表药。
4. 试述 β 受体阻断药的药理学共性。
5. 试述普萘洛尔的药理作用、临床应用和不良反应。
6. 简述阿替洛尔、吲哚洛尔和拉贝洛尔的特点。

（卞希玲　黄　卓）

第十一章　局部麻醉药

学习要求：

1. 掌握普鲁卡因、利多卡因的作用机制、麻醉作用特点及临床应用
2. 熟悉局部麻醉药的构效关系与分类
3. 了解局部麻醉药的应用方法和吸收后的毒性反应

　　局部麻醉药（local anesthetics）简称局麻药，是一类局部应用于神经末梢或神经干周围，暂时、完全、可逆性地阻断神经冲动的产生和传导，在意识清醒的条件下使局部痛觉暂时消失的药物。局麻药与钠通道可逆性结合，阻止钠离子流入细胞内，从而阻止动作电位的产生和传导。其麻醉作用一般局限于给药部位，用于消除术中或术后的局部疼痛；随着药物从给药部位扩散，药效消失，神经功能恢复正常。

　　最早应用的局麻药是从南美洲古柯树叶中提取的可卡因（cocaine），1884年首次用于角膜手术，但由于吸收后毒性大，应用受到限制。根据可卡因的化学结构特点，于19世纪末合成了苯佐卡因，仅用于表面麻醉。随后不久，合成了第一个可注射的局麻药——普鲁卡因（procaine）。普鲁卡因的结构为现代麻醉药的模板，包含亲脂性的芳香环、亲水性的烷胺基，中间以酯键连接。但是普鲁卡因的缺点是作用时间较短。1928年，研制出丁卡因，作用时间延长。不幸的是，普鲁卡因和丁卡因含有酯键，易水解，水解后释放的芳香环有可能致敏。因此，1948年，科学家将酯键替换为更稳定的酰胺键，合成了第一个酰胺类局麻药利多卡因（lidocaine）。此后，基于麻醉时效和安全性考虑，合成了布比卡因、左布比卡因、罗哌卡因等一系列局麻药。

第一节　局麻药的分类与构效关系

　　常用局麻药在化学结构上由三部分组成，即亲脂性的芳香环（或杂环）、中间链和亲水性的烷胺基（表11-1）。①芳香环使药物分子具有亲脂性，易于穿过细胞膜到达作用位点。②烷胺基属弱碱性，有利于制成水溶性好和稳定性高的盐类。在神经细胞内与氢离子结合离子化后，可与作用位点结合。③中间链以酯键（—COO—）或酰胺键（—CONH—）连接芳香环与烷胺基。由此，常用局麻药可分为两类：中间链为酯键的酯类局麻药，如普鲁卡因、丁卡因等；中间链为酰胺键的酰胺类局麻药，如利多卡因、布比卡因和丁卡因等（表11-1）。酯类局麻药在血浆中易被酯酶水解；酰胺类局麻药则较稳定，不易分解；具有作用快、弥散广、时效长等优点。

表 11-1　局麻药的分类与构效关系

药名	芳香环	结构中间链	烷胺基	相对作用强度	作用维持时间（h）
酯类					
普鲁卡因				1	1
丁卡因				8～16	2～3
苯佐卡因				仅用于表面麻醉	
酰胺类					
利多卡因				2	1～2
布比卡因 左布比卡因				8	5～10
罗哌卡因				8	4～8

第二节　局麻作用及作用机制

一、局部麻醉作用

局麻药注入神经周围，经过弥散作用可作用于神经组织，提高产生神经冲动所需的阈电位，降低动作电位幅度，减慢传导速度，甚至使神经细胞完全丧失兴奋性及传导性，从而阻断神经冲动的传导。痛觉信号的本质是神经冲动电信号，阻断神经冲动传入脑区可以达到局部麻醉的作用。局麻药的神经阻滞强度与神经纤维的类别有关，细神经纤维比粗神经纤维更易被阻断。对无髓鞘的交感、副交感神经节后纤维在低浓度即可显效。对有髓鞘的感觉和运动神经纤维需高浓度才能产生作用。对混合神经产生作用时，首先是痛觉消失，继之依次为冷觉、温觉、触觉、压觉消失，最后是运动麻痹。行蛛网膜下腔麻醉时，首先阻断自主神经，继之按上述顺序产生麻醉作用。

二、作用机制

神经兴奋和传导主要与膜 Na^+、K^+ 离子通道的开放与关闭有关。神经元兴奋时，钠通道打开，大量 Na^+ 内流，细胞迅速去极化，产生动作电位；此后，钠通道失活，钾通道开放，K^+ 外流，从而形成动作电位的复极化。局麻药的作用机制是从膜内侧可逆性阻断 Na^+ 通道，使 Na^+ 不能进入细胞内，抑制了动作电位的冲动和传导，从而发挥局部麻醉作用。局麻药对 Na^+ 通道的阻断作用与通道的状态有关，通道越开放，局麻药的作用越强；通道处于关闭状态，局麻药作用减弱。

由于大部分局麻药的 pK_a（即弱碱型和离子型浓度相等时的 pH）通常在 7.5 ～ 9 之间（苯佐卡因除外，$pK_a = 3.5$），因此在生理条件下，大部分局麻药以弱碱型（local anaesthetics，LA）或者离子型（LA^+）两种形式存在（图 11-1A）。只有脂溶性 LA 可以跨越细胞膜，进入细胞内，在较低的 pH（7.08）条件下部分转变为离子型 LA^+，与膜内侧带负电荷的特异性作用位点结合，阻断钠通道，抑制钠电流。因此，局麻药的脂溶性和解离状态与药物的局麻效果密切相关。钠通道由通道钠离子的 α 亚基和辅助亚基 β 亚基组成。其中 α 亚基（图 11-1B）包含 4 个类似的区段（Ⅰ - Ⅳ），每个区段又由 6 个螺旋结构的跨膜片段组成（S1 ～ S6）。局麻药在钠通道上的作用位点是第Ⅳ区 S6 片段上的氨基酸残基。

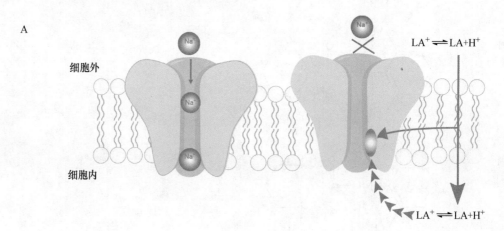

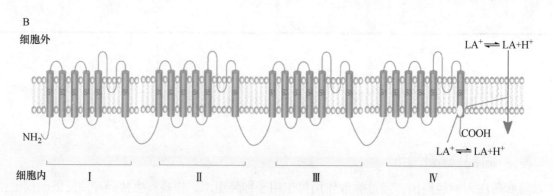

图 11-1　局麻药与钠离子通道相互作用的示意图

A. 当钠通道开放时，钠离子由细胞外流入细胞内，导致神经元去极化，产生动作电位，即神经冲动。而局麻药与位于钠通道细胞内的结合位点结合后，阻止了钠离子流入，从而阻止神经冲动产生。在体内局麻药可以以弱碱（LA）或者离子型（LA^+）两种形式存在。由于离子型（LA^+）不易跨越双层脂质细胞膜，局麻药主要以弱碱型（LA）进入细胞，在细胞内重新离子化后（LA^+）与钠通道结合。**B.** 局麻药在钠通道上的作用位点是第Ⅳ区 S6 片段上的氨基酸残基

第三节 局麻药应用方法和影响其药效的因素

一、局麻药应用方法

1. 表面麻醉（topical anesthesia） 是将穿透性强的局麻药根据需要涂于黏膜表面，使黏膜下神经末梢麻醉。用于眼、鼻、口腔、咽喉、气管、食管和泌尿生殖道黏膜手术。常选用丁卡因和苯佐卡因。

2. 浸润麻醉（infiltration anesthesia） 是将局麻药溶液注入皮下或手术视野附近的组织，使局部神经末梢麻醉。根据需要可在溶液中加少量肾上腺素。浸润麻醉的优点是麻醉效果好，对机体的正常功能无影响，常用于浅表小手术。缺点是用量较大，麻醉区域较小，不适合较大的手术。可选用利多卡因、普鲁卡因。

3. 传导麻醉 也称阻滞麻醉（conduction anesthesia，block anesthesia），是将局麻药注射到外周神经干附近，阻断神经冲动传导，使该神经所分布的区域麻醉。阻断神经干所需的局麻药浓度较麻醉神经末梢所需的浓度高，用量较小，麻醉区域较大，可选用利多卡因、普鲁卡因和布比卡因。为延长麻醉时间，也可将布比卡因和利多卡因合用。

4. 蛛网膜下腔麻醉（subarachnoid anesthesia） 又称脊椎麻醉（spinal anaesthesia）或腰麻，是将麻醉药注入腰椎蛛网膜下腔，阻断该部位的脊神经根。常用于下腹部和下肢手术。常用药物为利多卡因、丁卡因和普鲁卡因。

5. 硬膜外麻醉（epidural anesthesia） 是将药液注入硬膜外腔，麻醉药沿着神经鞘扩散，穿过椎间孔阻断神经根。可用于颈部以下的手术，特别是上腹部手术。硬膜外腔终止于枕骨大孔，不与颅腔相通，药液不扩散至脑组织，无腰麻的头痛或脑脊膜刺激现象，但硬膜外麻醉用药量较腰麻大 5 ～ 10 倍。

二、影响局麻药效的因素

局麻组织的 pH 和局麻部位的血管收缩情况会影响局麻药的效果。局麻药常制成盐酸盐，使溶解度和稳定性增加，多数局麻药的 pK_a 在 8 ～ 9.0，故在细胞外液 pH 为 7.4 时，非离子型占 2% ～ 20%，进入神经细胞后，胞内 pH 为 7.08，又变成离子型。因此，细胞外液 pH 降低时不利于局麻药进入细胞内发挥作用。炎症或坏死组织的细胞外液呈酸性，若将局麻药注入脓腔，就不能达到局麻效果。局麻药中加入微量肾上腺素（1/20 万～ 1/10 万）可收缩用药局部的血管，减慢药物吸收，既能延长局麻时间，又可减少药物吸收中毒。但在末梢部位（如脚趾、手指等）用药时，禁用肾上腺素，以免引起局部组织坏死。另外，如要延长麻醉时间，增加局麻药浓度并不能奏效，而应将等浓度的药液分次注入。

第四节 常用局麻药

普鲁卡因（procaine，又名奴佛卡因，novocaine）

毒性较小，是常用的局麻药之一。本药属短效酯类局麻药，亲脂性低，对黏膜的穿透力弱，一般不用于表面麻醉，需注射用于浸润麻醉、传导麻醉、蛛网膜下腔麻醉和硬膜外麻醉。注射给药后 1 ～ 3 min 起效，可维持 30 ～ 45 min。加用肾上腺素后维持时间可延长 1 ～ 2 h。普鲁卡因在血浆中被酯酶水解，转变为对氨基苯甲酸（PABA）和二乙氨基乙醇，前者能对抗磺胺类药物的抗菌作用，故应避免本药与磺胺类药物同时应用。普鲁卡因也可用于损伤部位的局部封闭，过量应用可引起中枢神经系统和心血管反应，有时可引起过敏反应，故用药前应做皮肤过敏试验。对本药过敏者可用利多卡因代替。

苯佐卡因（benzocaine）

苯佐卡因脂溶性极强，适宜于表面麻醉。苯佐卡因已经应用百年之久，近期发现，其具有诱发高铁血红蛋白症（高铁血红蛋白无法转运氧）的风险，主要风险人群是 2 岁以下的儿童。

利多卡因（lidocaine，又名赛罗卡因，xylocaine）

是目前应用最多的局麻药。同浓度与普鲁卡因相比，利多卡因具有起效快、强而持久、穿透力强及安全范围较大的特点，同时，无扩张血管及对组织的刺激性，可用于多种形式的局部麻醉，有全能麻醉药之称，主要用于传导麻醉和硬膜外麻醉。利多卡因属酰胺类，在肝被肝微粒体酶水解失活，$t_{1/2}$ 为 90 min，作用持续时间为 1 ～ 2 h。增加浓度可相应增加毒性反应，应注意合理用药。对普鲁卡因过敏者可选用此药。也可用于抗心律失常。

丁卡因（tetracaine，又名地卡因，dicaine）

化学结构与普鲁卡因相似，属于酯类局麻药。其麻醉强度比普鲁卡因强 10 倍，对黏膜的穿透力强，常用于表面麻醉。以 0.5% ～ 1% 溶液滴眼，无角膜损伤等不良反应，作用迅速，1 ～ 3 min 显效，作用持续时间为 2 ～ 3 h。本药也可用于传导麻醉、腰麻和硬膜外麻醉，因毒性大，一般不用于浸润麻醉。丁卡因主要在肝代谢，但转化、降解速度缓慢，加之吸收迅速，易发生毒性反应。

布比卡因（bupivacaine，又名麻卡因，marcaine）

属酰胺类局麻药，化学结构与利多卡因相似，局麻作用较利多卡因强 4 ～ 5 倍，作用持续时间长，可达 5 ～ 10 h。主要用于浸润麻醉、传导麻醉和硬膜外麻醉。与等效剂量利多卡因相比，可产生严重的心脏毒性，并难以治疗，特别在酸中毒、低氧血症时尤为严重。1983 年，曾有 10 例产妇因心搏骤停死亡的病例，可能与 0.75% 的布比卡因相关，因此，0.75% 的布比卡因被美国药监局（FDA）禁用于产科手术。

左布比卡因（levobupivacaine）

左布比卡因是左旋布比卡因，主要用于外科硬膜外阻滞麻醉。相对于布比卡因，S（−）异构体的心脏毒性比外消旋混合物小。动物实验和临床病例均提示，脂质复苏（即注射 20% 的脂乳，使脂溶性局麻药富集在脂乳中，可减小局麻药对心脏的作用）配合除颤，可以挽救麻醉药中毒后的心脏。相对于布比卡因，左布比卡因更容易富集在油脂中，这提示一旦产生心脏毒性作用，左布比卡因更容易挽救。

罗哌卡因（ropivacaine）

化学结构类似布比卡因，其阻断痛觉的作用较强，而对运动神经的作用较弱且时间短，对心肌的毒性比布比卡因小，有明显的收缩血管作用，使用时无需加入肾上腺素，适用于硬膜外、臂丛阻滞和局部浸润麻醉。它对子宫胎盘血流无影响，故适用于产科手术麻醉。

第五节　局麻药的吸收作用及不良反应

一、吸收作用

局麻药从给药部位吸收后或直接进入血液循环后引起的全身作用，实际上是局麻药的不良反应。

（一）中枢神经系统

局麻药对中枢神经系统的作用是先兴奋后抑制，初期表现为眩晕、惊恐不安、多言、震颤和焦虑，甚至发生神志错乱和阵挛性惊厥。中枢过度兴奋可转为抑制，之后进入昏迷和呼吸衰竭。中枢抑制性神经元对局麻药比较敏感，由于中枢神经系统的兴奋、抑制的不平衡而出现兴奋症状。局麻药引起的惊厥是边缘系统兴奋灶向外周扩散所致。静脉注射地西泮可加强边缘系统GABA能神经元的抑制作用，防止惊厥发作。中毒晚期维持呼吸是很重要的。普鲁卡因易影响中枢神经系统，因此，常被利多卡因取代。可卡因可引起欣快和一定程度的情绪及行为影响。

（二）心血管系统

局麻药对心肌细胞有膜稳定作用，吸收后可降低心肌兴奋性，使心肌收缩性减弱，传导减慢，不应期延长。多数局麻药可使小动脉扩张，血压下降，因此，在血浓度过高时可引起心血管虚脱，突发心室纤颤，导致死亡。特别是药物误入血管内更易发生。高浓度局麻药对心血管的作用常发生在对中枢神经系统的作用之后，但少数情况下较低剂量也可出现严重的心血管反应。布比卡因较易发生室性心动过速和心室纤颤，而利多卡因具有抗室性心律失常作用。

二、变态反应

较为少见，在少量用药后立即发生类似过量中毒的症状，出现荨麻疹、支气管痉挛及喉头水肿等症状。一般认为酯类局麻药比酰胺类发生变态反应为多，如普鲁卡因可引起过敏反应。应避免误入血管，可加 1/20 万肾上腺素预防。

思考题

比较普鲁卡因、利多卡因和丁卡因的特点。

（卞希玲　黄　卓）

第三篇

中枢神经系统药理学

第十二章　镇静催眠药

学习要求：

1. 掌握苯二氮䓬类药物的药动学、作用机制、药理作用、临床应用以及不良反应
2. 掌握苯二氮䓬受体阻断药氟马西尼的药理作用及临床应用
3. 熟悉巴比妥类药物分类、作用机制、药理作用、临床应用以及不良反应
4. 了解新型苯二氮䓬类药物的药理作用

　　睡眠（sleep）是人类所必需的，能使人的精力和体力得到恢复，还能增强免疫、促进生长和发育、增进学习和记忆能力。一般情况下，成年人每天需要睡眠 7 ～ 9 h。正常生理性睡眠由两个交替出现的不同时相所组成，包括非快速眼动睡眠（non-rapid eye movement sleep，NREMS）和快速眼动睡眠（rapid eye movement sleep，REMS），二者交替一次称一个睡眠周期，整个睡眠过程包括 4 ～ 5 个周期。NREMS 可分为浅睡眠和深睡眠（慢波睡眠）。REMS 特点为眼动活跃、多变、呼吸快、心率快、血压高、骨骼肌极度松弛等，与智力发育、学习记忆和躯体休息有关。NREMS 特别是深睡眠，大脑皮质高度抑制，生长激素分泌达高峰，与大脑皮质休息和躯体生长发育、消耗物质的补充有关。失眠（insomnia）是指无法入睡或无法保持正常睡眠状态，导致睡眠缺乏，又称入睡和维持睡眠障碍，为各种原因引起的入睡困难、睡眠深度或频度过短、早醒及睡眠时间不足或质量差等，是一种常见的亚健康状态。失眠往往导致机体免疫力低下，记忆力减退和精力不足，长期失眠可能会导致高血压、冠心病、脑出血、乳腺癌、偏瘫、糖尿病等多种疾病发生。

　　凡是能够引起镇静和近似生理睡眠的药物称为镇静催眠药（sedative hypnotics），是一类中枢神经系统抑制药。凡是能引起中枢神经系统轻度抑制，使患者由兴奋、激动和躁动转为安静的药物称为镇静药（sedative）；凡是能引起近似生理睡眠的药物称为催眠药（hypnotics）。镇静药和催眠药之间并无明显界限。同一种镇静催眠药小剂量时表现为镇静作用，随剂量加大可出现催眠作用，某些镇静催眠药还具有抗惊厥和麻醉作用。过量可致急性中毒，严重者可引起死亡。

　　理想的催眠药应能依需要纠正各种类型的失眠（难入睡、易醒、早醒等），引起完全类似于生理性的睡眠。现有的镇静催眠药或多或少缩短 REMS 和（或）深睡眠，主要延长浅睡眠，因此，会不同程度地产生某些不良反应，如停药后出现 REMS "反跳" 现象，引起多梦、梦魇、心血管疾病加重等症状。应用长效催眠药物，服药后次日容易出现乏力、头晕、嗜睡等。镇静催眠药久用会产生耐受性、依赖性（图 12-1）。

　　常用的镇静催眠药按化学结构分为苯二氮䓬类、巴比妥类和其他镇静催眠药。由于苯二氮䓬类有较好的抗焦虑和镇静催眠作用，安全范围大，目前临床上几乎已取代了巴比妥等传统的镇静催眠药，其他类药物有水合氯醛和佐匹克隆。

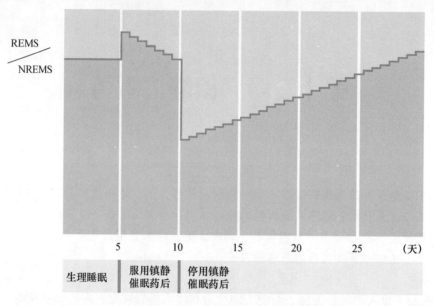

图 12-1　镇静催眠药对正常 REMS/NREMS 比例的影响

第一节　苯二氮䓬类

一、传统的苯二氮䓬类药物

苯二氮䓬类（benzodiazepines，BZ）药物多属 1,4- 苯并二氮䓬衍生物（图 12-2，表 12-1），在 1,4- 苯并二氮䓬环上 1、2、3、4、5、7 位的取代基与药物的药理活性有密切关系。其受体激动药在 5 位由苯环、7 位由吸电子基团（如 Cl 和 NO_2）所取代。如 5 位由酮基、4 位由甲基取代，则为苯二氮䓬类受体阻断药（如氟马西尼）。苯二氮䓬类药物根据各个药物（及其活性代谢物）消除半衰期的长短可分为：长效类（如地西泮和去甲西泮等）、中效类（如硝西泮和氟硝西泮等）和短效类（如三唑仑和氯甲西泮等）。

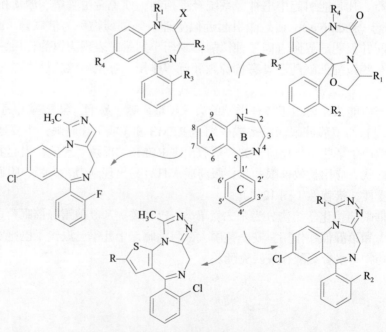

图 12-2　常用苯二氮䓬类药物的化学结构

表 12-1　苯二氮䓬类药物药动学特点及作用

药物	口服生物利用度（%）	血浆蛋白结合率（%）	分布容积（L/kg）	清除率（ml·min⁻¹·kg⁻¹）	半衰期（h）	活性代谢物	作用特点
氯氮䓬	100	96.5±1.8	0.30±0.03	0.54±0.49	10±3.4	去甲氯氮䓬 奥沙西泮	抗焦虑、镇静、催眠、抗惊厥、中枢性肌松
地西泮	100±14	98.7±0.2	1.1±0.3	0.38±0.06	44±13	去甲地西泮 奥沙西泮	抗焦虑、肌松作用比氯氮䓬强5倍，抗惊厥作用强10倍
硝西泮	78±15	87±1	1.9±0.3	0.86±0.12	26±3	—	催眠作用显著，抗惊厥作用较强
氯硝西泮	98±31	86±0.5	3.2±1.1	1.55±0.28	23±5	—	抗惊厥作用比地西泮及硝西泮强
氟西泮	—	95.5	22±7	4.5±2.3	74±24	N_1-脱烷基西泮	催眠作用强
劳拉西泮	93±10	91±2	1.3±0.2	1.1±0.4	14±5	—	抗焦虑作用较强
氟硝西泮	85	77±7.9	3.3±0.6	3.5±0.4	15±5	去甲氟硝西泮	催眠作用似硝西泮
奥沙西泮	90	97.8±2.3	1.0±0.3	1.2±0.4	7.6±2.2	—	抗焦虑、抗惊厥作用较强
三唑仑	55	90.1±1.5	1.1±0.4	8.3±1.8	2.3±0.4	—	催眠作用比硝西泮及氟西泮强

地西泮（diazepam）

地西泮又名安定，为苯二氮䓬类的典型代表药物，也是目前临床上最常用的镇静、催眠及抗焦虑药。

【药理作用】

1. 抗焦虑　焦虑是常见的精神障碍，主要表现为不安、烦躁、多虑、恐惧或抑郁，时常伴随产生心悸、多汗、呼吸窘迫、手脚发凉或尿频等自主神经功能异常。地西泮抗焦虑作用的选择性较高，小剂量可明显改善上述症状，并对各种原因引起的焦虑均有疗效。地西泮抗焦虑的作用部位主要是边缘系统，其抗焦虑作用可能是通过与边缘系统中苯二氮䓬类受体结合而实现的。

2. 镇静催眠　随着剂量增大有镇静及催眠作用，可明显缩短入睡时间，显著延长睡眠持续时间，减少觉醒次数。地西泮主要延长非快动眼睡眠，明显缩短慢波睡眠期，可减少发生于此期的夜惊和夜游症，而对快速眼动睡眠的影响不明显。

3. 抗惊厥、抗癫痫　很小剂量即能对抗戊四氮、印防己毒素等引起的阵挛性惊厥，而对士的宁及电刺激引起的强直性惊厥则需较大剂量才有效。地西泮具有抑制癫痫病灶异常放电扩散的作用，具有很强的抗惊厥和抗癫痫作用。目前认为地西泮的抗惊厥、抗癫痫作用与促进中枢抑制性递质 γ-氨基丁酸（GABA）的突触传递功能有关。临床上可用于辅助治疗破伤风、子痫、小儿高热惊厥及药物中毒性惊厥。地西泮对癫痫大发作能迅速缓解症状，对癫痫持续状态疗效显著，静脉注射给药是临床治疗癫痫持续状态的首选药物。

4. 中枢性肌肉松弛　地西泮有较强的肌肉松弛作用，可缓解动物的去大脑僵直，也可缓解人类大脑损伤所致的肌肉僵直。发挥肌肉松弛作用时一般不影响正常活动。在小剂量时抑制脑干网状结构下行系统对 γ 神经元的异化作用，较大剂量时增强脊髓神经元的突触前抑制，抑制多突触反射，引起肌肉松弛，临床上可用于脑血管意外、脊髓损伤等引起的中枢性肌肉强直，缓解局部关节病变、腰肌劳损及内镜检查所致的肌肉痉挛。

【作用机制】目前认为苯二氮䓬类药物的中枢作用可能与其作用于不同部位 GABA$_A$ 受体密切相关（图 12-3）。该受体是一个大分子复合体，为配体门控性 Cl⁻ 通道。在 Cl⁻ 通道周围含有 3 个结合位点（γ-氨基丁酸结合位点、苯二氮䓬类结合位点、巴比妥类结合位点）。GABA$_A$ 受体含有 14 个不同的亚单位，按其氨基酸排列次序可分为四族（α、β、γ、δ），α、β 和 γ 亚单位的集合是产生对苯二氮䓬类药物高度亲和的基本需要。GABA 作用于 GABA$_A$ 受体，使细胞膜对 Cl⁻ 通透性增加，Cl⁻ 大量进入细胞膜内引起膜超极化，使神经兴奋性降低。苯二氮䓬类药物可促进 GABA 与 GABA$_A$ 受体结合，也通过增加 Cl⁻ 通道开放的频率增强 GABA 对 GABA$_A$ 受体的作用而显示中枢抑制效应。地西泮等药物与苯二氮䓬类药物位点的结合可被 GABA 促进，而被 GABA 受体阻断药比库库林（bicuculline）阻断。一般认为，苯二氮䓬类药物抗焦虑作用主要是与作用于杏仁核和海马内的 GABA 受体有关，镇静催眠作用与脑干核内的 GABA 受体有关。

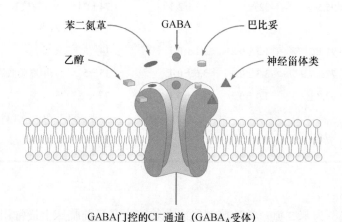

图 12-3   苯二氮䓬类药物作用机制示意图

【药动学】口服后吸收迅速而完全，经 0.5 ~ 1.5 h 达峰浓度。肌内注射时，受体液 pH 的影响吸收缓慢而不规则，静脉注射后数分钟即显效。地西泮脂溶性高，易透过血脑屏障和胎盘屏障。地西泮血浆蛋白结合率高达 95% 以上。地西泮经肝代谢，代谢物去甲地西泮、奥沙西泮等，亦有不同程度的药理活性。主要经肾排泄，代谢物可滞留在血液中数日甚至数周，停药后消除较慢。药物可通过胎盘进入胎儿体内，能进入脑脊液及乳汁中，临床应用时新生儿可出现肌无力、低血压、低体温及轻度呼吸抑制，婴儿可出现倦怠和体重减轻，产前及哺乳期妇女禁用。

【临床应用】

1. 抗焦虑   主要用于控制焦虑症，可缓解患者烦躁不安、紧张、恐惧等症状。

2. 催眠   适用于失眠者的短期应用。

3. 抗癫痫和抗惊厥   本品是癫痫持续状态的首选药物。

4. 麻醉前给药   利用其镇静、抗焦虑、肌肉松弛及暂时性记忆缺失等作用，消除患者对手术的紧张和恐惧情绪。

5. 松弛骨骼肌   可用于大脑或脊髓损伤所致的肌肉强直、腰肌劳损引起的肌肉痉挛状态，以减轻痉挛性疼痛。

【不良反应与禁忌证】地西泮毒性小，安全范围大。

1. 一般不良反应   最常见的是嗜睡、头晕、乏力和记忆力下降，其次为早醒、易激动、头痛、步态不稳、共济失调，还可影响技巧动作和驾驶安全，偶见视物模糊、低血压、言语不清、震颤、尿失禁、胃肠不适。

2. 皮疹、白细胞减少等。

3. 静脉注射偶可引起局部疼痛或血栓性静脉炎，注射速度过快可引起呼吸和循环功能抑制，严重者可致呼吸及心搏停止，饮酒或同时应用其他中枢抑制药时尤易发生。

4. 长期应用可产生耐受性，用于治疗失眠时耐受性产生较快，而用于抗焦虑则耐受性产生较慢。产生耐受性后，患者对此产生精神和躯体依赖性，形成躯体依赖性后一旦停药可出现戒断症状，如失眠、焦虑、兴奋、心动过速、呕吐、出汗及震颤，甚至惊厥。其症状严重程度和剂量大小有关，故不宜长期服用，宜短期或间歇性用药，尽可能应用控制症状的最低剂量，停药时逐渐减少剂量，以避免出现戒断症状。

老年患者、肝肾和呼吸功能不全者、驾驶员、高空作业和机器操作者以及青光眼和重症肌无力者慎用。孕妇或哺乳期妇女以不用为宜。过量中毒时除采用洗胃、对症治疗外，还可采用特效拮抗药氟马西尼。

【药物相互作用】与其他中枢抑制药、乙醇合用，可增强中枢抑制作用，加重嗜睡、呼吸抑制、昏迷，严重者可致死。如临床需合用时宜降低剂量，并密切监护患者。应用肝药酶诱导药利福平、卡马西平、苯妥英钠或苯巴比妥等药物可显著缩短地西泮的消除半衰期，增加消除率，应用肝药酶抑制药如西咪替丁等可抑制地西泮在肝的代谢，导致清除率降低，$t_{1/2}$ 延长，与钙通道阻滞药合用可能使低血压加重。

氯氮䓬（chlordiazepoxide）

氯氮䓬又名利眠宁，是长效苯二氮䓬类镇静催眠药。氯氮䓬的药理作用及不良反应类似于地西泮。口服后吸收完全但较缓慢，肌内注射吸收缓慢且不规则，与血浆蛋白结合率可高达96%，$t_{1/2}$ 为 7～13 h。经肝代谢，体内可代谢为去甲氯氮䓬、去甲氧西泮、去甲西泮等，这些代谢物均具活性，且在体内代谢缓慢，故长期应用可引起代谢物积聚。原型及代谢物均由尿排出。氯氮䓬主要用于抗焦虑和治疗一般性失眠。

奥沙西泮（oxazepam）

奥沙西泮又名去甲羟基安定、舒宁，是短效苯二氮䓬类镇静催眠药，为地西泮、氯氟西泮、地莫西泮的活性代谢物。口服吸收差，3 h 血药浓度达峰值，能通过胎盘屏障，也可经乳汁分泌，与血浆蛋白结合率高（98%左右），血浆 $t_{1/2}$ 为 6～10 h。在肝与葡糖醛酸结合而失活，代谢物及少量原型药由尿排出。主要用于治疗焦虑症、伴有焦虑的失眠和戒酒出现的症状。

硝西泮（nitrazepam）

硝西泮是中效苯二氮䓬类镇静催眠药。口服吸收不规则，2 h 达血浆峰浓度，个体差异较大。血浆蛋白结合率达87%，血浆 $t_{1/2}$ 约 26 h。其催眠作用良好，引起近似生理睡眠。高热惊厥患者服用后可减轻或消除抽搐发作。还可用于抗癫痫和麻醉前给药。对癫痫持续状态有显效，与其他抗惊厥药合用有协同作用，可用于混合型癫痫，尤适于婴儿痉挛及阵发性肌痉挛。

三唑仑（triazolam）

三唑仑又称三唑安定，是短效苯二氮䓬类镇静催眠药，为临床常用的催眠药之一，口服后15～30 min 即可生效，次晨无宿醉现象。口服后吸收迅速而完全，达峰时间 1～3 h，$t_{1/2}$ 为 2～3 h，血浆蛋白结合率约90%。在肝内代谢，代谢产物无催眠作用，极少蓄积是其突出优点。特点是诱导入睡迅速，减少觉醒次数及增加深睡眠方面均优于氟西泮。临床用于各种类型失眠症。常见不良反应是嗜睡、头晕和头痛，应用较大剂量时顺行性记忆缺失和异常行为发生率增高，长期用药可产生依赖性。

艾司唑仑（estazolam）

艾司唑仑又名三唑氯安定、舒乐安定，是中效苯二氮䓬类镇静催眠药，化学结构与阿普唑仑相似，为新型苯二氮䓬类药物。具有较强的镇静催眠、抗惊厥、抗焦虑作用及较弱的肌肉松弛作用。催眠作用比硝西泮强 $2 \sim 4$ 倍，服药后 40 min 左右即可入睡，维持睡眠达 $5 \sim 8$ h。$t_{1/2}$ 为 $10 \sim 30$ h，对各型失眠症均有良好疗效，也可用于癫痫、惊厥、焦虑症及麻醉前给药。临床上使用较多，个别患者有轻度乏力、嗜睡、口干、头晕等不适反应。

氟西泮（flurazepam）

氟西泮又名氟安定，是长效苯二氮䓬类镇静催眠药，作用与地西泮相似，但其催眠作用较强。口服易吸收，但存在明显的首过效应，主要活性代谢物 N- 去烷基氟西泮的 $t_{1/2}$ 达 50 h 以上，该代谢物在体内积聚，导致后遗效应。代谢物及少量原型药经尿排出。本药短期用于治疗各种类型的失眠，尤其适用于对其他催眠药不能耐受的患者。常见不良反应为眩晕、思睡、共济失调和偶然跌倒，也可引起兴奋、乏力、头痛等症状，偶可引起精神紊乱。慎用于肝、肾疾病和呼吸功能不全者。长期应用可引起依赖性。

二、新型作用于苯二氮䓬受体药物

唑吡坦（zolpidem）

唑吡坦是第一个咪唑并吡啶类的新型催眠药。唑吡坦的催眠作用是通过选择性地作用于苯二氮䓬类受体 $GABA_A$ 受体的一部分，以增加 GABA 的传递，当药物与苯二氮䓬类受体结合后，增加 GABA 对 $GABA_A$ 受体结合位点的亲和力，从而导致氯离子通道开放，使氯离子流入神经细胞内，引起细胞膜超极化而抑制神经元兴奋。仅有镇静催眠作用，而无抗惊厥和肌肉松弛作用，临床上主要用于失眠症的短期治疗。

不良反应与个体敏感性有关，偶有眩晕、疲倦、恶心、呕吐和头痛。几乎无反跳现象，未见确切的依赖性表现，耐受性良好，无成瘾性。老人慎用，儿童、孕妇、哺乳者禁用。

佐匹克隆（zopiclone）

佐匹克隆为环吡咯酮类催眠药，与苯二氮䓬类药物相比，具有高效、低毒、成瘾性小的特点。该药通过激动苯二氮䓬类受体，增强 GABA 抑制作用，缩短入睡潜伏期，延长睡眠时间，提高睡眠质量，对记忆功能几乎无影响；有抗焦虑、抗惊厥和肌肉松弛作用。

不良反应有嗜睡、头晕、口苦、口干、肌无力、健忘等。长期应用后突然停药可出现戒断症状。对本品过敏者、呼吸功能不全者禁用。

扎来普隆（zaleplon）

扎来普隆的作用机制与唑吡坦相似，只作用于苯二氮䓬类 ω_1 受体亚型，增加 GABA 的抑制作用，增加氯离子通道开放频率，氯离子顺浓度差进入神经细胞内，细胞内膜电位增大而产生超极化，兴奋性也相应下降。扎来普隆能够减少睡眠潜伏期，增加睡眠时间，提高睡眠质量。主要用于成年人及老年人失眠的短期治疗。

不良反应有头痛、嗜睡、眩晕。其成瘾性比苯二氮䓬类药物弱，但仍应予以注意。

三、苯二氮䓬类受体阻断药

氟马西尼（flumazenil）

氟马西尼是咪唑并苯二氮䓬类化合物，能竞争性地阻断中枢苯二氮䓬受体而拮抗苯二氮䓬类药物的作用，但对巴比妥类和三环类药物过量引起的中枢抑制无阻断作用，因此，可用于苯二氮䓬类药物过量的诊断和治疗。此外，也可用于改善乙醇中毒症状。

少数患者在应用时会出现恶心或呕吐，在快速注射氟马西尼后会有焦虑、心悸、恐惧等不适感，一过性血压增高及心率增加。癫痫患者可出现抽搐发作。长期应用苯二氮䓬类药物者应用该药可诱发戒断症状。

第二节　巴比妥类镇静催眠药

巴比妥类（barbiturates）镇静催眠药是巴比妥酸的衍生物。巴比妥酸本身并无中枢抑制作用，C_5 上的 2 个氢原子被不同基团取代后获得一系列中枢抑制药，显示出强弱不等的镇静催眠作用。巴比妥酸取代基长而有分支（如异戊苯巴比妥）或双键（如司可巴比妥），则作用强而短；若其中 1 个氢原子被苯基取代（如苯巴比妥），则具有较强的抗惊厥、抗癫痫作用；如 C_5 的 O 被 S 取代（如硫喷妥钠），则脂溶性更高，作用更快，维持时间更短。

按作用时间长短，本类药物分为：长效类（如苯巴比妥、巴比妥）、中效类（如戊巴比妥、异戊巴比妥）、短效类（司可巴比妥）和超短效类（如硫喷妥钠）（表 12-2）。

表 12-2　常用巴比妥类药物构效比较

名称	R_1	R_2	R_3	X	作用时间
巴比妥	C_2H_5	C_2H_5	H	O	长效，4～12 h
苯巴比妥	C_2H_5	C_6H_5	H	O	长效，4～12 h
异戊巴比妥	C_2H_5	$CH_2CH_2CH(CH_3)_2$	H	O	中效，2～8 h
环己巴比妥	C_2H_5	（环己烯基）	H	O	中效，2～8 h
司可巴比妥	$CH_2CH=CH_2$	$-CH(CH_2)_2CH_3$ 下接 CH_3	H	O	短效，1～4 h
戊巴比妥	C_2H_5	$-CH(CH_2)_2CH_3$ 下接 CH_3	H	O	短效，2～4 h
海索比妥	CH_3	（环己烯基）	CH_3	O	超短效，1 h
硫喷妥钠	C_2H_5	$-CH(CH_2)_2CH_3$ 下接 CH_3	H	$-S-Na$	超短效，0.75 h

【药理作用及临床应用】巴比妥类镇静催眠药对中枢神经系统表现为普遍性抑制作用，随着剂量的增加，其中枢抑制作用也由弱到强，相继呈现镇静、催眠、抗惊厥及抗癫痫、麻醉等作用。大剂量对心血管系统有明显的抑制作用。过量因呼吸中枢麻痹而致死。巴比妥类作为传统催眠药有许多缺点，镇静催眠等应用已日渐减少，目前在临床上主要用于抗惊厥、抗癫痫和麻醉作用。

1. 镇静、催眠　小剂量巴比妥类镇静催眠药可引起安静，可缓解焦虑、烦躁不安状态；中等剂量可催眠，即缩短入睡时间，减少觉醒次数和延长睡眠时间。不同巴比妥类药物起效时间和持续时间不同。

巴比妥类镇静催眠药可缩短 REMS，改变正常睡眠的模式。当久用停药后，REMS 时相可"反跳性"地显著延长，伴有多梦，引起睡眠障碍，导致患者不愿停药，这可能是巴比妥类镇静催眠药产生精神依赖性和躯体依赖性的重要原因之一。

2. 抗惊厥、抗癫痫　大于催眠剂量的巴比妥类镇静催眠药可保护动物耐受 10 倍致死量的士的宁及戊四氮而免于惊厥致死。临床应用于小儿高热、破伤风、子痫、脑膜炎、脑炎及中枢兴奋药引起的惊厥。一般肌内注射苯巴比妥钠，危急病例则用异戊巴比妥钠等中短效类药物。苯巴比妥有较强的抗惊厥及抗癫痫作用，临床可用于癫痫大发作和癫痫持续状态的治疗。

3. 麻醉及麻醉前给药　一些短效及超短效巴比妥类镇静催眠药，如美索巴比妥（methohexital）和硫喷妥的钠盐等静脉注射可产生短暂的麻醉作用。长效及中效巴比妥类可作麻醉前给药，以消除患者手术前紧张情绪，但效果不及地西泮。

4. 增强中枢抑制药作用　镇静剂量的巴比妥类镇静催眠药与解热镇痛药合用，则能加强后者的镇痛作用，故各种复方止痛片中常含有巴比妥类。此外，也能增强其他药物的中枢抑制作用。

【作用机制】激动 $GABA_A$ 受体，增加 Cl^- 内流，使细胞膜超极化，产生抑制效应。巴比妥类镇静催眠药作用机制与苯二氮䓬类药物有如下不同：①巴比妥类只需 α 和 β 亚单位，而不需 γ 亚单位；②巴比妥类镇静催眠药通过延长 Cl^- 通道的开放时间而增强 Cl^- 内流，苯二氮䓬类则通过增加 Cl^- 通道的开放频率而增强 Cl^- 内流。麻醉剂量巴比妥类可抑制电压依赖性 Na^+ 通道和 K^+ 通道，抑制神经元高频放电，在无 GABA 时也能直接增加 Cl^- 内流。此外，巴比妥类的中枢抑制作用还可能减弱或阻断谷氨酸作用于相应的受体后去极化导致的兴奋性反应。

【药动学】口服巴比妥类镇静催眠药均吸收快速而完全，钠盐吸收更快，一般 $10 \sim 16$ min 起效。静脉注射给药一般是为了控制癫痫持续状态、惊厥、诱导麻醉或维持麻醉。

硫喷妥钠、美索比妥脂溶性很高，静脉注射后很快进入中枢发挥作用，因很快分布到全身组织，特别是脂肪组织，使血药浓度快速降低，故作用持续时间较短。苯巴比妥脂溶性低，吸收入脑、起效均慢，主要经肾排出，消除慢，作用持续较久（$6 \sim 18$ h）。其他巴比妥类镇静催眠药作用的快慢及维持时间介于上述两类药物之间。

尿液 pH 对苯巴比妥的排泄影响较大。碱化尿液时，该药解离增多，肾小管再吸收减少，排出增加。因此，在苯巴比妥中毒时，可用碳酸氢钠碱化尿液以促进药物的排泄。

【不良反应及注意事项】

1. 后遗效应　服用催眠剂量的巴比妥类后，次晨可出现头晕、困倦、嗜睡、精神不振及定向障碍等，亦称"宿醉"（hangover）。可能是由于巴比妥类镇静催眠药消除缓慢，作用延缓至次日所致。

2. 耐受性　短期内反复服用巴比妥类镇静催眠药可产生耐受性，表现为药效逐渐降低，需加大剂量才能维持原有的作用。耐受性产生的主要原因可能是由于神经组织对巴比妥类镇静催眠药产生适应性和其诱导肝药酶加速自身代谢。

3. 依赖性　长期连续服用巴比妥类镇静催眠药，可使患者产生对该药的精神依赖性和躯体依赖性，导致对该药的习惯与成瘾。形成躯体依赖性后，一旦突然停药，可在停药后 $12 \sim 16$ h 出现严重的戒断症状。因此，对巴比妥类镇静催眠药必须严格控制，避免长期应用。

4. 对呼吸系统的影响　大剂量巴比妥类镇静催眠药对呼吸中枢有明显抑制作用，抑制程度与剂量成正比，若静脉注射速度过快，治疗量也可引起呼吸抑制。呼吸深度抑制是巴比妥类镇静催眠药中毒致死的主要原因。巴比妥类可透过胎盘并经乳汁分泌，故分娩期和哺乳期妇女慎用。

5. 其他　少数人服用后可见荨麻疹、血管神经性水肿、多形性红斑及哮喘等过敏反应。苯巴比妥可致肝功能损害及肝小叶中心性坏死。

【中毒和解救】　一次口服 10 倍于催眠剂量可致中度中毒，$15 \sim 20$ 倍则可引起严重中毒。急性中毒主要表现为深度昏迷、高度呼吸抑制、血压下降、体温降低、休克及肾衰竭等。

对急性中毒者应积极采取抢救措施，维持呼吸与循环功能，保持呼吸道通畅，吸氧，必要时进行人工呼吸或气管切开，也可用中枢兴奋药。为加速巴比妥类镇静催眠药的排泄，可用碳酸氢钠等碱性药物，严重中毒者可采用透析疗法。

【禁忌证】严重肝功能不全、支气管哮喘、颅脑损伤所致的呼吸抑制、过敏、未控制的糖尿病等患者禁用。妊娠和哺乳期、低血压、甲状腺功能减退、发热、贫血、失血性休克，心、肝、肾功能不全及老年精神障碍患者等慎用。

【药物相互作用】苯巴比妥是肝药酶诱导药，可提高肝药酶活性，不仅加速自身代谢，还可加速其他药物经肝代谢，如对乙酰氨基酚、双香豆素、皮质激素类、性激素、口服避孕药、强心苷、苯妥英钠等。苯巴比妥与上述药物合用可加速这些药物的代谢速度，减弱其作用强度，缩短其作用时间，往往需加大剂量才能奏效。而当停用苯巴比妥类药物以前，又必须适当减少这些药物的剂量，以防止发生中毒反应。

第三节　其他镇静催眠药

水合氯醛（chloral hydrate）

水合氯醛是氯醛的水合物，性质较氯醛稳定，口服后吸收快，催眠作用较强且确切，入睡快（约 15 min），持续时间为 6 ~ 8 h。催眠作用温和，不缩短 REMS，无后遗效应，较巴比妥类为优，可用于顽固性失眠或对其他催眠药效果不佳的患者。大剂量有抗惊厥作用，可用于子痫、破伤风以及小儿高热等惊厥。安全范围较巴比妥小，使用时应注意。

具有强烈的黏膜刺激性，易引起恶心、呕吐及上腹部不适等，不宜用于胃炎和胃溃疡患者。过量对心、肝、肾有损害，故对严重心、肝、肾疾病患者禁用。宜饭后口服，也可直肠给药，以减少药物的刺激性。久用后可产生耐受性和成瘾性，戒断症状较严重，应防止滥用。

甲丙氨酯（meprobamate）

甲丙氨酯又名眠尔通、安宁。口服易吸收，催眠效果较好。主要用于镇静、抗焦虑和催眠。常见不良反应为嗜睡和运动失调，偶有荨麻疹等过敏反应。长期服用可引起耐受性和成瘾，停药后出现戒断症状，因而此药应避免滥用和长期服用。可加剧癫痫大发作，故有癫痫病史者禁用。对肝药酶有诱导作用，可影响其他药物的代谢。

丁螺环酮（buspirone）

丁螺环酮又称布斯哌隆。属于氮杂螺环癸烷二酮化合物，在化学结构上与其他精神药物无任何相似性。

本药与苯二氮䓬类的不同之处在于此药无镇静、肌肉松弛和抗惊厥作用，作用机制也与GABA 系统无直接关系，是一类新型的抗焦虑药，具有显著的抗焦虑作用。中枢神经系统的5-HT 是参与情绪反应的重要递质，因此，抑制中枢 5-HT 递质系统具有抗焦虑效应。丁螺环酮治疗焦虑症状的疗效与苯二氮䓬类相当。对焦虑有较高的选择性，为 5-HT$_{1A}$ 受体的部分激动药。对苯二氮䓬类或其他镇静催眠药的撤药症状无影响。丁螺环酮对镇静催眠药、乙醇、三环类抗抑郁药等中枢抑制药没有明显增强作用。与苯二氮䓬类相比，丁螺环酮需要 1 周的时间才能发挥稳定的抗焦虑作用。临床上主要用于治疗普通焦虑状态。不良反应有头晕、头痛及胃肠功能紊乱等，无明显的生理依赖性及成瘾性。

雷美替胺（ramelteon）

雷美替胺为褪黑激素受体激动剂，与褪黑激素 MT$_1$ 和 MT$_2$ 受体有较高的亲和力，对 MT$_1$ 和MT$_2$ 受体呈特异性完全激动作用，而不与 MT$_3$ 受体作用。主要用于治疗难以入睡型失眠症，能有效缩短患者入睡的时间，增加总的睡眠时间，提高睡眠效率，且对次日工作、学习的负面影响较小，停药后的复发率也很低；对慢性失眠和短期失眠也有确切疗效。雷美替胺是一种接近理想化的失眠治疗药物，它可诱导生理性睡眠，不影响记忆，无耐药性，不会出现过度使用等问题，无药物依赖性，不会引起过度镇静、反跳性失眠以及停药反应，与乙醇不会产生相互作用。

常见不良反应包括头痛、嗜睡、疲劳、胃肠道反应等，但发生率和程度均较低。

苏沃雷生（suvorexant）

苏沃雷生为一新型催眠药，是第一个批准治疗失眠的食欲素受体阻断药，其药理作用机制为双重食欲素受体（OX_{1R} 和 OX_{2R}）抑制药，用于入睡或睡眠维持困难的治疗。苏沃雷生在每晚入睡前 30 min 服用 10 mg，每次最大剂量为 20 mg，对失眠症的治疗有效且耐受性较好。常见不良反应有嗜睡、头痛和口干。

思考题

1. 简述苯二氮䓬类药物的主要药理作用。
2. 苯二氮䓬类药物与巴比妥类药物作用机制有何不同？
3. 从药理作用、临床应用和不良反应三方面，阐明苯二氮䓬类已逐渐取代巴比妥类药物的原因。
4. 为何长期服用苯二氮䓬类药物不能突然停药？
5. 误服巴比妥类药物过量中毒的解救原则和措施是什么？

（孙　懿　蒲小平）

第十三章　抗癫痫药和抗惊厥药

学习要求：

1. 掌握苯妥英钠、卡马西平、苯巴比妥、扑米酮、乙琥胺、丙戊酸钠及硫酸镁的药理作用与临床应用

2. 理解常用抗癫痫药和抗惊厥药的不良反应

3. 了解其他抗癫痫药的作用特点

第一节　抗癫痫药

一、癫痫的定义和分类

癫痫（epilepsy）是慢性脑功能失常的综合征，主要由脑内大量神经元同步异常放电所引起。其也是一种反复发作的神经系统疾病，发作时多伴有脑局部病灶的神经元兴奋性过高，产生阵发性的异常高频放电，并向周围扩散而出现大脑功能短暂失调的综合征，可伴有异常的脑电图。临床表现为突然发作、短暂运动、感觉功能和精神异常，以阵发、短暂和刻板为临床发作特征。癫痫的治疗包括病因治疗、药物治疗、手术治疗、物理治疗和心理治疗。无论是何种病因或何种类型的癫痫发作，药物治疗都是目前最常用、最重要的手段。

癫痫发作分型复杂，下面仅介绍临床常见的两种类型：

1. 部分性发作（partial seizure）　开始仅限于一侧大脑的某一部分。

（1）单纯部分性发作：又称局灶性癫痫，多无意识障碍。表现为：①运动症状，如口角、眼睑、手指和足趾等局部重复动作；②特殊感觉症状，如麻木感、针刺感和幻觉等；③自主神经症状；④精神症状。

（2）复杂部分性发作：又称精神运动性发作，伴有意识障碍，即对环境接触不良，对别人言语无反应，做出无意识动作和搓手、抚面等，事后不能回忆。

（3）部分性：作继发为全面性强直阵挛性发作，又称为先兆。

2. 全身性发作（generalized seizure）　两侧大脑半球自开始就同时受累，意识障碍。

（1）失神性发作：以意识障碍为主，可分为典型和非典型发作。前者又称为小发作，意识丧失，突然发生和突然停止，一次发作持续 5 ～ 30 s，清醒后对发作无记忆。后者意识障碍的发生和休止比典型者缓慢，肌张力改变则较明显。

（2）强直阵挛性发作：又称大发作，以意识丧失、全身强直和阵挛性抽搐为特征。自发作开始到意识恢复一般需要 5 ～ 10 min。一次癫痫发作持续 30 min 以上或连续多次发作，发作间期意识或神经功能未恢复至通常水平，则为癫痫持续状态。

（3）肌阵挛性发作：突然、短暂、快速的肌肉收缩，可能遍及全身，也可能限于面部、躯干或者肢体。

二、 抗癫痫药物的作用方式和作用机制

【作用方式】

（1）直接作用于病灶组织，抑制神经元过度放电。

（2）作用于病灶周围正常神经组织，抑制异常电信号扩散。

【作用机制】抗癫痫药物的作用主要表现为抑制神经元过度放电或异常放电的扩散，其作用机制主要包括：①增强中枢神经系统 GABA 神经递质作用，抑制神经活动，如苯巴比妥可以激动 GABA$_A$ 受体，促进 Cl$^-$ 通道开放，使突触后膜兴奋性降低；②调节 Na$^+$、K$^+$、Ca^{2+} 等离子通道的活动，如苯妥英钠能阻断电压依赖性 Na$^+$ 通道，抑制神经元异常放电及其扩散。

三、常用的抗癫痫药

苯妥英钠（sodium phenytoin）

苯妥英钠（大仑丁，dilantin）为苯妥英的钠盐。

【药理作用及作用机制】

1. 阻断电压依赖性钠通道 苯妥英钠的药理作用基础是对细胞膜电压的稳定作用，降低其兴奋性。其可以阻断电压依赖的 Na$^+$ 通道，阻断 Na$^+$ 内流，并具有电压依赖性和使用依赖性，阻止癫痫原发区的异常放电的扩散，从而达到治疗的目的。

2. 阻断电压依赖性钙通道 治疗浓度的苯妥英钠能选择阻断 L 型和 N 型 Ca^{2+} 离子通道，对哺乳动物丘脑神经元的 T 型 Ca^{2+} 通道无阻断作用。

3. 增强抑制性突触后电位 高浓度的苯妥英钠可以抑制神经末梢对 GABA 的摄取，诱导 GABA$_A$ 受体增加，因此增加神经递质 GABA 的作用，增加神经元的氯离子内流，使神经元超极化，从而抑制神经元异常放电。

【药动学】苯妥英钠呈碱性，刺激性强，肌内注射可在局部产生沉淀，口服吸收缓慢而不规则，由于脂溶性高，吸收后可迅速分布于脑、肝、肌肉组织中。在血中有 85%～90% 与血浆蛋白结合。60%～70% 经肝药酶代谢为无活性的对羟基苯基衍生物，然后与葡糖醛酸结合经肾排出。消除速度与血药浓度有关，血药浓度低于 10 μg/ml 时，消除方式属一级动力学，血浆 $t_{1/2}$ 约为 20 h，血药浓度增高时，则按零级动力学方式消除，$t_{1/2}$ 亦随之延长，为 20～60 h。本药血浆浓度的个体差异较大，故临床应注意剂量个体化，进行血药浓度监测。

【临床应用】

1. 抗癫痫 苯妥英钠是治疗癫痫大发作和部分局限性发作的首选药。注射给药用于癫痫的持续状态。对精神运动性发作亦有效，但对小发作无效。

2. 治疗外周神经痛 使三叉神经、舌咽神经和坐骨神经等疼痛减轻，发作次数减少或消失。

3. 抗心律失常 详见抗心律失常药。

【不良反应及注意事项】

1. 局部刺激 苯妥英钠碱性较强，对胃肠道有刺激性，口服易引起食欲减退、恶心、呕吐、腹痛等症状，宜饭后服用。静脉注射可发生静脉炎。长期应用还能使齿龈增生，多见于儿童及青少年，发生率约为 20%，与部分药物从唾液排出刺激胶原组织增生有关。一般停药 3～6 个月后可自行消退。

2. 神经系统反应 一般与剂量有关。剂量过大引起急性中毒，导致小脑-前庭系统功能失调，表现为眼球震颤（血药浓度大于 20 μg/ml）、复视、共济失调（大于 30 μg/ml）等。严重者可出现语言障碍、精神错乱，甚至昏睡、昏迷等（大于 40 μg/ml）。

3. 心血管系统 治疗癫痫持续状态静脉注射过快时可引起心律失常、低血压。

4. 造血系统 长期应用可导致叶酸缺乏，发生巨幼细胞贫血，可能与本药抑制叶酸吸收和代

谢有关，可用甲酰四氢叶酸治疗粒细胞缺乏、血小板减少、再生障碍性贫血。长期用药者应定期检查血常规，如有异常应及早停药。

5. 骨骼系统　该药能诱导肝药酶，可加速维生素 D 的代谢，长期应用可致低钙血症，儿童患者可发生佝偻病样改变。少数成年患者可出现骨软化症。必要时应用维生素 D 预防。

6. 其他反应　少数患者发生皮疹，偶见男性乳房增大、女性多毛症、淋巴结肿大等。早孕妇女服药后可偶致畸胎，故孕妇慎用。久服骤停可使癫痫发作加剧，甚至诱发癫痫持续状态。

【药物相互作用】苯妥英钠为肝药酶诱导剂，能加速多种药物代谢如类固醇和避孕药，使其疗效下降；苯妥英钠可以被肝药酶代谢，因此，在与异烟肼、氯霉素等肝药酶抑制药合用时，血药浓度升高，疗效增强；苯巴比妥、卡马西平、乙醇等通过肝药酶诱导作用可加速苯妥英钠的代谢，从而降低其血药浓度，减少其药物效应。

苯巴比妥（phenobarbital）

苯巴比妥是第一个用于抗癫痫的有机化合物，除镇静、催眠作用外，是巴比妥类中最有效的一个抗癫痫药。其抗惊厥特点不同于其他巴比妥类药物之处是低于催眠剂量即可发挥抗惊厥效应。其特点是起效快、疗效好、毒性低和价格低廉，苯巴比妥既能提高病灶周围正常组织的兴奋阈值、限制异常放电扩散，又能降低病灶内细胞的兴奋性，从而抑制病灶的异常放电。抗癫痫作用机制可能是：①作用于突触后膜上的 $GABA_A$ 受体，增加 Cl^- 的内流，导致膜超极化，降低其兴奋性；②作用于突触前膜，阻断前膜对 Ca^{2+} 的摄取，减少 Ca^{2+} 依赖性的神经递质（去甲肾上腺素、乙酰胆碱和谷氨酸等）的释放。此外，巴比妥类也抑制电压依赖性 Ca^{2+} 通道。

用于防治癫痫大发作及治疗癫痫持续状态。对单纯性局限发作及精神运动性发作亦有效，但对小发作、婴儿痉挛效果差。

较大剂量可出现嗜睡、精神萎靡、共济失调等不良反应，用药初期较明显，长期使用则产生耐受性。偶可发生巨幼细胞贫血、白细胞减少和血小板减少。此外，本药为肝药酶诱导剂，与其他药物联合应用时应注意调整剂量。

扑米酮（primidone）

扑米酮（去氧苯比妥、扑痫酮）的化学结构类似苯巴比妥，口服后吸收迅速而完全。在体内转化为苯巴比妥和苯乙基丙二酰胺，仍有抗癫痫作用，且消除较慢。扑米酮是一种 GABA 增强药，在体内与代谢产物苯巴比妥共同发挥抗癫痫作用。长期服用本药有蓄积作用。

扑米酮对大发作及局限性发作疗效较好，可作为精神运动性发作的辅助药。与苯妥英钠和卡马西平合用有协同作用。扑米酮与苯巴比妥相比并无特殊优点，且价格较贵，故只用于其他药物不能控制的患者。与苯巴比妥合用无意义。

扑米酮可引起镇静、嗜睡、眩晕、共济失调、复视、眼球震颤，偶见粒细胞减少、巨幼细胞贫血、血小板减少，用药期间应定期检查血象。严重肝、肾功能不全者禁用。

乙琥胺（ethosuximide）

乙琥胺（紫朗丁）对戊四氮所致惊厥有显著对抗作用。临床对小发作（失神性发作）有效，其疗效虽不及氯硝西泮，但不良反应及耐受性的产生较后者为少，故为防治小发作的首选药。对其他癫痫类型无效。乙琥胺的作用机制与选择性抑制丘脑神经元 T 型 Ca^{2+} 通道有关。

长期用药时，在脑脊液中的浓度与血浆中相似。口服给药后吸收快而完全，2～4 h 达血药浓度峰值。连续用药 7 日可达稳态血药浓度，很少与血浆蛋白结合，可逐渐通过血脑屏障，脑脊液的药物浓度与血浆相似。在体内部分经肝代谢，以原型及肝代谢物共同自尿排出体外。成年人 $t_{1/2}$ 为 60 h，儿童为 30 h。有效血药浓度为 40～100 μg/ml。可通过胎盘。

【不良反应】

（1）胃肠道反应，如厌食、呃逆、恶心和呕吐等。

（2）中枢神经系统，如头痛、头晕、困倦、嗜睡及欣快等。对于有精神障碍病史的患者可引起精神行为异常，表现为焦虑、抑郁、短暂的意识丧失、攻击行为、多动、注意力不集中和幻听等。

（3）偶见嗜酸性粒细胞增多或粒细胞缺乏，严重者发生再生障碍性贫血，故用药期间应复查血象。

苯二氮䓬类（benzodiazepine）

苯二氮䓬类有抗癫痫及抗惊厥作用，临床常用于癫痫治疗的药物有地西泮、硝西泮和氯硝西泮。

地西泮（diazepam，安定）是治疗癫痫持续状态的首选药；硝西泮（nitrazepam，硝基安定）主要用于癫痫小发作，特别是肌阵挛性发作及婴儿痉挛等。氯硝西泮（clonazepam，氯硝安定）是苯二氮䓬类中抗癫痫谱比较广的抗癫痫药物。对癫痫小发作疗效比地西泮好，用于治疗癫痫小发作和儿童肌阵挛发作，但相当多的患者用药 1 ～ 6 个月会产生耐受性，有些患者因此不再对氯硝西泮起反应。

卡马西平（carbamazepine）

卡马西平又名酰胺咪嗪，结构类似三环类抗抑郁药。此药早在 30 年前便已开始用于治疗三叉神经痛，首先在欧美开始用于治疗癫痫。其是一种很有效的广谱抗癫痫药，对于各类型癫痫均有不同程度的疗效，对精神运动性发作疗效较好，对大发作也有效，对小发作（失神性发作）效果差。

卡马西平许多药理特性与苯妥英钠相似，如抗癫痫谱、治疗神经痛等，但二者也有区别，卡马西平治疗躁狂-抑郁症有效，可用于锂盐无效的躁狂症患者，其不良反应比锂盐少而疗效好，卡马西平还具有抗利尿效应。卡马西平抗惊厥作用机制与苯妥钠相似，减慢电压依赖性 Na^+ 通道失活的恢复速率。

口服吸收缓慢、不规则，4 ～ 8 h 血浆浓度达到高峰，有效血药浓度为 6 ～ 12 μg/ml，约有 75% 与血浆蛋白结合，在体内主要代谢为环氧化物，仍有抗癫痫作用。单次给药 $t_{1/2}$ 为 30 ～ 36 h，因卡马西平能诱导肝药酶，加速自身代谢，故反复用药后 $t_{1/2}$ 可缩短至 15 ～ 20 h。

【不良反应】

（1）眩晕、视物模糊、恶心、呕吐，少数患者可出现共济失调、手指震颤。

（2）其他有变态反应，皮疹、粒细胞及血小板减少。

丙戊酸钠（sodium valproate）

丙戊酸钠为广谱抗癫痫药，其化学名为二丙基醋酸钠。自 1881 年合成以来主要作为有机溶媒使用，1963 年偶然发现它具有较强的抗惊厥作用，1964 年在法国首先用于治疗癫痫获得成功，成为治疗癫痫的常用药物之一。

丙戊酸钠的抗癫痫作用机制与 γ-氨基丁酸（GABA）有关，它增加脑内抑制性递质 GABA 的质量，降低神经元的兴奋性。其增加 GABA 通过以下方式：①增加谷氨酸脱羧酶的活性，促进 GABA 的合成。②对 GABA 转氨酶和琥珀酸半醛脱氢酶有竞争性抑制作用，从而减少 GABA 降解。③防止 γ-氨基丁酸的再摄取，以增加脑内 GABA 含量。此外，丙戊酸钠也能抑制 Na^+ 通道和 L 型 Ca^{2+} 通道。

口服吸收迅速而完全，生物利用度近 100%，1 ～ 4 h 血药浓度达高峰，有效血药浓度为 30 ～ 100 μg/ml，约有 90% 与血浆蛋白结合。$t_{1/2}$ 约为 15 h。在体内主要代谢为丙戊二酸，与葡糖醛酸结合，由肾排泄。丙戊酸钠能提高苯妥英钠、苯巴比妥、氯硝西泮和乙琥胺的血药浓度和抗癫痫作用，而苯妥英钠、苯巴比妥、扑米酮和卡马西平则能降低丙戊酸钠的血药浓度和抗癫痫作用。

临床上对各类型癫痫都有一定疗效，大发作的单药或合并用药治疗。对大发作的疗效不及苯妥英钠、苯巴比妥。当后两药无效时，用本药仍有效。对小发作疗效优于乙琥胺，但因其有肝毒性，一般不作首选。也用于双相情感障碍。

不良反应轻，常见有恶心、呕吐、腹泻、腹痛、消化不良、食欲减退，饭后服用或逐渐加量可以减轻以上不良反应。中枢神经系统方面的主要表现为嗜睡、平衡失调、乏力、精神不集中、不安和震颤等，但这些不良反应少见，减量可减轻。偶见过敏性皮疹、血小板减少症。严重毒性为肝功能损害，约有 25% 的患者服药数日后出现肝功能异常，尤其是在开始用药的前几个月较常见，故在用药期间应定期检查肝功能。孕妇慎用。

加巴喷丁（gabapentin）

加巴喷丁是氨基丁酸与亲脂性环己烷的共价结合物，为人工合成的 GABA 衍生物，既不激动 GABA 受体，亦不拮抗 GABA 受体。易透过血脑屏障，但无 GABA 样作用。能拮抗苦味毒、戊四氮等引起的惊厥。但未发现它能抑制脑异常放电，对 Ca^{2+} 通道亦无任何作用，其抗癫痫作用机制未明。

加巴喷丁主要用作成人难治性部分发作性癫痫的辅助治疗药。尤其对复杂性部分发作和继发性扩散的部分发作，能使部分患者发作频率降低 50%。本品单用虽有有效的报道，但因病例数太少，尚难以作出肯定评价。

口服吸收良好。在体内不代谢，以原型由尿排泄。$t_{1/2}$ 为 5 ～ 9 h。与其他抗癫痫药合用时，不互相影响血药浓度。

与其他抗癫痫药合用时，常见嗜睡、头昏、乏力和共济失调等不良反应。一般较轻，用药 2 周后可消失，常不须停药。为避免不良反应的发生，通常由每日一次 300 mg 开始，以后逐日增加 300 mg，一般有效量为每日 900 ～ 1800 mg。

拉莫三嗪（lamotrigine）

拉莫三嗪是苯三嗪类衍生物，为强效抗癫痫药。作用与苯妥英钠、卡马西平相似，能阻滞电压依赖性 Na^+ 通道，稳定膜电位。能抑制神经元去极化引起的持续反复放电，抑制以谷氨酸盐为主的兴奋性神经递质的病理性释放而发挥抗癫痫作用。临床用作成人部分发作的辅助治疗药，约有 25% 患者的发作频率降低 50%。也有初步资料认为，本品单用对部分性或全身性发作有与卡马西平相当的疗效，对失神性发作也有效，一般不单用，而是在原用药基础上加用。

口服吸收完全，经葡糖醛酸化而代谢。血浆 $t_{1/2}$ 约为 24 h。与有肝药酶诱导作用的抗癫痫药合用时，$t_{1/2}$ 缩短为 15 h。与丙戊酸钠合用，后者的血药浓度降低 25%。与有肝药酶诱导作用的药物合用时，拉莫三嗪须从每日 50 mg 开始，用药 2 周后每周将每日量增加 100 mg，至每日 300 ～ 500 mg，分 2 次服。若在用肝药酶诱导剂的同时还在用丙戊酸钠，则从隔日 25 mg 开始，用药 2 周后增至每日 25 mg，以后每 1 ～ 2 周增加 25 ～ 50 mg/d，维持量 100 ～ 500 mg/d，分 2 次服用。

不良反应可见头昏、共济失调、嗜睡、头痛、复视、视物模糊、恶心、呕吐和皮疹等。与其他抗癫痫药合用时，上述不良反应相当普遍。约有 10% 患者因不耐受而停药。偶见弥散性血管内凝血。

托吡酯（topiramate）

托吡酯是从果糖的 D 型镜像体中提取出的一新型的抗癫痫药，可阻滞钠通道；提高 GABA 激活 $GABA_A$ 受体的频率，从而加强 GABA 诱导的氯离子内流；可增强抑制性神经递质的作用；对 AMAP 型谷氨酸受体有拮抗作用。用于伴有和不伴有继发性全身发作的部分性癫痫发作，尤其是难治性癫痫，作为辅助治疗药物。成人推荐从低剂量开始治疗，逐渐加至有效剂量，应从每晚口服 50 mg 开始，服用 1 周，随后每周增加剂量 50 ～ 100 mg，分 2 次服用，剂量应根据临床疗效进行调整，有些患者可能服用 1 次即可达到疗效。常见的不良反应为中枢神经系统相关症状。

氨己烯酸（vigabatrin）

氨己烯酸结构上类似 GABA，是一种选择性的 GABA 转氨酶不可逆性抑制药，与 GABA 转氨酶不可逆性结合，减少 GABA 的降解，增加脑内 GABA 的浓度。此外，其 GABA 轻氨酶激活作用产生一种中间产物，就像抑制药一样反过来消耗掉该转氨酶，最终导致神经元内 GABA 浓度升高，从而抑制癫痫发作。该药治疗儿童癫痫发作、婴儿痉挛有很好的疗效，由于耐受性好且有其独特药效学特性，使其成为治疗难治性癫痫的最佳添加药物。

口服后吸收快，2 h 达峰值，半衰期为 5～7 h，不和血浆蛋白结合，也不被肝所代谢，约 90% 在 24 h 内从肾排出。

噻加宾（tiagabine）

噻加宾是呱啶酸衍生物，含有亲脂性基因，易透过血脑屏障，与 GABA 再吸收载体之一结合，可选择性抑制黑质及其相关区域的突触前神经元原和胶质细胞再吸收 GABA，增加 GABA 的细胞外浓度及延长其抑制作用，不影响 Na^+、Ca^{2+} 通道。

口服吸收迅速，0.5～1 h 达峰值，生物利用度达 95%，半衰期为 4.5～13 h，耐受性好，与其他抗癫痫药无相互作用。主要用于治疗难治性的部分性癫痫。可单药或联合用药。常见的副作用包括头晕、无力、嗜睡、恶心和神经过敏等。

乐凡替拉西坦（levetiracetam）

乐凡替拉西坦为吡拉西坦的类似物，其作用机制还未完全明了，同位素结合实验发现，该药物与中枢神经系统的脑细胞膜呈立体选择性、可饱和、可逆性的结合，但不与苯二氮䓬、氨基丁酸-氯复合物或兴奋性氨基酸受体结合。与其他抗癫痫药不同，该药物治疗指数大，有效量和中毒量相距甚远，长期用药无耐受性或停药综合征出现。

口服吸收迅速，1 h 达峰值，半衰期为 5～8 h，口服吸收率在 95% 以上，生物利用度几乎为 100%。主要用于治疗成人的部分性癫痫，多为联合用药。该药的特点之一是初始剂量就是有效的治疗剂量，不需进行药物浓度的监测。副作用为嗜睡、无力、感染和头晕。

奥卡西平（oxcarbazepine）

奥卡西平是卡马西平的酮基衍生物。该药可降低细胞膜对 Na^+、Ca^{2+} 的通透性，增强 GABA 的抑制功能，对边缘系统脑部癫痫样放电有选择性作用。其疗效与卡马西平相似，但无卡马西平环氧化代谢物，故副作用少，半衰期短，达稳态快。该药由于其安全性和疗效确切，将取代卡马西平，成为一种新型抗癫痫药物，可单独应用或与其他抗癫痫药合用，用于局限性及全身性癫痫发作，也用于对卡马西平无效的三叉神经痛患者。不良反应较轻，多为一过性。

唑尼沙胺（zonisamide）

唑尼沙胺（唑利磺胺）属磺胺类，作用机制可能是改变与动作电位传导或爆发性发放有关的电压相关性离子通道，增强 GABA 介导的抑制性，干扰氨基酸介导的兴奋性。可抑制大脑皮质致痫灶的活动，并通过在皮质的抗惊厥作用，阻断癫痫放电从皮质向皮质下结构的传导。它是广谱的抗癫痫药物，对单纯和复杂部分性发作以及继发性全身强直阵挛性发作有效，亦可用于其他癫痫类型，如不典型失神、失张力性发作和肌阵挛发作等。

口服后吸收好，4～6 h 达峰浓度，半衰期平均均为 60 h。长期用药无蓄积性，经肝与葡糖醛酸结合，最后由肾排泄。副作用为嗜睡、共济失调、食欲下降、无力和头晕。由于结构中有磺酰胺基，故对碳酸酐酶有抑制作用。和磺胺类药物有类似的药物相互作用，苯妥英钠等肝药酶诱导剂可降低唑尼沙胺的血药浓度。

瑞替加滨（retigabine）

瑞替加滨为氨基吡啶类似物，已于 2011 年分别在欧盟（商品名 trobalt）和美国（商品名 potiga 或 ezogabine）上市，用于成人部分性癫痫发作的辅助治疗。它是首个神经元 K^+ 通道开放剂抗癫痫药，其作用于神经元膜上 KCNQ2 ～ 5 亚单位，使其保持开放状态，使细胞膜超极化，降低神经细胞兴奋性。同时，其增强 GABA 作用激活氯电流并调控 GABA$_A$ 受体，也刺激神经元 GABA 合成。

本品口服吸收迅速，血药浓度达峰时间一般为 0.5 ～ 2 h，口服相对生物利用度约为 60%，长期用药无蓄积性。本品主要通过葡糖醛酸化和乙酰化被代谢，不被细胞色素 P450 代谢，主要经肾排泄，老年人及中、重度肝肾功能不全患者需减少用药剂量。本品与苯妥英钠、卡马西平两种抗癫痫药合用时血药浓度降低，需要考虑增加给药剂量，另外，本品能降低地高辛肾清除率，合用地高辛时需要检测地高辛血药浓度。瑞替加滨的主要副作用有头晕、嗜睡、共济失调、幻觉、记忆损害、视物模糊、尿潴留、排尿困难等。

四、 抗癫痫药应用注意事项

（1）癫痫是一种慢性疾病，需长期用药，甚至终生用药，要求所用药物应具备毒性低、疗效高、抗癫痫谱广及价格便宜等优点。在应用时需注意，一年内偶发 1 ～ 2 次者，一般不用药物预防。

（2）单纯型癫痫选用一种有效药即可，一般先从小剂量开始，逐渐增量，至获得理想疗效时维持治疗。若一种药物难于奏效或混合型癫痫患者，常需联合用药，合并用药一般限于 2 种，最好不要超过 3 种。需注意避免使用 2 种化学结构类同、药理作用相同（如苯巴比妥类和扑米酮）、副作用相似的药物（如氯硝西泮和苯巴比妥）。

（3）在治疗过程中不宜随便更换药物，必要时需采用过渡换药方法，即在原药基础上加用新药，待其发挥疗效后再逐渐撤掉原药。即使症状完全控制后，也不随意停药，至少维持 2 ～ 3 年再逐渐停药，否则会导致复发。

（4）长期使用抗癫痫药时，需注意副作用，密切观察和定期进行有关检查。

抗癫痫药抗痫作用比较见表 13-1。

表 13-1　抗癫痫药的抗痫作用比较

药物	癫痫发作类型及选药					
	强直阵挛性发作	复杂部分性发作	失神性发作	单纯部分性发作	肌阵挛性发作	癫痫持续状态
苯妥英钠	＋*	＋		＋		＋（静注）
苯巴比妥	＋*	＋				＋（钠盐）
扑米酮	＋					
卡马西平	＋	＋*		＋		
丙戊酸钠	＋		＋*			
乙琥胺			＋*			
加巴喷丁		＋		＋		
拉莫三嗪		＋	＋	＋		
氯硝西泮	＋		＋		＋	
地西泮						＋*

注：＋　表示有效，但不代表强度；

　　＋*　可作该型的首选药物

第二节   抗惊厥药

惊厥是由于中枢神经系统过度兴奋而引起的全身骨骼肌强烈的不随意收缩，呈强直性或阵挛性抽搐，常见于高热、子痫、破伤风、癫痫大发作及某些药物中毒引起中枢神经的过度兴奋。常用巴比妥类、地西泮或水合氯醛治疗，也可注射硫酸镁抗惊厥。

硫酸镁（magnesium sulfate）

硫酸镁可因给药途径不同而产生完全不同的药理作用。口服硫酸镁有泻下及利胆作用，但很少吸收。注射给药则产生吸收作用，可引起中枢抑制和骨骼肌松弛。

镁离子是体内多种生物酶的功能活性不可缺少的一种离子，在神经冲动的传递和神经肌肉应激性的维持方面发挥重要作用。镁离子能阻滞神经肌肉接头的传递，产生箭毒样的肌松作用。主要是由于运动神经末梢 ACh 释放减少。运动神经末梢 ACh 的释放过程需要 Ca^{2+} 参与，而 Mg^{2+} 与 Ca^{2+} 化学性质相似，有相互竞争作用，因而干扰 ACh 的释放。当 Mg^{2+} 过量中毒时可用 Ca^{2+} 来解救，亦出于同样原理。

硫酸镁可引起血管扩张，导致血压下降。由于硫酸镁的中枢抑制作用及骨骼肌松弛作用、降压作用，临床上主要用于缓解子痫、破伤风等惊厥，也常用于高血压危象的救治。临床上常以肌内注射或静脉滴注给药。

血镁过高可引起呼吸抑制、血压剧降和心搏骤停而致死。肌腱反射消失是呼吸抑制的先兆，因此，在连续用药期间应经常检查腱反射。中毒时应立即进行人工呼吸，并缓慢静脉注射氯化钙或葡萄糖酸钙紧急抢救。

思考题

1. 简述苯妥英钠的药理作用与临床应用。
2. 简述苯妥英钠的膜稳定作用机制。
3. 简述抗癫痫药应用的注意事项。
4. 硫酸镁有哪些用途？如何合理使用？

（黄　卓）

第十四章　抗精神失常药

学习要求：

1. 掌握抗精神分裂症药物的分类和代表药物，以及其药理作用、作用机制、临床应用及主要不良反应

2. 熟悉抗抑郁药的分类和代表药物，以及其药理作用、作用机制及临床应用

3. 了解其他抗精神失常药的作用特点及用途

精神失常（mental disorders）是由多种原因（遗传、生物学等）引起的认知、情感、意志和行为等精神活动障碍的一类疾病，常见有精神分裂症、躁狂症、抑郁症和焦虑症等。此类疾病具有高患病率、高复发率以及高致残率的特点，其病因和发病机制复杂多样，目前尚未完全阐明。治疗这些疾病的药物称为抗精神失常药。

第一节　抗精神分裂症药

精神分裂症是一组病因未明的精神病，多起病于青壮年，常缓慢起病，病程迁延，有慢性化倾向和衰退的可能，但有的患者经过治疗后可保持痊愈或基本痊愈状态。其临床症状主要分为两个方面，包括阳性症状（妄想、幻觉、情感混乱、联想散漫、怪诞表现以及敌对性等）和阴性症状（感情淡漠、思维贫乏、社会交往与识别能力显著降低以及失语等）。患者一般意识清楚，智能基本正常，但部分患者在疾病过程中会出现认知功能的损害。该病的本质是由于病态思维过程所导致的人格分裂，因此称为"精神分裂症"。

抗精神分裂症药又称神经安定药（neuroleptics），根据不同的作用机制和用于临床的时间先后将此类药物分为典型抗精神分裂症药（第一代抗精神病药）和非典型抗精神分裂症药（第二代抗精神病药）。典型抗精神分裂症药的作用机制基本相同，而非典型抗精神分裂症药的作用机制各不相同。两类药物的主要区别在于结合的受体类型及亲和力、对锥体外系的不良反应、效能以及控制阴性症状的效果，非典型抗精神分裂症药在各方面优于典型抗精神分裂症药，因此，目前临床治疗以非典型抗精神分裂症药为主。

一、典型抗精神分裂症药

精神分裂症的发病机制主要是多巴胺功能亢进学说，该学说基于以下事实：①精神分裂症患者应用左旋多巴（L-dopa）促使病情恶化，提示与多巴胺（DA）生成增加有关；②精神分裂症患者 DA-β 羟化酶较正常人低，故减少 DA 转化成 NA，实际增加 DA 含量；③苯丙胺、哌甲酯、可卡因长期应用可引起精神症状，因它们促进 DA 释放和抑制 DA 再摄取；④精神分裂症患者死亡后，发现脑组织多巴胺受体数目增加；⑤应用氯丙嗪等多巴胺受体阻断药可缓解症状。此外，神经递质 ACh、NA 和 5-HT 增加等与发病也有一定关系。在 20 世纪 50 年代初，氯丙嗪被发现具有抗精神病的作用，其作用机制是阻断了多巴胺 D_2 受体。随后又发现了一系列的阻断 D_2 受体

的典型抗精神分裂症药，分类如下：

1. 吩噻嗪类（phenothiazines） ①脂肪胺类（aliphatic derivatives），如氯丙嗪。②哌嗪类（piperazine derivatives），如奋乃静、三氟拉嗪、氟奋乃静等。③哌啶类（piperidine derivatives），如硫利达嗪。

2. 硫杂蒽类（thioxanthenes） 如氯普噻吨、氟哌噻吨等。

3. 丁酰苯类（butyrophenones） 如氟哌啶醇、氟哌啶等。

4. 苯酰胺类（benzamides） 如舒必利、硫必利等。

5. 二苯丁哌啶类（diphenylbutylpiperidines） 如五氟利多等。

各类药物的作用机制基本相同。

【作用机制】DA 是中枢神经系统一种重要的神经递质，参与对人类神经精神活动的调节，其功能紊乱（亢进或减退）可导致严重的神经精神系统疾病。现认为精神分裂症是由于中枢 DA 系统功能亢进所致。促进 DA 释放的药物苯丙胺可致急性或慢性妄想型精神分裂症，并能使精神分裂症患者的病情恶化；如减少 DA 的合成或储存，能改善患者的病情；未经治疗的患者，死后其壳核和伏隔核 DA 受体（尤其是 D_2 受体）数目显著增加；目前各种高效抗精神病药均是 DA 受体的拮抗药，对精神分裂症患者有较好的疗效。

哺乳动物脑内 DA 神经元主要从中脑和下丘脑投射到其支配区域，调节其生理功能。脑内 DA 能神经纤维主要投射到纹状体、边缘系统和新皮质。人类中枢 DA 通路可分为 4 条：①黑质-纹状体通路：其胞体位于黑质致密区，主要支配纹状体，该通路所含有的 DA 占全脑含量的 70% 以上，是锥体外系运动功能的高级中枢。各种原因减弱该系统的 DA 功能均可导致帕金森病。反之，亢进时则出现多动症。②中脑-皮质通路：其胞体主要位于顶盖腹侧区，支配大脑皮质的一些区域，如前额叶、扣带回、内嗅脑和梨状回的皮质。③中脑-边缘通路：其胞体主要位于顶盖腹侧区，主要支配伏隔核和嗅结节。中脑边缘通路和中脑皮质通路主要调控人类的精神活动，前者主要调控情绪反应，后者则主要参与认知、思维、感觉、理解和推理能力的调控。目前认为精神分裂症主要与这两个 DA 系功能失调（亢进）密切相关。④结节-漏斗通路：其细胞主要位于弓状核和室周核，DA 神经末梢终止在漏斗核和正中隆起，主要调控垂体激素的分泌，如抑制催乳素的分泌，促进肾上腺皮质激素（ACTH）和生长激素（GH）的分泌等，应用抗精神病药物则可产生相反的作用，使催乳素分泌增加，ACTH 和 GH 分泌减少，这是其不良反应的基础。

（一）吩噻嗪类

吩噻嗪是由硫和氮联结着两个苯环的一种三环结构，其抗精神病作用主要与侧链有关（表 14-1）。

（1）R_1 为脂肪胺类（如氯丙嗪）时，镇静作用强，心血管和肝副作用明显；为哌啶环（如硫利达嗪）时，抗精神病作用较弱，心血管和肝副作用较多，锥体外系症状轻；为哌嗪环（如奋乃静）时，镇静作用弱，效价高，心、肝副作用轻，锥体外系症状重。

（2）氮原子与侧链碱性氨基氮原子间隔 3 个碳原子为宜。侧链为 —C—C—C—N< 结构者一般都有较强的抗精神病作用。

（3）R_2 位上 H 若为 Cl、—CF_3、—SCH_3 取代，效价增高，其中 CF_3 > Cl。

表 14-1   吩噻嗪类化学结构与效应的关系

药名	R_1	R_2	作用强度
氯丙嗪（chlorpromazine）	$N(CH_3)_2$	Cl	1
乙酰丙嗪（acetylpromazine）	$N(CH_3)_2$	$COCH_3$	< 1
三氟丙嗪（triflupromazine）	$N(CH_3)_2$	CF_3	4

续表

药名	R₁	R₂	作用强度
奋乃静（perphenazine）	—N◯N—CH₂CH₂OH	Cl	10
氟奋乃静（fluphenazine）	—N◯N—CH₂CH₂OH	CF₃	50
三氟拉嗪（trifluoperazine）	—N◯N—CH₃	CF₃	13
硫乙拉嗪（thiethylperazine）	—N◯N—CH₃	SC₂H₅	—
硫利达嗪（thioridazine）	H₃C—N◯	SCH₃	1/2～1
哌普嗪（pipotiazine）	—N◯—CH₂CH₂OH	SO₂N(CH₃)₂	
美索达嗪（mesoridazine）	H₃C—N◯	SOCH₃	

氯丙嗪（chlorpromazine）

氯丙嗪又称冬眠灵（wintermine），是这类药物的典型代表，也是目前应用最广的抗精神病药。

【药理作用】氯丙嗪对多种受体具有阻断作用，如 DA 受体、M 受体、5-HT 受体和 α 受体，因此对机体作用广泛，且不良反应也较多。氯丙嗪主要通过阻断 D₂ 受体发挥作用，其与受体的亲和力与抗精神病作用和锥体外系反应有密切关系。

1. 中枢神经系统

（1）抗精神病作用：精神病患者用药后，能迅速控制兴奋躁动症状，减少挑剔性行为，而不引起过分抑制，恢复理智和生活自理能力。连续用药上述作用可逐渐减弱而出现耐受性。其作用可能与阻断中脑-边缘、中脑-皮质通路的 D₂ 受体有关。由于其具有较强的镇静作用，对兴奋、激动、焦虑、躁狂等症状均有良好疗效。但对阴性症状疗效较差。

（2）镇静作用和对行为的影响：动物实验证明用氯丙嗪后，自发活动明显减少，处于安静状态，这与一般催眠药物不同，动物虽能入睡但保持着对刺激的良好反应，大剂量也不引起麻醉；正常人服用治疗剂量的氯丙嗪后，变得安静，活动减少，注意力下降，感情淡漠，思维迟缓，嗜睡，但易唤醒，醒后头脑清醒。其作用机制除阻断 D₂ 受体外还与阻断脑干网状结构上行激活系统有关。

（3）镇吐作用：氯丙嗪有强大的镇吐作用，小剂量即有效，除对晕动性呕吐（前庭刺激所致）无效外，对妊娠、中毒、化学物质和疾病引起的呕吐均有效。目前认为，小剂量抑制催吐化学感受区（chemoreceptor trigger zone，CTZ），大剂量则直接抑制呕吐中枢部位的 D₂ 受体。一般不能制止前庭刺激所致的呕吐。有些可抗顽固性呃逆，机制不清。

（4）对体温调节的影响：对下丘脑体温调节中枢有很强的抑制作用，降低了其随环境温度变化而调节体温的能力，也就是干扰其恒温调控功能，既可抑制产热，又可抑制散热过程，因此，使体温随外界环境温度变化而变化。在外界温度低时，不仅可使发热患者的体温降低，也可使正常人的体温下降。在高温环境下，因干扰了正常的散热机制，会引起高热甚至中暑。临床上可利用低温环境配合物理降温，加上药物进行人工冬眠治疗，可使患者体温降至34℃或更低，以减轻机体对伤害性刺激的反应，使患者度过危险期。

（5）增强抑制药物的作用：氯丙嗪可以增强镇静催眠药、麻醉药、镇痛药及解热镇痛药的作用，合用可增加疗效及不良反应，应用时注意减量（1/4～1/2）。

2. 对心血管系统的影响   氯丙嗪对心血管系统的作用既有对心脏和血管的直接作用，又有对中枢和自主神经的间接影响。可引起轻度直立性低血压，对收缩压的影响大于舒张压。数周后这种降压作用会产生耐受，血压又可恢复到正常水平。但在老年人，直立性低血压有时会引起严重后果。氯丙嗪对心脏有直接抑制作用，心电图发生改变，如Q-T间期延长、T波低平、S-T段下降。氯丙嗪阻断 α_1 受体作用可翻转肾上腺素的升压效应，M受体阻断作用可引起口干、便秘及视物模糊等阿托品样作用。

3. 对内分泌系统的影响   下丘脑结节-漏斗DA通路调节着腺垂体多种激素的分泌，氯丙嗪阻断 D_2 受体可影响多种受体功能：①减少催乳素抑制因子（prolactin inhibiting factor）的释放，故催乳激素释放增加，使乳房肿胀、泌乳，乳腺癌患者不宜应用。②抑制促性腺激素释放激素的分泌，减少促卵泡激素和黄体生成素释放，抑制排卵。③抑制促肾上腺皮质激素释放激素的分泌，抑制ACTH的释放；使糖皮质激素释放减少。④轻度抑制GH分泌，对儿童患者会影响生长发育，可用于治疗巨人症。

DA受体存在于中枢神经系统和外周神经系统，应用放射性配体受体结合实验，Seeman等（1980年）将脑内DA受体分为 D_1、D_2、D_3、D_4、D_5 共五种亚型。其中 D_1 和 D_5 受体亚型在药理学特征上符合以往的 D_1 受体亚型，而 D_2、D_3、D_4 受体则与以往的 D_2 受体相符合，因此分别被称为 D_1 样受体和 D_2 样受体。D_1 受体基因在第5号染色体，通过激活腺苷酸环化酶增加第二信使cAMP，此受体主要位于壳核、伏隔核、嗅球。D_2 受体基因在第11号染色体，通过抑制腺苷酸环化酶降低第二信使cAMP，阻断钙通道而开放钾通道，此受体主要位于尾壳核、伏隔核和嗅球神经元的突触前和突触后。D_3 受体类似于 D_2 受体，主要位于中脑-边缘系统，特别是中脑-边缘投射区的伏核、嗅结节和Calleja岛。D_4 受体是 D_2 受体群中较新的成员，也减少cAMP。D_5 受体亦属于与第二信使cAMP偶联的受体，基因位于第4号染色体，主要存在于海马、下丘脑。所有的DA受体都有7个跨膜区，均与G蛋白相偶联。

吩噻嗪类抗精神病药物主要是通过阻断中脑-边缘和中脑-皮质系统的 D_2 样受体而发挥治疗作用的。多种抗精神病药物在发挥抗精神病作用时，都不同程度地引起锥体外系反应，这是由于阻断黑质-纹状体系统的 D_2 样受体所致。

【药动学】氯丙嗪口服和注射均易于吸收，口服后2～4 h达血药浓度高峰，肌内注射后15～20 min即达血药浓度高峰。胃中食物、抗胆碱药（如苯海索）可明显延缓其吸收。吸收后分布于全身，以脑、肺、肝、脾、肾中较多。血浆蛋白结合率为98%～99%，主要在肝代谢，其中7-羟氯丙嗪仍具有药理活性，大部分以代谢物形式从尿或粪中排出，消除 $t_{1/2}$ 为8～35 h，个体差异大，可透过胎盘及进入乳汁。

【临床应用】

1. 治疗各种精神分裂症   能有效地控制症状，尤以阳性症状改善最为明显，对急性患者效果好，治疗为对症性，不能根治，需长期甚至终生用药。亦可用于治疗躁狂症及其他精神病所伴有的妄想、幻觉、躁动、兴奋等。

2. 治疗除晕动病外的各种呕吐　如妊娠、尿毒症、癌症、放射、药物中毒、胃肠炎等引起的呕吐，也可用于顽固性呃逆。

3. 人工冬眠　与异丙嗪、哌替啶配伍成"冬眠合剂"，用于人工冬眠疗法，降低体温、基础代谢、组织耗氧量和器官活动，增加机体耐受性，减轻机体对伤害性刺激的反应，有助于机体度过危险期。主要用于严重创伤、感染、高热惊厥、甲状腺危象和妊娠高血压综合征等。

4. 低温麻醉和强化麻醉　对焦虑、失眠、紧张也有一定疗效。

【不良反应】由于氯丙嗪药理作用广泛，临床用药时间长，所以不良反应也较多。主要表现为：

1. 一般不良反应　有嗜睡、乏力、淡漠，M 受体阻断症状如视物模糊、眼压升高、口干、皮肤干燥、便秘等，α 受体阻断症状如鼻塞、血压下降、直立性低血压。为避免直立性低血压，注射用药后应静卧 1～2 h。

2. 神经系统

（1）锥体外系症状：大剂量长期用此类药治疗精神分裂症时，因黑质纹状体 DA 功能减弱，胆碱能功能相对增强，患者可出现四种反应：①药源性帕金森综合征，多见于中老年人，表现为表情呆滞、震颤、肌张力增高、动作迟缓、流涎等。一般在用药数周至数月发生。②静坐不能（akathisia），多见于中青年，表现为坐立不安、运动不停、心烦意乱等。③急性肌张力障碍（acute dystonia），多见于青少年、起病急，主要使头颈部、舌、口、眼、面等肌群痉挛，造成吞咽困难、口难张开、斜颈、颜面怪相，一般在用药 1 个月和第一次用药后产生。④迟发性运动障碍（tardive dyskinesia），仅见于部分长期（通常 1 年以上）用药患者，可见口舌咀嚼肌不自主刻板运动、四肢舞蹈样动作，停药后也难消失，抗胆碱药反而使其加重。

上述震颤麻痹、静坐不能、急性肌张力障碍，是由于阻断纹状体 DA 受体，减弱 DA 能神经功能，相应胆碱能神经功能增强所致。治疗期间可用苯海索（安坦）等中枢抗胆碱药等对抗。迟发性运动障碍可能是 DA 受体长期被阻断，敏感性增加或反馈抑制减弱，使突触前 DA 释放增多所致。不能用苯海索治疗，这类抗胆碱药非但无效反使症状加重，而抗 DA 药有可能使之缓解，如硫必利（tiapride）对迟发性运动障碍有效。

（2）药源性精神失常：氯丙嗪本身可以引起精神失常，如兴奋、躁动、幻觉、妄想或萎靡、淡漠、消极、抑郁及意识障碍等，应与原有疾病加以鉴别，一旦发生应立即减量或停药。

（3）惊厥与癫痫：少数患者用药过程中出现局部或全身抽搐，脑电图有癫痫样放电，有惊厥或癫痫史者更易发生，应慎用，必要时加用抗癫痫药物。

（4）神经安定药恶性综合征（neuroleptic malignant syndrome，NMS）：多由于剂量过大，或多种药物合用引起体温调节和锥体外系功能紊乱，是一种严重的不良反应，表现为高热、肌僵直、妄想、意识不清、循环衰竭，有致命危险。解救措施立即停药，应用 DA 激动药如溴隐亭、肌松药如丹曲林（dantrolene）等。

3. 心血管系统　直立性低血压、心动过缓较常见。多见于年老伴动脉硬化、高血压患者。

4. 内分泌系统　长期用药引起内分泌系统紊乱，如乳房增大、泌乳、月经紊乱、抑制儿童生长等。

5. 其他　过敏反应，可出现皮疹、皮炎、粒细胞缺乏、血小板减少、再生障碍性贫血；偶引起肝损害，眼结膜、巩膜、视网膜色素沉着及角膜、晶状体浑浊。

过量中毒易产生昏迷而致死，解救措施主要是及早发现、洗胃和一般对症处理，中枢兴奋药如甲氯芬酯等有助于促进意识恢复，严重病例需进行血液透析。

【药物相互作用】氯丙嗪可以增强其他一些药物的作用，如乙醇、镇静催眠药、抗组胺药、镇痛药等，联合使用时注意调整剂量。当与吗啡、哌替啶（度冷丁）等合用时要注意呼吸抑制和血压下降。氯丙嗪的去甲代谢物可以拮抗胍乙啶的降压作用，可能与阻止其摄入神经末梢有关。某些肝药酶诱导药如苯妥英钠、卡马西平等，可加速氯丙嗪的代谢，合用时应注意适当调整剂量。

【禁忌证】有癫痫史、严重肝功能损害和肝性脑病患者禁用。

氟奋乃静（fluphenazine）

氟奋乃静（羟哌氟丙嗪、氟非拉嗪）口服易吸收，90% 与血浆蛋白结合，血浆半衰期约为 13 h。

氟奋乃静药理作用与氯丙嗪相似，抗精神分裂症阳性症状效果明显，作用更强（为氯丙嗪的 25 倍）、更快、更持久，镇吐作用强大，也较多引起锥体外系反应，长期用药可致迟发性运动障碍及药源性抑郁症，较少引起镇静和高血压。本药对幻觉、妄想、行为退缩、情感淡漠等症状疗效较好，对各种兴奋症状疗效较差。适用于紧张型、妄想型精神分裂症的治疗。

氟奋乃静与氯丙嗪相比锥体外系反应较多，而对心血管系统、血液、肝的副作用较少。

奋乃静（perphenazine）

奋乃静（羟哌氯丙嗪）的主要作用、吸收代谢、禁忌证、不良反应等均与氯丙嗪相似。其镇吐与安定作用均比氯丙嗪强 5 ～ 10 倍，抗精神病作用强 6 倍，而镇静作用及降压作用较弱。主要用于精神分裂症、躁狂症，可消除幻觉、妄想、冷漠、退缩，各种原因引起的恶心、呕吐，也用于顽固性呃逆等。

（二）硫杂蒽类

硫杂蒽类（噻吨类）的基本结构与吩噻嗪类相似，只是在吩噻嗪环上第 10 位的氮原子被碳原子取代，此类药物的基本药理作用与吩噻嗪类极为相似。

氯普噻吨（chlorprothixene）

氯普噻吨（泰尔登，tardan）是本类药物的代表，其结构与三环类抗抑郁药相似，故有较弱的抗抑郁作用。

本品抗精神病作用不及氯丙嗪，但镇静作用较强，且有一定抗焦虑和（或）抗抑郁作用，其控制焦虑、抑郁作用较氯丙嗪强。最适合伴有焦虑或抑郁的精神分裂症、焦虑性神经症及更年期抑郁症等。由于抗肾上腺素与抗胆碱作用较弱，故不良反应较轻。锥体外系症状也较少。

氟哌噻吨（flupenthixol）

氟哌噻吨的抗精神病作用类似于氯丙嗪，用于治疗抑郁或伴有焦虑的抑郁症。禁用于躁狂患者。镇静作用弱，但锥体外系反应常见，可用苯海索治疗。

（三）丁酰苯类

此类药物化学结构与吩噻嗪类完全不同，但其药理作用和临床应用与吩噻嗪类相似。

氟哌啶醇（haloperidol）

氟哌啶醇（氟哌丁苯）是第一个合成的丁酰苯类药物，是这类药物的典型代表。能选择性阻断 D_2 样受体，有很强的抗精神病作用。其作用强于氯丙嗪，抗胆碱作用弱，降压作用较弱。其锥体外系不良反应发生率高，且严重。主要治疗急慢性各型精神分裂症、躁狂症及其他具有兴奋、躁动、幻觉、妄想等症状的重症精神病。

氟哌利多（droperidol）

氟哌利多（氟哌啶）的作用与氟哌啶醇基本相似。临床上主要用于增强镇痛药的作用，如与芬太尼合用，可使患者处于一种特殊麻醉状态，如痛觉消失、精神恍惚、对周围事物及感情淡漠，称为神经阻滞镇痛术（neuroleptanalgesia），可作为一种外科麻醉以进行小的手术如烧伤大面积换药、内镜检查、造影等，其特点是集镇痛、安定、镇吐、抗休克作用为一体，也用于麻醉前给药。具有较好的抗精神紧张、镇吐、抗休克等作用。

（四）苯酰胺类

舒必利（sulpiride）

舒必利（止呕灵）选择性地阻断中脑-边缘系统 D_2 受体。此药可改善患者的情绪、抗木僵、退缩、幻觉、妄想及精神错乱的作用较强，并能治疗精神发育迟滞伴有人格障碍，对情绪低落、抑郁等症状也有治疗作用，对长期用其他药物无效的难治性病例也有一定的疗效。舒必利对中脑-边缘系统的 D_2 受体有高度的亲和力，对纹状体部位 D_2 受体的亲和力较低，因此，其锥体外系的不良反应较少。有很强的中枢神经性止吐作用，口服比氯丙嗪强 166 倍，临床上主要用于老年期精神障碍、幻觉、妄想状态、智能发育不全，小剂量具有抗抑郁作用，亦用于镇吐和消化性溃疡。

硫必利（tiapride）

硫必利（泰必利）系 D_2 受体阻断药。主要用于各种神经痛和运动障碍，如舞蹈症、肌阵挛、抽搐、多发性抽动、秽语综合征。

（五）二苯丁哌啶类

二苯丁哌啶类（diphenylbutylpiperidines）药物作用时间长，对急性和慢性、阳性症状和阴性症状均有效，具有选择性阻断中枢多巴胺受体及 Ca^{2+} 通道的双重作用。无明显阻断 α 受体的作用。

氟司必林（fluspirilene）

氟司必林为长效微粒结晶制剂，一次注射疗效可维持 1 周。对急性、慢性精神分裂症的幻觉、妄想、退缩、淡漠有较好疗效，镇静作用弱，锥体外系反应轻。

五氟利多（penfluridol）

五氟利多为长效口服抗精神病药，药理作用与氟哌啶醇基本相同。能控制幻觉、妄想、兴奋、冲动等症状。一次用药疗效可维持 1 周。长效的原因可能与其储存于脂肪组织，缓慢释放有关。五氟利多能阻断 D_2 受体，有较强的抗精神病作用，亦可镇吐。对精神分裂症的疗效与氟哌啶醇相似，镇静作用弱，适用于急、慢性精神分裂症，尤其适用于慢性患者，对幻觉、妄想、退缩均有较好疗效。不良反应以锥体外系反应最常见。本药不适用于年老、体弱或并发躯体病症者。妊娠、哺乳期妇女慎用。

二、非典型抗精神分裂症药

非典型抗精神分裂症药物作用的药理学特征取决于药物与 5-HT$_{2A}$ 与 D_2 受体结合的 pK_i 比值，比值 > 1.12 为非典型抗精神病药物，比值 < 1.09 为典型的抗精神病药物。另外，非典型抗精神分裂症药物能改变边缘系统和额叶皮质的功能而对纹状体的影响较小，因此较少引起锥体外系相关的不良反应。此类药物中最早用于治疗精神分裂症的是氯氮平，随后相继出现了奥兰扎平、喹硫平、利培酮、齐拉西酮、舍吲哚、鲁拉西酮、阿立哌唑、卡利拉嗪等新型的抗精神分裂症药。这些药物由于不良反应较轻，治疗症状较广，有别于典型的药物，因此称为非典型抗精神分裂症药，现已成为抗精神分裂症的一线治疗药物。

氯氮平（clozapine）

氯氮平与经典抗精神病药相比与 D_2 受体亲和力弱，而与 D_1 受体亲和力较强，并与多种 5-HT 受体亚型均有高度亲和力，尤其与 5-HT$_2$ 受体亲和力比 D_2 的亲和力高 10 倍，并由此提出了精神分裂症的 DA 和 5-HT 平衡障碍的病理生理假说。氯氮平抗精神病作用较强，对一些典型抗精神病药效不佳的患者往往有效。此外，还具有抗胆碱、抗组胺、抗肾上腺素受体作用。对 D_2 受体阻断作用弱，对 5-HT 受体阻断作用较强，可能是其几乎无锥体外系反应的原因。对内分泌系统无影响，是一种广谱抗精神病药。其作用是氯丙嗪的 2～3 倍。

临床用于精神分裂症、精神运动性兴奋、幻觉、妄想状态。对精神分裂症的兴奋躁动症状有较好的控制作用，临床常用于治疗难治性精神分裂症。

氯氮平可引起粒细胞缺乏而导致严重的不良反应，在临床使用中应进行血常规监测，采取升白细胞药物和预防继发感染等措施，可大大降低粒细胞缺乏的发生率和致死率。

奥氮平（olanzapine）

奥氮平（奥兰扎平）具有与氯氮平类似的化学结构，该药与氯氮平的药理作用类似，即选择性地对额、颞、中脑-边缘系统的 5-HT$_{2A}$、D$_2$ 受体具有高度亲和力，其与 5-HT$_{2A}$ 受体的亲和力高于 D$_2$ 受体。

奥氮平抗精神病作用强而较少引起锥体外系症状，在体内代谢不受食物影响。在肝内经细胞色素 P450 酶系统代谢，但对该酶系统影响较小，故与其他药物的相互作用不明显。对精神分裂症阳性、阴性症状均有效，对阴性症状的改善优于氟哌啶醇。主要不良反应为头晕、便秘、体重增加、流涎等。

利培酮（risperidone）

利培酮（瑞司哌酮、维思通，risperdal）为苯并异噁唑衍生物，是新一代的抗精神病药。口服后 T_{max} 为 1～2 h，食物不影响其吸收，首过消除明显，生物利用度约为 60%，血浆蛋白结合率约为 88%，血浆代谢产物 9- 羟基利培酮也有抗精神病作用。利培酮 $t_{1/2}$ 约为 3 h，70% 的药物经尿液排泄，14% 经粪便排泄。利培酮与 5-HT$_2$ 受体有很高的亲和力，与多巴胺的 D$_2$ 受体的亲和力较弱。可改善精神分裂症的阳性症状。锥体外系反应轻。利培酮也可与 α_1 肾上腺素受体、H$_1$ 受体结合。该药可用于减轻急性和慢性精神分裂症以及其他各种精神病性状态的明显的阳性症状（如幻觉、妄想、思维紊乱、乱视、怀疑）和明显的阴性症状（如反应迟钝、情绪淡漠及社交淡漠、少语），也可减轻与精神分裂症有关的情感症状如抑郁、焦虑等。

常见不良反应有失眠、焦虑、头痛、头晕、口干。可引起锥体外系症状，降低剂量或给予抗帕金森综合征的药物可消除。偶见嗜睡、疲劳、注意力下降、直立性低血压、反射性心动过速、皮疹等。老年人和肝、肾疾病患者剂量减半。孕妇、哺乳期妇女、儿童禁用。帕金森病、癫痫、心血管疾病患者慎用。本药对需要警觉性的活动有影响，治疗期间避免驾驶等精密操作。

喹硫平（quetiapine）

喹硫平可拮抗中枢多巴胺 D$_1$、D$_2$ 受体和 5-HT$_{1A}$、5-HT$_2$ 受体，对组胺 H$_1$ 和肾上腺素 α_1 受体也有拮抗作用。不仅对精神分裂症阳性症状有效，对阴性症状也有一定效果，可以减轻抑郁、焦虑及认知缺陷症状。本品口服吸收好，不受食物的影响，T_{max} 为 1～2 h，$t_{1/2}$ 为 6～7 h。主要用于精神分裂症或有精神异常的老年患者。常见不良反应为头晕、嗜睡、直立性低血压、心悸、口干、厌食和便秘，也可引起催乳素水平升高、体重增加、腹痛、无症状性转氨酶增高、血总胆固醇和三酰甘油增高，偶可引起兴奋与失眠。

齐拉西酮（ziprasidone）

齐拉西酮对 D$_2$、D$_3$、5-HT$_{2A}$、5-HT$_{2C}$、5-HT$_{1A}$、5-HT$_{1D}$、α_1 受体具有较高的亲和力，对组胺 H$_1$ 受体具有中等亲和力。能有效地控制阳性症状和阴性症状。该药延长 Q-T 间期的作用强于其他非典型抗精神分裂症药，可引起心律失常，不应与其他延长 Q-T 间期的药物合用，用药期间需进行心电图监护。

阿立哌唑（aripiprazole）

阿立哌唑与 D$_2$、D$_3$、5-HT$_{1A}$ 和 5-HT$_{2A}$ 受体有很高的亲和力。通过对 D$_2$ 和 5-HT$_{1A}$ 受体的部分激动作用及对 5-HT$_{2A}$ 受体的拮抗作用来产生抗精神分裂症作用。本品口服后 T_{max} 为 3～5 h，$t_{1/2}$ 为 48～68 h。阿立哌唑用于治疗各类型的精神分裂症，对精神分裂症的阳性和阴性症状均有明显疗效，也能改善伴发的情感症状，降低精神分裂症的复发率。

卡利拉嗪（cariprazine）

卡利拉嗪是一种 D_3/D_2 受体部分激动剂，其中对 D_3 受体有更高的亲和力。以激动 D_2 受体作为抗精神分裂症的基础，且突出了 D_3 受体在改善患者认知功能方面的作用，并有效避免了锥体外系不良反应。卡利拉嗪主要用于治疗躁狂或混合发作的第一型双相情感障碍，以及成年精神分裂症。两个主要的活性代谢产物——去甲基卡利拉嗪和二去甲基卡利拉嗪与卡利拉嗪药理等效。

抗精神分裂症药特点总结见表 14-2。

表 14-2　抗精神分裂症药物特点总结

药物分类	作用机制	药理作用及临床应用	不良反应
典型抗精神分裂症药	阻断中枢神经系统多巴胺 D_2 受体		
氯丙嗪		对中枢神经系统的作用包括抗精神分裂症作用；镇静作用和对行为的影响；镇吐作用；对体温调节的影响；增强抑制药物的作用，以及对心血管系统和内分泌系统也有一定的影响。用于治疗各种精神分裂症；除晕动症外的各种呕吐；人工冬眠；低温麻醉和强化麻醉	锥体外系反应，催乳素增加，黄疸
氟哌啶醇		抗精神分裂症作用，镇吐以及较弱的镇静降压作用。用于治疗急慢性各型精神分裂症、躁狂症及其他具有兴奋、躁动、幻觉、妄想等症状的重症精神病	锥体外系反应明显
舒必利		可改善情绪，抗木僵、退缩、幻觉、妄想及精神错乱；中枢神经性止吐作用。用于老年期精神障碍、幻觉、妄想状态、智能发育不全；抗抑郁；镇吐和消化性溃疡。	催乳素增加，锥体外系反应少
非典型抗精神分裂症药			
奥氮平	阻断 $5\text{-}HT_{2A}$、D_2 受体	具有抗精神病作用、抗焦虑作用。用于精神分裂症及其他有严重阳性和阴性症状的精神分裂症的急性期和维持治疗	嗜睡，体重增加，催乳素升高
利培酮	与 α_1 和 H_1 受体结合	急慢性精神分裂症以及各种精神分裂症的明显的阳性和阴性症状	锥体外系反应与剂量有关，催乳素升高，嗜睡
喹硫平	拮抗中枢多巴胺 D_1、D_2 受体和 $5\text{-}HT_{1A}$、$5\text{-}HT_2$ 受体	能有效控制阴性和阳性症状，改善认知与情绪，抗焦虑。用于抗抑郁精神分裂症各种亚型，或有精神异常的老年患者	嗜睡，直立性低血压，体重增加，催乳素升高
齐拉西酮	拮抗 D_2、D_3、$5\text{-}HT_{2A}$、$5\text{-}HT_{2C}$、$5\text{-}HT_{1A}$、$5\text{-}HT_{1D}$ 受体，抑制 $5\text{-}HT$ 和 NA 的重摄取	治疗精神分裂症以及抑郁、躁狂、焦虑	延长 Q-T 间期，心律失常
阿立哌唑	部分激动 D_2 和 $5\text{-}HT_{1A}$ 受体，拮抗 $5\text{-}HT_{2A}$ 受体	治疗各类型的精神分裂症	头痛，焦虑失眠，小便失禁
卡利拉嗪	D_3/D_2 受体部分激动剂	用于治疗躁狂或混合发作的第一型双相情感障碍，以及成年精神分裂症	锥体外系反应、静坐不能、消化不良、呕吐、嗜睡和不安

第二节　抗躁狂药

躁狂症的临床特征是情绪高昂、烦躁不安、活动过度以及思维、语言不能自控。除抗躁狂药外，某些抗癫痫药如卡马西平和丙戊酸钠也有抗躁狂症的作用。目前临床最常用的药物是碳酸锂。

碳酸锂（lithium carbonate）

碳酸锂主要由锂离子（Li^+）发挥作用。治疗量对正常人的精神行为无明显影响，对躁狂症则有显著疗效。Li^+ 在治疗浓度（$1 \sim 10$ mmol/L）可抑制 NA 和 DA 从神经末梢释放，而对 5-HT 的释放无影响，并促进突触间隙中儿茶酚胺的再摄取，加速其灭活。进而抑制腺苷酸环化酶和磷脂酶 C 所介导的反应，减少第二信使 cAMP 和 PIP_2，从而产生抗躁狂作用。

锂盐口服吸收快而完全，$2 \sim 4$ h 血药浓度达峰值。最低血药浓度为 $0.6 \sim 1.2$ mmol/L，中毒浓度为 1.4 mmol/L。Li^+ 虽吸收快，但通过血脑屏障进入脑组织和神经细胞需要一定时间，故锂盐显效较慢。碳酸锂主要自肾排泄，约 80% 由肾小球滤过的锂在近曲小管与钠竞争重吸收，而在远曲小管几乎不被重吸收，故增加钠摄入可促进其排泄，而缺钠或肾小球滤出减少时，可导致体内锂潴留，引起中毒。血浆消除 $t_{1/2}$ 约为 24 h。另外，锂也可通过胎盘组织和乳汁排泄。

锂盐安全范围较窄，引起的常见不良反应包括恶心、呕吐、腹泻、乏力、手震颤、口渴多尿、体重增加等，随着继续用药多数症状会减轻，但乏力、手震颤、口渴多尿、体重增加等则继续存在。锂盐的安全范围很窄，易过量中毒。急性中毒的表现为意识障碍甚至昏迷、嗜睡、谵妄、肌张力增高、腱反射亢进、运动失调、眼球震颤等。血药浓度与中毒关系密切，用药期间应监测血药浓度，治疗浓度在 $0.5 \sim 1.25$ mmol/L，如超出 2.0 mmol/L，则常发生严重不良反应。

肾上腺素能激动剂

一般认为中枢神经的儿茶酚胺增高或代谢异常可导致躁狂症发作。可乐定（clonidine）是中枢和周围 α 肾上腺素能激动剂，作用于突触前神经元而有抗躁狂作用。此外，利血平可减少或耗竭中枢的儿茶酚胺，故有抗躁狂作用。

5- 羟色胺（5-HT）能激劲剂

一般情感障碍患者生化假说认为中枢神经的 5-HT 水平降低，故使用 5-HT 能激动剂如氟西汀（fluoxetine）能治疗躁狂症。

多巴胺（DA）受体阻断药及激动剂

由于某些 DA 类制剂如左旋多巴和 d- 苯丙胺（d-amphetamine）能导致躁狂发作，而抗精神病药物哌咪嗪能阻滞突触后 DA 受体，有效地控制躁狂症发作，故认为躁狂症与 DA 功能亢进有关。动物实验表明，低剂量的 DA 激动剂双哌嘧啶（piribedil）、阿扑吗啡、溴隐亭可作用于突触前的 DA 自身受体而抑制突触中的 DA 递质的神经生化效应。

胆碱酯酶抑制药

一般认为肾上腺素能系统功能增强，同时伴有胆碱能功能低下可导致躁狂症发作。目前研究表明，中枢胆碱酯酶抑制药毒扁豆碱能产生无力综合征，缓解躁狂症的言语增多、运动兴奋、攻击行为。但由于毒扁豆碱作用时间短暂，难于掌握用药时间，并可产生恶心、呕吐，甚至导致抑郁等副作用，近来已趋向于使用能增加血浆和脑组织中乙酰胆碱浓度的卵磷脂治疗躁狂症。

卡马西平（carbamazepine）

卡马西平是理想的锂盐替代药，对慢性、难治性、频发的躁狂症患者较好，特别对快循环性病例可作首选药物。此外，卡马西平可用于双相情感障碍的预防治疗，有效率可达 60% ~ 86%。一般认为卡马西平的抗躁狂效应是通过多突触传导抑制颞叶、边缘系统，尤其是海马和下丘脑的自发性优势电位发放，抑制杏仁核点燃效应后释放（kindling after discharge），这样能使边缘系统得以调节和稳定。此外，目前还认为卡马西平可影响脑内抑制性神经递质GABA，阻滞脑内神经细胞突触后儿茶酚胺的重摄取，并能降低脑内 cAMP 的含量，这与抗躁狂作用有关。

卡马西平可与锂盐长期联用，安全性较大，此外，卡马西平有抗利尿作用，与锂盐合并应用可减少锂盐所引起的多尿现象。锂盐能改变脑组织膜的通透性，促进卡马西平进入细胞后使其毒性加强，易发生神经毒性症状。

卡马西平口服剂量一般应逐渐增加，开始可服用 400 mg/d，可递增至 1600 ～ 2000 mg/d，分次服用，血药浓度应维持在 7 ～ 12 μg/ml，见效病例一般在治疗第一周症状逐渐好转，预防性用药的维持量为 400 mg/d。

丙戊酸（valproic acid）

对急性躁狂症、双相情感障碍、分裂情感障碍、难治性情感障碍，或对锂盐等药物不能耐受者，均有较好疗效。常用剂量为 900 ～ 2000 mg/d，一般血药浓度需达 50 ～ 100 μg/ml。

钙通道阻滞剂：维拉帕米（verapamil）

维拉帕米是一种人工合成的罂粟碱类衍生物。能与钙通道或周围受体结合，阻滞钙进入神经细胞，使钙浓度降低，抑制儿茶酚胺在突触处的兴奋分泌偶联，从而降低受体部位的儿茶酚胺浓度，故有抗躁狂作用。

第三节　抗抑郁药

抑郁症又称抑郁障碍，是一种常见的精神障碍。以持续的心境低落为主要临床特征，可表现为情绪消沉，兴趣减退，思维迟缓，自卑抑郁，悲观厌世，甚至有自杀企图或行为。部分患者可有明显的焦虑和运动性激越，严重者可出现幻觉、妄想等精神病性症状。抑郁症的发病机制尚未阐明，神经递质学说认为抑郁症为大脑 5-HT 和 NA 在神经突触间的浓度相对或绝对不足，导致整体精神活动和心理功能的全面低下状态。

抗抑郁药主要是通过抑制 5-HT 和 NA 的再摄取，使突触间隙中这两种递质浓度增加而发挥抗抑郁作用。此类药物中最早用于临床的是 20 世纪中叶发现的三环类抗抑郁药（tricyclic antidepressants，TCAs）丙米嗪，TCAs 虽疗效确切，但仍有 20% ～ 30% 的患者无效，副作用较多，患者对药物的耐受性差，过量易引起中毒甚至死亡。20 世纪 70 年代研制出的选择性 5-HT 再摄取抑制药与 TCAs 的结构迥然不同，但对 5-HT 再摄取的抑制作用选择性更强，对其他递质和受体作用甚微，保留了与 TCAs 相似的疗效，并克服了 TCAs 的诸多不良反应。根据作用机制不同，目前用于临床的抗抑郁药分为：选择性 5-HT 再摄取抑制药（selective serotonin reuptake inhibitor，SSRI）、5-HT 和 NA 再摄取抑制药、NA 再摄取抑制药、单胺类受体阻断药、单胺氧化酶抑制药（monoamine oxidase inhibitors，MAOI）等。

临床经验表明，抗抑郁药对治疗焦虑性障碍和惊恐发作、强迫性障碍及恐怖症也有效。对于非情感性障碍如遗尿症、厌食症，使用选择性 5-HT 再摄取抑制药有效。

一、选择性 5-HT 再摄取抑制药

SSRI 选择性抑制突触前膜对 5-HT 的重吸收，对 NA 影响很小。目前常用于临床的有 7 种：沃替西汀、氟西汀、帕罗西汀、舍曲林、氟伏沙明、西酞普兰和艾司西酞普兰。

沃替西汀（vortioxetine）

沃替西汀是新一代抗抑郁药，用于重症抑郁症（major depressive disorder，MDD）患者的治

疗。该药被认为通过 2 种作用机制的联合发挥作用：受体活性调节和再摄取抑制。沃替西汀与 5-HT 转运体有很高的亲和力，但与去甲肾上腺素或多巴胺转运体亲和力低，能选择性抑制 5-HT 再摄取。沃替西汀可与 5-HT$_3$、5-HT$_{1A}$、5-HT$_7$、5-HT$_{1D}$ 和 5-HT$_{1B}$ 受体结合，是 5-HT$_3$、5-HT$_{1D}$ 和 5-HT$_7$ 受体阻断药，5-HT$_{1B}$ 受体部分激动剂和 5-HT$_{1A}$ 受体激动剂。

本药以原型药物发挥药理作用。每天单次口服给药 2.5 ～ 60 mg，$t_{1/2}$ 约为 66 h，血药浓度达峰时间一般为 7 ～ 11 h。绝对生物利用度为 75%，尚未发现食物对药动学特征产生明显的影响。沃替西汀体内分布广泛，表观分布容积约 2600 L，血浆蛋白的结合率为 98%。本药经细胞色素 P450（CYP450）同工酶 CYP2D6、CYP3A4/5、CYP2C19、CYP2C9、CYP2A6、CYP2C8 和 CYP2B6 氧化代谢，然后与葡糖醛酸结合。单次口服给药后，59% 的药物经尿排泄，26% 经粪便排泄，48 h 后尿排泄可忽略。轻度或中度肝、肾损伤不影响沃替西汀的表观清除率。

应用本药时，最常见的不良反应有恶心、便秘和呕吐。沃替西汀与强 CYP 诱导剂（如利福平）合用时，其生物利用度会减少，此时应增加其给药剂量，但最大给药剂量不应高于正常剂量的 3 倍。另外，5-HT 类药物可提高异常出血的风险，因此，当沃替西汀与阿司匹林、非甾体抗炎药或其他影响凝血的药物合用时，需密切关注患者的异常出血情况。由于本药的作用机制和潜在的 5-HT 毒性作用，故当与影响 5-HT 能神经递质系统的其他药物（如 SSRIs、SNRIs、MAOIs、曲坦类药物、丁螺环酮、曲马多和色氨酸产物等）合用时，可能会发生 5-HT 综合征，包括精神状态变化（如激动、幻觉、谵妄和昏迷）、自主神经紊乱（如心动过速、血压不稳定、眩晕、发汗、潮热、过高热）、神经肌肉症状（如震颤、强直、肌阵挛、反射亢进、不协调）、癫痫发作和（或）胃肠道症状（如恶心、呕吐、腹泻），此时需密切注意是否有发生 5-HT 综合征的风险。一旦发生 5-HT 综合征，应立即停止使用所有该类药物。

氟西汀（fluoxetine）

氟西汀是一种强效选择性 5-HT 再摄取抑制药。氟西汀对肾上腺素受体、GABA$_B$ 受体、M 受体、5-HT 受体几乎无亲和力。对抑郁症的疗效与 TCAs 相当。此外，该药对强迫症、贪食症亦有疗效。

本药口服吸收良好，达峰时间为 6 ～ 8 h，血浆蛋白结合率为 80% ～ 95%；给予单剂量时血浆清除 $t_{1/2}$ 为 48 ～ 72 h，在肝代谢生成去甲基活性代谢物去甲氟西汀，其活性与母体相同，但 $t_{1/2}$ 较长。

临床用于治疗抑郁症，还可用于治疗神经性厌食症。应用本药时偶有恶心、呕吐、头痛、头晕、乏力、失眠、厌食、体重下降、震颤、惊厥、性欲降低等。肝病者服用后 $t_{1/2}$ 延长，须慎用。肾功能不全者长期用药需减量，延长服药间隔时间。氟西汀与 MAOI 合用时须警惕 5-HT 综合征的发生。有心血管疾病、糖尿病者应慎用。

帕罗西汀（paroxetine）

帕罗西汀属强效的 SSRI，正常用量时，还可轻微抑制 NA 和 DA 的再摄取，对其他递质几乎无影响。适合治疗伴有焦虑症的抑郁症患者，作用比 TCAs 快，而且远期疗效比丙米嗪好，也可改善惊恐障碍、社交恐怖症及强迫症。常见不良反应有轻度口干、恶心、厌食、便秘、头痛、乏力、失眠和性功能障碍。偶见神经性水肿、荨麻疹、直立性低血压。锥体外系反应罕见。

舍曲林（sertraline）

舍曲林可选择性对抗氯苯异丙胺诱导的大脑内 5-HT 的耗竭，抑制 5-HT 再摄取，从而使突触间隙中 5-HT 含量升高而发挥抗抑郁作用。口服易吸收，但吸收慢。本品无抗胆碱作用，副作用较三环类抗抑郁药少，偶见恶心、呕吐、射精困难和消化不良等，不宜与 MAOI 合用。可用于治疗抑郁症和预防发作。对本品高度敏感者、肾功能不良者、孕妇、哺乳期妇女禁用。有癫痫病史者慎用。

西酞普兰（citalopram）

西酞普兰属强效的 SSRI，对 DA 和 NA 的再摄取作用很小。单次给药 T_{max} 为 4 h，$t_{1/2}$ 为 35 h。

临床上用于抑郁性精神障碍、抑郁症及焦虑症的常规治疗。本品对心脏的不良反应少，不损害认知功能及精神运动，对肝、肾等无影响，特别适用于长期治疗。

西酞普兰以消旋体形式存在。药理学研究证实，西酞普兰的左旋体艾司西酞普兰（escitalopram）是其产生 5-HT 再摄取抑制作用的主要原因。

氟伏沙明（fluvoxamine）

氟伏沙明阻断 5-HT 重吸收能力较弱，故常需较高剂量才能起效（100 mg/d 以上）。口服吸收良好，达峰时间为 5 h，$t_{1/2}$ 为 22 h，在 SSRI 中最短。氟伏沙明有明显镇静作用，经常用于治疗伴焦虑和失眠的抑郁症者。

二、5-HT 和 NA 再摄取抑制药

文拉法辛（venlafaxine）

文拉法辛通过阻断 5-HT 和 NA 的再摄取，升高 5-HT 和 NA 浓度而发挥双重抗抑郁作用，其活性代谢产物 O- 去甲基文拉法辛也可抑制 5-HT 和 NA 的重摄取，但活性低于原型药。在小剂量时主要抑制 5-HT 的再摄取，大剂量时对 5-HT 和 NA 的再摄取均有抑制作用。该药抑制 5-HT 再摄取的作用弱于 SSRI，抑制 NA 再摄取的作用弱于氯米帕明或选择性 NA 再摄取抑制药。文拉法辛适用于各种抑郁症包括单相抑郁、伴焦虑的抑郁、双相抑郁、难治性抑郁以及产后抑郁。

常见的不良反应有胃肠道反应（恶心、呕吐、口干、厌食、便秘）、中枢神经系统异常（紧张、眩晕、失眠、嗜睡）、出汗和性功能障碍。偶见无力、气胀、震颤、激动、腹泻、鼻炎。不良反应多在治疗的初始阶段发生，随着治疗时间延长，这些症状逐渐减轻或消失。

度洛西汀（duloxetine）

与文拉法辛相比，度洛西汀能较平衡地抑制 5-HT 和 NA 的再摄取。该药能够改善抑郁继发的躯体症状，并能明显减轻焦虑症状，可用于成人严重抑郁症急性和维持治疗。度洛西汀在酸性环境下可被迅速水解为无抗抑郁活性的萘酚，因此通常被制成肠溶片，在到达胃肠道中 pH 超过 5.5 的部位才能溶解，一般给药 2 h 后才开始吸收。

20 世纪 50 年代末始用于临床的 TCAs［如丙米嗪（imipramine，米帕明）、地昔帕明（desipramine）、阿米替林（amitriptyline）、多塞平（doxepin）］，已经被证明也属于 5-HT 和 NA 再摄取抑制药，但其抗胆碱能及心脏方面的不良反应较严重，目前在临床上的应用逐渐减少。

马普替林（maprotiline）

为选择性 NA 摄取抑制药，对 5-HT 的摄取几乎没有影响，有强抗组胺和弱抗胆碱作用。心血管作用弱，镇静作用较强。具有广谱、奏效快和副作用小的特点。临床用于各型抑郁症，老年性抑郁症患者尤为适用。$t_{1/2}$ 为 40 ～ 50 h，过量可致惊厥。

三、单胺类受体阻断药

曲唑酮（trazodone）

曲唑酮不增强左旋多巴的行为效应，不具有抑制单胺氧化酶的活性和抗胆碱效应，也不增强 5-HT 前体物质 5- 羟色氨酸的行为效应。但在不影响非条件反射的剂量时即减少小鼠的条件性回避反应，减轻苯丙胺基团对小鼠的毒性反应等。曲唑酮有镇静作用，可抑制 REMS 睡眠。

曲唑酮具有抗精神失常药物的一些特点，但又与之不完全相同。其抗抑郁作用机制可能与抑制 5-HT 摄取有关。对 α_2 受体具有阻断作用，并可翻转可乐定的中枢性心血管效应。

口服后吸收快，2 h 血药浓度达高峰，血浆蛋白结合率为 89% ～ 95%。在肝代谢，其中间代谢物氯苯哌嗪在动物实验中仍显示抗抑郁活性，主要以代谢物的形式从尿中排出。

曲唑酮用于治疗抑郁症，具有镇静作用，适于夜间给药。无 M 受体阻断作用，也不影响 NA

的再摄取，对心血管系统无明显影响，也少见口干、便秘等不良反应，是比较安全的抗抑郁药。不良反应较少，偶见恶心、呕吐、体重下降、心悸、直立性低血压等，过量中毒会出现惊厥、呼吸停止等。

　　米氮平（mirtazapine）

　　米氮平通过阻断突触前 α_2 受体而增加 NA 的释放，间接提高 5-HT 的更新率而发挥抗抑郁作用，抗抑郁效果与阿米替林相当，其抗胆碱样作用及 5-HT 样不良反应（恶心、头痛、性功能障碍等）较轻。主要不良反应为食欲增加及嗜睡。

　　米安色林（mianserin）

　　米安色林不阻滞 NA、5-HT 和 DA 的摄取，而是抑制突触前膜 α_2 受体。其治疗抑郁症的作用机制是通过抑制负反馈而使突触前 NA 释放增多。疗效与 TCAs 相当，对伴有抑郁的焦虑症有效，无抗胆碱作用，无心脏毒性。不良反应常见头晕、嗜睡。有引起粒细胞缺乏症和再生障碍性贫血的报道。

四、单胺氧化酶抑制药

　　单胺氧化酶抑制药是第一个被发现的抗抑郁药，本类药物主要抑制 MAO，使 NA、5-HT 和 DA 等胺类不被降解，以升高其在突触间隙的浓度。但因有明显不良反应，很快被 TCAs 取代。20 世纪 80 年代又发现苯乙肼、异卡波肼和反苯环丙胺治疗抑郁症具有较好的疗效，但用药后仍可出现头痛、头晕、直立性低血压、无力、易激惹、震颤等不良反应，在临床上已少用。

　　吗氯贝胺可选择性地抑制 MAO-A，不良反应相比同类药物较少，有时可在临床上使用。

　　吗氯贝胺（moclobemide）

　　吗氯贝胺是选择性 MAO-A 抑制药，使 5-HT 和 NA 代谢减少，对治疗抑郁症的疗效相当于丙米嗪，其不良反应明显低于三环类药物及其他 MAO 抑制药。主要不良反应有恶心、头痛、头晕、失眠和便秘。

　　抗抑郁药的特点总结见表 14-3。

表 14-3　抗抑郁药物特点总结

药物分类	作用机制	药理作用及临床应用	不良反应
选择性 5-TH 再摄取抑制药（氟西汀、帕罗西汀、舍曲林、西酞普兰、艾司西酞普兰、氟伏沙明）	选择性抑制突触前膜对 5-HT 的重吸收，对 NA 影响很小	抑郁症、神经性贪食症	激动、失眠；厌食、腹泻、体重下降；震颤、惊厥、性功能障碍
5-TH 和 NA 再摄取抑制药（文拉法辛、度洛西汀、阿米替林、多塞平、氯米帕明）	同时抑制 5-TH 和 NA 的再摄取	各种抑郁症	恶心、呕吐、口干、厌食、便秘、中枢神经系统异常（紧张、眩晕、失眠、嗜睡）、出汗和性功能障碍。偶见无力、气胀、震颤、激动、腹泻、鼻炎
NA 再摄取抑制药（马普替林）	选择性抑制突触前膜对 NA 的重吸收	抑郁伴焦虑	头痛、口干、易激怒、失眠
单胺类受体阻断药（曲唑酮、米氮平、米安色林）	曲唑酮阻断 $5-HT_{2A}$、$5-HT_{2C}$ 及 H_1 受体；米氮平阻断 α_2、$5-HT_3$ 受体；米安色林阻断 α_1、α_2、$5-HT_{2A}$ 及 H_1 受体	抑郁症	头晕、恶心、呕吐、嗜睡、体重下降、心悸、直立性低血压
单胺氧化酶抑制药（吗氯贝胺）	抑制 MAO-A，减少 NA、5-HT 和 DA 等胺类的降解	抑郁症（基本不用）	恶心、易激怒、失眠

第四节　抗焦虑药

续表

　　焦虑是多种精神病的常见症状。焦虑症则是一种以急性焦虑反复发作为特征的神经症，并伴有自主神经功能紊乱，发作时患者多自觉恐惧、紧张、忧虑、心悸、出冷汗、震颤及睡眠障碍等。抗焦虑药则是用以减轻焦虑症状兼有镇静催眠作用的一类药，一般不引起自主神经系统的症状和锥体外系的反应。常用药物有苯二氮䓬类、巴比妥类、抗抑郁药等，此外尚有丁螺环酮（buspirone）。丁螺环酮是 5-HT$_{1A}$ 受体的部分激动剂，通过激动 5-HT$_{1A}$ 受体，作用于抑制性突触前膜自身受体来改善焦虑情绪，不产生镇静作用，无肌松作用，长期使用无戒断症状。目前，临床常用于治疗焦虑症及作为抗抑郁治疗的增效剂。

思考题

　　1. 试述氯丙嗪的药理作用、用途及主要不良反应。

　　2. 试述氯丙嗪药理作用特点及与相应受体之间的关系。

　　3. 试述氯丙嗪所引起的血压下降，不用肾上腺素治疗的理由。

　　4. 简述抗精神失常药下述不良反应的防治方法：①直立性低血压；②锥体外系症状；③手指震颤；④迟发性运动障碍。

　　5. 试分析各类抗抑郁药物的优缺点。

（孙　懿　蒲小平）

第十五章　抗中枢退行性疾病药

学习要求：

1. 掌握常用抗帕金森病药物的药理作用、临床应用及优缺点
2. 掌握左旋多巴的药理作用、临床应用及不良反应
3. 掌握治疗阿尔茨海默病代表药的药理作用和临床应用

中枢神经系统退行性疾病（degenerative diseases of the central nervous system）是一类慢性、进行性的神经系统变性疾病。虽然这类疾病的病因及病变的部位各不相同，但病理上可见脑和（或）脊髓发生神经元退行变性、脱失。该类疾病主要包括帕金森病（Parkinson disease，PD）、阿尔茨海默病（Alzheimer disease，AD）、亨廷顿舞蹈病（Huntington disease，HD）、肌萎缩侧索硬化症（amyotrophic lateral sclerosis，ALS）等。神经退行性疾病病因未明，其中一些疾病已知和基因遗传有关，某些过去被认为是变性疾病，但逐渐被发现与代谢、营养、中毒等因素有关。随着分子生物学、神经生物学及行为科学的发展，神经退行性疾病病变机制的研究有了许多新的发现，目前认为的中枢神经系统退行性疾病，可望被逐渐阐明病因而归入其所属的疾病范畴。

第一节　抗帕金森病药

帕金森病又称震颤麻痹（paralysis agitans），典型的运动症状为静止震颤（resting tremor）、肌肉强直（rigidity）、运动迟缓（bradykinesia）和姿势步态异常（abnormal posture and pace），此外，还可出现情绪低落、焦虑、睡眠障碍、认知障碍等非运动症状。PD 是锥体外系功能运动失控的疾病，临床上按不同病因分为原发性、动脉硬化性、老年性、脑炎后遗症，以及化学药物中毒（例如 Mn^{2+}、CO、抗精神病药物如吩噻嗪类、丁酰苯类等中毒）等几类，它们均出现相同的主要症状，总称为帕金森综合征（Parkinsonism）。

原发性 PD 是由基底神经节的黑质渐进性受损、退行性变性引起，其发病机制仍未完全明确。目前较公认的有：①黑质纹状体多巴胺能神经及胆碱能神经功能失衡说：多巴胺合成减少，使纹状体内多巴胺（DA）含量降低，基底核神经环路功能平衡失调，胆碱能神经元活性相对增强，致使锥体外系功能亢进，发生震颤麻痹症。②多巴胺的氧化应激自由基学说：PD 患者 DA 氧化代谢过程中产生的 H_2O_2 和 O_2，在黑质部位 Fe^{3+} 催化下生成 $\cdot O_2$ 和 $\cdot OH$ 两种自由基，促进神经膜类脂的氧化，破坏 DA 能神经细胞膜功能，使多巴胺神经元发生进行性退变。因此，理论上补充多巴胺或增强多巴胺受体功能、降低乙酰胆碱的作用、抑制 H_2O_2 和 O_2 对多巴胺神经元的损伤可达到治疗 PD 的目的。

抗 PD 药主要分为拟多巴胺类药和抗胆碱药两类。药物治疗 PD 时，对功能轻度丧失者，宜用抗胆碱药物及 MAO-B 抑制药等，对功能明显障碍者宜用左旋多巴替代治疗，对左旋多巴失效者，应用多巴胺受体激动药直接兴奋多巴胺受体。

一、拟多巴胺类药

（一）多巴胺的前体药

左旋多巴（levodopa，L-dopa）

左旋多巴是由酪氨酸形成儿茶酚胺的中间产物，即 DA 前体，现已人工合成。

【药理作用与作用机制】PD 患者的黑质多巴胺神经元退变与酪氨酸羟化酶（tyrosine hydroxylase）的减少同步发生，但将 L-dopa 转化为多巴胺的能力仍存在。L-dopa 是多巴胺的前体，通过血脑屏障后，主要在纹状体突触前由多巴胺能神经末梢内的 L-芳香族氨基酸脱羧酶（AADC）脱羧转化为多巴胺，补充纹状体中多巴胺的不足，而发挥治疗作用。多巴胺因不易通过血脑屏障，不能用于治疗 PD。

【药动学】口服后，通过芳香族氨基酸的共用转运载体从小肠迅速吸收，口服后 0.5 ～ 2 h 达高峰。吸收程度受到多种因素的影响，如胃排空延缓、胃液酸度增高或高蛋白饮食等均可降低其生物利用度。口服后绝大部分在肠黏膜等外周组织被 AADC 脱羧成为多巴胺，又被外周 MAO 所代谢，仅 1% 左右的 L-dopa 能进入中枢神经系统。L-dopa 在外周脱羧形成多巴胺后，易引起恶心、呕吐等不良反应。抑制外周脱羧酶作用，可增加血和脑内 L-dopa 达 3 ～ 4 倍，并可减少不良反应。L-dopa 生成的多巴胺一部分通过突触前的摄取机制返回多巴胺能神经末梢，另一部分被 MAO 或 COMT 代谢。该药主要经肾排泄，$t_{1/2}$ 为 1 ～ 3 h。

【临床应用】

1. 抗帕金森病　治疗各类型 PD 患者，不论年龄、性别和病程长短均适用，但对吩噻嗪类等抗精神病药所引起的帕金森综合征无效。其作用特点：①疗效与黑质纹状体病损程度相关，轻症患者和较年轻患者疗效较好，重症和年老体弱者疗效较差。②对肌肉僵直和运动困难疗效好，对改善肌肉震颤症状疗效差。③起效慢，一般在用药 2 ～ 3 周出现体征改善，1 ～ 6 个月以后疗效最强。

2. 治疗肝性脑病　L-dopa 进入脑内，可合成 NA，恢复中枢神经功能，使肝性脑病患者清醒，但不能改善肝功能。

【不良反应】不良反应分为早期和长期两大类。

1. 早期反应

（1）胃肠道反应：治疗早期，约 80% 患者出现厌食、恶心、呕吐，此与 L-dopa 在外周组织脱羧成多巴胺，直接刺激胃肠道和兴奋延脑呕吐中枢的 D_2 受体有关，数周后能耐受。应用 AADC 抑制药，能明显预防上述反应的发生。D_2 受体阻断药多潘立酮（domperidone）是消除恶心、呕吐的有效药。

（2）心血管反应：治疗初期，30% 患者出现直立性低血压，其原因可能是经外周组织转化成的多巴胺，作用在交感神经末梢，反馈性抑制交感神经末梢释放 NA，以及激动血管壁的多巴胺受体扩张血管所致。还有些患者出现心律失常，主要由于新生的多巴胺作用于心脏 β 受体的缘故。用 β 受体阻断药可减轻上述不良反应。

2. 长期反应

（1）运动过多症（hyperkinesia）：常表现为类似舞蹈症、手足徐动症的不自主运动，可累及头、面部、四肢、躯干，有时表现为单调刻板的不自主动作或肌张力障碍，也称为运动障碍。服用 L-dopa 2 年以上者发生率达 90%。主要有 3 种形式：①剂-峰运动障碍（peak dose dyskinesia）或改善-运动障碍-改善（improvement-dyskinesia-improvement，I-D-I）：常出现在血药浓度高峰期（用药 1 ～ 2 h）。与用药过量或多巴胺受体超敏有关。减少 L-dopa 单次剂量可减轻多动现象，严重者可服用多巴胺受体阻断药左旋千金藤啶碱（L-stepholidine）。②双相运动障碍（biphasic dyskinesia）或运动障碍-改善-运动障碍（dyskinesia-improvement-dyskinesia，D-I-D）：在剂峰和剂末均可出现，发生机制不详，治疗较困难。可尝试增加 L-dopa 每次用药剂量及服药次数或加用多巴胺受体激动剂。③肌张力障碍：常表现为小腿或足的痛性肌痉挛，多发生于清晨服药之前。可在睡前服用 L-dopa 控释剂或长效多巴胺受体激动剂，或在起床前服用弥散型美多巴或标准片治疗。对于发生于剂末或剂峰的肌张力障碍可对 L-dopa 作相应的增减。

（2）症状波动：服药 3 ～ 5 年后，有 40% ～ 80% 的患者出现症状波动。症状波动的发生可能与 PD 发展导致的多巴胺的储存能力下降有关，此时患者更依赖于 L-dopa 转运入脑的速率以满足多巴胺的生成。主要有两种形式：①疗效减退（wearing-off）或剂末恶化（end of dose deterioration）：指每次用药的有效作用时间缩短，症状随血药浓度的变化发生规律性波动。可增加每日服药次数或改用缓释剂来解决，也可加用多巴胺受体激动剂或儿茶酚氧位甲基转移酶（COMT）抑制药。②"开关现象"（on-off phenomenon）：指症状在突然缓解"开"与加重"关"之间波动。"开"时伴多动，"关"时患者更难以忍受。多见于病情严重者，发生机制不详。与服药时间、血药浓度无关。可加用多巴胺受体激动剂，如阿扑吗啡皮下注射以缓解。

（3）精神症状：出现精神错乱的病例占 10% ～ 15%，有逼真的梦幻、幻想、幻视等，也有抑郁症等精神病症状，只能用非经典安定剂如氯氮平治疗，它不引起或加重 PD 患者锥体外系运动功能失调，或迟发性运动失调。

【药物相互作用】维生素 B_6 是脱羧酶的辅基，可增强 L-dopa 外周不良反应，降低疗效。吩噻嗪类和丁酰苯类有阻滞黑质纹状体多巴胺通路的功能，利血平耗竭多巴胺，它们均能引起锥体外系运动失调，出现药源性 PD，对抗 L-dopa 的疗效，故不可合用。抗抑郁药能引起直立性低血压，加强 L-dopa 的不良反应。

（二）左旋多巴的增效药

1. 氨基酸脱羧酶（AADC）抑制药

卡比多巴（carbidopa）

卡比多巴又称 α- 甲基多巴肼。卡比多巴不能通过血脑屏障，与 L-dopa 合用时，仅能抑制外周 AADC。由于 L-dopa 在外周的脱羧作用被抑制，进入中枢神经系统的 L-dopa 增加，使用量可减少 75%，而使不良反应明显减少，症状波动减轻，作用不受维生素 B_6 的干扰。本品与 L-dopa 的复合片称心宁美（sinemet），比例为 1：4 或 1：10，现有心宁美控释剂（sinemet CR）。

苄丝肼（benserazide）

苄丝肼又称羟苄丝肼、色丝肼。与 L-dopa 混合称美多巴（madopar），比例为 1：4，其作用特性与心宁美相同。

2.MAO-B 抑制药

司来吉兰（selegiline）

司来吉兰又称丙炔苯丙胺，为选择性 MAO-B 型抑制药，对肠道 MAO-A 无作用。能迅速通过血脑屏障，降低脑内 DA 降解代谢，使多巴胺浓度增加，有效时间延长。与 L-dopa 合用后，能增加疗效，降低 L-dopa 用量，减少外周不良反应，并能消除长期使用 L-dopa 出现的"开关现象"。近来发现司来吉兰作为神经保护剂能优先抑制黑质纹状体的 $\cdot O_2$ 和 $\cdot OH$ 形成，延迟神经元变性和 PD 发展。临床上将司来吉兰与抗氧化剂维生素 E 联合应用治疗 PD，称 DATATOP 方案（deprenyl and tocopherol antioxidative therapy of Parkinsonism）。

沙芬酰胺（safinamide）

沙芬酰胺为一种 α- 酰胺类药物，对 MAO-B 具有较高的选择性，能够可逆性地抑制其作用，从而增加脑内 DA 水平。沙芬酰胺对 MAO-B 的选择性较 MAO-A 强 5000 倍，远大于同类药物司来吉兰和雷沙吉兰。沙芬酰胺还能通过阻止电压依赖性的钠离子通道及钙离子通道，抑制谷氨酸释放。该药联合 L-dopa 等药物用于中晚期波动性 PD 的治疗，也可用于早期 PD 的治疗。

口服给药后 2 ～ 4 h 达到最大药物浓度，终末消除半衰期为 20 ～ 30 h。最常见的不良反应有关节痛、无力、背痛、白内障、便秘、运动障碍、肢端痛、跌倒、高血压、失眠、PD 恶化、发热及体重减轻等。

3.COMT 抑制药

L-dopa 除了由 ADCC 脱羧转化为多巴胺外，还有 COMT 代谢途径。抑制 COMT 可降低 L-dopa 的降解，并减少 COMT 代谢途径产物 3-O- 甲基多巴对 L-dopa 转运入脑的竞争性抑制作用，可增加 L-dopa 的生物利用度和提高纹状体中 L-dopa、多巴胺浓度。近来发现三种 COMT 抑制药——硝替卡朋、RO 40-7592 和 CGP 28014，它们的抑制作用强、毒性低。

硝替卡朋（nitecapone）

增加纹状体中 L-dopa 和多巴胺，当与卡比多巴合用时，它只抑制外周的 COMT，增加 L-dopa 生物利用度，而不影响脑内 COMT。

4. 多巴胺受体激动药

多巴胺受体激动药以作用于 D_2 受体为主，其中部分药物也可通过 D_1 和 D_3 受体发挥作用。此类药物根据其化学结构不同可分为两类：麦角类 [包括溴隐亭（bromocriptine）、培高利特（pergolide）、α - 二氢麦角隐亭（dihydroergocryptine）、卡麦角林（cabergoline）和麦角乙脲（lisuride）] 和非麦角类 [包括普拉克索（pramipexole）、罗匹尼罗（ropinirole）、吡贝地尔（piribedil）、罗替戈汀（rotigotine）和阿扑吗啡（apomorphine）]。由于麦角类多巴胺受体激动药易引起心脏瓣膜病变和肺胸膜纤维化，故临床已使用较少，其中培高利特在国内已停用。非麦角类多巴胺受体激动药的长半衰期制剂能避免对纹状体突触后膜的 DA 受体产生"脉冲"样刺激，从而可预防或减少运动并发症，因此，目前非麦角类多巴胺受体激动药推荐为首选药物，尤其适用于早发型 PD 患者的病程初期。此类药物均应从小剂量开始，逐渐增加剂量至获得满意疗效而不出现不良反应。其不良反应与 L-dopa 相似，但它的症状波动和异动症发生率较 L-dopa 低，而直立性低血压、脚踝水肿和精神异常（幻觉、食欲亢进、性欲亢进等）的发生率较 L-dopa 高。

（1）麦角类

溴隐亭（bromocriptine）

溴隐亭又称溴麦角隐亭，为 D_2 受体激动药，对 D_1 具有较弱的阻断作用，对外周多巴胺受体、α 受体也有较弱的激动作用。选择性作用于垂体 D_2 受体，抑制催乳素和生长激素分泌，用于治疗泌乳闭经综合征和肢端肥大症。增大剂量才激动黑质纹状体多巴胺通路的 D_2 受体。与 L-dopa 合用治疗 PD 取得较好疗效，能减少症状波动。其不良反应与 L-dopa 相似，有恶心、呕吐、直立性低血压、运动困难和精神症状等。

（2）非麦角类

普拉克索（pramipexole）

普拉克索选择性作用于 D_2 受体，对 D_3 受体的亲和力明显高于 D_2 和 D_4 受体。普拉克索对 PD 运动缺陷的治疗作用是通过直接或者间接作用于黑质纹状体神经传导通路中的突触后 D_2、D_3 受体。血药浓度在服药后 1～3 h 达到高峰，$t_{1/2}$ 为 8～12 h。普拉克索可以作为早期 PD 患者的一线用药，以延缓运动并发症的发生。在晚期 PD 的治疗中，普拉克索可作为左旋多巴（L-dopa）的辅助用药。其不良反应主要表现为幻觉、嗜睡、睡眠发作和冲动控制障碍等。

罗匹尼罗（ropinirole）

罗匹尼罗与 D_2 受体有较高的亲和力。对 PD 的早期和中晚期都有控制症状的疗效。单独应用治疗早期 PD 患者可达到满意的效果，与单用 L-dopa 等同。治疗中晚期 PD 患者，可作为 L-dopa 辅助用药，能有效地减少 L-dopa 剂量，延长症状波动患者"开"的时间，减少其运动障碍。平均 1.5 h 达血药浓度峰值，$t_{1/2}$ 为 5～7 h。主要的不良反应有恶心、昏睡、腿部水肿、腹痛、呕吐、晕厥、运动障碍、幻觉、精神紊乱等。

吡贝地尔（piribedil）

吡贝地尔可激动大脑黑质纹状体突触后的 D_2 受体、中脑皮质及中脑边缘叶通路的 D_2 和 D_3 受体，以及抑制谷氨酰胺的过度释放。单用或与 L-dopa 合用可改善 PD 症状，对震颤为主要症状的帕金森病患者疗效较明显。对部分 PD 患者的抑郁症状有缓解作用，可能与作用于 D_3 受体有关。

阿扑吗啡（apomorphine）

阿扑吗啡又称去水吗啡。为多巴胺受体激动药，可用于治疗 PD，改善严重的"开关"反应，但长期用药会引起肾功能损害。

5. 其他

金刚烷胺（amantadine）

金刚烷胺又称金刚烷。可通过多种方式加强多巴胺的功能，如促进 L-dopa 进入脑循环，增加多巴胺合成、释放和减少多巴胺再摄取等，表现出多巴胺受体激动药的作用。近年来认为其作用机制与阻断兴奋性氨基酸受体（NMDA-Glu 敏感）有关。它对 PD 的肌肉强直、震颤和运动障碍的缓解作用较强，见效快，作用时间短，连用数天即可获最大疗效，但连用 6～8 周后疗效逐渐减弱。长期用药后，常见下肢皮肤网状青斑，可能与儿茶酚胺释放致外周血管收缩有关。另外，可引起精神不安、失眠和运动失调等。偶致惊厥，故癫痫患者禁用。

二、抗胆碱药

本类药物可阻断中枢 M 受体，减弱纹状体中乙酰胆碱的作用，疗效不如 L-dopa。用于：①轻症患者；②不能耐受 L-dopa 或禁用 L-dopa 患者；③治疗抗精神病药所致锥体外系反应。阿托品、东莨菪碱是最早用于治疗 PD 的抗 M 胆碱受体药，但外周抗胆碱作用引起的不良反应大，现常用中枢性 M 胆碱受体阻断药。

苯海索（benzhexol，安坦）和苯扎托品（benzatropine，苄托晶）

苯海索与苯扎托品口服均易从胃肠道吸收，抗震颤效果好，也能改善运动障碍和肌肉强直，其外周抗胆碱作用为阿托品的 1/10～1/3。不良反应与阿托品相同，禁用于青光眼患者。

其他中枢性抗胆碱药见表 15-1。

表 15-1　中枢性抗胆碱药的比较

药名	药理作用	用途	注意事项
丙环定	中枢性抗胆碱作用与苯海索相似，另外具有松弛平滑肌作用	用于帕金森病及药物所致帕金森综合征	①老年人比较敏感 ②3 岁以上儿童用药剂量随病程确定
比哌立登（biperiden）	类似苯海索	同丙环定	同丙环定
普罗吩胺（profenamine）	具有抗胆碱作用	帕金森病及脑炎、动脉硬化后引起的帕金森综合征。对僵直效果好，对震颤、流涎也有效	①青光眼、前列腺肥大者禁用 ②口干、恶心、呕吐、困倦、无力等为常见不良反应

第二节　抗阿尔茨海默病药

阿尔茨海默病是一种以进行性认知障碍和记忆力损害为主的中枢神经系统退行性疾病，临床上以记忆障碍、失语、失用、失认、视空间技能损害、执行功能障碍以及人格和行为改变等全面性痴呆表现为特征，病因迄今未明。65 岁以前发病者，称早老性痴呆，65 岁以后发病者称老年性痴呆。研究发现，两类患者在临床表现以及病理生理方面皆无明显的区别，通常将两者简单合称为老年性痴呆。阿尔茨海默病的病程为 3～20 年，确诊后平均存活时间为 10 年左右。本病要经历两种死亡，首先是精神死亡，然后是肉体死亡，给阿尔茨海默病患者、家庭及其社会带来相当沉重的负担。随着社会老龄化的发展，阿尔茨海默病患者的数量和比例将持续增高。

老年性痴呆与老化有关，但与正常老化又有本质区别。其发病机制尚不清楚，可能与遗传、环境等多种因素相关。痴呆的主要临床症状为认知障碍、记忆障碍和行为障碍。而认知和记忆的主要解剖基础为海马组织结构的萎缩，功能基础为胆碱能神经兴奋传递障碍和中枢神经系统内乙酰胆碱受体变性，神经元数目减少等。本病最具特征的组织学变化为老年斑、神经元纤维缠结、血管壁淀粉样蛋白沉积。药物治疗以改善临床症状为主，可分为如下几类：

1. 胆碱酯酶抑制药 他克林、石杉碱甲、多奈哌齐等。

2. 脑代谢激活药 吡咯烷酮类，包括吡拉西坦及奥拉西坦。

3. 改善微循环药物 麦角类衍生物，如双氢麦角碱，其他还包括长春胺类、环扁桃酯及都可喜等。

4. 钙通道阻滞药 尼莫地平等。

5. 其他 内源性肽类物质、神经营养因子等。

一、乙酰胆碱酯酶抑制药

多奈哌齐（donepezil）

【药理作用与作用机制】多奈哌齐为可逆性胆碱酯酶抑制药。通过抑制乙酰胆碱酯酶来增加中枢乙酰胆碱含量，对丁酰胆碱酯酶无作用。

【药动学】口服后吸收良好，食物对其吸收无影响，生物利用度几乎为 100%，达峰时间为 3～4 h，$t_{1/2}$ 约为 70 h。代谢产物主要经肾排泄，少量以原药形式经尿排除。与他克林相比，外周不良反应很少，患者耐受性较好。

【临床应用】用于改善患者的认知功能，延缓病情发展。

【不良反应】

1. 全身反应 较常见的有流感样胸痛、牙痛等。

2. 心血管系统反应 血管扩张、低血压及心房颤动等。

3. 消化系统 大便失禁，胃肠道出血及腹部胀痛等。

4. 神经系统 谵妄、震颤、眩晕、易怒及感觉异常等。

5. 其他 如尿失禁、呼吸困难及视物模糊等。

【药物相互作用】当蛋白结合浓度小于 300 ng/ml 时，与洋地黄、华法林联用会影响后两者的血浆蛋白结合率和疗效。治疗剂量时并不影响其他药物的代谢。

石杉碱甲（huperzine A，哈伯因）

石杉碱甲是我国学者于 1982 年从中药千层塔（*Huperzia serrata*）中分离得到的一种新生物碱。

【药理作用及作用机制】为强效、可逆性胆碱酯酶抑制药，有很强的拟胆碱活性，能易化神经肌肉接头递质传递。对改善衰老性记忆障碍及阿尔茨海默病患者的记忆功能有良好作用，与高压氧治疗相比，其改善认知功能的疗效更显著。

【药动学】从胃肠道吸收迅速、完全，生物利用度为 96.9%。易通过血脑屏障。原型药物及代谢产物经肾排出。

【临床应用】用于老年性记忆功能减退及阿尔茨海默病患者，改善其记忆和认知能力。

【不良反应与禁忌证】常见不良反应有恶心、头晕、多汗、腹痛、视物模糊等，一般可自行消失，严重者可用阿托品拮抗。严重心动过缓、低血压、心绞痛、哮喘、肠梗阻患者慎用。

加兰他敏（galantamine）

对神经元的 AChE 有高选择性，用于治疗轻、中度 AD，有效率为 60%，用药 6～8 周疗效显著，效果类似他克林。治疗初期有恶心、呕吐及腹泻等不良反应，可逐渐消失。

卡巴拉汀（rivastigmine）

卡巴拉汀又名利凡斯的明。是一种氨基甲酸类脑选择性乙酰胆碱酯酶抑制药，可以改善 AD 患者胆碱能介导的认知功能障碍。另外，可以减慢淀粉样蛋白 β - 淀粉样前体蛋白片段的形成。卡巴拉汀口服吸收迅速，约 1 h 达到 C_{max}，血浆蛋白结合率约为 40%，易于通过血脑屏障，可用于治疗轻、中度阿尔茨海默病。

呫诺美林（xanomeline）

该药为选择性 M_1 受体激动剂，可明显改善 AD 患者的认知功能和动作行为。

二、非竞争性 NMDA 受体阻断药

美金刚（memantine）

【药理作用与作用机制】谷氨酸能神经递质功能障碍（尤其是 NMDA 受体功能损害时）会表现出神经退行性痴呆的临床症状和疾病进展。美金刚是一种电压依赖性、中等程度亲和力的非竞争性 NMDA 受体阻断药，一方面可以阻断兴奋性神经递质谷氨酸浓度病理性升高导致的神经元损伤，另一方面不会影响谷氨酸参与的正常的学习记忆等生理功能。美金刚通过阻滞 NMDA 受体从而间接抑制 β - 淀粉样蛋白的生成和 tau 蛋白磷酸化，促进脑源性神经营养因子的产生，进而保护神经元，改善学习记忆功能。

【药动学】本品口服吸收良好，生物利用度为 100%，口服 3～7 h 达血浆浓度，$t_{1/2}$ 为 60～80 h，老年人时间延长。饮食对吸收无影响。57%～82% 的药物以原型从尿中排泄，其余以 3 种代谢物（6- 羟基美金刚，4- 羟基美金刚，1- 硝基-脱甲基美金刚）从尿中排出，这 3 种代谢物也有较低的 NMDA 受体阻断药活性。本品主要是通过肾排泄。

【临床应用】单用本品主要用于治疗中、重度 AD。与多奈哌齐合用在 AD 患者认知、行为能力、日常生活能力以及总体评价等方面比单用多奈哌齐有显著改善。

【不良反应】在治疗剂量时患者耐受性好，无明显不良反应。主要有中等强度的幻觉、意识错乱、头晕、头痛、疲劳，亦有心力衰竭、暂时性心肌缺血、皮疹、共济失调、运动功能障碍、贫血、眩晕等。

三、脑代谢激活药

阿尔茨海默病患者存在糖代谢及蛋白质、脂肪及核酸等代谢障碍，脑代谢激活药可对由此引起的某些症状，如记忆力减退、环境适应能力降低等有不同程度的改善。

吡拉西坦（piracetam）

【药理作用与作用机制】又称脑复康、酰胺吡酮等，属 GABA 的环化衍生物，可对抗缺氧及电惊厥等引起的记忆障碍。可增加腺苷激酶活性，具有抗缺氧的保护作用。可促进脑内 ADP 转化为 ATP，促进脑内蛋白质和核酸合成，改善脑内代谢及能量供应状况。影响胆碱能神经元兴奋传递，促进乙酰胆碱合成。此外，还可增加多巴胺的释放，增强记忆能力。

【药动学】口服吸收迅速，分布于全身大部分组织器官，也可透过血脑屏障进入脑和脑脊液，在大脑皮质和嗅球的浓度较脑干中浓度更高。口服后 30～45 min 血药浓度达到峰值。$t_{1/2}$ 为 5～6 h。98% 的原型药物经尿排出，2% 由粪便排出。

【临床应用】用于脑缺氧和脑外伤后记忆和轻中度脑功能障碍，也用于脑血管意外、乙醇中毒、药物中毒或一氧化碳中毒引起的记忆障碍。对低能儿童的智力提高有一定疗效。还适用于肌

痉挛性癫痫和镰状细胞贫血神经并发症的辅助治疗。

【不良反应与禁忌证】不良反应较少，偶见轻度中枢症状，如过度兴奋、失眠、头晕等；消化道症状如恶心、呕吐等，与剂量相关，停药后均可自行消失。孕妇及新生儿、亨廷顿舞蹈病患者、锥体外系疾病患者禁用。肝肾功能不全者应适当减少剂量。

【药物相互作用】

1. 与华法林合用时，可延长凝血酶原时间，抑制血小板聚集，应适当减少抗凝药剂量。

2. 与抗癫痫药合用时应减少抗癫痫药剂量。

盐酸吡硫醇（pyritinol hydrochloride，neuroxin）

盐酸吡硫醇又称脑复新，是维生素 B_6 的衍生物。主要通过调节脑血流，增加脑摄取和代谢葡萄糖与氨基酸改善脑代谢。临床上用于改善脑血管疾病所致失眠、头晕、记忆力下降、注意力难集中等症状。毒性小，少数患者出现皮疹、恶心、眩晕、头痛等，停药后可恢复。有致胎儿唇裂的风险，孕妇应慎用。

四、改善微循环药物

在老年性痴呆的患者中，血管性痴呆发病率仅次于阿尔茨海默病，约占总数的 1/4。脑血管扩张药可提高大脑血流量，从而改善痴呆患者的临床症状，故在痴呆症治疗中占有重要地位。

甲磺酸双氢麦角碱（dihydroergotoxin mesylate）

【药理作用与作用机制】甲磺酸双氢麦角碱又称喜得镇、海特琴。属 α 受体阻断药，直接作用于血管运动中枢，使脑血管扩张；同时抑制交感神经的兴奋，去除血管痉挛因子，改善大脑血液循环，增加脑动脉供氧，恢复大脑功能。还可增加胶质细胞对氧及营养物质的摄取，改善大脑代谢。

【药动学】口服吸收不完全，有明显首过效应。达峰时间为 30～90 min，老年患者血浆浓度较青年人高，生物利用度仅为 5%～12%，$t_{1/2}$ 平均为 3.5 h。本品主要在肝代谢，大多随胆汁经粪便排出，仅 2% 左右随尿排出。

【临床应用】主要用于脑动脉硬化症、脑震荡后遗症、脑卒中后遗症和老年性痴呆等的头晕、头痛、记忆力减退、忧郁等症状。

【不良反应】

1. **心血管症状**　心动过缓常发生在连续治疗数周后，较常见。可引起直立性低血压。

2. **胃肠道反应**　恶心、呕吐等。

3. **呼吸系统**　常见鼻塞、呼吸困难等。

4. **其他**　如皮疹、视物模糊。

【药物相互作用】与环孢素合用时可改变环孢素药动学。与多巴胺合用可诱导周围血管痉挛，特别是肢体远端血管收缩。与肝素合用偶可引起血管痉挛和血栓栓塞并发症的发生。

都可喜（duxil）

都可喜能改善微循环，增加脑组织供氧，改善脑代谢，增强脑细胞功能，改善皮质电活动及精神运动表现和行为。用于老年人智力障碍、精神行为障碍、缺血性耳蜗前庭功能障碍。偶可致恶心、昏睡感，过量可引起心动过速、低血压、气促等。孕妇（尤其是早孕期）禁用。

长春胺（vincamine）

长春胺是从夹竹桃科长春花属植物（*Vinca minor* L.）中提取得到的一种生物碱。能维持或恢复脑血管的生理性扩张，增加缺血区域的血流量和供氧量，无交感神经阻滞和拮抗肾上腺素的作用。用于脑动脉硬化症、老年性痴呆、早衰性脑退化、脑栓塞、脑出血后遗症等。偶见恶心、呕吐、腹痛等，注射可能引起出汗。孕妇和颅内压偏高患者禁用。

五、钙通道阻滞剂

老年性痴呆患者的神经元钙代谢失调，即细胞内钙超负荷并导致神经细胞死亡。钙通道阻滞剂通过阻断 Ca^{2+} 内流，消除细胞内钙超负荷，并减少自由基产生，同时扩张脑血管，改善脑供血，达到阻止或逆转老化过程发展的目的。

尼莫地平（nimodipine）

【药理作用与作用机制】尼莫地平为双氢吡啶类钙通道阻滞剂，通过阻止 Ca^{2+} 进入细胞，抑制平滑肌收缩，解除血管痉挛。其特点是选择性作用于脑血管平滑肌，扩张脑血管，增加血流量，显著减少血管痉挛引起的缺血性脑损伤。极易通过血脑屏障，主要分布在皮质和海马；在较高的口服剂量下，对中枢神经系统有直接作用，可保护和促进记忆，促进智力恢复，降低脑血管周围组织病变，如纤维变性、淀粉酶物质和脂质沉积、基底膜变厚等的发生率。

【药动学】口服吸收迅速，达峰时间约为 1 h，$t_{1/2}$ 为 1～2 h。主要经肝代谢，慢性肝损伤患者的血药浓度可比正常人高 1 倍。

【临床应用】适用于各种原因的蛛网膜下腔出血后的脑血管痉挛和急性脑血管病恢复期的血液循环的改善，还可用于缺血性神经元保护和血管性痴呆的治疗。

【不良反应】不良反应较少，常见的有血压下降或低血压、头晕、肝炎、胃肠道出血、皮肤刺痛等。此外，中枢神经系统兴奋作用如失眠、心率加快、头痛等也有发生。

【药物相互作用】与西咪替丁合用可提高药物血浆浓度，可能与西咪替丁抑制肝药酶活性有关。

六、其他药物

随着对老年性痴呆发病机制认识的不断深入，某些内源性肽类物质、神经营养因子、天然活性产物被认为有治疗痴呆症的希望。

黄皮酰胺是从黄皮叶中提取的一种生物碱，发现其左旋体的促智力作用强度为吡拉西坦的 50～100 倍，主要作用机制是提高乙酰转移酶的活性，促进突触释放乙酰胆碱，增加脑内乙酰胆碱含量。

人参皂苷可促进脑内蛋白质合成的增加，明显增加小鼠海马部位的突触数目，促进 c-fos 基因的表达，对多种化学药品造成的记忆障碍有显著改善作用。

神经营养因子，包括成纤维细胞生长因子、神经生长因子、脑源性神经营养因子等，具有促进神经元生长、分化、存活和修复损伤，纠正钙稳态失调，增强中枢胆碱系统功能等作用，有望成为新的抗老年性痴呆药。

附1：抗小舞蹈病药

小舞蹈病又称风湿性舞蹈病、感染性舞蹈病或 Sydenham 舞蹈病，是一种多见于儿童的疾病，是风湿热在神经系统的最常见表现。其临床特征为不自主的舞蹈样动作、肌张力降低、肌力减弱、自主运动障碍和情绪改变。本病病程不长，能自行缓解，但可复发、加重。

有 75% 的舞蹈病患者在病程中或发病前后伴有急性风湿热的其他表现，如关节炎、扁桃体炎、心肌炎、心内膜炎或心包炎。用免疫荧光检验技术可发现舞蹈病患者有与丘脑底核及尾核神经元起反应的抗体，此抗体也会与 A 组链球菌膜所具有的抗原起反应。此外，个别患者还可由脑炎、猩红热、白喉、甲状腺功能减退、血钙过低、红斑狼疮和 CO 中毒等引起。本病的主要病理变化为大脑皮质、基底核、黑质、丘脑底核及小脑齿状核等处散在的动脉炎和神经细胞变性。基底核症状：肢体、躯干、面部或舌部肌群的不自主运动。小脑症状：肌张力降低和共济失调。皮质症状：肌无力。

药物治疗方面包括风湿热的防治和不自主运动的治疗。

（一）风湿热的防治

1. 应用抗生素治疗预防风湿性心脏病 急性期可用普鲁卡因青霉素肌内注射，1～2周为一个疗程，以后用苄星青霉素每月注射一次，作长期预防。有人认为青霉素的治疗应维持5年，以防止风湿热的复发。青霉素过敏者，可予口服红霉素或四环素。

2. 应用水杨酸钠或阿司匹林抗风湿治疗 不能耐受阿司匹林者，可用氯芬那酸（抗风湿灵）。症状明显者，可加用泼尼松或泼尼松龙。

（二）不自主运动的治疗

镇静药可以减轻精神焦虑，安定情绪，也减轻舞蹈运动。过去常用巴比妥类和水合氯醛，但目前常选用氟哌啶醇、氯丙嗪、苯巴比妥、地西泮、硝西泮等药物控制。

（1）氟哌啶醇对控制舞蹈症状十分迅速有效。用药剂量应逐渐增加，由初量渐增至舞蹈症状控制或发生僵直等不良反应为止，维持数月或逐渐减量。应注意长期应用可引起肌张力异常、帕金森综合征、体重增加、视物模糊等不良反应。

（2）吩噻嗪类，可选用硫利达嗪或氟奋乃静，疗效比氯丙嗪强，但引起帕金森综合征的可能性比氯丙嗪小。氯丙嗪与巴比妥类相比，具有起效快、控制精神症状及舞蹈运动的效率高等优点。通常需在舞蹈症状完全控制后继续服药几周，以提高缓解率。

（3）还可适当选用其他一些镇静药如地西泮、氯氮䓬、丙戊酸钠等。个别病例应用苯巴比妥后可有更加严重兴奋和不自主运动反而加剧的反常反应，应立即改用他药。有严重躁动不安者，可给予地西泮静脉缓慢注射或氯丙嗪肌内注射。上列各药的剂量应视儿童的年龄大小酌情增减，以达到安静为止。

附2：妊娠舞蹈病（chorea gravidarum）

妊娠舞蹈病是一种少见的妊娠并发症，为一种晚发的小舞蹈病。关于本病的病因较多人认为与风湿病有关，约40%的患者于幼年时有小舞蹈病病史，且本病并发风湿病的频率与小舞蹈病相似。另有人认为本病系由妊娠高血压综合征或感染性疾病引起轻度脑炎造成的。欧洲还有人归因于胎儿的变态反应。临床表现与较重型小舞蹈病类似，病死率较高。分娩后或中止妊娠可使症状很快消失。治疗原则同小舞蹈病。口服避孕药可诱发症状，称为避孕药诱发小舞蹈病。

附3：肌萎缩侧索硬化症

运动神经元病是一组选择性累及运动神经系统的慢性疾病，病变范围包括脊髓前角细胞、脑干运动神经元、皮质锥体细胞及皮质脊髓束、皮质延髓束。其中肌萎缩侧索硬化症最常见。该病发病年龄多在30～50岁，男性多于女性。多为散发，仅有1%～10%患者为家族性，但临床很难区分。该病的病因迄今未明，95%的患者起病后3～5年死亡。尚无特效治疗，一般用支持疗法，如服用神经营养药物、各种维生素、中药、理疗等。

思考题

1. 试述左旋多巴长期使用的主要不良反应及防治。
2. 简述左旋多巴、溴隐亭和苯海索治疗震颤麻痹的机制。
3. 简述抗阿尔茨海默病药的分类及其代表药物。
4. 简述多奈哌齐的药理作用机制及其临床应用。
5. 试述舞蹈病的药物治疗方法。

（孙　懿　蒲小平）

第十六章 镇痛药

学习要求：

1. 掌握吗啡的作用、作用机制、应用及不良反应
2. 掌握可待因、哌替啶和喷他佐辛的作用特点
3. 熟悉美沙酮、曲马多以及阿片受体阻断药纳洛酮与纳曲酮的作用特点
4. 了解芬太尼、布桂嗪的作用特点

疼痛是一种难以准确定义的不愉快的主观体验，常伴随组织损伤（如创伤、炎症、肿瘤等）。但是，某些疼痛的诱因并不非常明显或者明确（如三叉神经痛、假性肢痛）。此外，疼痛也可能继发于中枢或周围神经的损伤（如脑卒中或疱疹病毒感染后）。镇痛药（analgesics）就是用来减轻或解除患者的疼痛，而对其意识状态无明显影响的药物。可以分为三大类：①阿片类镇痛药；②非阿片类镇痛药；③解热镇痛抗炎药（相关内容参见第十七章）。

第一节　阿片类镇痛药

阿片（opium）为罂粟科植物罂粟（*Papaver somniferum*）未成熟蒴果浆汁的干燥物，含吗啡、蒂巴因、可待因等20余种生物碱。1803年，德国学者Serturner首次从阿片中分离菲类生物碱——吗啡。阿片受体主要包括 μ、δ、κ 受体三种类型（表16-1）。

表 16-1　阿片受体种类、功能及内源性配体

种类	功能	内源性配体[*]
μ 受体	①脊髓上和脊髓镇痛	内啡肽＞脑啡肽＞强啡肽
	②镇静	
	③呼吸抑制	
	④胃肠蠕动减弱	
	⑤调节内分泌	
	⑥调节神经递质释放	
δ 受体	①脊髓上和脊髓镇痛	脑啡肽＞内啡肽和强啡肽
	②调节内分泌	
	③调节神经递质释放	
κ 受体	①脊髓上和脊髓镇痛	强啡肽＞内啡肽和脑啡肽
	②胃肠蠕动减弱	
	③拟精神病效应	

[*]：按阿片受体的亲和力排序

根据阿片类镇痛药的来源可以分为：①自然分离型（natural isolated agents）：如吗啡、可待因等；②半合成型（semisynthetic agents）：如氢吗啡酮、氢可酮、氧可酮、氧吗啡酮；③全合成型（synthetic agents）：如芬太尼、哌替啶、美沙酮。此外，根据阿片类药物的作用特点和机制可以分为阿片受体激动剂、阻断药以及其他类型（表 16-2）。

表 16-2　阿片受体激动剂和阻断药

类型	药物
强效激动剂	阿芬太尼（alfentanil）
	芬太尼（fentanyl）
	海洛因（heroin）
	氢可酮（hydrocodone）
	氢吗啡酮（hydromorphone）
	哌替啶（meperidine）
	美沙酮（methadone）
	吗啡（morphine）
	氧可酮（oxycodone）
	氧吗啡酮（oxymorphone）
	雷米芬太尼（remifentanil）
	舒芬太尼（sufentanil）
低 / 中效激动剂	可待因（codeine）
部分激动剂	丁丙诺啡（buprenorphine）
	布托啡诺（butorphanol）
	纳布啡（nalbuphine）
	喷他佐辛（pentazocine）
阻断药	纳洛酮（naloxone）
	纳曲酮（naltrexone）
其他	曲马多（tramadol）
	他喷他多（tapentadol）

一、吗啡

吗啡（morphine）是阿片类镇痛药的代表药，镇痛作用强大，呼吸抑制、镇静和欣快等中枢作用明显，长期用药易产生耐受性和依赖性。

【药理作用】

1. 中枢神经系统

（1）镇痛、镇静：吗啡选择性激活脊髓胶质区、丘脑内侧、脑室及导水管周围灰质的阿片受体，产生强大的镇痛作用。皮下注射 5 ～ 10 mg 能明显减轻或消除疼痛，椎管内注射可产生节段性镇痛，不影响意识和其他感觉。吗啡也能激活边缘系统和蓝斑核的阿片受体，改善由疼痛所引起的焦虑、紧张、恐惧等情绪反应，并可产生镇静和欣快感，有利于提高患者对疼痛的耐受力，降低对有害刺激的反应性。外界环境安静时易入睡，睡眠较浅。吗啡对多种疼痛（急性锐痛、慢性钝痛和内脏绞痛）有效，对持续性慢性钝痛的作用大于间断性锐痛。一次给药镇痛作用可持续 4～6 h。

（2）抑制呼吸：治疗量即可抑制呼吸，使呼吸频率减慢、潮气量降低，每分通气量减少，其中呼吸频率减慢尤为突出，急性中毒时呼吸频率可减慢至 2～3 次/分。呼吸抑制发生快慢及程度与给药途径密切相关，静脉注射 5～10 min 或肌内注射 30～90 min 时呼吸抑制最为明显。与麻醉药、镇静催眠药以及乙醇等合用，可加重其呼吸抑制。吗啡的抑制呼吸作用与降低呼吸中枢对血液 CO_2 张力的敏感性以及抑制脑桥呼吸调整中枢有关。

（3）缩瞳：吗啡可兴奋支配瞳孔的副交感神经，引起瞳孔括约肌收缩，使瞳孔缩小。吗啡中毒时瞳孔极度缩小，针尖样瞳孔为其中毒特征。该作用不产生耐受性。

（4）镇咳：直接抑制延脑咳嗽中枢，使咳嗽反射减轻或消失；镇咳作用机制可能与吗啡激动延脑孤束核阿片受体有关。镇咳作用强，但易成瘾，临床常用可待因代替。

（5）其他中枢作用：吗啡作用于下丘脑体温调节中枢，改变体温调定点，使体温略有降低，但长期大剂量应用，体温反而升高；兴奋延脑催吐化学感受触发区（CTZ），引起恶心和呕吐；抑制下丘脑释放促性腺激素释放激素（GnRH）和促肾上腺皮质激素释放因子（CRF），降低血浆促肾上腺皮质激素（ACTH）、黄体生成素（LH）和促卵泡激素（FSH）浓度。对陷于悲伤、痛苦等精神状态的患者可产生欣快感。

2. 兴奋平滑肌

（1）胃肠道平滑肌：胃肠道存在高密度的阿片受体，吗啡兴奋胃肠道平滑肌和括约肌，提高张力，使胃蠕动减慢和排空延迟，易致食物反流；提高小肠及大肠平滑肌张力，减弱推进性蠕动，导致肠内容物通过延缓和水分吸收增加，并抑制消化腺的分泌；提高回盲瓣及肛门括约肌张力，肠内容物通过受阻。吗啡通过上述局部作用以及中枢抑制作用，减弱便意和排便反射，因而易引起便秘。

（2）胆道平滑肌：治疗量吗啡引起胆道平滑肌和 Oddi 括约肌痉挛性收缩，使胆道排空受阻，胆囊内压明显提高，可致上腹不适甚至胆绞痛。阿托品可部分缓解。

（3）其他平滑肌：治疗量吗啡增强子宫平滑肌张力，可延长产妇分娩时程；提高输尿管平滑肌及膀胱括约肌张力，可引起尿潴留；胆绞痛和肾绞痛患者不宜单独使用吗啡。治疗量吗啡对支气管平滑肌兴奋作用不明显，但大剂量引起支气管收缩，诱发或加重哮喘。

3. 心血管系统　吗啡对心率及节律均无明显影响，能扩张血管，降低外周阻力，当患者由仰卧位转为直立时可发生直立性低血压。其降压作用与抑制心血管运动中枢和促组胺释放、扩张血管有关；也与吗啡作用于孤束核阿片受体，使中枢交感张力降低有关。吗啡对脑循环影响很小，但因抑制呼吸，使体内 CO_2 蓄积，继发性引起脑血管扩张和阻力降低，导致脑血流增加和颅内压增高。因此，颅外伤和颅内占位性病变者禁用。

4. 其他　扩张皮肤血管，使脸颊、颈项和胸前皮肤发红，与促进组胺释放有关。吗啡对免疫系统的作用主要表现为免疫抑制，包括抑制淋巴细胞增殖，减少细胞因子的分泌，减弱自然杀伤细胞的细胞毒性作用。此外，抑制人类免疫缺陷病毒（HIV）蛋白诱导的免疫反应，这可能是吗啡吸食者易感 HIV 的主要原因。

【作用机制】吗啡激动阿片受体后，通过 G 蛋白抑制腺苷酸环化酶，降低细胞内 cAMP 水平；或影响与 G 蛋白偶联的离子通道的活性，如激活 K^+ 通道、抑制电压门控 Ca^{2+} 通道，使膜电位超极化。

【药动学】吗啡口服后胃肠道吸收快，首过消除明显，生物利用度约 25%，故常注射给药。皮下注射 30 min 后吸收 60%，硬膜外或椎管内注射可快速渗入脊髓发挥作用。本品吸收后约 1/3 与血浆蛋白结合，未结合型吗啡迅速分布于全身，血流丰富的组织如肺、肝、肾和脾等浓度最高。该药在组织滞留时间短，一次用药 24 h 后组织药物浓度几乎检测不到。本品脂溶性较低，仅有少量通过血脑屏障，但足以发挥中枢性药理作用。60% ～ 70% 在肝内与葡糖醛酸结合，10% 脱甲基生成去甲基吗啡；主要代谢产物吗啡 -6- 葡萄糖苷酸具有药理活性，血浆药物浓度远远高于吗啡。动物静脉注射等量吗啡 -6- 葡萄糖苷酸，其镇痛强度是吗啡的 2 倍，而直接脑内或椎管内注射，作用强度为吗啡的 100 倍。吗啡主要以吗啡 -6- 葡萄糖苷酸的形式经肾排泄，少量经胆汁和乳汁排泄，也可通过胎盘进入胎儿体内，故临产前及哺乳期妇女禁用吗啡。吗啡血浆 $t_{1/2}$ 为 2 ～ 3 h，吗啡 -6- 葡萄糖苷酸血浆 $t_{1/2}$ 稍长。肾功能减退者和老年患者吗啡 -6- 葡萄糖苷酸排泄缓慢，导致蓄积效应。

【临床应用】

1. 镇痛　吗啡对多种疼痛有效，可缓解或消除严重创伤、烧伤、手术等引起的剧痛和晚期癌症疼痛；对内脏平滑肌痉挛引起的绞痛如胆绞痛和肾绞痛，加用解痉药如阿托品可有效缓解；对心肌梗死引起的剧痛，除能缓解疼痛和减轻焦虑外，其扩张血管作用可减轻患者心脏负担。吗啡镇痛的效果与个体对药物的敏感性以及疼痛程度有关，应根据不同患者对药物的反应性来调整用量。因反复应用易成瘾，除癌症诱发的剧痛可以长期应用外，一般短期应用于其他镇痛药无效的急性锐痛。

2. 心源性哮喘　由于急性左心衰竭而突然发生急性肺水肿，导致肺泡换气功能障碍，二氧化碳潴留刺激呼吸中枢，引起呼吸浅而快，故称为心源性哮喘。除应用强心苷、氨茶碱及吸入氧气外，静脉注射吗啡常可产生良好效果。吗啡能扩张外周血管，降低外周阻力，减轻心脏前、后负荷；镇静作用有利于消除患者的焦虑、恐惧情绪；降低呼吸中枢对 CO_2 的敏感性，使急促浅表的呼吸得以缓解。

3. 止泻　适用于急、慢性消耗性腹泻，以减轻症状，可选用阿片酊或复方樟脑酊。如为细菌感染，应同时服用抗菌药物。

【不良反应】治疗量吗啡可引起眩晕、恶心、呕吐、意识模糊、不安、便秘、呼吸抑制、尿潴留、排尿困难（老年人多见）、胆道压力升高甚至胆绞痛、直立性低血压（低血容量者易发生）、荨麻疹、鼻周围瘙痒等。偶见烦躁不安等情绪改变。久用易产生耐受性和依赖性。戒断综合征是吗啡躯体依赖的临床特点，一般来讲，吗啡躯体依赖的症状和体征与吗啡的药理作用相反（表 16-3）。

表 16-3　吗啡主要的药理作用与戒断症状的比较

药理作用	戒断症状
镇痛	疼痛敏感性增高
欣快	烦躁不安，焦虑
镇静	兴奋，失眠
便秘	腹泻
呼吸抑制	过度换气

吗啡过量应用易引起急性中毒，主要表现为昏迷、深度呼吸抑制以及瞳孔极度缩小。常伴有血压下降、严重缺氧以及尿潴留。呼吸麻痹是致死的主要原因。抢救措施为人工呼吸、适量给氧以及静脉注射阿片受体阻断药纳洛酮。

【禁忌证】吗啡能通过胎盘进入胎儿体内，以及对抗缩宫素对子宫的兴奋作用而延长产程，故禁用于分娩止痛；吗啡可经乳汁分泌，也禁用于哺乳妇女止痛；由于抑制呼吸、抑制咳嗽反射以及释放组胺可致支气管收缩，故禁用于支气管哮喘及肺心病患者；颅脑损伤所致颅内压增高的患者、肝功能严重减退患者及新生儿和婴儿禁用。

【药物相互作用】镇静催眠药、三环类抗抑郁药、胆碱酯酶抑制药溴化新斯的明、乙醇等可增强吗啡的中枢抑制效应，延长作用时间；吩噻嗪类药如氯丙嗪可增强吗啡的镇静、镇痛及心血管作用；氢氯噻嗪类利尿药可加重该药引起的直立性低血压；小剂量苯丙胺可明显加强吗啡的镇痛作用，减少困倦，减轻对呼吸、血压及心率的抑制，但加重头晕、恶心、呕吐及震颤症状。

二、哌替啶

哌替啶（pethidine，度冷丁）为苯基哌啶衍生物，是临床常用的人工合成镇痛药。由于其在体内部分转化为毒性代谢产物去甲哌替啶，对于需要长期使用镇痛药如癌症患者，不宜推荐作为首选药。

【药理作用】哌替啶主要激动 μ 型阿片受体，药理作用与吗啡基本相同（表 16-4）。镇痛作用弱于吗啡，其效价强度为吗啡的 $1/10\sim1/7$，$75\sim100$ mg 哌替啶相当于 10 mg 吗啡的镇痛效力，作用持续时间短于吗啡，为 $2\sim4$ h。镇静、呼吸抑制、欣快和扩血管作用与吗啡相当。本品也能兴奋平滑肌，提高平滑肌和括约肌的张力，但因作用时间短，较少引起便秘和尿潴留。大剂量哌替啶也可引起支气管平滑肌收缩。本品有轻微兴奋子宫作用，但对妊娠末期子宫正常收缩无影响，也不对抗缩宫素的作用，故不延缓产程。

表 16-4   哌替啶与吗啡药理作用的比较

	吗啡	哌替啶
镇痛强度	1	$1/10\sim1/7$
镇静	+	+
便秘	+	−
对抗缩宫素	+	−
作用持续时间（h）	$4\sim6$	$2\sim4$
成瘾	+	+

【药动学】本品口服易吸收，口服生物利用度 40%～60%，皮下或肌内注射吸收更迅速，起效更快，临床常用注射给药。该药血浆蛋白结合率 60%，能透过胎盘屏障，进入胎儿体内。哌替啶肝内代谢为哌替啶酸及去甲哌替啶。去甲哌替啶有中枢兴奋作用，反复大量使用哌替啶引起的肌肉震颤、抽搐甚至惊厥可能与此有关。哌替啶酸及去甲哌替啶再以结合形式经肾排泄，仅少量以原型排泄。哌替啶血浆 $t_{1/2}$ 为 3 h，肝硬化患者 $t_{1/2}$ 显著延长。去甲哌替啶血浆 $t_{1/2}$ 为 $15\sim20$ h，肾功能不良或反复大剂量应用可能引起去甲哌替啶蓄积。

【临床应用】

1. 镇痛   哌替啶可替代吗啡用于创伤、术后以及晚期癌症等各种剧痛，对内脏绞痛需与解痉药合用。由于哌替啶的排泄不涉及葡糖醛酸结合反应，其在新生儿体内的作用时程明显短于吗啡，适用于产妇分娩止痛，考虑到新生儿对哌替啶抑制呼吸极为敏感，临产前 $2\sim4$ h 内不宜使用。

2. 心源性哮喘及肺水肿   哌替啶替代吗啡作为心源性哮喘的辅助治疗。

3. 麻醉前辅助用药   麻醉前给予哌替啶，能使患者安静，消除患者术前紧张和恐惧情绪，减少麻醉药用量及缩短诱导期。

4. 人工冬眠   本品与氯丙嗪、异丙嗪组成冬眠合剂，氯丙嗪可增强哌替啶的药理作用。

【不良反应】哌替啶治疗量时不良反应与吗啡相似，可致眩晕、出汗、口干、恶心、呕吐、心悸和直立性低血压等。剂量过大可明显抑制呼吸。偶可致震颤、肌肉痉挛、反射亢进甚至惊厥，中毒解救时可配合抗惊厥药。久用产生耐受性和依赖性。禁忌证与吗啡相同。

【药物相互作用】合用单胺氧化酶抑制药可引起谵妄、高热、多汗、惊厥、严重呼吸抑制、昏迷甚至死亡；安非他明可加强哌替啶镇痛作用，但镇静作用减弱；可加强双香豆素等抗凝药的作用，合用应酌情减量；氯丙嗪、异丙嗪、三环类抗抑郁药加重哌替啶的呼吸抑制；苯巴比妥或苯妥英钠诱导肝药酶，可增加哌替啶血浆清除率，降低其口服生物利用度；与氨茶碱、肝素钠、磺胺嘧啶、呋塞米、头孢哌酮钠等药配伍，易产生浑浊或沉淀。

三、美沙酮

美沙酮（methadone）为 μ 受体激动药，是左、右旋异构体各半的消旋体，镇痛作用主要为左旋美沙酮，作用强度为右旋美沙酮的 50 倍。

【药理作用】美沙酮镇痛作用强度与持续时间与吗啡相当，但镇静作用较弱。耐受性与成瘾性发生较慢，戒断症状略轻。抑制呼吸、缩瞳、引起便秘及升高胆道内压也较吗啡轻。

【药动学】本品口服吸收良好，30 min 后起效，4 h 达血药高峰，皮下或肌内注射后达峰更快，为 1～2 h。血浆蛋白结合率90%，血浆 $t_{1/2}$ 为 15～40 h，主要在肝代谢为去甲美沙酮，随尿、胆汁或粪便排泄。酸化尿液可增加其排泄。美沙酮与各种组织包括脑组织中蛋白结合，反复给予美沙酮可在组织中蓄积，停药后组织中药物可缓慢释放入血。

【临床应用】适用于创伤、手术及晚期癌症等所致剧痛。此外，还可用于二醋吗啡（海洛因）成瘾脱毒治疗。

【不良反应与禁忌证】恶心、呕吐、便秘、头晕、口干和抑郁等常见于用药后起床走动的患者。长期用药易致多汗、淋巴细胞数增多、血浆白蛋白、糖蛋白以及催乳素水平升高。皮下注射有局部刺激作用，可致疼痛和硬结。禁用于分娩止痛，以免影响产程和抑制胎儿呼吸。

【药物相互作用】苯妥英钠、异烟肼和利福平可促进美沙酮代谢，诱发戒断症状。本品与西咪替丁合用于溃疡患者，其镇痛作用增强。美沙酮注射液与巴比妥盐类、氯化铵、肝素、氨茶碱、碳酸氢钠等药混合，可产生浑浊。

四、喷他佐辛

喷他佐辛（pentazocine，镇痛新）为阿片受体部分激动药，主要激动 κ、δ 受体，对 μ 受体表现为部分激动作用（或称轻度阻断作用）。

【药理作用】镇痛作用为吗啡的 1/3，呼吸抑制作用为吗啡的 1/2，但剂量超过 30 mg 时，呼吸抑制程度并不随剂量增加而加重，故相对较为安全。用量达 60～90 mg，则可产生精神症状，可用纳洛酮对抗。胃肠道平滑肌的兴奋作用比吗啡弱。对心血管系统的作用与吗啡不同，大剂量可加快心率和升高血压，这与升高血中儿茶酚胺浓度有关。冠心病患者静脉注射本药能提高平均主动脉压、左室舒张末压，增加心脏做功量。

【药动学】本品口服、皮下和肌内注射均吸收良好，口服首过消除明显，仅 20% 药物进入体循环，血药浓度与其镇痛作用强度、持续时间相一致。肌内注射后 15 min～1 h、口服后 1～3 h，镇痛作用最明显。血浆蛋白结合率60%，血浆 $t_{1/2}$ 为 4～5 h，能透过胎盘屏障，主要经肝代谢，代谢速率个体差异较大，是其镇痛效果个体差异大的主要原因。60%～70% 以代谢物形式、少量以原型经肾排泄。

【临床应用】喷他佐辛有轻度 μ 受体阻断作用，成瘾性小，在药政管理上已列入非麻醉品。适用于各种慢性疼痛，对剧痛的止痛效果不及吗啡。口服用药可减少不良反应的发生。

【不良反应与禁忌证】喷他佐辛常见的不良反应有镇静、嗜睡、眩晕、出汗、轻微头痛，恶心、呕吐少见。剂量增大能引起呼吸抑制、血压升高、心率增快。局部反复注射可使局部组织产生无菌性脓肿、溃疡和瘢痕形成，故注射时应常更换注射部位。经常或反复使用，可产生吗啡样躯体依赖性，但戒断症状比吗啡轻，此时应逐渐减量至停药。因能增加心脏负荷，故不适用于心肌梗死时的疼痛。

五、芬太尼

芬太尼（fentanyl）为 μ 受体激动药，属短效镇痛药。作用与吗啡相似，镇痛效力为吗啡的 80 倍。起效快，静脉注射后 1 ～ 2 min 达高峰，维持约 10 min。肌内注射 15 min 起效，维持 1 ～ 2 h。血浆蛋白结合率为 84%，肝代谢而失活，血浆 $t_{1/2}$ 为 3 ～ 4 h。一般不单用于镇痛，主要用于麻醉辅助用药和静脉复合麻醉，或与氟哌利多合用产生神经阻滞镇痛。不良反应有眩晕、恶心、呕吐及胆道括约肌痉挛。大剂量产生明显肌肉僵直，与抑制纹状体多巴胺能神经功能有关，可用纳洛酮拮抗。静脉注射过速可致呼吸抑制。反复用药能产生依赖性。不宜与单胺氧化酶抑制药合用。禁用于支气管哮喘、重症肌无力、颅脑肿瘤或颅脑外伤引起昏迷的患者以及 2 岁以下小儿。

六、可待因

可待因（codeine）又称甲基吗啡。本品口服易吸收，生物利用度为 40% ～ 70%，血浆蛋白结合率 70%，血浆 $t_{1/2}$ 3 ～ 4 h，过量时可延长至 6 h。大部分在肝内代谢，转化为吗啡和其他具有活性的阿片类代谢产物。代谢产物及少量原型（10%）经肾排泄。

可待因的药理作用与吗啡相似，但作用较吗啡弱，镇痛作用为吗啡的 1/12 ～ 1/10，增加剂量镇痛作用无明显增强；对呼吸中枢抑制也较轻，无明显的镇静作用。临床上常与对乙酰氨基酚合用治疗中等程度的疼痛，如头痛、背痛等。可待因几乎不产生欣快感，很少成瘾；无明显便秘、尿潴留及直立性低血压等不良反应。

可待因具有明显的镇咳作用，属中枢性镇咳药，主要用于无痰干咳及剧烈频繁的咳嗽。

七、丁丙诺啡

丁丙诺啡（buprenorphine，布诺啡）是蒂巴因的半合成衍生物，属 μ 受体部分激动药。有较强的镇痛作用，舌下含服 0.4 mg 与肌内注射 0.2 ～ 0.3 mg 等效，给药后 30 ～ 60 min 起效，$t_{1/2}$ 约 3 h，有效镇痛时间为 6 ～ 8 h，主要在肝代谢。临床用于癌症、手术后、烧伤后和心肌梗死后疼痛等。不良反应常见头晕、嗜睡、恶心、呕吐等；亦能产生耐受性与成瘾性，戒断症状较轻。

八、布桂嗪

布桂嗪（bucinnazine）的镇痛作用约为吗啡的 1/3。口服 10 ～ 30 min 后或皮下注射 10 min 起效，持续 3 ～ 6 h。呼吸抑制和胃肠道作用较轻。临床多用于偏头痛、三叉神经痛、炎症性和外伤性疼痛、关节痛、痛经及晚期癌症疼痛。偶有恶心、头晕、困倦等神经系统反应，停药后即消失。有一定的成瘾性。

第二节　非阿片类镇痛药

一、曲马多

曲马多（tramadol）是（+）顺式曲马多和（-）反式曲马多的消旋体。曲马多镇痛机制复杂，可能涉及多个环节。在中枢神经系统，（＋）顺式曲马多主要抑制 5-HT 的再摄取，（－）反式曲马多主要抑制去甲肾上腺素的再摄取；此外，药物的活性代谢产物 O- 去甲基曲马多有较弱的 μ 阿片受体激动作用，镇痛活性是母体药的 2 ～ 4 倍。曲马多镇痛效力与喷他佐辛相当，镇咳作用仅为可待因的 1/2，呼吸抑制作用弱，对胃肠道无影响，也无明显的心血管作用。阿片受体阻断药纳洛酮仅能部分拮抗其镇痛作用。生物利用度约 90%，口服后 20 ～ 30 min 起效，2 h 血药浓度达高峰，作用持续 4 ～ 6 h。体内主要分布于肺、脾、肝和肾，在肝内进行 N- 和 O- 位脱甲基失活，血浆 $t_{1/2}$ 约 6 h，24 h 内约 80% 代谢产物随尿排出。本品适用于中、重度，急、慢性疼痛如手术、创伤、晚期肿瘤疼痛。不良反应和其他镇痛药相似，偶有多汗、头晕、恶心、呕吐、口干、疲劳等。静脉注射过快可有颜面潮红、一过性心动过速和心悸。长期应用也可成瘾。抗癫痫药卡马西平可降低曲马多血药浓度，减弱其镇痛作用。安定类药可增强其镇痛作用，合用时应调整剂量。禁与单胺氧化酶抑制药合用，从事驾驶或机械操作的人员慎用，孕妇及哺乳期妇女不宜使用。

二、他喷他多

他喷他多（tapentadol）化学式为 $C_{14}H_{23}NO$，在激动 μ 受体的同时，可以抑制去甲肾上腺素的再摄取，是一个具有双重作用机制的新药。他喷他多镇痛作用强，成瘾性小，市场前景广阔。最常见的副作用是恶心、眩晕、呕吐、嗜睡和头痛。该药的说明书中警告存在导致呼吸抑制的风险，与乙醇、其他阿片类药物或违禁药品同时使用，可能出现成瘾等中枢神经系统的副作用；还存在滥用的潜在风险。他喷他多的药理作用与曲马多类似，是一种新型双重作用方式的中枢性镇痛药，既是 μ 阿片受体激动药，又是去甲肾上腺素重吸收抑制药。对急性、炎性和慢性神经病理性疼痛的多种动物模型有镇痛作用，其效能介于吗啡和曲马多之间，静脉注射或口服均能达到满意的血药浓度，且耐受良好。盐酸他喷他多是 2008 年上市的新药。美国食品药品管理局（FDA）于 2008 年批准盐酸他喷他多速释口服片剂上市，用于缓解中重度急性疼痛，批准规格为 50、75、100 mg。也可用于支气管哮喘、哮喘型慢性支气管炎、急性心功能不全、心源性哮喘及胆绞痛等。

三、罗通定

罗通定（rotundine）是延胡索块茎中提取分离的左旋四氢帕马汀（l-tetrahydropalmatine），现已人工合成。延胡索（*Corydalis ambigua*）又名玄胡、元胡，属于罂粟科草本植物，药用其块茎。《本草纲目》中记载"治一身上下诸痛，用之中的，妙不可言"。具有活血散瘀、行气止痛的功效。

罗通定口服吸收良好，容易透过血脑屏障。在体内以脂肪组织中分布最多，肺、肝、肾次之。主要经肾排泄。研究资料表明：罗通定可以抑制脑干网状结构上行激活系统，对多巴胺受体具有拮抗作用，具有镇痛、镇静及催眠作用。镇痛作用比哌替啶弱，但强于解热镇痛药。镇痛作用可维持 2 ～ 5 h，对慢性持续性疼痛及内脏钝痛有较好的治疗作用，但对晚期癌症痛、急性锐痛（如创伤性疼痛、手术后疼痛等）疗效较差。主要用于一般性头痛、脑震荡后头痛、胃肠道和肝胆系统等内科疾病所引起的钝痛、痛经及分娩止痛，也可用于失眠，尤其是疼痛引起的失眠。催眠作用可维持 5 ～ 6 h，无后遗效应。在治疗剂量下无明显呼吸抑制作用，无成瘾性，对产程和胎儿均无不良影响，亦不引起胃肠道平滑肌痉挛。大剂量对呼吸中枢有一定的抑制作用。偶见乏力、眩晕、恶心以及锥体外系症状。

四、其他镇痛药

1. 三环类抗抑郁药　以阿米替林和丙米嗪为代表，其镇痛作用与抗抑郁作用明显相关。三环类抗抑郁药通过抑制中枢去甲肾上腺素的再摄取，有效缓解某些神经性痛。选择性 5-**羟色胺**再摄取抑制药不具有神经性痛的治疗作用。

2. 抗癫痫药　加巴喷丁、卡马西平及苯妥英钠对神经性痛具有一定的治疗作用。苯妥英钠和卡马西平作用于电压门控性钠通道，加巴喷丁则作用于 L 型钙通道的 $\alpha_2\delta$ 亚单位。

3. 氯胺酮　属于分离麻醉剂，通过阻断 NMDA 受体发挥药理效应，其镇痛作用与脊髓背角的兴奋性升级现象（wind-up）有关。

4. 利多卡因　属于短效局部麻醉药，静脉给药可缓解神经性痛。药理学作用机制尚未明确，可能与阻断损伤后感觉神经末梢的自发性放电有关。

五、新型镇痛药物

1. 脑啡肽酶抑制药　如塞奥芬（thiorphan），通过抑制内源性阿片肽的代谢性降解产生吗啡样效应（如镇痛），但无明显的滥用和依赖潜力。

2. 离子通道阻滞剂　各种离子通道介导伤害性神经系统的功能，可以作为镇痛药物的作用靶点，如 TRPV1、某些钠通道亚型等。

3. 神经肽类药物　鞘内给予生长抑素和降钙素可产生强效的镇痛作用。生长抑素和降钙素的临床应用也观察到相应的药理作用。

4. 谷氨酸阻断药　在动物模型中，NMDA 或 AMPA 受体阻断药呈现明显的镇痛活性。代谢性谷氨酸受体 $mGluR_5$ 受体阻断药的镇痛作用目前正在研究中，该药物副作用较少。

5. 腺苷类药物　腺苷在疼痛的病理生理机制中发挥重要作用，腺苷类似物和腺苷激酶抑制药对伤害性神经传导通路具有抑制作用。

6. 烟碱型受体激动剂　强效烟碱型受体激动剂地棘蛙素具有明确的镇痛作用，但副作用大。有关地棘蛙素系列衍生物的镇痛效应正在研究中。

7. 大麻类药物　大麻素受体在伤害性神经传入末梢及背角传导中具有明显的抑制作用。许多大麻素受体激动剂（如四氢大麻酚）在动物模型中显示出强效的镇痛作用，相关临床研究正在逐步开展中。

第三节　阿片受体阻断药

一、纳洛酮

纳洛酮（naloxone）对各型阿片受体都有竞争性阻断作用，对阿片受体作用强度由大到小依次为 $\mu > \kappa > \delta$ 受体。口服易吸收，首过消除明显，故常静脉给药。静脉注射 2 min 后起效，持续 30～60 min。血浆 $t_{1/2}$ 40～55 min，在肝与葡糖醛酸结合而失活。与巴比妥类药物合用或长期饮酒诱导肝微粒体酶，可缩短血浆 $t_{1/2}$，临床用于阿片类药急性中毒，解救呼吸抑制及其他中枢抑制症状。芬太尼、哌替啶等做静脉复合麻醉或麻醉辅助用药时，术后呼吸抑制仍明显者，纳洛酮可反转呼吸抑制。本品能诱发戒断症状，可用于阿片类药成瘾者的鉴别诊断。对急性乙醇中毒、休克、脊髓损伤、脑卒中以及脑外伤等也有一定的疗效。纳洛酮是研究疼痛与镇痛的重要工具药物。

纳洛酮无内在活性，本身不产生药理效应，不良反应少，大剂量偶见轻度烦躁不安。

二、纳曲酮

纳曲酮（naltrexone）与纳洛酮相似，但对 κ 受体的阻断作用强于纳洛酮。口服吸收完全，首过消除明显，但生物利用度较纳洛酮高。药后 1 h 血药浓度达高峰，维持时间较长，血浆蛋白结合率 20%，血浆 $t_{1/2}$ 约 4 h，经肝代谢为 6β - 纳曲醇，有轻微的阻断活性，代谢产物及其部分原型随尿排泄，长期用药尚未见蓄积效应。临床应用同纳洛酮。

第四节　镇痛药应用的基本原则

一、非麻醉性镇痛药

非麻醉性镇痛药是一类成瘾性小，未列入麻醉药品品种目录的药物，俗称非成瘾性镇痛药。其镇痛作用弱于成瘾性镇痛药，却强于解热镇痛药。本章中涉及的非麻醉性镇痛药包括喷他佐辛、曲马多、罗通定等。

二、癌症患者止痛的阶梯疗法

对癌痛的性质和原因作出正确的评估后，根据癌症患者的疼痛程度和原因适当选择相应的镇痛药：①对轻度疼痛患者，给予阿司匹林、对乙酰氨基酚、布洛芬等解热镇痛抗炎药；②对中度疼痛患者，选用可卡因、曲马多、罗通定或可待因与解热镇痛抗炎药合用；③对剧烈疼痛患者，使用吗啡、哌替啶、芬太尼、美沙酮等。在用药过程中要尽量选择口服给药途径，有规律地按时给药而不是按需（只在痛时）给药；药物剂量应个体化；需要时可加辅助药物，如解痉药（指针刺样痛、浅表性灼痛）、精神治疗药物（抗抑郁药或抗焦虑药）。

三、毒品与戒毒

《中华人民共和国刑法》第 357 条规定，毒品是指鸦片、海洛因、甲基苯丙胺（冰毒）、吗啡、大麻、可卡因以及国家规定管制的其他能够使人形成瘾癖的精神药品（巴比妥类、苯二氮䓬类、苯丙胺类等）和麻醉药品。广义的毒品还包括毒品原植物和毒品直接前体物，如制造鸦片和海洛因的罂粟、提取可卡因的古柯或大麻植物、制造冰毒的麻黄碱等。"摇头丸"是继冰毒之后一种新的苯丙胺类兴奋剂，学名 3,4- 亚甲基二氧基甲苯丙胺（MDMA）。MDMA 虽能改善情绪，提高活力，但临床研究发现，MDMA 使用过程中出现幻觉、妄想、人格障碍、认知障碍甚至猝死。毒品滥用者也是艾滋病的易感人群。

上述药物的戒毒治疗必须在卫生行政部门批准的机构进行。戒毒包括脱毒、康复和后续照管三个阶段。动物实验和临床观察发现，停用阿片类药物 7 天左右，可基本脱瘾，但停用期间患者的戒断症状较为严重，不用药物治疗很难坚持。常用替代疗法帮助患者脱瘾。

替代疗法是使用成瘾性较轻的阿片类药物进行治疗。如单独应用美沙酮或二氢埃托啡，连用 6 ～ 7 天，可基本脱瘾。治疗期间情绪平稳。但这两种药自身也会成瘾。也可应用美沙酮和二氢埃托啡联合治疗。两种药序贯交替使用，分别用 3 ～ 4 天，6 ～ 7 天即可基本脱瘾。治疗期间情绪稳定，戒断症状不会出现。治疗结束后，美沙酮或二氢埃托啡的依赖性一般不会出现。

思考题

1. 简述吗啡的药理作用、临床应用和主要不良反应。
2. 吗啡用于治疗心源性哮喘的药理依据是什么？
3. 为什么吗啡或哌替啶治疗胆绞痛时要合用阿托品或硝酸甘油？
4. 为什么吗啡禁用于分娩止痛及哺乳期妇女止痛？

5. 如何解救吗啡过量中毒引起的呼吸抑制?

6. 哌替啶的临床用途有哪些?

7. 癌症患者选用镇痛药的原则有哪些?

（蒲小平 梁建辉）

第十七章　解热镇痛抗炎药与抗痛风药

学习要求：

    1. 掌握本类药解热、镇痛、抗炎的作用特点及其与前列腺素合成的关系

    2. 掌握阿司匹林的作用、用途及主要不良反应

    3. 掌握对乙酰氨基酚、吲哚美辛、布洛芬以及尼美舒利的作用特点

    4. 熟悉保泰松、甲芬那酸、双氯芬酸及吡罗昔康的作用及应用特点

    5. 了解抗痛风药的作用环节

    解热镇痛抗炎药（antipyretic analgesics and anti-inflammatory drugs）具有相同的药理作用，即抗炎、抗风湿、解热和镇痛。大多数属于有机酸类化合物，但它们在化学结构和性质上并无明确的相关性。这类药物最具代表性的是阿司匹林，故又将这类药物称为阿司匹林类药物（aspirin-like drugs）。根据此类药物化学性质与糖皮质激素抗炎药物的区别，又称为非甾体类抗炎药（non-steroidal anti-inflammatory drugs，NSAIDs）。

    抗炎解热镇痛药的作用机制是抑制机体内前列腺素（prostaglandins，PGs）的生物合成。PG是一族含有一个五碳环和两条侧链的二十碳不饱和脂肪酸，广泛存在于人和哺乳动物的重要组织和体液中，多种细胞都可合成 PG。细胞膜的磷脂以酯化方式结合花生四烯酸（arachidonic acid，AA），在磷脂酶 A_2 的作用下，AA 可从磷脂中释放出来。游离的 AA 转化途径有两种：一是经细胞微粒体内 PG 合成酶（环氧酶，cyclooxygenase，COX）的催化生成各种 PG，如 PGE_2、$PGF_{2\alpha}$、PGI_2 及血栓素 A_2（TXA_2）等。它们参与多种生理和病理过程的调节，如炎症、发热、疼痛、凝血、胃酸分泌，以及血管、支气管和子宫平滑肌的舒缩；AA 的另一代谢途径为经细胞质中脂氧酶的催化生成白三烯类（leukotrienes，LTs），参与过敏反应，诱发炎症，增强白细胞和巨噬细胞的趋化，以及支气管、胃肠平滑肌收缩等活动。AA 这两条代谢途径的产物有相互调节和制约作用（图 17-1）。

    环氧酶（COX）存在两种同工酶，即 COX-1 与 COX-2（表 17-1）。COX-1 参与血管紧张度的调节等生理反应，各种损伤性因子诱导细胞因子，如 IL-1、IL-6、IL-8、TNF 等的合成，这些因子又能诱导 COX-2 表达，增加 PGs 合成，参与机体的炎症反应等病理过程。近年来发现，白细胞、血小板等在炎症区域的黏附与黏附分子表达有关，如来自内皮细胞的 E-selectin、P-selectin 和 L-selectin。细胞内黏附分子 -1（ICAM-1）、血管细胞黏附分子 -1（VCAM-1）和细胞整合素（integrins）等能把循环中的白细胞导向炎症区域。NSAIDs 的解热镇痛抗炎作用可能与抑制 COX-2 有关；而抗血栓作用及多数不良反应则可能与抑制 COX-1 有关。

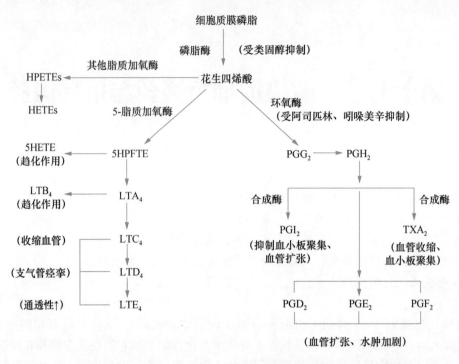

图 17-1　花生四烯酸代谢途径、主要代谢物的活性及药物作用环节

表 17-1　**COX-1 与 COX-2 的特性比较**

	COX-1	COX-2
生成功能	固有的 生理学： 　保护胃肠道 　调节血小板聚集（TXA$_2$） 　调节外周血管阻力（PGI$_2$） 　调节肾血流分布（PGI$_2$，PGE）	需经诱导 生理学：妊娠时，PG 生成增加 病理学：生成蛋白酶、PG 及其他致炎介质、 　引起炎症

根据药物对 COX-1 和 COX-2 的抑制作用和选择性，将此类药物分为非选择性 COX 抑制药和选择性 COX-2 抑制药（表 17-2）。

表 17-2　**抗炎解热镇痛药的分类**

非选择性 COX 抑制药	选择性 COX-2 抑制药
一、水杨酸衍生物（salicylic derivatives）	塞来昔布（celecoxib）
阿司匹林（aspirin）	尼美舒利（nimesulide）
水杨酸钠（sodium salicylate）	依托度酸（etodolac）
三水杨酸胆碱镁（choline magnesium trisalicylate）	罗非克西（rofecoxib）
二氟尼柳（diflunisal）	
双水杨酯（salsalate）	
柳氮磺吡啶（sulfasalazine）	
奥沙拉嗪（olsalazine）	

续表

非选择性 COX 抑制药	选择性 COX-2 抑制药
二、芳基丙酸类（arylpropionic acids）	
布洛芬（ibuprofen）	
萘普生（naproxen）	
氟比洛芬（flurbiprofen）	
酮洛芬（ketoprofen）	
非诺洛芬（fenoprofen）	
奥沙普嗪（oxaprozin）	
三、异芳香基醋酸类（heteroary acetic acids）	
托美汀（tolmetin）	
双氯芬酸（diclofenac）	
酮咯酸（ketorolac）	
四、其他	
对乙酰氨基酚（paracetamol）	
保泰松（phenylbutazone）	
羟布宗（oxyphenbutazone）	
吲哚美辛（indomethacin）	
舒林酸（sulindac）	
甲芬那酸（mefenamic acid）	
氯芬那酸（chlofenamic acid）	
吡罗昔康（piroxicam）	
美洛昔康（meloxicam）	
萘丁美酮（nabumetone）	

　　选择性 COX-2 抑制药的研制提高了 NSAIDs 对胃的安全性，降低了对血小板功能的抑制作用。由此可见，药物对 COX-1 和 COX-2 的选择性主要表现在药物副作用的差异上，而对其共同的药理作用并无明显影响。

　　1. 抗炎和抗风湿作用　PG 是参与炎症反应的重要生物活性物质。炎症局部产生大量的 PGs，其本身是一种致炎剂，不仅能使血管扩张，通透性增加，引起局部充血、水肿和疼痛，还与其他致炎物质如缓激肽、组胺和 LTs 等有协同作用，使炎症进一步加重。将微量（ng 水平）PGE_2 或 PGI_2 进行皮内、静脉或动脉注射，均可引起强烈的炎症反应。在炎症组织中，包括类风湿关节炎均发现有大量 PG。本类药物可抑制炎症部位 COX-2，使 PG 合成减少，减轻炎症的红、肿、热、痛等反应；通过抑制 COX-2，间接发挥抑制炎症反应中的白细胞游走、聚集的作用；减少缓激肽形成；稳定溶酶体膜并抑制溶酶体酶释放等多种作用，故可明显地缓解风湿性及类风湿关节炎的症状，但不能根除病因，也不能阻止病程的发展或并发症的出现，仅有对症治疗的作用。

　　值得注意的是，某些 PGs，如 PGI_2 和 PGE_2 本身也具有抑制溶酶体酶释放、抑制氧自由基产生、抑制淋巴细胞激活的作用。因此，长期使用 NSAIDs 可能会加重组织损伤。

　　2. 解热作用　解热镇痛药能降低发热患者的体温，而对正常体温几无影响。这和氯丙嗪对体温的影响不同（在物理降温配合下，氯丙嗪能使正常人体温降低）。位于下丘脑的体温调节中枢通过对产热和散热两个过程的精细调节，使体温保持在相对恒定水平（正常人为 37℃ 左右）。发热是细菌或病毒感染时，病原体及其毒素或其他致热原（抗原抗体反应、炎症灶渗出物、致炎性类固醇、组织损伤和癌症等）刺激机体血单核细胞和组织巨噬细胞，使之产生并释放内热原（细胞因子如白介素 -1、肿瘤坏死因子、白介素 -6 等），后者作用于体温调节中枢，使该处前列腺素 E（prostaglandin E，PGE）合成、释放增多，导致体温调定点提高，这时产热增加、散热减少，因此体温升高。虽然多种 PGE 都能致热，但以 PGE_2 作用最强。给家兔静脉注射内毒素引起发热时，其脑脊液中 PGE 含量增高 2 倍。猫发热时脑脊液中 PGE 水平也显著增加。多种 PG 都有致热作用，解热镇痛药对内热原引起的发热有解热作用，但不能影响将微量 PG 注入动物脑室内引起的发热。治疗剂量的解热镇痛药即可抑制 PG 合成酶，减少 PG 合成。可以认为，本类药物是通过抑制中枢神经系统内 PG 的生物合成而发挥其解热作用的，它使异常升高的体温调定点恢复至正常水平，散热增加，如体表血管扩张、出汗增多等，因而退热。

有学者证明，IL-1 不能透过正常的血脑屏障到达下丘脑，但仍能引起发热，因而提出终板血管器（organum vasculosum laminae terminalis）也参与中枢体温调节的新观点。此外，PGE 并非唯一的发热介质，NSAIDs 可能还有其他的解热作用机制。

发热是机体的一种防御反应，热型也是诊断疾病的重要依据之一，因此，应谨慎使用解热镇痛药。解热一般是对症疗法。但体温过高或持久发热能消耗体力，并引起头痛、失眠、谵妄及昏迷，小儿高热易致惊厥，严重者可危及生命。及时应用解热镇痛药可以缓解这些症状。应注意，对幼儿、老年和体弱的患者，体温骤降及出汗过多可导致虚脱。

3. 镇痛作用　解热镇痛药对中等程度的疼痛，如牙痛、头痛、神经痛、肌肉痛、关节痛及痛经等慢性钝痛均有较好的镇痛效果。长期应用一般不产生耐受性和依赖性。对创伤引起的剧痛和内脏平滑肌绞痛无效。

本类药物的镇痛作用部位主要在外周神经系统，当组织受损或炎症时，局部产生与释放某些致痛化学物质（也是致炎介质）如缓激肽、PG 和组胺等，缓激肽作用于神经末梢，可以致痛。PG 本身虽有一定的致痛作用，但它主要是能显著地提高痛觉神经末梢对缓激肽等致痛物质的敏感性，产生持续性钝痛。因此，在炎症过程中，PG 的释放对炎性疼痛起到了放大作用。解热镇痛药抑制炎症局部的 PG 合成，因而对此类由致痛化学物质所致慢性钝痛有较好的止痛效果，而对创伤及内脏平滑肌痉挛等直接刺激痛觉神经末梢引起的锐痛多无效，且镇痛时对疼痛的情绪反应影响很小，没有欣快感现象，亦无呼吸抑制作用。尽管如此，仍不能排除这类药物部分通过中枢神经系统发挥其镇痛作用的可能性。

第一节　非选择性 COX 抑制药

一、阿司匹林

阿司匹林（aspirin）又名乙酰水杨酸（acetyl salicylic acid）。

【药动学】阿司匹林口服吸收迅速，小部分在胃，大部分在小肠上段吸收。其吸收速率和吸收程度依赖于胃肠内 pH、片剂崩解时间与溶出速率、药物颗粒大小、胃排空速率等。一般片剂口服后 2 h 左右血药浓度达峰值。阿司匹林为弱有机酸，pK_a 为 3.5，胃肠道 pH 的增高将促使其解离，减少吸收。但临床上阿司匹林与碳酸氢钠并用，其吸收反而较快，刺激性也减轻，这是由于碱性环境促进酸性药物的溶解，加速胃排空，有利于吸收。阿司匹林在吸收过程中与吸收后迅速被胃肠黏膜、血浆、肝及红细胞中的酯酶水解为乙酸及水杨酸，后者以水杨酸盐的形式存在，因此，阿司匹林的血浆浓度甚低，$t_{1/2}$ 仅为 15 min。阿司匹林本身与血浆蛋白结合较少，但水解后生成的水杨酸盐与血浆蛋白结合率可达 80%～90%。游离型的水杨酸盐在体内迅速分布到各组织，能进入关节腔、脑脊液和乳汁中，并通过胎盘进入胎儿体内。水杨酸盐主要经肝药酶代谢，大部分与甘氨酸结合成水杨尿酸，少部分与葡糖醛酸结合，另有小部分氧化生成龙胆酸。肝代谢水杨酸的能力有限。阿司匹林用量直接影响血中代谢物水杨酸盐含量及其 $t_{1/2}$。当口服小剂量阿司匹林（0.6 g）时，其水解生成的水杨酸的量较少，按一级动力学消除，$t_{1/2}$ 为 2 ～ 3 h。但当较大剂量（≥ 1 g）时，由于水杨酸生成量大，肝代谢水杨酸的能力已达饱和，则按零级动力学消除，$t_{1/2}$ 显著延长，甚至可达 15 ～ 30 h。临床上治疗风湿性或类风湿关节炎时，由于所需水杨酸的血药浓度较高（一般解热镇痛的血药浓度为 20 ～ 100 μg/ml，抗风湿为 150 ～ 300 μg/ml），故用药剂量大，每日 3 ～ 5 g，且用药时间长，此时剂量稍有增加就会引起稳态血药浓度的显著增加，导致严重的中毒反应。阿司匹林主要以其代谢产物的形式从尿中排出，只有很少部分以水杨酸形式排出，随着给药剂量的增加，代谢物的排出百分率减少而水杨酸的排出百分率增加。尿液 pH 可影响水杨酸的排泄速度，当尿液碱化时，解离型的水杨酸盐增多，肾小管对其重吸收减少。故当水杨酸盐急性中毒时，可用碳酸氢钠碱化尿液，以加速水杨酸的排出，降低其血药浓度。

【药理作用及临床应用】

1. 解热镇痛及抗炎抗风湿作用　阿司匹林的解热镇痛作用较强，常用剂量（0.5 g）即有显著的解热镇痛作用。对感冒发热可增强散热过程，使发热的体温降到正常，而对正常体温一般无明显影响。对轻、中度的体表疼痛尤其是炎性疼痛如头痛、牙痛、神经痛、痛经和术后创口痛等有明显镇痛作用。阿司匹林的抗炎抗风湿作用也较强，急性风湿热患者用药后 24 ～ 48 h 即可退热，关节红肿疼痛症状亦明显缓解。由于它的疗效迅速、确切，故可辅助风湿病的鉴别诊断。阿司匹林抗风湿和抗炎的作用随剂量增大而增强，临床所用剂量较大，其血药浓度已接近轻度中毒水平。为了保证用药的安全与有效，应监测患者的血药浓度，从而确定其给药剂量和间隔时间，并在治疗过程中经常给予调整，做到剂量个体化，使血药浓度维持在既高而又狭窄的范围内，这样可以提高疗效，减轻毒性反应。

2. 抑制血小板聚集，抗血栓形成　血栓形成与血小板聚集有关。血小板产生的血栓素 A_2（TXA_2）是强大的血小板释放及聚集的诱导物，它可直接诱发血小板释放 ADP，进一步加速血小板的聚集过程。阿司匹林可抑制 TXA_2 的合成，影响血小板聚集，引起凝血功能障碍，延长出血时间。临床试验证明，小剂量（40 ～ 80 mg）阿司匹林即可最大限度地抑制血小板聚集，作用持续 2 ～ 3 天。血小板内存在 COX-1 和 TXA_2 合成酶，能催化花生四烯酸形成 PGH_2，进而形成 TXA_2。血管内膜亦存在 COX-1 及 PGI_2 合成酶，亦能催化花生四烯酸形成 PGH_2，进而形成 PGI_2。阿司匹林能与 COX-1 氨基酸序列第 530 位丝氨酸共价结合，不可逆地抑制 COX-1 的活性，干扰 PGH_2 生物合成，使血小板和血管内膜的 TXA_2 和 PGI_2 生成减少。每天给予小剂量阿司匹林可防治血栓性疾病如冠状动脉硬化性疾病、心肌梗死和脑血栓形成。对手术后有静脉血栓形成倾向的患者，能减少缺血性心脏病发作和复发的危险，也可使一过性脑缺血发作患者的脑卒中发生率和病死率降低。

3. 其他　研究表明，脑内 COX-1 过表达与老年性痴呆有关，每日服用阿司匹林 100 mg 对老年性痴呆有阻遏作用。也有报道孕妇血中 TXA_2/PGI_2 比值增高与妊娠高血压综合征和先兆子痫的发生有关，每天服用 40 ～ 100 mg 阿司匹林可明显降低妊娠高血压综合征的发生率和先兆子痫的危险。流行病学研究结果表明，长期并规律性服用阿司匹林可降低结肠癌（可能也包括直肠癌）风险。此外，阿司匹林还可用于放射诱发的腹泻，以及驱除胆道蛔虫。

【不良反应及注意事项】短期服用不良反应少，长期大量用于抗风湿治疗则不良反应较大。

1. 胃肠道反应　口服对胃黏膜有直接刺激作用，引起恶心、呕吐、上腹部不适等，较大剂量时能兴奋延髓催吐化学感受区引起呕吐。长期服用阿司匹林可致不同程度的胃黏膜损伤如糜烂性胃炎、胃溃疡和出血，也可使原有溃疡病的患者症状加重。同服抗酸药或服用肠溶阿司匹林片可以减轻以上反应。胃肠黏膜存在的 COX-1 催化花生四烯酸（AA）生成 PGs。PGs 对胃黏膜有保护作用，这可能是由于 PGs 参与维持胃黏膜足够的血流，促进胃和十二指肠黏液分泌而抑制胃酸分泌，促进胃和十二指肠重碳酸盐的分泌而减少氢离子反弥散至黏膜层血管，因此，增强了胃黏膜的屏障作用；并可能通过刺激胃基底细胞向表面迁移而促进黏膜修复。动物实验和临床观察均已证明，阿司匹林及其他非甾体类抗炎药造成胃肠道损害都较对照组明显严重，除了药物对胃肠黏膜的直接刺激作用外，也与药物抑制 PG 合成有关。内源性 PG 对胃黏膜有保护作用，如将 PGE_2 与阿司匹林同服，可减少胃出血，其疗效与 PGE_2 的剂量成比例，提示阿司匹林致溃疡与其抑制 PG 合成有关。

2.凝血障碍　一般剂量抑制血小板聚集，长期使用还可抑制凝血酶原生成，从而导致出血时间和凝血时间延长，易引起出血。维生素 K 可以预防。严重肝损害、低凝血酶原血症、维生素 K 缺乏和血友病患者禁用。手术前 1 周的患者亦应停用，以防出血。产妇临产前不宜应用，以免延长产程和增加产后出血。

3.水杨酸反应　阿司匹林剂量过大（每日 5 g 以上）可致中毒反应，表现为头痛、眩晕、恶心、呕吐、耳鸣，以及视力和听力减退等，总称为水杨酸反应，严重者可致过度换气、酸碱平衡失调、高热、精神错乱、昏迷，应立即停药，静脉滴注碳酸氢钠以碱化尿液，加速水杨酸盐从尿中排出。

4.过敏反应　偶见皮疹、荨麻疹、血管神经性水肿和过敏性休克。有些哮喘患者服用阿司匹林或某些解热镇痛药后可诱发支气管哮喘，称为"阿司匹林哮喘"。其发病机制尚不十分清楚，可能是阿司匹林类抑制环氧酶，而脂氧酶活性相对增高，使 PG 合成受阻，而致支气管强烈痉挛的白三烯类（LTs）合成增加，二者失去平衡，因而诱发哮喘。"阿司匹林哮喘"应用肾上腺素治疗无效，可试用 PGE_2 或糖皮质激素。哮喘、鼻息肉及慢性荨麻疹患者禁用阿司匹林。

5.瑞氏综合征（Reye syndrome）　对患病毒性感染伴有发热的儿童和青年，服用阿司匹林有发生瑞氏综合征的危险。此征虽少见，但可以致死。其表现为开始有短期发热等类似急性感染症状，继而惊厥、频繁呕吐、颅内压增高与昏迷等。可有一过性肝功能异常。病理检查发现有内脏组织脂肪变性、急性脑水肿等。可能与阿司匹林抑制体内干扰素的形成、机体抗病毒能力下降、肝细胞线粒体损伤、造成一系列代谢紊乱有关。故水痘或流行性感冒等病毒性感染者应慎用阿司匹林，可用对乙酰氨基酚等代替。

【药物相互作用】

1.阿司匹林与香豆素类抗凝药、磺酰脲类降糖药、苯巴比妥、苯妥英钠及糖皮质激素等合用，因发生血浆蛋白结合的置换作用，能增强上述药物的作用，导致延长出血时间、低血糖反应、诱发溃疡等。

2.阿司匹林妨碍甲氨蝶呤从肾小管分泌而增强其毒性，与呋塞米合用，因竞争肾小管分泌系统而使水杨酸排泄减少，造成蓄积中毒。

3.氨茶碱或其他碱性药物如碳酸氢钠可降低阿司匹林疗效，酸性药物可使水杨酸盐的血药浓度增加。

4.阿司匹林与布洛芬等非甾体类抗炎药合用时，可使后者的血药水平明显降低，胃肠道不良反应增加。

二、阿司匹林赖氨酸盐

阿司匹林赖氨酸盐（aspirin-*dl*-lysine）为阿司匹林与赖氨酸制成的复盐，0.9 g 相当于 0.5 g 的阿司匹林。其水溶性大，可制成注射剂。不仅起效快，作用强，而且避免了口服给药对胃肠道的直接刺激。静脉注射同等剂量比阿司匹林的镇痛效果强 4～5 倍，可用于镇痛和解热。本品肌内注射的生物利用度低于静脉注射给药。

三、二氟尼柳

二氟尼柳（diflunisal，二氟苯水杨酸、双氟尼酸）口服吸收好，2～3 h 达血药峰浓度，血浆蛋白结合率达 90%，$t_{1/2}$ 为 8～12 h。主要用于轻、中度疼痛如术后止痛、骨骼肌扭伤痛及癌性痛等，500 mg 相当于阿司匹林 650 mg 的镇痛效果。也可用于骨关节炎、类风湿关节炎，1 g 相当于阿司匹林 4 g 的效果。不良反应发生率为 3%～9%。可见恶心、呕吐、腹痛、头晕和皮疹等。肾功能损伤、消化道溃疡、哺乳期妇女、对阿司匹林过敏、心力衰竭和高血压等患者禁用。

四、双水杨酯

双水杨酯（salsalate，水杨酰水杨酸）抗炎镇痛作用与阿司匹林相似。特点是副作用小，对胃几乎无刺激性。临床主要用于流行性感冒、急慢性风湿性关节炎、风湿热、头痛、牙痛、腰痛和神经痛等。此外，对痛风也有较好疗效。消化性溃疡、慢性肾功能损伤者慎用。对阿司匹林过敏者禁用。

五、对乙酰氨基酚

对乙酰氨基酚（paracetamol）是非那西丁（phenacetin）的活性代谢产物，又称扑热息痛，具有较强的解热镇痛作用。但是，它们的抗炎抗风湿作用很弱，无临床实用价值。非那西丁不良反应大，已不再单独使用，仅作为复方制剂的一种成分（表 17-3）。

表 17-3　常用复方解热镇痛药的成分

药名	成分与含量（克/片）						
	阿司匹林	非那西丁	氨基比林	安替比林	咖啡因	苯巴比妥	氯苯那敏
复方阿司匹林（APC）	0.22	0.15			0.035		
复方扑尔敏片	0.2268	0.162			0.0324		0.002
氨啡咖片		0.15	0.1		0.03		
去痛片（索米痛）		0.15	0.15		0.05	0.015	
安痛定注射液（2 ml）			0.1	0.04			0.18
安痛定片		0.2	0.02			0.005	

解热镇痛药常配成复方应用，以加强其解热镇痛效果，减少不良反应。复方中除含阿司匹林、对乙酰氨基酚、非那西丁或氨基比林外，还含有苯巴比妥或咖啡因，有的还含有缓解感冒症状的药物如氯苯那敏、麻黄碱等。关于咖啡因能否增强解热镇痛药的效果，曾有争议，但经临床大规模对比观察证明，当咖啡因的剂量增加到 50～60 mg 时，确有增强解热镇痛药的作用。但据临床观察，某些复方并不优于单方。有报道并用两种药物时，其胃肠道反应的发生率明显高于单一药物。并且解热镇痛药复方中常含有非那西丁和氨基比林，久用前者可形成依赖性并损伤肾，后者可致粒细胞减少。故目前有推广单独使用阿司匹林或对乙酰氨基酚的趋势。

有报道指出，将对乙酰氨基酚与可待因组成氨酚待因片，每片含对乙酰氨基酚 500 mg、可待因 8.4 mg，经临床治疗验证镇痛效果明显，用药 3 个月未见产生依赖性，可用于癌症止痛，每次 1～2 片，2～3 次/日。

【药动学】非那西丁和对乙酰氨基酚口服均易吸收，达血药峰值时间前者约 1 h，后者为 30～60 min，主要在肝代谢。非那西丁 75%～80% 在肝内去乙基，生成对乙酰氨基酚，其余部分则去乙酰基生成对氨苯乙醚。后者进一步转化为羟基化的毒性代谢产物，可引起高铁血红蛋白血症和溶血性贫血（图 17-2）。对乙酰氨基酚在治疗量时约 60% 与葡糖醛酸结合，35% 与硫酸结合，3% 与半胱氨酸结合而解毒，经肾排出。

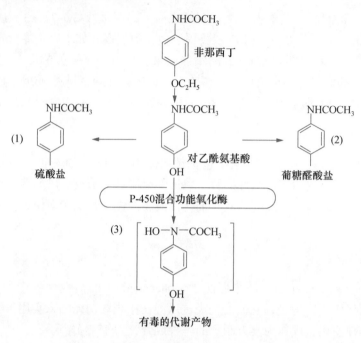

图 17-2　非那西丁和对乙酰氨基酚的代谢产物

仅极少部分经肝混合功能氧化酶（细胞色素 P450）氧化生成 N- 乙酰对位苯醌亚胺（N-acetyl-p-benzoquinone imine）。对乙酰苯醌亚胺是一个有毒的代谢中间体，可与谷胱甘肽结合而解毒。长期服用或过量中毒，体内谷胱甘肽被耗竭时，此毒性中间体以共价键形式与肝、肾中重要的酶和蛋白分子不可逆结合，引起肝细胞、肾小管细胞坏死。对乙酰氨基酚的 $t_{1/2}$ 为 2～3 h，肝功能减退时可延长 1～2 倍。

【药理作用及临床应用】本类药物抑制中枢神经系统 PG 合成的作用强度与阿司匹林相似，但抑制外周 PG 合成的作用很弱，因此，解热镇痛作用较强，而抗炎、抗风湿作用很弱。对血小板和凝血时间无明显影响。临床用于感冒发热、关节痛、头痛、神经痛、肌肉痛等。阿司匹林过敏、消化性溃疡病、阿司匹林诱发哮喘的患者可选用对乙酰氨基酚代替阿司匹林。儿童因病毒感染引起发热、头痛需使用 NSAIDs 时，应首选对乙酰氨基酚；因其不诱发溃疡和瑞氏综合征。本类药物不能单独用于抗炎或抗风湿治疗。

【不良反应及注意事项】治疗量的对乙酰氨基酚不良反应较少，对胃无刺激性，不引起胃出血。偶见皮疹、荨麻疹、药热及粒细胞减少等过敏反应。大剂量非那西丁可引起高铁血红蛋白血症，导致发绀和呼吸抑制，也可产生溶血性贫血。长期应用非那西丁可引起肾乳头坏死和间质性肾炎，它是造成肾损害的主要药物。对乙酰氨基酚过量（成人一次 10～15 g）急性中毒可致严重肝损伤，肝、肾疾病患者慎用。对于中毒的患者及时使用甲硫氨酸或乙酰半胱氨酸可防止肝损伤。这类药物长期应用还能导致机体对药物产生依赖性。

【药物相互作用】

1. 苯胺类与肝药酶诱导药如巴比妥类合用时，易发生肝毒性反应。

2. 苯胺类可延长氯霉素的半衰期，并增加其毒性。

六、保泰松

保泰松（phenylbutazone）、羟布宗、氨基比林等属于吡唑酮类药物。氨基比林可引起致命的粒细胞减少和过敏反应，临床已不用，仅作为某些解热镇痛药复方制剂的成分。保泰松又名布他唑立丁（butazolidin）、布他酮（butadion）。羟布宗（oxyphenbutazone）又称羟基保泰松，为保泰松的活性代谢产物。

【药动学】保泰松口服吸收快而完全，2 h 达血药峰值，血浆蛋白结合率为 98%。可穿透滑膜，关节腔内药物浓度可达血药浓度的 50%，停药后关节中药物保持较高浓度达 3 周。保泰松主要由肝代谢，部分与葡糖醛酸结合，部分在其苯环羟化生成羟布宗，仍有显著的抗炎抗风湿活性。其侧链羟化物为 γ-羟布宗，无解热镇痛活性，但有促进尿酸排泄的作用。保泰松及其代谢物由尿排出。由于血浆蛋白结合的保泰松可再缓慢地释出，故其消除缓慢，血浆 $t_{1/2}$ 长达50～65 h。

【药理作用与临床应用】保泰松通过抑制体内 PG 合成而发挥作用，抗炎抗风湿作用强而解热镇痛作用较弱。可用于风湿性和类风湿关节炎及强直性脊柱炎，尤以急性进展期疗效较好。较大剂量可促进尿酸排出，可用于治疗急性痛风。由于本药的不良反应多且严重，故不作为抗风湿的首选药。如需应用，剂量不宜过大，疗程不宜过长。羟布宗的作用、用途及不良反应与保泰松相似，但无促进尿酸排出的作用，胃肠道反应也较轻。

【不良反应及注意事项】本类药毒性较大，有 10%～15% 的患者由于不能耐受而停药。不良反应主要有以下几方面：

1. 胃肠道反应　常见的有上腹部不适、恶心、呕吐、腹泻。饭后服药可减轻。较大剂量可引起胃和十二指肠出血及溃疡。溃疡病患者禁用。

2. 水钠潴留　能促进肾小管对钠、氯和水的重吸收，引起水肿。低钠饮食可减轻此反应。高血压、心功能不全患者禁用。

3. 过敏反应　可出现皮疹。偶见剥脱性皮炎、粒细胞减少、血小板减少和再生障碍性贫血，故应高度警惕，在用药期间定期检查血象。

4. 其他　抑制甲状腺摄取碘，偶可引起甲状腺肿大和黏液性水肿。大剂量可引起肝、肾损害，故肝、肾功能不良者禁用。

【药物相互作用】保泰松诱导肝药酶，除加速自身代谢外，还可加速强心苷代谢，降低其血药浓度。它还可通过竞争与血浆蛋白的结合，而使下列药物的游离型血药浓度增加，发生中毒反应，如香豆素类口服抗凝药、磺酰脲类口服降血糖药、苯妥英钠、肾上腺皮质激素等。

七、吲哚美辛

吲哚美辛（indomethacin，消炎痛）为人工合成的吲哚衍生物。

【药动学】口服后吸收快而完全，3 h 血药浓度达峰值。血浆蛋白结合率为 90%。$t_{1/2}$ 为 2～3 h。主要经肝去甲基代谢，代谢物由尿、胆汁及粪便排出，有 10%～20% 以原型由尿排泄。

【药理作用与临床应用】吲哚美辛是最强的 PG 合成酶抑制药，具有显著的抗炎抗风湿和解热镇痛作用。除抑制 COX 外，可能也抑制磷脂酶 A 和磷脂酶 C，以及抑制 T 淋巴细胞和 B 淋巴细胞的增殖。50 mg 吲哚美辛的抗炎镇痛效果约与 600 mg 的阿司匹林相当。其抗急性风湿病及类风湿关节炎的疗效与保泰松相似，约 2/3 患者能获明显改善。对强直性关节炎、骨关节炎和急性痛风性关节炎也有效。此外，还可用于恶性肿瘤引起的发热及其他难以控制的发热。由于本药不良反应多且严重，仅用于其他药物疗效不显著的病例，且剂量不宜过大，1 日总量不超过200 mg。如果连用 2～4 周仍不见效者，应改用其他药物。

【不良反应及注意事项】应用治疗量的吲哚美辛后有 35%～50% 的患者发生不良反应，约20% 患者因不能耐受而被迫停药。主要不良反应为：

1. 常见胃肠道反应，包括恶心、呕吐、腹痛、腹泻、厌食、溃疡，有时能引起胃出血、穿孔。与水杨酸盐类合用胃肠道不良反应明显增加，而且疗效不如单用吲哚美辛好。

2. 中枢神经系统症状，如头痛、眩晕等发生率较高，偶有精神失常。

3.可引起肝损害如黄疸、转氨酶升高，抑制造血系统，可见粒细胞减少、血小板减少，偶发再生障碍性贫血。

4.常有皮疹、哮喘等过敏反应，也可发生"阿司匹林哮喘"。它与阿司匹林有交叉过敏性，阿司匹林过敏者不宜使用，与氨苯蝶啶合用可引起肾功能损害。

本药禁用于孕妇和儿童，以及哮喘、溃疡病、精神失常、癫痫、帕金森病和肾病患者。

八、舒林酸

舒林酸（sulindac）是具有亚砜结构的前体药，在体内可逆性地转化为活性代谢产物硫化物。活性代谢产物属乙酸类的衍生物，具有解热、镇痛和抗炎作用，但作用强度约为吲哚美辛的一半。口服约 90% 被吸收，$1 \sim 2\,h$ 达血药浓度峰值，$t_{1/2}$ 约 7 h。代谢产物硫化物的 $t_{1/2}$ 为 $16 \sim 18\,h$。适应证与吲哚美辛相似，主要用于风湿性关节炎、骨关节炎；还可用于家族性肠道多发性息肉的治疗。不良反应发生率约 25%，较吲哚美辛少而轻，其中严重胃肠道反应的发生率为吲哚美辛的 1/16。由于代谢产物硫化物在肾再次氧化为无活性的母体药物，故对肾的毒性低于其他 NSAIDs。但是，胃肠系统以外的严重不良反应发生率与吲哚美辛相近。

九、甲芬那酸

甲芬那酸（mefenamic acid）和氯芬那酸（chlofenamic acid）等属于邻氨基苯甲酸类药物，通过抑制 COX 活性，产生抗炎、解热和镇痛作用。

【药动学】甲芬那酸口服易吸收，约 2 h 达血药峰值，$t_{1/2}$ 为 $3 \sim 4\,h$。氯芬那酸吸收较慢，约 6 h 达血药峰值，$t_{1/2}$ 约 9 h。

【药理作用与临床应用】作为抗炎剂，甲芬那酸的作用可能弱于阿司匹林，但其副作用显然大于阿司匹林。临床用于风湿性及类风湿关节炎、骨关节炎、软组织损伤、痛经、神经痛、牙痛和头痛等。与其他 NSAIDs 相比，未见明显优点。

【不良反应】甲芬那酸常见嗜睡、眩晕、头痛、恶心和腹泻等，也可发生胃肠溃疡及出血；偶尔引起溶血性贫血、骨髓抑制和暂时性肝肾功能异常。甲芬那酸连续用药一般不应超过 1 周，不用于儿童。氯芬那酸不良反应较少，常见头晕和头痛。

十、布洛芬

布洛芬（ibuprofen，异丁苯丙酸）为苯丙酸的衍生物。布洛芬口服吸收快且完全，$1 \sim 2\,h$ 血药浓度达峰值，$t_{1/2}$ 约 2 h。本药可缓慢透过滑膜腔，血药浓度降低后关节腔内仍能保持较高的浓度。该药易透过胎盘和进入乳汁中，血浆蛋白结合率为 99%，主要经肝代谢，代谢物自肾排出。

布洛芬有较强的抗炎抗风湿及解热镇痛作用，其效力与阿司匹林相近。主要用于风湿性及类风湿关节炎和骨关节炎，也可用于一般解热镇痛。

布洛芬的胃肠道反应较阿司匹林为轻，患者较易耐受。但长期服用仍应注意胃肠溃疡和出血。偶见头痛、眩晕和视物模糊。其他不良反应如抑制骨髓造血功能、肾毒性及过敏反应均较少见。孕妇、哺乳期妇女及哮喘患者禁用。

十一、萘普生

萘普生（naproxen）是苯丙酸衍生物。口服后迅速吸收且完全，$1 \sim 2\,h$ 血药浓度达峰值。$t_{1/2}$ 为 $12 \sim 15\,h$，因而每日服用 2 次即可。血浆蛋白结合率为 98% ～ 99%。本药能透入胎盘和进入乳汁中，除 10% 以原型自尿排出外，大部分在肝代谢为去甲基萘普生，其中 60% 与葡糖醛酸结合，其余部分是以去甲基萘普生代谢物形式自肾排出。

萘普生具有较强的解热镇痛和抗炎抗风湿作用，临床主要用于治疗风湿性和类风湿关节炎、骨关节炎、强直性脊椎炎、各种类型风湿性肌腱炎及急性痛风等。对三叉神经痛、头痛也有较好的疗效。胃肠道的不良反应较阿司匹林或保泰松轻，患者较易耐受。其他尚有眩晕、乏力，偶见过敏反应和黄疸，也可诱发哮喘。

本类药物还包括酮洛芬（ketoprofen）、吡洛芬、舒洛芬、氟比洛芬等。动物实验结果表明，氟比洛芬（flurbiprofen）的抗炎作用是阿司匹林的 250 倍，镇痛作用是阿司匹林的 50 倍。抗炎和镇痛作用强于布洛芬，且毒性更低。由于患者对本药的耐受性较好，久用时罕见诱发消化道溃疡，故对阿司匹林无效或不能耐受者可选用本药。此外，氟比洛芬尚可用于治疗白内障术时的瞳孔缩小及术后炎症反应；预防和治疗人工晶体植入术后的黄斑囊样水肿。

十二、双氯芬酸

双氯芬酸（diclofenac，双氯灭痛）口服吸收迅速，但由于首过消除，口服生物利用度只有 30% ～ 70%。服药后 2 h 达血药峰值，$t_{1/2}$ 为 1 ～ 2 h。药物可在关节滑液中蓄积，$t_{1/2}$ 延长至 2 ～ 6 h。双氯芬酸具有解热、镇痛和抗炎作用，其作用比阿司匹林强 26 ～ 50 倍。主要用于风湿性和类风湿关节炎、骨关节炎、强直性脊柱炎等。不良反应发生率为 20%。服药初期有轻度胃肠刺激症状、轻度眩晕或头痛，继续用药数日后可自行消失。大剂量或长期服用，可使极少数患者出现溶血性贫血、骨髓抑制和暂时性肝肾功能异常。连续用药一般不应超过 1 周。

十三、吡罗昔康和美洛昔康

吡罗昔康（piroxicam，炎痛喜康，feldene）和美洛昔康（meloxicam）为同类药，属苯并噻嗪类的非甾体类抗炎药。对 PG 合成酶有强大的抑制作用。吡罗昔康口服吸收完全，但较慢，一次用药后约 4 h 血药浓度达峰值。有肝肠循环，$t_{1/2}$ 为 35 ～ 45 h。血浆蛋白结合率为 99%。每日一次服 20 mg，需经 5 ～ 7 天后达稳态血药浓度，此时关节腔药物浓度与血浆浓度相近。大部分药物经肝代谢及与葡糖醛酸结合后，由肾排出，保持原型排出的药物不足 10%。美洛昔康对 COX-2 具有选择性的抑制作用，因而其抗炎作用强而不良反应较轻。美洛昔康的血浆蛋白结合率为 99%，$t_{1/2}$ 约为 20 h。

吡罗昔康适用于治疗风湿性及类风湿关节炎、强直性脊柱炎及急性痛风等。特点为用药剂量小，作用持续时间长，每日一次 20 mg 与每日 3.98 g 的阿司匹林抗风湿作用相当。不良反应较少，患者易耐受。剂量超过每日 30 mg 者胃肠道溃疡发生率明显上升。溃疡病及肝、肾功能不良的患者禁用。美洛昔康的适应证同吡罗昔康，但剂量过大或长期应用也可致消化道出血、溃疡，应予以注意。

第二节　选择性 COX-2 抑制药

一、塞来昔布

塞来昔布（celecoxib）属高选择性 COX-2 抑制药，对 COX-2 的选择性比 COX-1 高约 375 倍。本药的化学结构中含有磺胺基团。口服易吸收，但食物可使其吸收减少 20% ～ 30%。血浆蛋白结合率高，主要经肝代谢，$t_{1/2}$ 约为 11 h。塞来昔布临床用于治疗风湿性关节炎或骨关节炎，口服每次 100 ～ 200 mg，2 次/日；与大多数 NSAIDs 相比，治疗效果相同，但内镜检查发现的消化性溃疡病例极少，是其主要优点。提高剂量至每日 1200 mg，疗效无明显增加。对血小板无影响。其他类型的不良反应发生率与多数 NSAIDs 相近或略低。

二、尼美舒利

尼美舒利（nimesulide）是一种新型的非甾体类抗炎药，具有较高的选择性抑制 COX-2 作用。口服后吸收迅速、完全，生物利用度大于 90%，且不受食物影响。其血浆蛋白结合率达 99%，绝大部分药物经肝代谢，$t_{1/2}$ 为 2 ～ 3 h。尼美舒利具有很强的解热、镇痛和抗炎作用；口服解热作用比对乙酰氨基酚强 200 倍；镇痛作用比阿司匹林强 24 倍。此外，还具有抗过敏、抗血小板聚集和抑制金属蛋白酶合成的作用。常用于类风湿关节炎和骨关节炎，呼吸道、耳鼻喉、软组织和口腔的炎症。"阿司匹林哮喘"者可使用尼美舒利。偶有消化系统的不良反应，但轻微而短暂。

第三节　抗痛风药

痛风（gout）为嘌呤代谢紊乱所致的疾病，因血中尿酸过高，尿酸盐在关节、肾及结缔组织中结晶沉积而导致关节炎症及粒细胞浸润，如未及时治疗，则可发展为慢性痛风性关节炎或肾病变。抗痛风药可通过抑制尿酸的生成或促进尿酸的排泄，以降低血中尿酸水平。对急性痛风发作的炎症反应，NSAIDs 有一定的对症疗效，但对慢性痛风的进行性病变无效。常用药物有别嘌醇和丙磺舒，它们均无抗炎或镇痛作用，故只用来治疗慢性痛风。对于急性痛风发作，可用秋水仙碱或其他止痛抗炎药治疗。

一、别嘌醇

别嘌醇（allopurinol）为次黄嘌呤的异构体。次黄嘌呤及黄嘌呤可被黄嘌呤氧化酶催化而生成尿酸。别嘌醇及其代谢产物别黄嘌呤可抑制黄嘌呤氧化酶，减少尿酸生成。

本药口服后由胃肠道吸收，经肝代谢，约 70% 代谢物为有活性的别黄嘌呤。用量宜从小剂量开始。不良反应较少，偶见皮疹、转氨酶增高、粒细胞减少等，应定期检查肝功能和血象。

二、丙磺舒

丙磺舒（probenecid）口服吸收完全，大部分通过肾近曲小管主动分泌排出，因其脂溶性高，易被肾小管重吸收，此时可竞争性抑制尿酸的重吸收，增加尿酸排泄而降低血中尿酸浓度。本药也可在肾小管与青霉素或头孢菌素类竞争同一分泌机制，可减慢后两者的排泄，提高其血药浓度。

少数患者可有胃肠道反应、皮疹、发热等。治疗初期可使痛风发作加重，这是由于尿酸盐由关节移出所致。加服碳酸氢钠并大量饮水可防止尿酸在泌尿道沉积，促进其排出。

三、秋水仙碱

秋水仙碱（colchicine）为抗有丝分裂药，对急性痛风性关节炎有选择性消炎作用，可迅速解除急性痛风发作症状，其作用机制为抑制急性发作时的粒细胞浸润。本药不良反应较多，常见消化道反应。中毒时可有水样便及血便、脱水和休克，对肾和骨髓有损害作用。

四、苯溴马隆

苯溴马隆（benzbromarone）口服易吸收，主要在肝代谢，代谢产物也有一定的活性。苯溴马隆主要通过抑制肾近曲小管对尿酸的重吸收，促进尿酸排泄，降低血中尿酸水平而产生抗痛风作用。用药后可缓解关节红、肿、热、痛等症状，并能使痛风结节消散。临床用于慢性痛风、原发性或继发性高尿酸血症。少数患者在治疗初期有恶心、腹胀等症状，继续用药可自行消失。用药期间应定期检查血常规，少数患者在用药 3 个月后出现粒细胞减少。

思考题

1. 解热镇痛抗炎药分哪几类? 作用机制是什么?
2. 解热镇痛抗炎药与镇痛药比较有何异同点?
3. 水杨酸类解热镇痛抗炎药的主要不良反应有哪些? 药物配伍方面应注意什么?
4. 比较氯丙嗪和阿司匹林的降温特点。
5. 比较哌替啶和阿司匹林的镇痛特点。
6. 简述对乙酰氨基酚的药理作用及应用特点。

（蒲小平　梁建辉）

第十八章 全身麻醉药

学习要求:

1. 掌握常用全身麻醉药的药理作用、临床应用及优缺点
2. 了解全身麻醉药脂溶性与麻醉作用的关系
3. 了解各种复合麻醉用药的概念

全身麻醉药(general anesthetics)属于中枢神经系统抑制药物,可以产生广泛的、充分的、可逆性的中枢抑制作用,以保证外科手术或者其他医疗操作顺利实施。大多数全身麻醉药可逆性的中枢抑制作用主要包括自主神经反射减弱,抑制不良刺激反应,疼痛消除,骨骼肌松弛,记忆缺失,神志消失。值得指出的是,并非所有的全身麻醉药都可以产生相同的中枢抑制作用。如巴比妥类药物可以引起明确的记忆障碍和神志丧失,但镇痛效果却不明显。

全身麻醉药的治疗指数较低,一般为 2～4,安全范围小,属于较为危险的药物。因此,在临床使用中,必须遵循相关的用药原则。有关麻醉药物的临床使用已经发展成一门独立的医学学科,即麻醉学。全身麻醉药一般采用吸入给药和静脉注射两种途径,以便精确控制药物的有效剂量和作用时间。因此,全身麻醉药分为吸入性麻醉药和静脉麻醉药。

全身麻醉药作用的解剖部位并不十分清楚。一般认为,可以在不同神经系统水平产生抑制作用,包括周围感觉神经元、脊髓、脑干及大脑皮质。药物对中枢神经系统不同部位的作用可以产生不同的麻醉效应。研究资料表明:异氟烷可以消除脑电活动,导致脑电静止状态。吸入麻醉药对丘脑神经元的兴奋性具有抑制作用,阻断丘脑-大脑皮质之间的联系,导致意识消失。静脉和吸入麻醉药可以抑制海马神经元的兴奋性,可能与记忆缺失有关。此外,患者对手术切口刺激失去反应,可能与麻醉药对脊髓的抑制作用有关。

全身麻醉药在细胞水平可以产生两种药理效应。其一,吸入麻醉药使神经元产生超极化,抑制神经元的动作电位和神经冲动的传递。经典的脂质理论确定了吸入麻醉药物的麻醉强度与其脂溶性成正比的关系。吸入麻醉药的脂溶性常用油/水分布系数来表示。油/水分布系数越大,药物脂溶性越高,越容易与富含脂质成分的神经细胞结合,导致神经细胞的容积增大,膜流动性增加。其二,静脉和吸入麻醉药均可以对神经突触的功能产生明显的影响。目前已经证实全身麻醉药对兴奋性突触具有明确的抑制作用,而对抑制性突触则产生增强作用,从而影响神经递质的释放和神经冲动的传递。$GABA_A$ 受体属于抑制性神经递质 GABA 门控氯离子通道受体,许多吸入麻醉药(如含卤素的吸入麻醉药异氟烷、恩氟烷、七氟烷等)和静脉麻醉药(如丙泊酚、巴比妥类、依托咪酯等),在临床常用剂量下,可以增强 $GABA_A$ 受体的功能水平,对神经系统的兴奋状态产生抑制作用。$GABA_A$ 受体是由不同亚基组成的五聚体蛋白复合物,具有不同的结合和调节位点。针对不同区域或亚基进行突变,可以选择性影响不同药物的麻醉效应,说明 $GABA_A$ 受体存在多种麻醉药物各自特殊的结合位点。一般认为,麻醉药增强 $GABA_A$ 受体的功能可能与镇静催眠、意识丧失有关。

甘氨酸受体是另一个重要的抑制性神经递质门控氯离子通道受体,对于脊髓和脑干神经兴奋性的抑制发挥重要的作用。吸入麻醉药在临床用药剂量下可以增强由甘氨酸介导氯离子通道的

开放，激活甘氨酸受体。同样，静脉麻醉药丙泊酚和巴比妥类药物可以加强甘氨酸的激活电流。值得注意的是，依托咪酯和氯胺酮无此作用。

兴奋性氨基酸神经递质 NMDA 受体与谷氨酸门控阳离子通道关系非常密切，是氯胺酮、氧化亚氮以及氙气麻醉作用主要的分子靶点，可以选择性抑制谷氨酸激活电流，对 NMDA 受体产生抑制作用。一般认为，NMDA 受体功能的减弱与麻醉药物意识消失的作用有关。

第一节　吸入性麻醉药

吸入性麻醉药（inhalational anesthetics）是一类挥发性液体（如异氟烷、恩氟烷、地氟烷及七氟烷等）或气体（如氧化亚氮），吸入后发生由浅入深的麻醉。

【药理作用】

1. 中枢神经系统作用　吸入性麻醉药的中枢作用主要取决于脑内药物浓度。某些特殊神经元和神经通路对药物的敏感性有较大差异。脊髓背角胶质细胞对药物最敏感，因而首先出现该区域脊髓丘脑束感觉传递阻断，痛刺激反射减弱或消失；较高浓度可抑制许多脑区的抑制性神经元，导致受其控制的其他神经元释放兴奋性神经递质，产生所谓"去抑制效应"，网状激活系统升支通路的进行性抑制使脊髓反射活动减弱或消失；延髓呼吸中枢和血管运动中枢对全麻药最不敏感，高浓度才能导致呼吸系统和循环系统衰竭。除氧化亚氮外，各药可不同程度地降低脑代谢、扩张脑血管，增加脑血流和升高颅内压。

2. 心血管系统作用　除氧化亚氮外，含氟麻醉药均能不同程度地抑制心肌收缩力、扩张外周血管、降低血压和心肌耗氧量；并降低压力感受器的敏感性，使内脏血流量减少。这些作用常受到多种因素的干扰，如患者手术前的精神状况、手术刺激、麻醉深度、麻醉辅助药的使用以及患者血氧情况等。高碳酸血症促进体内儿茶酚胺释放，使药物的心血管效应减弱。七氟烷和地氟烷的心血管抑制效应相对较小。

3. 呼吸系统作用　全麻药均能扩张支气管和降低呼吸中枢对 CO_2 的敏感性。除氧化亚氮外，各药可降低潮气量、增加呼吸频率，使每分通气量降低，并抑制缺氧所致代偿性换气。对支气管黏膜纤毛功能也有抑制作用，可致黏液蓄积，引起肺不张和术后呼吸道感染。含氟吸入剂在麻醉诱导期对呼吸道有不同程度的刺激作用，引起咳嗽甚至支气管平滑肌痉挛，以地氟烷刺激性最大，而七氟烷最小。

4. 骨骼肌松弛作用　除氧化亚氮外，含氟麻醉药均有不同程度的骨骼肌松弛作用。此作用与非去极化型骨骼肌松弛剂相协同，可能与抑制中枢神经系统和增加神经肌肉接头对肌肉松弛剂敏感性有关。

5. 子宫松弛作用　除氧化亚氮外，各药均明显松弛子宫平滑肌，使产程延长和产后出血过多。

【药动学】

1. 吸收　吸入性麻醉药经肺泡膜扩散而吸收入血。吸收速度受肺通气量、吸入气中药物浓度和血/气分布系数等的影响。在一个大气压下，能使 50% 患者痛觉消失的肺泡气体中药物的浓度称为最小肺泡浓度（minimum alveolar concentration，MAC）。MAC 越低，药物的麻醉作用越强。血/气分布系数是指血中药物浓度与吸入气中药物浓度达到平衡时的比值，血/气分布系数大的药物在血中溶解度大，血中药物分压升高较慢，即达到血/气分压平衡状态较慢，故诱导期长（乙醚）。提高吸入气中药物浓度可缩短诱导期。肺通气量和肺血流量与药物吸收速率呈正相关。

2. 分布　吸入性麻醉药是脂溶性较高的一类药物，易通过血脑屏障进入脑组织发挥作用。虽然吸入性麻醉药亦有一些进入体内各脏器，但以脑组织最多，然后自脑组织再分布到全身，同时脑组织中的浓度相应下降，血流供应丰富的器官和组织优先接触吸收，然后才是血流供应较少的组织。由于吸入全麻药的脂溶性高，在脂肪组织中可大量蓄积，待停药后才逐渐释入血流，再经肺泡气逐渐排出。因此在停药时，脂肪内分布量最大，排泄最慢。乙醚需 2 ～ 24 h，氟烷可经 2 周。其速度与脑/血分布系数成正比。脑/血分布系数是指脑中药物浓度与血液药物浓度达到平衡时的比值。该系数大的药物易进入脑组织，使麻醉作用增强，诱导期缩短。

3. 消除　吸入性麻醉药主要经肺泡以原型排泄，肺通气量大、脑/血和血/气分布系数较低的药物较易排出，恢复期短，苏醒快。常用吸入性麻醉药的特点见表 18-1。

表 18-1　吸入性麻醉药的特点

	MAC（%）	最大蒸气浓度（%，20℃）	分配系数（37℃）			代谢量（%）
			血/气	脑/血	油/水	
异氟烷	1.20	33	1.40	2.60	98	0.20
恩氟烷	1.60	23	1.80	1.40	99	2.40
地氟烷	6.00	87	0.45	1.30	19	0.02
七氟烷	2.00	21	0.65	1.70	42	3.00
氧化亚氮	105.0	—	0.47	1.10	1.4	0.004

【不良反应】

1. 呼吸和心脏抑制　超过外科麻醉 2 ～ 4 倍量的药物可明显抑制呼吸和心脏功能，严重者可致死亡。

2. 吸入性肺炎　由于麻醉时正常反射消失，胃内容物可能反流并被吸入肺，刺激支气管痉挛和引起手术后肺部炎症。

3. 恶性高热　极为罕见，除氧化亚氮外，所有吸入性麻醉药均可引起，表现为心动过速、血压升高、酸中毒、高血钾、肌肉僵直和体温异常升高（可达 43℃，严重者可致死），骨骼肌松弛药琥珀酰胆碱能触发此反应。由于此症有一定的遗传关系，难以预防。对症处理可采用丹曲林（dantrolene）静脉注射、降低体温，以及纠正电解质和酸碱平衡紊乱。

4. 肝、肾毒性　最近认为所有含氟麻醉药都可致肝损害。七氟烷在 CO_2 吸附器内部分降解形成的烯烃化物，对实验大鼠有明显的肾毒性，值得注意。

5. 对手术室工作人员的影响　长期吸入低剂量吸入麻醉药有致头痛、警觉性降低和孕妇流产的可能。

【常用药物】

氧化亚氮（nitrous oxide）

氧化亚氮亦称笑气，为目前尚在使用的气体吸入麻醉剂。性质稳定，不燃不爆，对呼吸道无刺激性，诱导期短，苏醒快，也不在体内代谢。虽然麻醉效价低，但镇痛作用较强。临床上常用于吸入或静脉全麻的诱导或维持。临床上本药禁用于气囊肿、气胸、鼓肠、气脑等症，以免顿时有大量的氧化亚氮进入这些空腔或间隙中致病情突然加重。

异氟烷（isoflurane，异氟醚）和恩氟烷（enflurane，恩氟醚）

两者为同分异构体，是目前广泛使用的吸入性麻醉剂。其特点为麻醉诱导期短，麻醉深度易于调整；对心血管系统抑制作用较弱，不增加心肌对儿茶酚胺的敏感性；肌肉松弛作用较强，但要达满意肌松效应仍需加用肌肉松弛药。肝毒性罕见。异氟烷在麻醉诱导期对呼吸道刺激较大，可致咳嗽、分泌物增加和喉头痉挛。恩氟烷浓度过高可致惊厥，有癫痫史者应避免使用。

地氟烷（deflurane，去氟烷）

化学结构与异氟烷相似，只是异氟烷分子中的 O 被 F 取代。具有低脂溶性和低代谢性的特点，麻醉效价低于上述药物，但麻醉诱导期极短，患者苏醒快（停药后 5 min 即可苏醒）。适合于成人及儿童的麻醉维持，尤其是需要较长时间的手术麻醉。也可用于成人诱导麻醉。

七氟烷（sevoflurane，七氟醚）

麻醉效价高于地氟烷，血 / 气分配系数与地氟烷相当，无明显呼吸道刺激。本药麻醉诱导期短、平稳、舒适，麻醉深度易于控制，患者苏醒快，对心脏影响小。目前广泛用于儿童及成人诱导麻醉和维持麻醉。

【药物相互作用】阿片类镇痛药、镇静催眠药可增强本类药的麻醉作用，麻醉药用量应减少。骨骼肌松弛药可增强本类药的肌松效果，合用时肌松药剂量宜减半。含氟麻醉药可增加心肌对儿茶酚胺的敏感性，β 受体阻断药可增强本类药的心脏抑制作用。

第二节　静脉麻醉药

静脉麻醉药（intravenous anesthetics）用于麻醉，方法简便易行，麻醉速度快，药物经静脉注射后到达脑内即产生麻醉作用，故诱导期不明显。主要包括以硫喷妥钠为代表的超短效巴比妥类、苯二氮䓬类、氯胺酮、丙泊酚等。主要用于全麻的诱导与复合全麻的维持，以减少吸入全麻药的 MAC，保持患者安静入睡，听觉和视觉部分或完全消失，应激反应迟钝，健忘显著。除氯胺酮外，一般的静脉全麻药镇痛均不够完全，很少单独使用。

硫喷妥钠（thiopental sodium）

硫喷妥钠为超短效巴比妥类，脂溶性高，极易透过血脑屏障进入脑组织，故作用迅速。数秒钟即可进入麻醉状态，无兴奋期，但一次静脉注射仅维持数分钟，作用短暂的原因主要是药物能迅速从脑组织和血流丰富的组织扩散到脂肪和肌肉等组织，形成再分布，使脑内药物浓度迅速下降。因此，终止给药后患者在 10 min 内苏醒，要维持麻醉状态需持续给药或改用吸入性麻醉药。本药主要优点是起效快，能降低脑血流、脑代谢和脑耗氧量，麻醉期间不升高颅内压；缺点主要是抑制呼吸，过量可致呼吸停止。麻醉时各种反射依然存在，镇痛和肌松作用弱，难于单用完成一般手术；亦可造成喉头和支气管痉挛；给药时间过长则麻醉恢复期延长，造成护理困难。临床主要用于诱导麻醉和基础麻醉，用药前宜皮下注射硫酸阿托品预防喉头痉挛。

氯胺酮（ketamine）

氯胺酮化学名为 2- 氯苯 -2- 甲基胺环己酮盐酸盐，易溶于水。它对中枢神经系统既有抑制作用，又有兴奋作用。它可选择性阻断痛觉冲动向丘脑和大脑皮质传导，同时又兴奋网状结构和大脑边缘系统。患者痛觉消失而意识可能部分存在，睁开眼睛呈木僵状，对环境变化无反应，同时肌张力增强，眼球震颤，肢体无目的地活动，有梦幻般的感觉和烦躁不安等浅麻醉状态，即所谓的"分离麻醉"（dissociative anesthesia）。氯胺酮麻醉起效快，镇痛力强，维持时间短。对肝、肾功能无明显影响。可使心率加快，血压明显升高，也能使颅内压及眼内压明显升高。苏醒期较长，需 2～3 h 以上，恢复后可能出现精神错乱。临床适用于小手术或低血压患者的诱导麻醉。禁用于高血压、颅内压升高及精神障碍患者。

依托咪酯（etomidate）

依托咪酯又称甲苄咪唑，可抑制大脑皮质及脑干网状结构，无明显镇痛作用。主要优点是起效快、维持时间短、苏醒迅速、对机体主要器官无毒性，亦不引起组胺释放及过敏反应。主要缺点为恢复期出现恶心、呕吐，抑制肾上腺皮质激素功能，单剂给药后血浆可的松水平持续降低长达 6 h。较大剂量可引起呼吸暂停，还可使肌肉发生痉挛。一次静脉注射可用于全身麻醉的诱导，用于全身麻醉维持则需静脉滴注。

丙泊酚（propofol）

丙泊酚又名异丙酚，属于烷基酚类化合物。1983 年开始在临床使用，为常用短效静脉麻醉药，适用于门诊短小手术的麻醉。药理作用与硫喷妥钠相似，可增强 $GABA_A$ 受体功能，增加氯离子内流，引起超极化，产生中枢抑制和麻醉作用。其优势在于：①脂溶性大，起效快，麻醉维持时间短，患者苏醒快。②肝代谢快，代谢产物无麻醉作用。因此，临床上可采用连续静脉输注，维持麻醉，而且无宿醉现象。③对呼吸道无刺激作用，可以降低颅内压和脑组织代谢。术后恶心呕吐少见，但静脉输注过快，可引起呼吸抑制、血压下降、心搏骤停等。与依托咪酯相比，对肾上腺皮质无抑制作用，也不引起非随意运动。临床常用丙泊酚长链脂肪乳剂注射液。

γ-羟基丁酸钠（γ-hydroxybutyrate sodium）

γ-羟基丁酸钠又名羟丁酸钠（sodium oxybate），是内源性的天然物质，为中枢神经系统抑制性神经递质 GABA 的代谢产物。正常情况下，γ-羟基丁酸以游离形式存在于人血清中，易通过血脑屏障和胎盘屏障。γ-羟基丁酸代谢为琥珀酸半醛并参与三羧酸循环，最终主要以 CO_2 随呼气排出。γ-羟基丁酸是中枢神经系统抑制药，其药理作用机制与多种神经递质系统有关，主要作用于 γ-羟基丁酸特异性受体、$GABA_B$ 受体和 DA 能神经系统。此外，γ-羟基丁酸还可通过胆碱能、阿片能、去甲肾上腺素能和 5-羟色胺能神经系统发挥作用。临床上，静脉注射给药主要用于复合全麻的诱导和维持静脉全麻药，常与全麻药或麻醉辅助药合用。麻醉作用持续90 ~ 120 min，有时可持续数小时不等。大剂量快速静脉注射过快可以引起窦性心动过缓、体温过低、肌肉抽搐、不随意运动及锥体外系症状，甚至出现呼吸抑制，或呼吸暂停、窒息和死亡等。

咪达唑仑（midazolam）

咪达唑仑属于含咪唑环的苯二氮䓬类（benzodiazepines，BZ）药物，具有催眠、镇静、抗惊厥、抗焦虑、肌肉松弛作用，其药理作用起效快，且持续时间短。可以与 BZ 受体结合，其亲和力是地西泮的 3 倍。咪达唑仑的血浆蛋白结合率为97%，经肝代谢，自肾排出，长期用药无蓄积作用。临床上用于各种失眠症的治疗，尤其适于睡眠节律障碍。注射剂可用于内镜检查及手术前给药。静脉注射常用于不宜使用硫喷妥钠危重患者的手术麻醉，也可用于心血管、颅脑手术麻醉。剂量过高或静脉注射过快可产生呼吸抑制、血压下降等。与中枢抑制药、乙醇、降压药等合用，可增强其药理作用。常见的不良反应有心悸、皮疹、过度换气、低血压、幻觉、谵妄等。

第三节　复合麻醉

理想的全麻药应具有良好的镇痛作用、足够的骨骼肌松弛作用，能消除各种不利于患者的反射活动，对呼吸、循环和肝、肾功能无明显影响，麻醉过程平稳，诱导和苏醒均迅速而舒适，且麻醉深度易于调节。目前临床上使用的全麻药种类虽多，但尚难完全符合以上要求。为克服全麻药的缺点，减少其不良反应和增加麻醉的安全度，一般都采用联合用药的方式，故称复合麻醉（combined anaethesia）。复合麻醉是指同时或先后应用两种以上的麻醉药物或其他辅助药物，减轻患者的紧张情绪及克服全麻药的诱导期长和骨骼肌松弛不完全等缺点。常用的复合麻醉有以下几种：

1. 麻醉前给药（premedication） 麻醉前应用其他药物以补救麻醉药的缺点。如用阿托品或东莨菪碱对抗乙醚引起的呼吸道分泌物增加，保持呼吸道通畅并防止术后肺炎；也可对抗氟烷麻醉引起的心率减慢，以及防止硫喷妥钠引起的喉痉挛和支气管痉挛。用苯二氮䓬类、巴比妥类、吗啡、哌替啶或冬眠合剂等消除患者紧张情绪，增强麻醉药的镇痛效果或减少麻醉药的用量等。

2. 诱导麻醉（induction of anesthesia） 为了缩短乙醚等全麻药的诱导期，先用作用迅速的全麻药如硫喷妥钠或氧化亚氮等，使患者迅速进入外科麻醉期，然后再用乙醚等维持麻醉，此称诱导麻醉。

3. 基础麻醉（basal anesthesia）　对于过度紧张或不能合作的小儿患者，为了使麻醉顺利进行，可在进入手术室前肌内注射硫喷妥钠，使之进入浅麻醉状态，称基础麻醉。进入手术室后，再用吸入麻醉药调节麻醉深度。

4. 低温麻醉（hypothermal anesthesia）　在物理降温的基础上配合应用氯丙嗪，使体温下降到 28 ~ 30℃，降低心脏等生命器官的耗氧量，以利于进行心脏直视手术。

5. 控制性降压（controlled hypotension）　加用短时作用的血管扩张药硝普钠或钙通道阻滞药使血压适度下降，并抬高手术部位，以减少出血，常用于颅脑手术。

6. 合用骨骼肌松弛药　根据手术对肌肉松弛的要求，可在麻醉时合用琥珀胆碱、筒箭毒碱等骨骼肌松弛药。

7. 神经安定镇痛术和神经安定麻醉　神经安定镇痛术（neuroleptanalgesia，NLA）是一种复合镇痛方法，常用安定药氟哌利多（droperidol）和镇痛药芬太尼（fentanyl）按 50：1 组成氟芬合剂（innovar，依诺伐）做静脉注射，使患者处于意识混浊、痛觉消失状态。常用 NLA 和肌松药（如琥珀胆碱）配合使用进行复合麻醉。

思考题

1. 比较各类吸入性麻醉药和静脉麻醉药的优缺点。
2. 简述吸入性麻醉药的不良反应。

（蒲小平　梁建辉）

第十九章 中枢兴奋药

学习要求：

1. 掌握各类中枢兴奋药的药理作用、临床应用和不良反应
2. 了解中枢兴奋药在临床抢救呼吸衰竭中的地位

中枢兴奋药（central stimulants）是指对中枢神经系统（包括大脑皮质、脑干、脊髓）具有兴奋作用的药物，主要分为三大类：①致惊厥兴奋药，如士的宁等，主要作用于脊髓，产生反射性兴奋，大剂量可以引起抽搐和惊厥；②呼吸兴奋药，如尼可刹米、洛贝林等，主要作用于脑干，增强呼吸和血管运动中枢的功能和活动，大剂量可以引起抽搐和惊厥；③精神运动性兴奋药，如咖啡因、苯丙胺、哌甲酯等，主要作用于大脑皮质，对精神活动和行为具有明显的兴奋作用。广义的中枢兴奋药还应该包括促脑功能恢复药、致幻剂等。

第一节 致惊厥兴奋药

士的宁（strychnine）

士的宁又名番木鳖碱，是中药马钱子中的一种生物碱。主要作用于脊髓，选择性阻断抑制性神经递质甘氨酸受体，取消中枢神经系统突触后的抑制过程，解除神经元之间的抑制。士的宁的脊髓兴奋作用，可以增加骨骼肌的紧张度。此外，对大脑皮质亦具有一定的兴奋作用。临床用于偏瘫、瘫痪、弱视症，以及因注射链霉素引起的骨骼肌松弛等。士的宁毒性较大，安全范围小，口服或注射均有可能引起毒性反应。排泄缓慢，有蓄积作用，过量或长期使用易产生惊厥，临床表现为腱反射亢进，面、颈部肌肉僵硬，角弓反张，惊厥。严重者可致呼吸停止和窒息。本品作为中枢兴奋药，已很少在临床应用。

印防己毒素（picrotoxin）和荷包牡丹碱（bicuculline）均属于 $GABA_A$ 受体阻断药，具有中枢神经系统兴奋作用，过量使用可兴奋大脑和脊髓而导致惊厥。荷包牡丹碱阻断 $GABA_A$ 受体结合位点，而印防己毒素则阻断 $GABA_A$ 受体的氯离子通道。戊四氮（pentylenetetrazol，PTZ）作用机制不是非常清楚，具有中枢神经系统兴奋作用，过量使用可致惊厥。戊四氮诱导的大、小鼠惊厥反应可作为癫痫动物模型。此类药物临床少用，多在实验室作为工具药使用。

第二节 呼吸兴奋药

尼可刹米（nikethamide）

尼可刹米（可拉明）系烟酰胺衍生物。直接兴奋延髓呼吸中枢，提高呼吸中枢对 CO_2 的敏感性；也可通过刺激颈动脉体化学感受器，反射性兴奋呼吸中枢，使呼吸频率加快，呼吸幅度加深，通气量增加，呼吸功能改善等。一次静脉注射作用仅维持 5～10 min，作用温和、安全范围

大。对大脑皮质、血管运动中枢和脊髓的兴奋作用较弱。

临床主要用于各种原因引起的中枢性呼吸衰竭。对各种中枢抑制药如吗啡等过量引起的呼吸抑制疗效较好。对巴比妥类中毒者效果较差。

尼可刹米不良反应较少，过量可引起血压升高、心动过速、咳嗽、呕吐、出汗、肌肉震颤及僵直等。中毒时可出现惊厥。

洛贝林（lobeline）

洛贝林（山梗菜碱）是从山梗菜中提取的生物碱，现已人工合成。其水溶液遇光、热易分解变色，应避光存放。本品通过刺激颈动脉体和主动脉体的化学感受器，反射性地兴奋延髓呼吸中枢。作用持续时间短（数分钟）、安全范围大，很少引起惊厥。用于新生儿窒息、小儿感染性疾病引起的呼吸衰竭、一氧化碳中毒等。大剂量可兴奋迷走中枢引起心动过缓、传导阻滞；过大剂量则可兴奋交感神经节及肾上腺髓质导致心动过速。

二甲弗林（dimefline）

二甲弗林直接兴奋呼吸中枢。呼吸兴奋作用比尼可刹米强100倍，亦强于贝美格。二甲弗林能显著改善呼吸功能，增加肺换气量，降低血CO_2分压，提高动脉血氧饱和度。作用机制不清，可能与阻断中枢GABA受体有关。安全范围小，过量易引起肌肉震颤和惊厥。临床用于各种原因引起的中枢性呼吸抑制；但吗啡中毒者慎用，因中毒量吗啡亦可兴奋脊髓诱发惊厥。对肺性脑病有较好的促苏醒作用。静脉给药需用葡萄糖液稀释后缓慢注射，并严密观察患者反应。孕妇禁用。

贝美格（bemegride）

贝美格（美解眠）中枢兴奋作用类似于戊四氮，兴奋作用迅速，维持时间短，选择性差，安全范围小。用量过大或注射太快可致惊厥，故应严格控制药物剂量和给药速度。主要用于巴比妥类等中枢抑制药过量中毒解救的辅助用药。

第三节 精神运动性兴奋药

咖啡因（caffeine）

其为咖啡豆和茶叶的主要生物碱，属甲基黄嘌呤类（methylxanthines）。临床应用的甲基黄嘌呤类药物主要包括咖啡因和茶碱。由于二者的水溶性低，药用其复盐即苯甲酸钠咖啡因（安钠咖）和氨茶碱（aminophylline）。两者的药理作用相似，但咖啡因的中枢兴奋作用较强，临床主要用作中枢兴奋药。茶碱的舒张平滑肌作用较强，主要用作平喘药（表19-1）。

表 19-1 咖啡因和茶碱药理作用的比较

药物	中枢兴奋	心肌兴奋	冠状血管扩张	支气管平滑肌松弛	利尿
咖啡因	+++	+	+	+	+
茶碱	++	+++	+++	+++	+++

【药理作用】

1. 中枢作用 小剂量咖啡因对大脑皮质有选择性兴奋作用，振奋精神，思维敏捷，减轻疲劳感，消除睡意，提高工作效率。成人服用低于200 mg剂量的咖啡因，能明显改善脑力或体力劳动，对于疲劳者作用更显著；进一步增加剂量则不利于脑力工作。较大剂量时，直接兴奋延髓呼吸中枢和血管运动中枢，使呼吸加深、加快，血压升高。中毒剂量则兴奋脊髓，引起惊厥。与苯丙胺类药物不同，咖啡因不产生欣快感和刻板动作，戒断症状轻微，未列入麻醉药品管理范围。

2.心肌和平滑肌作用   直接增强心肌收缩力，加快心率，增加心排血量。直接松弛外周血管平滑肌，扩张血管，降低外周阻力；增加冠脉血流量。收缩脑血管，可用于缓解偏头痛；舒张支气管平滑肌和胆道平滑肌，但作用较弱。

3.其他   咖啡因还具有利尿作用、刺激胃酸和胃蛋白酶分泌的作用。

【作用机制】咖啡因的作用机制有多种假说，近年认为拮抗腺苷受体是其主要机制。

1.腺苷受体拮抗作用   腺苷受体分为 A_1、A_2、A_3 受体三型。A_1 受体与 G_{i-1}、G_{i-2}、G_{i-3} 及 G_0 蛋白偶联，兴奋 A_1 受体可抑制腺苷酸环化酶，激活多种类型的 K^+ 通道；使某些电压依赖的 Ca^{2+} 通道失活，促进磷脂酶 C、Ca^{2+} 和蛋白激酶 C 的产生；抑制磷酸肌醇水解。A_2 受体则与 Gs 蛋白偶联，兴奋 A_2 受体可激活腺苷酸环化酶，激活某些电压依赖的 Ca^{2+} 通道，特别是 L 型通道。对腺苷酸环化酶活性以及 cAMP 水平的调节是区分 A_1 和 A_2 受体的基础，在细胞水平上 A_1 和 A_2 受体的大部分作用是相对的（表 19-2）。A_3 受体也与 G 蛋白偶联，抑制腺苷酸环化酶，常位于神经肌肉接头处。咖啡因的结构与腺苷类似，因而可竞争性拮抗腺苷受体，对 A_1 和 A_2 受体缺乏选择性。咖啡因在中枢或外周的药理作用主要由于腺苷受体拮抗，对突触前和突触后腺苷受体的拮抗作用相似。

表 19-2   两类腺苷受体激活所产生的生物学效应

	A_1 受体激活	A_2 受体激活
中枢神经系统	递质释放减少	运动减少
	镇静	血管舒张
	抗惊厥	
心血管系统	血管收缩	血小板抑制
	心动过缓	
	负性肌力	
肾	肾小球滤过减少	
	抗利尿作用	
呼吸系统	支气管收缩	支气管舒张
		刺激呼吸（外周）
		抑制呼吸（中枢）
胃肠道	抑制胃酸分泌	
代谢	抑制脂肪代谢	糖原异生作用
	增加胰岛素敏感性	
免疫系统	中性粒细胞趋化性	免疫抑制
		抑制超氧化物产生
		肥大细胞脱颗粒

2.其他作用机制   咖啡因对多种磷酸二酯酶有抑制作用，但有效浓度在 0.1 ～ 1 mmol/L，超过了治疗剂量的血浆浓度。浓度超过 1 mmol/L 时，可使骨骼肌、心脏以及神经组织细胞内贮存的 Ca^{2+} 释放，极易引起癫痫发作等毒性。此外，还可抑制 5'- 核苷酸酶，改变核苷酸代谢，抑制腺苷摄入，抑制碱性磷酸酶活性，抑制苯二氮䓬类与其受体的结合，可与 DNA 发生相互作用等。这些作用所需的浓度或剂量很高，临床难以达到，因而不是主要作用。然而，这些作用可累积，

或在特定的局部给药可达局部高浓度，往往引起毒性作用，也是潜在的作用机制。

【药动学】咖啡因口服后吸收快而完全，口服与静脉注射的血浆浓度相似，生物利用度近100%，达峰时间 30 ～ 60 min。成人口服 5 ～ 8 mg/kg，血浆峰浓度为 8 ～ 10 μg/ml。咖啡因表观分布容积 0.5 ～ 0.7 L/kg，血浆蛋白结合率为 10% ～ 35%。由于脂溶性高，易通过血脑屏障。血浆与脑内浓度之比约为 1。咖啡因通过肝药酶代谢，其中 84% 经去甲基成为副黄嘌呤，该产物与咖啡因药理活性相同，其血浆浓度为咖啡因浓度的 2/3。咖啡因最后代谢成 1,7- 二甲基尿酸、1- 甲基尿酸等排出体外，仅 1% ～ 5% 以原型排泄。咖啡因血浆 $t_{1/2}$ 为 2.5 ～ 4.5 h，肝功能的不同状况及某些生理、环境因素可以影响其代谢。如在妊娠、新生儿、患病、合用某些药物（口服避孕药、乙醇、西咪替丁）情况下其 $t_{1/2}$ 延长；而在运动或吸烟情况下 $t_{1/2}$ 则缩短。

【临床应用】

1. 镇痛佐剂　咖啡因本身无镇痛作用，小剂量咖啡因（65 ～ 130 mg）能增强非甾体类抗炎镇痛药的镇痛作用。

2. 血管性头痛　①咖啡因戒断性头痛：长期应用咖啡因，一旦停用可出现戒断症状，如头痛、疲劳、焦虑等，其中头痛最常见，这可能是由于血管对腺苷的敏感性增高，使颅外血流量增加，重新给予咖啡因，头痛即缓解。②偏头痛：临床上常合用麦角胺治疗偏头痛，麦角胺直接作用于 5-HT_1 受体导致血管收缩，降低颅外血流量。咖啡因增加麦角胺的吸收而增加其作用；同时阻断腺苷对 A_2 受体的作用使血管收缩，减轻感觉神经兴奋引起腺苷释放而造成的伤害性刺激，从而减轻疼痛。③腰椎穿刺后头痛：腰穿常因脑脊液压力下降导致颅内和椎管内静脉扩张，造成头痛。静脉注射或口服咖啡因能收缩脑血管而减轻头痛。

3. 新生儿呼吸暂停　新生儿特别是早产儿发作性呼吸暂停与腺苷激动呼吸中枢 A_2 受体有关。激动外周（颈动脉体）A_2 受体可反射性兴奋呼吸中枢；激动呼吸中枢 A_2 受体则抑制呼吸，在新生儿中枢作用占优势，而在成人则外周作用占优势。因而咖啡因也常用于治疗早产儿发作性呼吸暂停及早产儿术后呼吸障碍。

4. 延长电惊厥持续时间　电惊厥常用于治疗严重抑郁症，咖啡因可以延长电惊厥持续时间，但不改变惊厥阈值，同时可提高电惊厥治疗效果。

5. 其他　咖啡因阻断腺苷受体介导的内脏血管扩张，从而可治疗老年人或自主神经功能紊乱者的餐后低血压；还可促进脂肪分解，增加机体产热，与麻黄碱合用可减轻体重，达到减肥效果。

【不良反应】剂量超过 1 g，血浆浓度超过 30 mg/L 时，出现兴奋、失眠、烦躁不安、神经质、脸面潮红、多尿、胃肠功能失调等，严重的还能引起肌肉抽搐、心动过速甚至心律失常。长期摄入大剂量咖啡因（> 600 mg/d），能产生焦虑、烦躁不安、失眠等症状。

哌甲酯（methylphenidate）

哌甲酯（利他林）系苯丙胺类药物。作用性质与苯丙胺相似，但拟交感作用很弱。

【药理作用】对皮质和皮质下中枢有兴奋作用，振奋精神，缓解抑郁状态，减轻疲乏感。可产生轻度欣快感和轻度食欲缺乏。较大剂量兴奋呼吸中枢，中毒剂量引起惊厥。作用机制与促进脑内单胺类神经递质如 NA 和 DA 的释放，以及抑制它们的再摄取有关。

【药动学】口服易吸收，2 h 血药浓度达高峰，脑内药物浓度高于血药浓度。80% 酯解成利他酸，随尿液排出，$t_{1/2}$ 约为 2 h。一次服药作用持续 4 h。

【临床应用】临床用于小儿遗尿症，因药物兴奋大脑皮质，使患儿易被尿意唤醒。对儿童多动综合征有较好疗效，使半数以上患者注意力集中，学习能力提高。也可用于轻度抑郁症、发作性睡病和中枢抑制药过量中毒的治疗。

【不良反应与禁忌证】治疗量时不良反应较少。偶有失眠、兴奋、心悸、焦虑、厌食和口干。大剂量时可使血压升高而致眩晕、头痛等。癫痫、高血压、青光眼患者禁用。长期服用可产生耐受性和依赖性，可抑制儿童生长发育。

匹莫林（pemoline）

匹莫林（苯异妥英）系苯丙胺类药物，药理作用和用途与哌甲酯相似，作用强度高于哌甲酯，但弱于苯丙胺。口服易吸收，$t_{1/2}$ 约为 12 h，每日用药 1 次即可。临床主要用于儿童多动综合征、轻度抑郁症、发作性睡病，也可用于遗传性过敏性皮炎。肝肾功能受损者、癫痫者、孕妇慎用，6 岁以下儿童尽量避免使用。

可卡因（cocaine）

可卡因是从古柯叶中提取的一种生物碱，故又称古柯碱，化学名称为苯甲基芽子碱，多呈白色晶体状，无臭，味苦而麻。可卡因可以阻断多巴胺、去甲肾上腺素和 5- 羟色胺的再摄取，提高某些重要脑区神经递质的浓度，产生精神运动兴奋性效应。临床表现为警觉性高，自信心强，自我感觉良好，操作能力明显改善。高剂量可产生欣快感，鼻吸和静脉注射可卡因时产生"飘感"，但持续时间较短，需要反复用药。长期滥用可卡因可以形成躯体依赖（physical dependence）和精神或心理依赖（psychological dependence），其主要戒断症状和体征表现为病理性心境恶劣、嗜睡、疲劳、心动过缓、对可卡因的渴求。由于可卡因具有较好的麻醉效果，穿透力强，因此，该药在临床上可用作局部麻醉药或血管收缩剂。主要用于表面麻醉，如眼科和鼻咽部小手术。但是，可卡因精神运动兴奋性作用尚无明确的临床用途。可卡因是研究儿茶酚胺类神经递质释放和再摄取重要的工具药。

苯丙胺（amphetamine）

苯丙胺又称安非他明，存在两种光学异构体，其中右旋苯丙胺的药理活性更强。主要中枢的药理作用包括：①精神运动性兴奋效应；②欣快感；③降低食欲；④长期使用可产生木僵行为和精神病样症状。此外，苯丙胺具有外周拟交感药理活性，可导致血压升高，心率加快，抑制胃肠蠕动。临床上，主要用于多动症的治疗，服用本药后就可使患儿活动减少，注意力集中。苯丙胺还可以用来治疗发作性睡眠症。苯丙胺在饭前食用可降低食欲，曾经用来辅助限食，以达到减肥的目的。越战时期的"大力丸"含有苯丙胺，具有兴奋抗疲劳作用，可以使士兵、飞行员、卡车驾驶员在执行任务时长时间保持清醒状态（有时是非法的）。苯丙胺的药理学作用机制主要是通过刺激突触前膜释放多巴胺、去甲肾上腺素和 5- 羟色胺，增加突触间隙神经递质的水平，而不是阻断神经递质再摄取。

苯丙胺类兴奋剂（amphetamine-type stimulants，ATS）为一组化学结构相似、具有共同药理活性的人工合成的系列化合物，主要包括苯丙胺、右苯丙胺（dextroamphetamine）、甲基苯丙胺（methamphetamine）、芬美曲秦（phenmetrazine）、哌甲酯（methylphenidate）、安非拉酮（diethylpropion）、亚甲二氧基甲基苯丙胺（3,4-methylenedioxymeth-amphetamine，MDMA，俗称"迷魂药"）、亚甲二氧基苯丙胺（3,4-methylenedioxy-amphetamine，MDA）、亚甲二氧基乙基苯丙胺（3,4-methylenedioxyethyl-amphetamine，MDE）等。苯丙胺类兴奋剂可以产生与可卡因相似的精神效应和主观感觉。小剂量有短暂的抗疲劳和兴奋作用，中等剂量可以提高警觉性、增强自信心、自我感觉良好。表现出精神振奋、神志清醒、思维机敏活跃、言语增多且流畅、兴致勃勃、情绪高涨、注意力集中、工作能力提高、无疲劳感、无饥饿感。反复使用会产生躯体依赖和精神或心理依赖，过量则导致死亡。

药物依赖（drug dependence）的定义包括四个方面的含义：①药物依赖是药物与机体相互作用所形成的精神和躯体状态；②持续或定期地强迫性用药是药物依赖主要的临床表现；③强迫性用药属于非医疗目的，其主要目的在于体验某种精神效应，或者避免戒断后所出现的不快感；④药物依赖不一定伴有药物耐受，而且可能对多种药物形成依赖。精神或心理依赖是指人或动物对成瘾药物反复使用的渴求和欲望，表现为强迫性、无节制的用药。躯体依赖系指机体对药物的药理活性产生了适应性改变，有可能伴发药物耐受（tolerance）。在药物耐受状态下，反复使用相同剂量的成瘾药物产生药理活性减弱。突然停药，机体与药物的适应性平衡被打破，可能引发戒断综合征（withdrawal syndrome）。一般来讲，成瘾药物的戒断症状与药物的初始效应恰好相反。戒断症状和体征是躯体依赖形成的重要标志。

第四节　促脑功能恢复药

阿屈非尼（adrafinil）

阿屈非尼属非苯丙胺类精神兴奋药。主要激动中枢神经系统的突触后 α_1 受体，激活中枢觉醒系统，提高中枢神经系统对外界刺激的敏感性。由于能改善脑缺氧或衰老所致脑电图变化，增强记忆力，又被列入益智药。阿屈非尼临床用于老年觉醒障碍和抑郁症、各种原因引起的精神滑坡综合征。不良反应可见烦躁不安、短暂发作性兴奋，连续用药可消失。严重肝肾功能损伤者应减量使用。

甲氯芬酯（meclofenoxate）

甲氯芬酯（氯醌酯）作用于大脑皮质，促进脑细胞氧化还原代谢，增加对糖的利用，提高神经细胞的兴奋性。对中枢抑制状态患者的中枢兴奋作用更明显。临床用于颅脑外伤性昏迷、阿尔茨海默病、中毒或脑动脉硬化引起的意识障碍、儿童精神迟钝、小儿遗尿症等的治疗。为避免失眠，应上午服用药物。

胞磷胆碱（citicoline）

胞磷胆碱是胞嘧啶核苷酸衍生物，作为辅酶参与并促进脑组织代谢，兴奋网状结构上行激动系统，增加脑组织血流量，对大脑功能恢复和促进苏醒有一定作用。主要用于急性颅脑外伤和脑手术后的意识障碍，也试用于脑梗死、药物急性中毒、严重感染所致的意识障碍。脑内出血的急性期不宜应用。

他替瑞林（taltirelin）

他替瑞林为合成的促甲状腺素释放激素（TRH）类似物。TRH除具有内分泌作用外，还可发挥一定的中枢神经系统（CNS）作用，包括提高运动活性、拮抗利血平诱导的体温降低，以及拮抗戊巴比妥诱导的睡眠。本品对 CNS 的兴奋作用比 TRH 强 10～100 倍，作用持续时间比 TRH 长约 8 倍。适用于改善脊髓小脑变性患者的共济失调。不良反应主要是消化系统反应，包括呕吐、恶心和胃不适，治疗期间及停药后消失。肾功能受损者慎用。

思考题

1. 比较咖啡因、尼可刹米、洛贝林的作用部位、作用特点和临床应用。
2. 应用中枢兴奋药时应注意什么？

（蒲小平　梁建辉）

第四篇

心血管系统药理学

第二十章 利尿药与脱水药

学习要求：

　　1. 掌握利尿药的分类、作用机制及作用部位

　　2. 掌握氢氯噻嗪、呋塞米、螺内酯、乙酰唑胺及甘露醇的利尿作用机制、药理作用特点及临床应用

　　3. 了解其他利尿药

第一节　利尿药

一、利尿药作用的生理学基础

　　尿的生成过程包括肾小球滤过、肾小管和集合管的重吸收和分泌。利尿药通过作用于肾小管的不同部位、不同环节而发挥利尿作用（图 20-1）。

（一）肾小球的滤过

　　肾小球就像一个血液的"过滤器"，血液由入球小动脉流入肾，流经肾小球时，除血细胞、蛋白质及与蛋白质结合的成分外，其他成分（低分子物质和水）均可经肾小球滤过而形成原尿。正常人每日经肾小球滤过的原尿约为 180 L，但每日排出终尿量仅为 1～2 L，表明原尿流经肾小管和集合管时约 99% 被重吸收，仅 1% 左右的原尿成为终尿排出体外。因此，增加肾小球滤过率的药物几乎无利尿作用。但严重心力衰竭或休克时，肾血流量减少，肾小球滤过率严重降低，增加肾小球滤过率的药物（如氨茶碱）也能较好地发挥利尿作用。

（二）肾小管和集合管的重吸收与分泌

　　1. 近曲小管　通过 Na^+-K^+-ATP 酶（Na^+ 泵）的转运和 Na^+-H^+ 交换，原尿中有 60%～70% 的 Na^+ 由近曲小管重吸收。尿液流经近曲小管时，Na^+ 被转运至上皮细胞内，然后由 Na^+ 泵将 Na^+ 主动转移至细胞外液。近曲小管上皮细胞还向管腔内分泌 H^+，同时交换回等量 Na^+。其 H^+ 的主要来源是 CO_2 和 H_2O 在碳酸酐酶作用下生成 H_2CO_3，后者分解为 H^+ 和 HCO_3^-，生成的 H^+ 供 H^+-Na^+ 交换（图 20-1）。碳酸酐酶抑制药抑制 H^+ 生成，使 H^+-Na^+ 交换减少，Na^+ 排出增加，并伴有水的排出增多而利尿，但作用较弱。又因 HCO_3^- 排出较多，易致代谢性酸中毒，故此类药现已较少作为利尿药应用。

　　2. 髓袢升支粗段　原尿中 1/3 的 Na^+ 在髓袢升支粗段被重吸收。该段腔膜侧存在着 Na^+-K^+-$2Cl^-$ 同向转运系统（sodium-potassium-2 chloride cotransport system），可将管腔内的一个 Na^+、一个 K^+ 和两个 Cl^- 转运至上皮细胞内。Na^+ 再经钠泵转到细胞外，使细胞内 Na^+ 浓度下降，形成管腔与细胞内 Na^+ 浓度差，激活 Na^+-K^+-$2Cl^-$ 同向转运系统，促进 Na^+ 从管腔液向细胞内转运。因此，Na^+ 泵是 Na^+-K^+-$2Cl^-$ 向胞内共转运的驱动力。进入细胞内的 K^+ 通过腔膜侧 K^+ 通道顺浓度差返回管腔内，形成 K^+ 的再循环。管腔内 K^+ 增多，形成管腔液正电位，驱动管腔内 Ca^{2+}、

203

Mg^{2+}从细胞旁道重吸收。Cl^-经基侧膜的Cl^-通道转运至细胞外液（图20-2）。该腔膜上皮细胞几乎对水不通透，形成管腔内的低渗尿和肾髓质的高渗状态。当尿液从肾乳头流向肾皮质时，管腔内尿液渗透压逐渐由高渗变为低渗，直至形成无溶质的净水（free water），这就是肾对尿液的稀释功能。当低渗尿流经处于高渗髓质的集合管时，在抗利尿激素的影响下，水被重吸收，使尿液浓缩，这一过程为肾对尿液的浓缩功能（图20-1）。呋塞米等高效利尿药干扰Na^+-K^+-$2Cl^-$同向转运系统，影响尿的稀释过程和浓缩过程，产生极强的利尿作用（图20-1）。

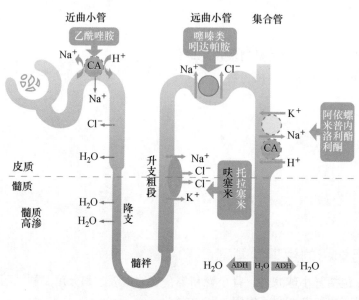

图 20-1　肾单位尿的生成和利尿药的作用部位（彩图见后）
注：CA，碳酸酐酶；ADH，抗利尿激素

3. 远曲小管和集合管　此段有 5%～10% 的 Na^+被重吸收。①远曲小管近端：该段腔膜侧存在 Na^+-Cl^-共转运机制，将 Na^+、Cl^-从管腔内同向转运至细胞内，然后 Na^+经 Na^+泵转入细胞外液，Cl^-经基膜侧 Cl^-通道转入细胞间质内（图20-1）。噻嗪类利尿药干扰 Na^+-Cl^-同向转运系统，影响尿的稀释过程，而不影响尿的浓缩过程，故其利尿作用弱于呋塞米（图20-1）。②远曲小管远端和集合管：远曲小管远端和集合管含有 Na^+-K^+交换机制，Na^+从管腔膜重吸收进入细胞内，由基膜 Na^+泵泵入细胞外液，造成腔膜侧负电压，驱动 K^+进入管腔内，即Na^+-K^+交换。此外，主细胞 H^+泵主动向管腔内分泌 H^+，进行 H^+-Na^+交换，上述作用较弱，并受醛固酮的调节。钠通道阻滞药阿米洛利或醛固酮受体阻断药螺内酯均可减少 Na^+重吸收，增加 Na^+和水的排出产生利尿作用。由于该段 Na^+、K^+经 Na^+-K^+通道转运有一定限度，因此，这类药物的利尿作用较弱。

二、利尿药的分类

利尿药（diuretics）是一类促进电解质和水的排出、增加尿量、消除水肿的药物。此类药物直接作用于肾单位，影响肾小球滤过，特别是肾小管、集合管的重吸收和再分泌，影响尿的生成过程，最终产生利尿作用。有的利尿药影响肾小管上皮细胞的特异性膜转运蛋白；有的利尿药发挥渗透作用，防止水的重吸收（甘露醇）、抑制酶活性（乙酰唑胺），或干扰肾小管上皮细胞的激素受体（血管加压素受体阻断药）。常用利尿药按其作用部位和效能可分为三类：

1. 高效利尿药　也称袢利尿药（loop diuretics），主要作用于髓袢升支粗段，干扰 K^+、Na^+、$2Cl^-$同向转运，产生强大利尿作用，又称 Na^+-K^+-$2Cl^-$同向转运抑制药。常用的药物有呋塞米、布美他尼等。

2. 中效利尿药　主要作用于远曲小管始端，影响 Na^+、Cl^- 同向转运系统，产生中等强度的利尿作用，故又称 Na^+-Cl^- 同向转运抑制药。主要的药物为噻嗪类利尿药。

3. 弱效利尿药　主要作用于远曲小管末端和集合管，有钠通道阻滞药，如氨苯蝶啶和阿米洛利、醛固酮受体阻断药如螺内酯。它们通过抑制 K^+-Na^+ 交换而产生弱的利尿作用。其他还作用于近曲小管的碳酸酐酶抑制药，如乙酰唑胺和双氯非那胺。

三、高效利尿药

目前常用的高效利尿药有呋塞米、布美他尼、依他尼酸，其化学结构同属邻氯氨基苯甲酸类，药理作用相似，其中布美他尼作用强、毒性小，可代替呋塞米；而依他尼酸毒性最大，现已少用。

呋塞米（furosemide，呋喃苯胺酸，速尿）

【药理作用与作用机制】

1. 利尿作用　利尿作用迅速、强大而短暂。利尿作用不受酸碱平衡失调、电解质紊乱的影响。利尿作用部位在髓袢升支粗段，作用机制主要是抑制 Na^+-K^+-$2Cl^-$ 同向转运系统，减少 NaCl 的重吸收，使管腔液中 NaCl 浓度增加，净水生成减少，尿的稀释功能受抑制（图 20-1）。同时因 NaCl 向间质转运减少，使肾髓质间液渗透压梯度降低，浓缩能力下降，致尿液流经集合管时，水的重吸收减少，影响尿的浓缩过程，排出大量近等渗的尿液。由于 Na^+ 排出较多，促进 K^+-Na^+ 交换和 H^+-Na^+ 交换，故尿中 H^+ 及 K^+ 排出增多，可引起低血钾及低盐综合征。Cl^- 的排出大于 Na^+ 的排出，易引起低氯性碱中毒。此外还抑制 Ca^{2+}、Mg^{2+} 的重吸收，促进 Ca^{2+}、Mg^{2+} 排出，产生低镁血症，而 Ca^{2+} 流经远曲小管时被重吸收，故较少发生低钙血症（图 20-2）。

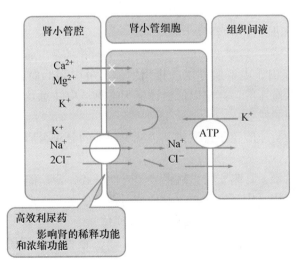

图 20-2　髓袢升支粗段离子转运及高效利尿药的作用机制

2. 对血流动力学的影响　呋塞米能扩张小动脉，降低肾血管阻力，增加肾血流量。作用机制可能是与抑制前列腺素分解酶的活性有关，使 PGE_2 的含量增加，扩张肾血管，降低肾血管阻力，从而使肾血流量尤其是肾皮质深部血流量增加明显，这种作用在肾衰竭时尤为明显，因此，可以用于预防急性肾衰竭。此外，呋塞米还能扩张肺部容量静脉，降低肺毛细血管通透性，加上其利尿作用，使回心血量减少，右心室舒张末期压力降低，有助于急性右心衰竭的治疗。

【药动学】

呋塞米口服后迅速吸收，约 0.5 h 起效，1～2 h 达峰，作用持续 6～8 h。静脉滴注后 5～10 min 起效，0.5～1.5 h 达峰，作用持续 4～6 h。约 88% 以原型从尿中排出，其余经肝代谢，由胆汁排泄，肾功能受损者经肝代谢增多。本药不被透析清除。半衰期个体差异大，主要取决于肾功能，正常人为 30 ～ 60 min，无尿患者延长至 75 ～ 155 min，肝肾功能同时严重受损者延长至 11 ～ 20 h。其利尿作用不仅与剂量有关，也有明显的个体差异，故临床应从小剂量开始，做到剂量个体化。

【临床应用】

1. 严重水肿　对心、肝、肾性各类水肿均有效。主要用于其他利尿药无效的顽固性水肿和严重水肿。因易引起电解质紊乱，对于一般水肿不作常规使用。

2. 急性肺水肿和脑水肿　呋塞米通过扩血管而降低外周血管阻力，减轻心脏负荷。通过利尿作用而降低血容量，减少回心血量，降低左室舒张末期压力，消除因左心衰竭引起的急性肺水肿。对脑水肿也有一定的降低颅内压作用。

3. 预防急性肾衰竭　本药能增加肾血流量，以缺血区肾血流量增加最为明显，对急性肾衰竭早期的少尿及肾缺血有明显改善作用。其强大的利尿作用，还可冲洗肾小管，防止肾小管的萎缩和坏死，用于急性肾衰竭早期的防治，也用于甘露醇无效的少尿患者，但禁用于无尿的肾衰竭患者。

4. 加速毒物排出　对经肾排泄的化合物有效，配合输液可促进药物从尿中排出。主要用于苯巴比妥、水杨酸类及溴化物等急性中毒的解毒。

5. 急性高钙血症　抑制 Ca^{2+} 的重吸收，降低血钙。通过联合静脉输入生理盐水，大大增加 Ca^{2+} 的排泄。迅速控制高钙血症。

6. 高钾血症　主要通过抑制肾小管髓袢厚壁段对 NaCl 的主动重吸收，管腔液 Na^+、Cl^- 浓度升高，而髓质间液 Na^+、Cl^- 浓度降低，使渗透压梯度差降低，肾小管浓缩功能下降，从而导致水、Na^+、Cl^- 排泄增多。由于 Na^+ 重吸收减少，远端小管 Na^+ 浓度升高，促进 Na^+-K^+ 和 Na^+-H^+ 交换增加，K^+ 和 H^+ 排出增多。

【不良反应与禁忌证】

1. 水和电解质紊乱　由于电解质和水的排出增加，可引起低血容量、低血钾、低血钠、低血镁、低氯性碱血症及低血压等。其中以低血钾最为常见。应注意及时补充钾盐或加服留钾利尿药，以避免或减少低血钾的发生。

2. 高尿酸血症　本药与尿酸竞争排泄机制，减少尿酸的分泌，形成高尿酸血症，诱发和加重痛风，也可引起高氮血症。

3. 耳毒性　表现为眩晕、耳鸣、听力减退或暂时性耳聋，肾功能减退者尤易发生。其原因可能是耳蜗管基膜毛细胞受损，内耳淋巴液电解质成分改变，导致 Na^+、Cl^- 浓度升高等所致。应避免与氨基糖苷类或第一、二代头孢菌素类抗生素合用。

4. 其他胃肠道反应　主要症状表现为恶心、呕吐，重者引起胃肠出血。偶致皮疹、骨髓抑制。

对严重肝肾功能不全、糖尿病、痛风及小儿慎用，高氮血症者及孕妇忌用。

【药物相互作用】本类药与氨基糖苷类药物合用可加重耳毒反应，与第一、二代头孢菌素合用加重肾毒性，与阿司匹林、双香豆素、华法林合用竞争血浆蛋白易致出血，与糖皮质激素类药物合用易致低血钾，故应避免与上述药物合用。

布美他尼（bumetanide，丁氧苯酸）

【药理作用与作用机制】布美他尼是一种强效袢利尿药，利尿作用强度与速尿相似，利尿机制主要是抑制 Na^+-K^+-$2Cl^-$ 同向转运系统，具有高效、速效、短效和低毒的特点。布美他尼还影响前列腺素的合成和释放，扩张血管，增加肾血流量，降低肺和全身动脉阻力而降压，降低右心房压力和左心室舒张末期压力，改善肺循环。

【药动学】布美他尼脂溶性较大，口服吸收快而完全，0.5 ～ 1 h 显效，1 ～ 2 h 达高峰，$t_{1/2}$

为 1～1.5 h，作用维持约 4 h，约 60% 以原型经肾排出。因此，布美他尼起效快、作用强、毒性低、用量小。

【临床应用】布美他尼的临床应用与不良反应基本同呋塞米，但排钾作用小于呋塞米。耳毒性的发生率在同类药物中最低，但仍应避免与其他能引起耳毒性的药物合用。

托拉塞米（torasemide）

托拉塞米是新一代高效祥利尿药，为吡啶磺酰脲类衍生物。托拉塞米适应证广，利尿作用迅速、强大且持久，不良反应发生率低，其作用部位、作用机制及药动学特点与呋塞米、布美他尼相同。托拉塞米有利尿、排 Na^+ 和排 Cl^- 作用，但不显著改变肾小球滤过率、肾血浆流量和酸碱平衡。除抑制髓祥升支粗段 $Na^+-K^+-2Cl^-$ 同向转运体外，还可抑制远曲小管上皮细胞醛固酮与其受体结合，进一步增加利尿、排钠效果，且使其排钾作用明显弱于其他强效祥利尿药。常用于治疗发生于多种组织多种原因所致的中重度水肿、急慢性心力衰竭，防治急慢性肾衰竭，治疗肝硬化腹水、脑水肿、急性毒物和（或）药物中毒，以及抢救原发性高血压危象和多器官功能衰竭等急重症。不良反应较呋塞米少，低钾血症、耳聋的发生率低。主要不良反应有胃肠不适、头痛、眩晕、肌痉挛等。

依他尼酸（etacrynic acid）

依他尼酸又叫利尿酸，是一个苯氧基乙酸衍生物，药理作用及机制与呋塞米相似，但结构不同于呋塞米和布美他尼，适用于对磺胺过敏的患者，利尿作用迅速而可靠，适用于各种病因引起的水肿。除了抑制通过髓祥对 NaCl 的主动重吸收，增加水、钠、氯、钾、钙、镁、磷等排泄外，还有抑制前列腺素分解酶的活性，使 PGE_2 含量升高，从而具有扩血管的作用，适用于噻嗪类药物疗效不佳的高血压，尤其伴有肾功能不全或出现高血压危象时。

不良反应也类似呋塞米。按常量服用，虽然同时补钾，仍可能出现口干、乏力、肌肉痉挛、感觉异常、食欲减退、恶心、视物模糊、头痛等，主要与电解质紊乱（低钾、低钠血症，低氯性碱中毒）有关。依他尼酸亦能引起高尿酸血症、高血糖、直立性低血压、胃肠道不适、暂时或永久性耳聋等，目前临床上较少用。

托伐普坦（tolvaptan）

托伐普坦是选择性的血管加压素 V2 受体阻断药，与血管加压素 V2 受体的亲和力是天然精氨酸血管加压素（AVP，又称抗利尿激素，ADH）的 1.8 倍。托伐普坦拮抗 AVP 的作用，增加水的清除和尿液排泄，降低尿液的渗透压，最终促使血清钠浓度提高。不增加尿液排泄钠和钾的量，同时血浆钾浓度也没有显著变化。适用于治疗高容或等容性低钠血症伴心力衰竭、肝硬化、抗利尿激素分泌异常综合征。

最常见的不良反应包括口渴、口干、乏力、便秘、尿频或多尿以及高血糖，需要紧急升高血钠以预防或治疗严重神经系统症状的患者禁用本药。

四、中效利尿药

噻嗪类（thiazides）

本类药物基本结构相似，均有一苯噻嗪环，7 位有磺酰胺基（SO_2NH_2），6 位 Cl 是利尿活性所必需，引入 F 可使利尿作用加强（图 20-3）。噻嗪类药物利尿作用相似，仅作用强度、起效速度和维持时间不同，典型药物为氢氯噻嗪，其他有氯噻嗪、苄氟噻嗪、三氯噻嗪、环戊噻嗪等。

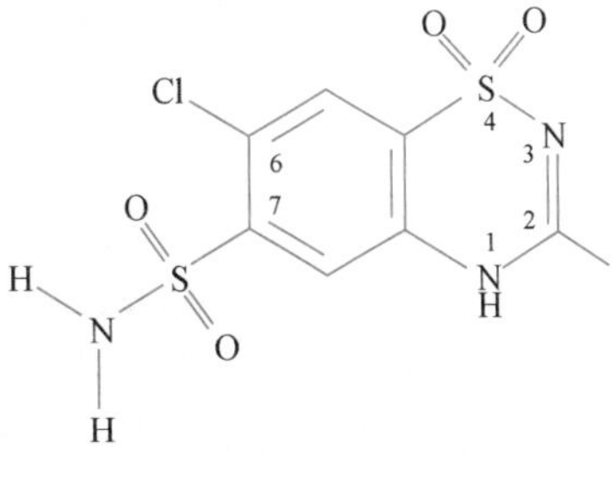

图 20-3　噻嗪类利尿药的化学结构

【药理作用与作用机制】

1. 利尿作用　噻嗪类产生中等强度的利尿作用，同时伴有 NaCl 和 K^+ 的排出。目前认为噻嗪类主要作用于远曲小管近端，干扰 Na^+-Cl^- 同向转运系统，减少 NaCl 和水的重吸收而利尿

（图 20-4）。此外，尚有轻度碳酸酐酶抑制作用，使 H^+ 生成减少，抑制 H^+-Na^+ 交换而利尿。当 H^+-Na^+ 交换受抑制时，K^+-Na^+ 交换增加，可致低血钾。噻嗪类还可减少尿酸排出，引起高尿酸血症；促进远曲小管由甲状旁腺激素（parathyroid hormone，PHT）调节的钙的重吸收过程，促进钙的重吸收，产生高钙血症，促进 Mg^{2+} 排出，引起低镁血症。

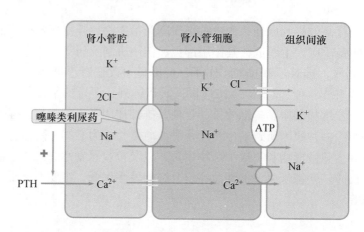

图 20-4　远曲小管离子转运及噻嗪类利尿药的作用机制

2. 降压作用　因利尿引起血容量下降而降压。又因排钠较多，降低血管对儿茶酚胺的敏感性而发挥降压作用，还可诱导动脉壁产生缓激肽、前列腺素等扩血管物质，松弛血管平滑肌，但作用较弱。

3. 抗尿崩症作用　尿崩症患者以烦渴、多饮、多尿为主要症状。其确切机制尚不清楚。有研究认为，噻嗪类通过降低血钠浓度而减轻渴感，使饮水减少而发挥抗利尿作用。噻嗪类还能抑制磷酸二酯酶，增加远曲小管和集合管细胞内 cAMP 的含量，后者能提高远曲小管和集合管对水的通透性，使水的重吸收增加，减少尿的排出而产生抗利尿作用。

【药动学】 噻嗪类药物脂溶性较高，口服吸收良好，部分与血浆蛋白结合，大部分以原型从肾排出，少量经胆汁分泌。

【临床应用】

1. 水肿　用于各类水肿，是轻、中度心源性水肿的首选利尿药，与强心苷合用时应注意补钾。对肾源性水肿以轻型水肿效果较好，对严重肾功能不全者疗效较差。其优点为 Na^+、Cl^- 平衡排出，酸碱平衡紊乱发生率低。因噻嗪类可降低血容量和心排血量，使肾小球滤过率下降，故肾功能不全者慎用。对肝性水肿与螺内酯合用效果较好，但易致血氨升高，有加重肝性脑病的危险，应慎用。

2. 高血压　单用治疗轻度高血压，常作为基础降压药，与其他降压药合用治疗中、重度高血压效果较好。

3. 尿崩症　治疗轻型尿崩症，减少尿崩症患者的尿量，主要用于肾性尿崩症及抗利尿激素无效的垂体性尿崩症，重症疗效差。

【不良反应与禁忌证】

1. 电解质紊乱　长期用药可致低血钾、低血钠、低血氯，其中低血钾较常见，表现为恶心、呕吐、腹胀和肌无力。与失钾性药物如强心苷、氢化可的松合用尤易发生，甚至引起心律失常，故应及时补钾或合用留钾利尿药。噻嗪类因抑制碳酸酐酶，减少 H^+ 分泌，妨碍 H^+ 与 NH_3 结合，减少 NH_3 的排出，引起血氨升高，故肝功能不全、肝硬化患者慎用，以防引起肝性脑病。

2. 高尿酸血症及高尿素氮血症　噻嗪类与尿酸竞争同一分泌机制，减少尿酸排出，引起高尿酸血症及高尿素氮血症，痛风患者慎用。又因其降低肾小球滤过率，加重肾功能不全，故禁用于严重肾功能不全患者。

3. 高血钙　增加远曲小管对 Ca^{2+} 的重吸收，形成高钙血症。

4. 升高血糖　抑制胰岛素释放和组织对葡萄糖的利用而升高血糖，糖尿病患者慎用。

5. 其他　偶致过敏性皮炎、粒细胞及血小板减少、胃肠道反应。长期应用本类药物可增加血浆胆固醇含量，男性患者尤为明显。

氯噻酮（chlortalidone）和吲达帕胺（indapamide）

氯噻酮、吲达帕胺、希帕胺（xipamide）化学结构与噻嗪类不同，但药理作用、利尿作用机制、主要的不良反应相似，这类药称噻嗪样作用利尿药。

氯噻酮为吡咯酮类化合物，作用与氢氯噻嗪相似，但作用维持时间长，可致畸胎，故孕妇及哺乳期妇女禁用。还可引起男性性功能减弱。

吲达帕胺为二氢吲哚类衍生物，具有利尿和钙拮抗作用，是一种强效、长效的降压药。临床上还用于充血性心力衰竭时水钠潴留的治疗。其利尿作用较氢氯噻嗪强，利尿作用部位与噻嗪类相同。此外，本药还可阻滞钙内流而松弛血管平滑肌，使外周血管阻力下降，产生降压效应，此作用在低于利尿作用剂量时即可显现，因此，其降压作用与利尿作用无关。除了对钙有拮抗作用外，吲达帕胺还可刺激前列腺素 PGE_2 和 PGI_2 的合成，从而发挥利尿、扩张血管及抑制血小板聚集的作用，但其排 K^+ 作用弱，降压时对心排血量、心率及心律影响小或无影响，对糖耐量和血脂无影响。长期用本品很少影响肾小球滤过率或肾血流量，是一个相对安全、不良反应较少的中效利尿药。

五、弱效利尿药

螺内酯（spironolactone），又称安体舒通（antisterone）

【药理作用与临床应用】 醛固酮属盐皮质激素，是肾素-血管紧张素-醛固酮系统（RAAS）中的一种重要成分，除了维持水电解质平衡和内环境稳定外，还是血管损伤的重要因子。螺内酯本身无明显药理活性，在肝代谢为坎利酮（canrenone）后发挥作用。坎利酮的结构与醛固酮相似，作用部位在远曲小管和集合管，可竞争性地与胞质中的醛固酮受体结合，拮抗醛固酮的排钾保钠作用，促进 Na^+ 和水的排出，减少 K^+ 排出，是留钾利尿药。其利尿作用与体内醛固酮水平有关，作用弱而缓慢，久用效果可减弱。临床主要用于伴有醛固酮升高的顽固性水肿，如充血性心力衰竭、肝硬化腹水及肾病综合征。常与排钾利尿药合用，增强利尿效果并预防低血钾。

同时，还作用于其他激素受体，可致睾酮和黄体酮水平降低，长期应用可引起性欲降低、女性月经紊乱、男子女性化、毛发增多、血清钾和血清肌酐升高等多种不良反应，使其临床应用受限。

【药动学】 螺内酯口服后 1 天起效，2~3 天达高峰，维持 5~6 天，$t_{1/2}$ 为 $0.6±0.3$ h，有明显的首过效应和肝肠循环。血浆蛋白结合率大于90%，体内代谢为孕烯丙酯（canrenone）和7-硫代甲基螺内酯，两者仍有活性，$t_{1/2}$ 大约为 16 h，极少从尿排出。

【不良反应与禁忌证】 久用易致高血钾，肾功能不良时更易发生，严重肾功能不全和高血钾患者禁用。可引起嗜睡、头痛、女性面部多毛、男性乳房女性化等，停药后可恢复。可致消化道功能紊乱，甚至出血，故溃疡病患者禁用。

依普利酮（eplerenone）

依普利酮是一个新型的选择性醛固酮受体阻断药，主要作用于肾上腺的醛固酮受体，后者可调节多重因子如血管紧张素 I 和非 RAAS 介导的促肾上腺皮质激素（ACTH）。它只作用于盐皮质激素受体，而不作用于雄激素和黄体酮受体，因此，较少引起抗雄激素及其他内分泌系统副作用。依普利酮可用于治疗 1 期和 2 期的高血压患者，对血管紧张素转化酶抑制药和血管紧张素 II 受体阻断药作用不佳的低肾素水平的原发性高血压患者，依普利酮也有良好的降压效果。此外，依普利酮可以显著减轻肾小球的超滤作用，减轻高血压患者的白蛋白尿，对于合并糖尿病的高血压患者，这种肾保护作用更为明显。

阿米洛利（amiloride，氨氯吡咪）和氨苯蝶啶（triamterene，三氨蝶呤）

【药理作用及临床应用】两药产生弱的利尿作用，其机制是阻断远曲小管末端和集合管腔膜上的 Na^+ 通道，减少 Na^+ 的重吸收，抑制 K^+-Na^+ 交换，使 Na^+ 和水排出增加而利尿，同时伴有血钾升高。单用疗效较差，常与噻嗪类合用，疗效较好。

【药动学】两药口服易吸收，生物利用度约为50%，与血浆蛋白结合率高，可通过肾小球滤过和近曲小管分泌后从尿中排出，约50%以原型从尿中排出。口服氨苯蝶啶后 1 h 起效，4～6 h 达高峰，可持续 12～16 h，$t_{1/2}$ 为 4.2 ± 0.7 h。口服阿米洛利后 4～8 h 达高峰，可持续 24 h。部分经肝代谢、部分无变化从肾排出。

【不良反应与禁忌证】偶有恶心、呕吐、腹泻、头晕等消化道症状。长期服用易致高钾血症，肾功能不良者较易发生，应慎用，高血钾者禁用。氨苯蝶啶可抑制二氢叶酸还原酶，引起叶酸缺乏，肝硬化患者服用此药可发生巨幼细胞贫血。

乙酰唑胺（acetazolamide，醋唑磺胺）和双氯非那胺（diclofenamide，双氯磺胺）

两药主要通过抑制碳酸酐酶（carbonic anhydrase）而产生弱的利尿作用，目前临床不作利尿药用。因其对眼中碳酸酐酶亦有抑制作用，使 HCO_3^- 生成减少，房水生成减少，降低眼压，临床上主要用其治疗青光眼。

常见不良反应有嗜睡、面部和四肢麻木感。长期应用可发生低钾血症、代谢性酸中毒，偶见粒细胞缺乏及过敏反应。肝、肾功能不全者慎用。

六、利尿药的临床应用原则

利尿药品种多，临床应用亦广，合理使用利尿药不仅能消除水肿，还能治疗高血压、心力衰竭，更可避免利尿药所致水、电解质、酸碱平衡紊乱。用药前首先需明确原发疾病，积极治疗原发病，其次根据病情及患者具体情况选择合适作用强度及作用时间的利尿药，最后注意观察药物的作用与不良反应。

1. 高血压   利尿药是六类主要降压药物之一。利尿药的降血压效果主要是由于排钠利尿增加，减少血浆容量、细胞间液容量，降低静脉回心血量和心排血量，从而使血压降低。噻嗪类利尿药是一线降压药，可作为降压治疗首选。一般采用小剂量的噻嗪类与血管紧张素转化酶抑制药、β 受体阻断药等任何一种合用，降压效果增强 1 倍，并较少引起电解质紊乱和代谢异常。利尿药特别适用于轻、中度高血压，老年人单纯收缩期高血压和高血压合并心力衰竭者。

2. 心力衰竭   利尿药是缓解心力衰竭患者症状的最有效药物之一。袢利尿药如托拉塞米或呋塞米是多数心力衰竭患者的首选药物，特别适用于有明显液体潴留或伴有肾功能受损的患者。对于慢性心力衰竭，常与血管紧张素转化酶抑制药合用。重度心力衰竭，还推荐使用小剂量的螺内酯。利尿药缓解症状最迅速，但也是双刃剑，易导致水、电解质紊乱等不良反应，使用时应注意复查血钾、血钠等指标。

3. 急性肾衰竭   早期应及早应用高效利尿药，通过抑制肾小管的对水、钠的重吸收，减少肾小管上皮细胞耗氧量，利尿、增加肾血流量及流速，从而减轻缺血导致的肾小管萎缩和坏死，但应注意耳毒性的发生。在维持充足有效血容量的基础上，给予初始剂量呋塞米（20～40 mg），一天累计不超过 600～1000 mg，持续静滴，可降低耳毒性。各型水肿：利尿药是减轻或消除心、肝、肾等各型水肿的常用药，对于心源性水肿，噻嗪类利尿药消除水肿，减少血容量，降低衰竭心脏负荷，改善心功能。急性肾炎性水肿通过低钠膳食和卧床休息可消除水肿，无特殊需要时一般不应用利尿药。慢性肾炎水肿与血浆中白蛋白丢失过多导致血浆胶体渗透压降低有关，故应以补充白蛋白及限食氯化钠为主。重度水肿加服氢氯噻嗪并补充钾盐，无效时改用高效利尿药并补钾。肝性水肿多伴有低蛋白血症和醛固酮升高。宜先用醛固酮受体阻断药，而后合用噻嗪类利尿药，无效时改用高效利尿药或联合应用醛固酮受体阻断药。急性肺水肿在采取综合治疗措施的同时，静脉滴注呋塞米等高效利尿药，可通过减轻左心负荷，迅速消除肺水肿。对急性肺水肿伴有心源性休克的患者应禁用上述药物。对于脑水肿，利尿药的效果较差，但与甘露醇合用可明显降低颅内压。

第二节　脱　水　药

脱水药（osmotic diuretics）又称渗透性利尿药，其特点为体内不被代谢，经肾小球滤过，而不被肾小管重吸收，提高血浆和肾小管管腔液渗透压，引起组织脱水而利尿。

甘露醇（mannitol）

【药理作用】

1. 脱水作用　甘露醇口服不被吸收，静脉注射后能升高血浆渗透压，使细胞内水分向组织间隙渗透，使组织间液水分向血浆转移，引起组织脱水。对脑、眼作用更明显。

2. 利尿作用　静注甘露醇约 10 min 产生利尿作用，2～3 h 达高峰。利尿作用主要与下列因素有关：甘露醇通过其渗透性脱水作用，增加血容量，提高肾小球滤过率，产生利尿作用；作用于近曲小管，减少 Na^+ 的重吸收，促进水的排出而利尿；作用于髓袢升支，抑制 NaCl 的重吸收而导致肾髓质间质的溶质减少，间质渗透压下降。加之甘露醇还能促进 PGI_2 的释放，减少肾素释放，扩张肾血管，增加肾血流量，使肾髓质间质的 Na^+ 和尿素随血流进入血液循环，进一步减少肾髓质间质渗透压。当尿液流经集合管时，水的重吸收明显减少，使尿量明显增多。另外，本药还能抑制 Mg^{2+} 的重吸收，最终尿中排出大量 Na^+、K^+、Ca^{2+}、Mg^{2+}、Cl^-、HCO_3^- 和磷酸根离子。

3. 增加肾血流量　甘露醇能扩张肾血管，提高肾小球滤过率，增加肾血流量，此作用可能与甘露醇促进 PGI_2 分泌和减少肾素分泌有关。

【临床应用】

1. 预防急性肾衰竭　急性肾衰竭早期及时应用甘露醇，通过其脱水、利尿及增加肾血流量作用，可迅速消除水肿和排出有毒物质，从而防止肾小管萎缩、坏死及改善肾缺血等。

2. 脑水肿及青光眼　静注后通过其脱水作用可降低颅内压及眼内压，是治疗脑水肿、降低颅内压的首选药。可用于各种原因所致的颅内压升高，也用于青光眼急性发作及手术前降低眼内压。

【不良反应与禁忌证】不良反应少见，注射太快可引起一过性头痛、头晕和视物模糊。心功能不全者、无尿患者禁用。

山梨醇（sorbitol）

山梨醇为甘露醇的同分异构体，其作用和用途与甘露醇相似。因山梨醇在体内有一部分转化为果糖，高渗作用减弱，心功能不全患者慎用。

高渗葡萄糖（hypertonic glucose）

静脉滴注 50% 高渗葡萄糖注射液，有脱水和渗透性利尿作用。因部分葡萄糖转运到组织中被代谢利用，疗效差，持续时间短，与甘露醇或山梨醇合用，用于脑水肿或青光眼。

此外，脱水药还有甘油（glycerin）和甘油果糖（glycerol and fructose）等。

思考题

1. 举例说明利尿药的分类。
2. 以呋塞米为例，说明高效利尿药的药理作用、临床应用和不良反应。
3. 简述氢氯噻嗪的药理作用、临床应用和不良反应。
4. 简述弱效利尿药的药理作用特点。

（刘晓岩）

第二十一章　抗高血压药

学习要求:

1. 掌握抗高血压药物的分类
2. 掌握氢氯噻嗪的作用特点及作用机制
3. 掌握硝苯地平、卡托普利、氯沙坦和阿替洛尔的作用特点、作用机制、临床应用和主要不良反应
4. 熟悉高血压联合用药原则
5. 了解胍乙啶、哌唑嗪、拉贝洛尔、美卡拉明、硝普钠、氨氯地平、比索洛尔、贝那普利、雷米克林、缬沙坦及其他沙坦等的作用特点和临床应用

高血压是中、老年人最常见的心血管疾病。在未用抗高血压药的情况下，非同日三次测量血压，若收缩压 ≥ 140 mmHg 和（或）舒张压 ≥ 90 mmHg，可诊断为高血压。绝大多数高血压病因不明，称为原发性高血压；部分高血压继发于肾动脉狭窄、嗜铬细胞瘤、原发性醛固酮增多症和妊娠中毒等，称为继发性高血压。高血压根据病情缓急分为急进型和缓进型高血压。缓进型高血压按舒张压水平和心、脑和肾等重要器官损害程度分为轻、中和重度高血压；急进型高血压以病程发展迅速、血压升高显著为特征，常出现严重的心、脑和肾损害。高血压危象是指全身性的小动脉暂时性强烈痉挛导致的血压急剧升高。临床上缓进型高血压水平和分级见表 21-1。

表 21-1　高血压水平和分级

级别	收缩压（mmHg）		舒张压（mmHg）
正常血压	< 120	和	< 80
正常高值	120 ～ 139	和（或）	80 ～ 89
高血压			
1 级高血压	140 ～ 159	和（或）	90 ～ 99
2 级高血压	160 ～ 179	和（或）	100 ～ 109
3 级高血压	≥ 180	和（或）	≥ 110
单纯收缩期高血压	≥ 140	和	< 90

注：若患者收缩压和舒张压分属不同级别时，以较高的级别为准。单纯收缩期高血压也可按血压水平分为不同级别

高血压是不同原因或疾病引起的临床表现，其发生发展的病理生理过程涉及多种因素，包括神经体液功能和心血管自身功能调节紊乱、激素或局部活性物质异常或电解质失衡等。其中交感神经活动增强导致心排血量增加、阻力血管收缩增强、血管壁肥厚和管腔狭窄，导致血压升高；肾素-血管紧张素-醛固酮系统（renin-angiotensin-aldosterone system，RAAS）功能增强导致血管收缩、水钠潴留、血容量增加、心肌收缩力增强、血管重构，引起血压升高。这是血压升高的两个主要途径，如图 21-1 所示。抗高血压药主要通过影响这些途径的不同环节来发挥降压作用。抗高血压新药研发向高效、长效、多器官保护和安全性好的方向发展。

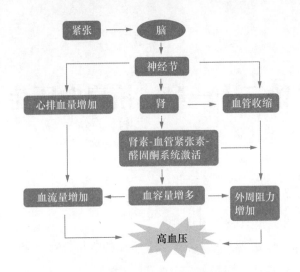

图 21-1　高血压发生的神经体液调节

第一节　抗高血压药分类及作用环节

抗高血压药临床上主要用于治疗高血压和预防高血压并发症，如慢性心功能不全、脑卒中和肾衰竭。合理应用抗高血压药不仅能有效地控制血压，还可防止和减少脑卒中、心和肾等并发症的发生，防止和降低高血压并发症的致残率和病死率，延长患者的寿命。抗高血压药针对高血压发生的神经体液因素的不同环节发挥作用，可分为以下 6 大类：

1. 利尿药　如氢氯噻嗪等。

2. 作用于肾素–血管紧张素系统药

（1）肾素抑制药：如雷米克林、依那克林、阿利吉仑等。

（2）血管紧张素Ⅰ转换酶（ACE）抑制药：如卡托普利、依那普利等。

（3）血管紧张素Ⅱ受体阻断药：如氯沙坦、缬沙坦等。

3. 钙通道阻滞药　如硝苯地平、氨氯地平等。

4. 肾上腺素受体阻断药

（1）α 受体阻断药：如哌唑嗪。

（2）β 受体阻断药：如普萘洛尔。

（3）α、β 受体阻断药：如拉贝洛尔。

5. 交感神经抑制药

（1）中枢性交感神经抑制药：如可乐定、甲基多巴、莫索尼定等。

（2）影响神经递质药：如利血平、胍乙啶等。

（3）神经节阻断药：如曲美芬等。

6. 血管扩张药

（1）钾通道开放药：如米诺地尔等。

（2）增加 NO 水平药：如硝普钠、肼屈嗪等。

（3）多巴胺 D_1 受体激动药：如非诺多泮。

各类抗高血压药的作用部位如图 21-2 所示。

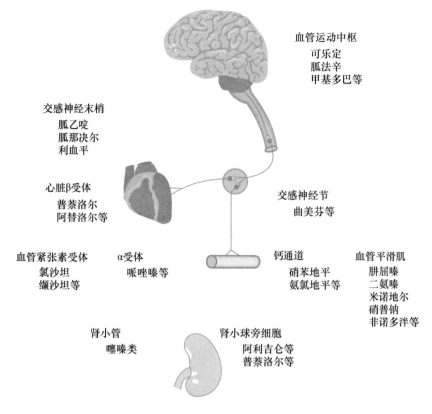

图 21-2　抗高血压药的作用部位

第二节　常用抗高血压药

一、利尿降压药

利尿药是高血压治疗的常用药，通过排钠利尿、减少血容量而降低血压，单用或与其他抗高血压药合用增强其疗效。治疗高血压以噻嗪类利尿药为主，以氢氯噻嗪最为常用。

氢氯噻嗪（hydrochlorothiazide）

为经典的中效利尿药，口服吸收慢，作用时间较长。

【药理作用与作用机制】

氢氯噻嗪降压作用温和持久，一般用药 2 ～ 4 周达最大疗效，与扩血管药及交感神经抑制药合用产生协同或相加作用，并可对抗这些药物所致的水钠潴留。初期降压作用与排钠利尿从而减少细胞外液和血容量有关。用药 3 ～ 4 周后血容量已恢复到用药前水平，而外周血管阻力和血压仍持续降低。其机制是抑制肾皮质远曲小管的 Na^+-Cl^- 共转运体，抑制 NaCl 的重吸收。用药初期通过排钠利尿，降低有效血容量和心排血量而降压；长期用药，因排钠作用，血管平滑肌细胞内钠减少，经钠-钙交换体使胞内钙减少，引起血管舒张而降压。

【药动学】见利尿药一章。

【临床应用】可单用治疗轻度高血压，也可与其他降压药合用治疗中、重度高血压，对伴有心力衰竭的高血压患者尤为合适。

【不良反应与禁忌证】长期应用可致低血钠、低血钾及低血镁。应注意补钾或与补钾利尿药合用；因代偿作用可激活肾素-血管紧张素-醛固酮系统而不利于降压，与 β 受体阻断药合用以降低肾素活性。有可能升高血脂、血糖和尿酸，对有血脂异常和高血糖的高血压患者不宜单用本品。

同类药还有吲达帕胺（indapamide），其降压作用除与利尿有关外，还与抑制钙内流有关，降压效果好，不良反应少，可长期使用。

二、作用于肾素–血管紧张素–醛固酮系统药

肾素–血管紧张素–醛固酮系统（renin-angiotensin-aldosterone system，RAAS）在调节血压和水、电解质平衡，以及在高血压的发生、发展中都有重要作用，肾素可以催化血管紧张素原转化为血管紧张素Ⅰ，血管紧张素转化酶（angiotensin converting enzyme，ACE）使血管紧张素Ⅰ转变为血管紧张素Ⅱ。血管紧张素Ⅱ作用于血管上的自身受体AT_1，可以引起血管收缩、平滑肌细胞增生和血管重构，引起血压升高；作用于心脏交感神经突触前膜的AT_1受体，促进去甲肾上腺素释放，使心率加快，收缩力增强；作用于肾小球血管上AT_1受体，收缩肾血管减少肾血流；作用于肾上腺AT_1/AT_2受体促进醛固酮生成和分泌，增加水钠潴留（图21-3）。

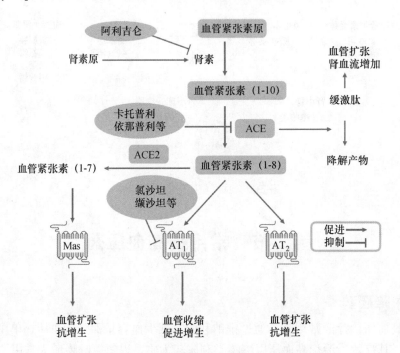

图 21-3　肾素血管紧张素系统和抗高血压药作用环节
AT_1、AT_2分别为血管紧张素Ⅱ的1型和2型受体

阿利吉仑（aliskiren）

其为第一个口服有效、非肽类、高选择性的肾素抑制药。其降压作用强度与厄贝沙坦相当。最常见的不良反应是疲劳、头晕、头痛和腹泻。

【药理作用与作用机制】阿利吉仑通过结合肾素、降低血浆肾素活性，阻止血管紧张素原转化为血管紧张素Ⅰ，降低血管紧张素Ⅰ及血管紧张素Ⅱ的水平，从而降低RAAS活性增高引起的高血压。高血压患者使用阿利吉仑治疗可降低血浆肾素活性50%～80%，相反，其他抑制肾素-血管紧张素系统的药物（血管紧张素转化酶抑制药和血管紧张素Ⅱ受体阻断药）导致血浆肾素活性代偿性升高。当阿利吉仑与其他降压药联合应用时，血浆肾素活性（plasma renin activity，PRA）降低程度与单用（阿利吉仑或其他降压药）治疗相似。

【药动学】口服给药后，1～3 h达到血药浓度的峰值，食物不影响药物吸收。每日1次给药，5～7天后达到稳态血药浓度。口服给药后阿利吉仑的体内分布均匀。静脉给药可广泛分布于血管以外的组织中，血浆蛋白结合率为47%～51%。阿利吉仑主要以原型经粪便清除。口服小部分经CYP3A4代谢，少量经尿液排泄。

【临床应用】单用或与其他降压药合用治疗原发性高血压。

【不良反应与禁忌证】主要为腹泻、头痛、鼻咽炎、头晕、乏力、上呼吸道感染、背痛和咳嗽。糖尿病或者肾损伤的患者使用含有阿利吉仑与ACEIs或ARBs的复方制剂会有风险，故禁用。

卡托普利（captopril）

其为第一个上市的血管紧张素转化酶抑制药。

【药理作用与作用机制】卡托普利的降压作用与血浆肾素活性关系密切，对低钠、高肾素活性患者降压作用更明显。降压时不引起反射性心率加快，可预防和逆转平滑肌增殖和左心室肥厚，抑制血管和心肌重构。因其能够降低血管紧张素Ⅱ水平和醛固酮水平，故可减轻心脏前、后负荷，改善心功能，并降低肾血管阻力，增加肾血流。作用机制是通过抑制ACE，减少血管紧张素Ⅱ的生成，使血管舒张；减少醛固酮分泌，利于排钠利尿。抑制ACE也减少缓激肽的水解，使NO、PGI_2和血管内皮超极化因子等扩血管物质水平升高，血压下降（图21-3）。另外，卡托普利能增加胰岛素的敏感性，有降低血糖的作用。

【药动学】口服后15 min起效，1～1.5 h达血药峰浓度，血浆蛋白结合率为25%～30%。$t_{1/2}$为2 h，作用持续3～4 h，吸收率在75%以上，食物会影响其吸收。肾功能损害时会产生药物潴留。约数周后能达最大治疗作用。在肝内代谢为二硫化物等。有40%～50%以原型、其余为代谢物形式经肾排泄，可通过乳汁分泌，可以透过胎盘。

【临床应用】临床单用治疗轻、中度原发性高血压和肾性高血压，也可与利尿药、β受体阻断药和钙通道阻滞剂合用治疗中、重度高血压。卡托普利可减少高血压合并糖尿病患者心肌梗死及心力衰竭的发生，延缓高血压合并糖尿病肾病的进展。

【不良反应】常见的不良反应为顽固性干咳，停药后可消失，皮疹、瘙痒、味觉异常或缺失。卡托普利能够显著降低服用了大剂量利尿药的心力衰竭患者的肾小球滤过率，引起肾功能损害。较少见的有首剂低血压，引起眩晕、头痛及昏厥等，也可引起血管性水肿、面部潮红或苍白、中性粒细胞减少等，必要时可用肾上腺素、抗组胺药和糖皮质激素治疗。另外，也有升高血钾的作用，与其抑制了血管紧张素Ⅱ依赖的醛固酮释放有关。

此类药物常用的还有依那普利（enalapril），其特点是：起效慢，长效和强效，不良反应较轻。

其他普利类还有贝那普利（benazepril）、福辛普利（fosinopril）、赖诺普利（lisinopril）、喹那普利（quinapril）、培哚普利（perindopril）、雷米普利（ramipril）及群多普利（trandolapril）等，它们各有自己的药动学特点，详见表21-2。

表 21-2　不同 ACE 抑制药的药动学特点

药物	T_{max}（h）	$t_{1/2}$（h）	药效持续时间（h）	代谢器官	血浆蛋白结合率（%）	绝对生物利用度（%）
卡托普利	1	2.3	6～12	肝	30	70
依那普利	1	11	12～24	肝	50	40
贝那普利	1.5～2	10～11	2～6	肾、肝	95.3	37
福辛普利	1	11.5	＞24	肝、肾	95	36
赖诺普利	2～4	12～24	＞24	原型排泄	少	25
喹那普利	1.4～1.5	25	24	肾、肝	97	10～12
培哚普利	1	24	40	肾	30	65～70
雷米普利	1	9～18	＞24	肾	36	50～60
群多普利	2～4	24	-	肝、肾	94	40～50

氯沙坦（losartan）

血管紧张素Ⅱ受体（AT）分四种亚型（$AT_1 \sim AT_4$），氯沙坦及其他沙坦类均为 AT_1 受体阻断药。

【药理作用与作用机制】氯沙坦与 AT_1 受体结合，阻断了血管紧张素的缩血管和释放醛固酮作用，减小外周血管阻力，降低血压（图 21-3）。也可抑制血管平滑肌和心肌细胞增生，并降低交感神经活性。可改善心室肥厚，治疗心力衰竭。大剂量可降低血浆尿酸水平。

【药动学】口服吸收迅速，首过效应明显，生物利用度约为 33%，$t_{1/2}$ 约为 2 h。经肝代谢为活性更强的代谢产物，$t_{1/2}$ 为 6 ~ 9 h。大部分经胆汁排泄，部分经肾排泄，动物实验发现可经乳汁排泄。每日单次用药降压效果可维持 24 h。

【临床应用】用于治疗原发性高血压，最大效应于用药后 3 ~ 6 周出现，降压效能与依那普利相似。可用作高血压的首选药，也可用于不能耐受血管紧张素转化酶抑制药的高血压患者。

【不良反应与禁忌证】轻微且短暂，一般不需终止治疗，极少数服用氯沙坦治疗的患者可见血管性水肿。肝功能异常应减少用量，肾功能不全者常见电解质平衡失调，如高血钾。用本品期间慎用留钾利尿药或补钾。妊娠及哺乳期妇女禁用。

常用的还有缬沙坦（valsartan）等，其作用及应用类似氯沙坦。沙坦类药物的药动学特点见表 21-3。

表 21-3　不同血管紧张素Ⅱ受体阻断药的药动学特点

药物	T_{max}（h）	消除 $t_{1/2}$（h）	起效时间（h）	药效持续时间（h）	血浆蛋白结合率（%）	生物利用度（%）	分布容积（L）	排泄（尿/粪，%）
氯沙坦（losartan）	6	2	1	24	＞ 98	33	34	35/60
缬沙坦（valsartan）	4 ~ 6	6 ~ 8	2	24	96	25	17	13/83
替米沙坦（telmisartan）	3 ~ 9	18 ~ 24	1	≥ 24	99	42 ~ 57	53 ~ 96	1/97
坎地沙坦（candesartan）	6 ~ 8	9 ~ 13	2 ~ 4	≥ 24	99	42	10	33/67
厄贝沙坦（irbesartan）	3 ~ 6	11 ~ 15	2	24	96	60 ~ 80	500	20/80
依普罗沙坦（eprosartan）	1 ~ 2	20	—	—	98	13 ~ 15	308	90/7

三、钙通道阻滞药

高血压主要是因外周阻力增加所致。血管平滑肌收缩取决于细胞内的钙浓度，钙通道阻滞药阻断平滑肌上电压依赖性钙通道，抑制细胞外钙内流，降低细胞内钙浓度，导致平滑肌舒张，外周血管阻力降低，血压下降。钙通道阻滞药又名钙拮抗剂，单用对轻、中度高血压均有效，作用与 β 受体阻断药和利尿药相当。长期应用钙通道阻滞药可逆转高血压所致左心室肥厚。但效果不及血管紧张素转化酶抑制药。此类药不良反应轻，患者耐受性好。

硝苯地平（nifedipine）

硝苯地平又名心痛定，为二氢吡啶类钙通道阻滞药。

【药理作用与作用机制】硝苯地平对轻、中度高血压作用明显，对血压正常者无明显影响。降压时伴有反射性心率加快，心排血量增加，血浆肾素活性增高，合用 β 受体阻断药可消除此反应，并增强疗效。通过抑制小动脉平滑肌细胞电压依赖性钙通道，使细胞内钙浓度降低，血管舒张，外周血管阻力降低，血压下降。

【药动学】口服生物利用度为 45% ～ 68%，30 ～ 60 min 见效，$t_{1/2}$ 为 3 ～ 4 h，血浆蛋白结合率为 92% ～ 95%。主要在肝代谢，少量以原型经肾排出。

【临床应用】用于治疗轻、中度高血压，可单用或与利尿药及 β 受体阻断药合用，提高疗效，减少不良反应。普通制剂易引起血压波动和反射性交感兴奋，已不常用。缓释剂使用方便，适用于长期治疗高血压。

【不良反应与禁忌证】常见的有头痛、眩晕、低血压、心悸及踝部水肿（毛细血管扩张而非水钠潴留所致），长期应用约 20% 患者出现轻度牙龈增生。禁用于有心肌缺血和心肌梗死的高血压患者。

此类药还有尼群地平（nitrendipine），特点是反射性心率加快作用较弱，降压作用温和持久；拉西地平（lacidipine），起效慢，维持时间长，反射性心率加快、心排血量增加等副作用少见。氨氯地平（amlodipine，络活喜）是长效钙通道阻滞药，起效慢，但药效维持时间长，半衰期长达 35 ～ 50 h，无反射性心动过速，对心、肾无不良影响。其他还有非洛地平（felodipine）、尼索地平（nisoldipine）、伊拉地平（isradipine）等。另外，氯维地平（clevidipine）为短效二氢吡啶类钙通道阻滞药，$t_{1/2}$ 为 15 min，静脉滴注主要用于手术期降压。

四、肾上腺素受体阻断药

（一）β 受体阻断药

β 受体阻断药在临床用于治疗心绞痛之后发现其也可有效地降低血压，现已作为治疗高血压的常用药物。

普萘洛尔（propranolol）

又名心得安，为最早应用的 β 受体阻断药。

【药理作用与作用机制】普萘洛尔降压的作用机制：①阻断心脏上的 $β_1$ 受体，拮抗交感神经兴奋和儿茶酚胺作用，降低心肌收缩力与心率，使心排血量减少；②可通过抑制中枢肾上腺素能神经元，降低外周交感张力；③抑制肾 $β_1$ 受体，减少肾素释放；④抑制交感神经末梢突触前膜 $β_2$ 受体，抑制正反馈，减少去甲肾上腺素释放而降低收缩压和舒张压。降压作用温和、持久，长期应用不易产生耐受性。

【药动学】口服生物利用度为 30%，半衰期为 2 ～ 3 h，经肝代谢，肾排泄。起效慢，通常服用 2 ～ 3 周才出现降压效应。

【临床应用】用于轻、中度高血压，对伴有高心排血量、高血浆肾素水平、心绞痛及脑血管病的高血压患者更为适用。

【不良反应】应用本品可出现眩晕、神志模糊（尤见于老年人）、精神抑郁和反应迟钝等中枢神经系统反应。少见有支气管痉挛及呼吸困难、充血性心力衰竭。升高血浆三酰甘油，降低高密度脂蛋白。

阿替洛尔（atenolol）（又名氨酰心安）

【药理作用与作用机制】为选择性 $β_1$ 肾上腺素受体阻断药，降血压与减少心肌耗氧量的机制与普萘洛尔相同，无内在拟交感活性，对支气管无影响。治疗量对心肌收缩力无明显抑制。

【药动学】口服吸收约为 50%，小剂量可通过血脑屏障。血浆蛋白结合率为 6% ～ 10%。服后 2 ～ 4 h 作用达峰值，作用持续时间较久。半衰期为 6 ～ 7 h，主要以原型经尿排出。

【临床应用】用于治疗轻、中度高血压，可治疗心绞痛、心肌梗死，也可用于心律失常、甲状腺功能亢进及嗜铬细胞瘤。

【不良反应】心动过缓，肢端发冷或雷诺现象，恶心、腹泻及胃部不适，疲乏或虚弱，梦魇或睡眠障碍，头痛及性功能障碍。本药副作用较轻，且常见于初期治疗阶段，一般不影响继续治疗，仅有 3%～6% 的患者需停止用药。心肌梗死患者静脉注射本品后可出现低血压和心动过缓。

拉贝洛尔（labetalol）

【药理作用】拉贝洛尔为兼具 α 和 β 受体阻断作用的药物。有较弱的内在活性及膜稳定作用。阻断 β 受体的作用为阻断 α 受体作用的 4～8 倍。在等效剂量下，其心率减慢作用比普萘洛尔轻，降压作用出现较快。此外可增加肾血流量。

【药动学】服药 3～4 h 后血压明显下降，作用可持续 24 h。血浆蛋白结合率约为 50%。大多数药物在肝中被代谢。$t_{1/2}$ 为 6～8 h，原型药物和代谢产物由尿排出。

【临床应用】适用于轻、中度高血压；妊娠高血压或先兆子痫；嗜铬细胞瘤；急进型高血压和高血压危象。

【不良反应】常见眩晕、乏力、幻觉、胃肠道障碍（恶心、消化不良、腹痛、腹泻）、口干、头皮麻刺感等。

此类药常用的还有卡维地洛（carvedilol），它具有 α_1 受体和 β 受体阻断作用，同时还有钙拮抗、抗氧化、抑制平滑肌细胞增殖作用。口服吸收快，$t_{1/2}$ 为 7～9 h。血压下降主要是外周血管阻力下降所致，对心排血量及心率影响较小，不良反应较少。可单独用药或与其他抗高血压药合用治疗原发性高血压；也可与其他药合用治疗心力衰竭。

还有一些其他 β_1 受体阻断药可用于降压，它们各有优点，如美托洛尔（metoprolol）降压作用强，对支气管影响小；比索洛尔（bisoprolol）半衰期长，可有效控制 24 h 血压；醋丁洛尔（acebutolol）对支气管影响小，不良反应轻；纳多洛尔（nadolol）可增加肾血流，对支气管影响小，不良反应轻，但生物利用度较低；倍他洛尔（betaxolol）生物利用度高，作用时间长；奈必洛尔（nebivolol）降压的同时还可降低胆固醇、三酰甘油和血糖，改善血管内皮功能。

（二）α 受体阻断药

高血压患者外周血管阻力增高，α 受体阻断药阻断去甲肾上腺素对血管平滑肌的收缩作用，使外周血管舒张，血压下降。非选择性的 α 受体阻断药（如酚妥拉明）可反射性激活交感神经和肾素血管紧张素系统。长期降压效果差，不良反应多，仅用于控制嗜铬细胞瘤患者的高血压危象，不作为抗高血压药常规应用。选择性的 α 受体阻断药长期应用降低血压时不引起反射性心率加快和血浆肾素活性增高。此类药常用于临床的有哌唑嗪等。

哌唑嗪（prazosin）

哌唑嗪为化学合成的喹唑啉类 α_1 受体阻断药，口服吸收好，$t_{1/2}$ 为 2～3 h，药效可持续 4～6 h。

【药理作用与作用机制】选择性阻滞突触后 α_1 受体，能同时扩张阻力血管和容量血管，使外周血管阻力降低和回心血量降低，产生降压作用（图 21-2）。因不影响 α_2 受体，故不引起心率加快和肾素分泌增加。可降低 LDL 胆固醇和增加 HDL 胆固醇水平，对尿酸、血钾及糖代谢无不良作用，对哮喘发作有轻度缓解作用。

【药动学】口服易吸收，达峰时间约 2 h，生物利用度为 60%，半衰期为 2.5～4 h，血浆蛋白结合率为 90%，降压作用可持续 10 h，主要经肝代谢，10% 原型药经肾排泄。

【临床应用】用于轻、中度高血压；因能降低心脏的前、后负荷，亦用于治疗心功能不全。尤其适用于肾功能不良和前列腺肥大的高血压患者。常与利尿药和 β 受体阻断药合用治疗重度高血压。

【不良反应与禁忌证】有眩晕、疲倦、口干、头痛及恶心等。部分患者有首剂现象，即因直立性低血压，引起短暂的意识消失。剂量减半或睡前服用可避免。肝、肾功能不全应减小用量。严重心脏病、精神障碍患有慎用。

同类药有特拉唑嗪（terazosin）和多沙唑嗪（doxazosin），作用与哌唑嗪类似，但生物利用度高，作用时间较长。

五、中枢交感神经抑制药

中枢神经系统存在兴奋性和抑制性神经元，共同调节外周交感神经的活动。兴奋性神经元上有 β 受体，被异丙肾上腺素激活，引起外周血管收缩，血压升高；抑制性神经元上有 α_2 受体，被去甲肾上腺素激活，引起外周血管扩张，血压下降。

可乐定（clonidine）

【药理作用与作用机制】可乐定选择性激动延髓孤束核突触后膜 α_2 受体，也可激动延髓外侧的 I_1 咪唑啉受体，抑制外周交感神经活性，舒张小动脉，降低外周阻力而降低血压，具有中等偏强的降压作用，并伴有心脏的负性肌力和负性频率作用。可乐定还激动外周交感神经突触前膜 α_2 受体，增强其负反馈作用，减少末梢神经释放去甲肾上腺素，降低外周血管和肾血管阻力，减慢心率，降低血压。

【药动学】口服吸收好，服后 30 min 起效，达峰时间为 2～4 h，血浆 $t_{1/2}$ 为 9 h。易透过血脑屏障，约 50% 经肝代谢，原型和代谢产物主要经肾排泄。

【临床应用】用于其他药治疗无效的中、度高血压及高血压急症的治疗。也可用于吗啡类药物的戒断症状。

【不良反应】常见头晕、乏力、嗜睡、口干等，可致水钠潴留，合用利尿药可避免。在突然停药时有停药综合征，如心悸、出汗、头痛、震颤及失眠等，可用 α 受体阻断药治疗。

同类药还有莫索尼定（moxonidine）和利美尼定（rilmenidine），为第二代中枢降压药，主要激动延髓外侧的 I_1 咪唑啉受体，莫索尼定生物半衰期较长，嗜睡、口干等不良反应少见。二者无停药综合征。

利血平（reserpine）

利血平是从印度萝芙木中提取的单体生物碱，国产萝芙木中分离的生物总碱制剂为降压灵，其主要成分为利血平。口服作用温和、持久，但起效慢，用药 1 周后起效，降压达一定程度后，再加大剂量不能增加降压效应，只能延长作用时间和增加不良反应。降压时伴有减慢心率和抑制中枢神经系统的作用。停药后降压作用可持续 3～4 周。

利血平通过与肾上腺素能神经末梢囊泡胺泵结合，抑制去甲肾上腺素的再摄取，并使囊泡功能丧失，从而使交感神经末梢的去甲肾上腺素耗竭，使交感神经传导受阻，血管扩张，血压下降。用于轻度高血压。

不良反应常见口干、食欲减退、腹泻、鼻塞、乏力、眩晕及唾液分泌增加及胃肠蠕动增加等，高剂量时胃酸分泌增加，下肢水肿较少见。大量口服容易出现的不良反应有过度镇静、注意力不集中、抑郁等。禁用于活动性胃溃疡、溃疡性结肠炎及抑郁症。停药后仍可以出现的中枢或心血管反应有眩晕、倦怠、晕倒、阳萎、性欲减退、心动过缓、乏力、精神抑郁、注意力不集中及和神经紧张等。故不推荐为一线用药。

胍乙啶（guanethidine）

【药理作用与作用机制】胍乙啶的降压作用强而持久。其机制是被主动转运至肾上腺素能神经囊泡，从而替代去甲肾上腺素在囊泡贮存，使交感神经末梢的正常递质去甲肾上腺素耗竭，交感神经传导受阻，血管扩张，血压下降。

【药动学】一次给药口服后 8 h 起作用，多次给药 1～3 周达最大作用，停药后 1～3 周血压上升至治疗前水平，半衰期为 5～10 天。

【临床应用】适用于治疗中、重度高血压，常在其他降压药疗效不佳时单用或与其他药物合用。

【不良反应与禁忌证】常见因水钠潴留所致的下肢水肿及腹泻、眩晕、头昏、昏厥（直立性低血压）、鼻塞、乏力和心搏缓慢。久用可产生耐受性。消化性溃疡、嗜铬细胞瘤、窦性心动过缓患者及心、脑、肾循环不良者禁用。

曲美芬（trimethaphan）

曲美芬为短效神经节阻滞药，对交感神经节产生阻滞作用，使节前纤维冲动不能到达节后纤维，从而使外周交感神经的张力降低，产生降压效果，并有直接扩张周围血管的作用。静脉滴注3 ～ 5 min 起效，停药后 10 ～ 15 min 血压恢复到原水平。用于外科手术时控制血压、高血压危象、继发性肺水肿、妊娠毒血症及高血压。不良反应有口干、恶心、肠麻痹、尿潴留、头晕、视物模糊和直立性低血压等。

六、血管扩张药

（一）钾通道开放药

米诺地尔（minoxidil）

【药理作用与作用机制】直接作用于血管平滑肌，使 ATP 敏感的钾通道开放，钾离子外流增加，引起细胞膜超极化，阻止电压敏感钙通道激活，使细胞内钙浓度下降，血管舒张，血压下降。降压时引起反射性心动过速，心肌收缩力增强，心排血量增加，并引起血浆肾素活性增高，水钠潴留。

【药动学】口服吸收良好，降压作用可维持 24 h 以上，须在体内经肝代谢为硫酸氧化米诺地尔才有效。

【临床应用】主要用于顽固性高血压及肾性高血压，其降压作用比肼屈嗪强。不引起直立性低血压。常与利尿药和 β 受体阻断药合用，以避免水钠潴留和反射性交感神经兴奋所致的心脏兴奋。

【不良反应与禁忌证】水钠潴留、心悸、多毛症等。嗜铬细胞瘤患者禁用。肺源性心脏病、心绞痛、充血性心力衰竭及严重肝功能不全患者慎用。

此类药还有吡那地尔（pinacidil），药理作用及作用机制与米诺地尔类似，用于轻、中度高血压，其不良反应主要是水肿，尤其在服用大剂量时更易发生。其他不良反应为头痛、心悸、心动过速、乏力、直立性低血压、鼻塞等。

（二）增加 NO 水平的扩血管药

硝普钠（sodium nitroprusside）

【药理作用与作用机制】硝普钠为速效、强效、作用短暂的降压药，通过调整静滴速度，可使血压控制在所需水平。在血管内与血小板和红细胞接触，释放出 NO，激活血管平滑肌细胞和血小板鸟苷酸环化酶，使 cGMP 水平增加，引起血管平滑肌舒张，导致血压下降。

【药动学】口服不吸收，静脉滴注给药快速起效，2 min 作用达高峰，停药后 3 min 作用消失。水溶液不稳定，需临用前配制。

【临床应用】硝普钠适用于高血压急症，如高血压危象、高血压脑病、恶性高血压、嗜铬细胞瘤手术前后阵发性高血压等的紧急降压，也可用于外科麻醉期间进行控制性降压。同时，也用于急性心肌梗死或瓣膜（二尖瓣或主动脉瓣）关闭不全时的急性心力衰竭的治疗。

【不良反应与禁忌证】

（1）血压降低过快、过剧，出现眩晕、大汗、头痛、肌肉颤动、神经紧张或焦虑、胃痛、反射性心动过速或心律不齐，调整滴速或停药可消失。

（2）过量时可致硫氰酸盐中毒，静脉滴注超过 72 h 需检测血中硫氰酸水平，超过 0.12 mg/kg 应减量或停药。肾功能不全者慎用。

肼屈嗪（hydralazine）

口服吸收快而完全，服药后 0.5 ～ 2 h 达药峰浓度，作用可持续 12 h。因促进血管内皮细胞生成 NO，增加 cGMP，并降低细胞内钙水平而扩张血管，降低血压。降压时引起反射性交感神经兴奋。常与利尿药和 β 受体阻断药合用治疗重度高血压，可提高疗效，减少不良反应。主要不良反应：一方面是由降压引起的头痛、眩晕、恶心、心悸、低血压等，久用可致水钠潴留；另一方面是久用（5 个月以上）大剂量（每日 400 mg 以上）可出现类风湿关节炎。

非诺多泮（fenoldopam）

为多巴胺 D_1 样受体激动药，也可结合肾上腺素 α_2 受体，增加肾血流；可以增加去甲肾上腺素的血浆浓度。临床用于住院患者的重度或恶性高血压的控制。

第三节　抗高血压药的合理应用及联合用药

一、抗高血压药的合理应用

抗高血压药品种繁多，各有特点，不同患者有个体差异，同一患者在不同阶段病情也不同。因此，应根据药物特点和病情不同合理选用抗高血压药，如此方可达到既降低血压，又改善靶器官的病变和功能，降低并发症的发生率和死亡率的治疗目标。抗高血压药合理应用的原则如下：

1. 根据病情特点用药　原发性高血压早期，症状不明显，又无糖尿病和高血脂者，可通过限钠盐、减体重、禁烟、限酒和适度运动等非药物措施控制血压。如不能奏效，可选用噻嗪类利尿药。中度高血压在利尿药治疗的基础上，加用或单用 β 受体阻断药、RAAS 抑制药（ACEI 或血管紧张素 II 受体阻断药）、钙通道阻滞剂或 α_1 受体阻断药等；重度高血压患者改用或加用作用较强的胍乙啶、米诺地尔等。两种以上的药物合用要选择得当，降压作用机制相同或相似的药物不宜合用。

2. 根据并发症用药　高血压合并心力衰竭、支气管哮喘、慢性阻塞性肺疾病、严重窦性心动过缓和房室传导阻滞患者宜选利尿药与钙通道阻滞药、ACE 抑制药、血管紧张素 II 阻断药或 α_1 受体阻断药等，但不能选用 β 受体阻断药。高血压合并肾功能不良患者宜选 ACE 抑制药、钙通道阻滞药等。合并糖尿病或痛风者宜选钙通道阻滞药、ACE 抑制药、血管紧张素 II 阻断药或 α_1 受体阻断药，但不宜选噻嗪类利尿药。高血压合并抑郁症，不宜选利血平。老年性高血压应避免使用有直立性低血压副作用的 α_1 受体阻断药哌唑嗪和影响认知功能的可乐定等。

3. 药物剂量个体化　不同患者或同一患者不同阶段对药物的反应性不同，应注意调整每个患者的药物剂量，以达到最好疗效、最小不良反应的治疗目标。

二、抗高血压药的联合用药

单药治疗仅用于轻、中度高血压的初始治疗，若疗效不佳，可联用两种作用机制不同的药物治疗，两药联用效果不佳，可三药联用。

（一）联合用药的必要性及重要意义

高血压是一种多因素的疾病，涉及肾素-血管紧张素-醛固酮系统、交感神经系统、体液容量系统等多个方面，因此不易控制。临床研究表明：单药治疗有效者只有近 1/3。单一药物只能对引起高血压的一种机制进行调节，所以疗效不佳，且血压降低后会启动反馈调节机制，使血压回升，药物加量至剂量-反应性平台后，再增加剂量不会增加疗效，且导致不良反应增加。因此，对单药治疗不能满意控制血压，或血压水平较高的中、重度高血压，应予联合用药。

中度以上高血压（≥ 160/100 mmHg）多数需两种以上降压药联合应用，通常为噻嗪类利尿药加血管紧张素转化酶抑制药（ACEI）或血管紧张素 II 受体阻断药（ARB）或 β 受体阻断药或钙通道阻滞药。血压比目标血压 > 20/10 mmHg 以上，初始治疗即应两种药物联用。联合用药可使有效率增至 75% ～ 90%，并增加患者的依从性。当两药联用时，其降压幅度应基本是两种单药降压幅度之和，即具"相加效应"，而不良反应较两种单药之和小，即相互抑制另一种药物引起的不良反应。此外，联合用药有利于多种危险因素并存的疾病得到控制，保护靶器官，减少心血管事件。

（二）联合用药的原则

联合用药时药物搭配应具有协同作用，应为两种不同降压机制药物联用，常为小剂量联合，以降低单药高剂量所致剂量相关性不良反应，副作用最好相互抵消或少于两药单用。为简化治疗，提高患者依从性，联用药物需服用方便，每日 1 次，疗效持续 24 h 以上。选择药物时还应注意是否有利于改善靶器官损害、心血管病、肾病或糖尿病，有无对某种疾病的禁忌。联合用药有各药按所需剂量配比处方和固定配比复方两种方式。较好的固定复方剂有代文（缬沙坦＋氢氯噻嗪）、海捷亚（氯沙坦＋氢氯噻嗪）、安博诺（厄贝沙坦＋氯噻嗪）。如血压控制不满意，可加大剂量或小剂量联合应用第三种药物。

ACEI 或 ARB 可预防肾病的进展，是合适的初始用药。常规推荐利尿药或其他降压药与一种 ACEI 或 ARB 联合应用。有很多临床试验支持以下药物组合的有效性和很好的耐受性：利尿药和 β 受体阻断药；利尿药和 ACEI；利尿药和 ARB；二氢吡啶类钙通道阻滞药和 β 受体阻断药；钙通道阻滞药和 ACEI；钙通道阻滞药和 ARB；钙通道阻滞药和利尿药；α 受体阻断药和 β 受体阻断药。必要时亦可联合中枢性降压药。绝大多数糖尿病患者至少应用两种药物。在很多高血压合并肾病患者，90% 以上需三种或更多不同药物最小剂量的联合治疗，以达到血压目标值。

以下两类或更多降压药联合用药示例：

1. 噻嗪类利尿药和 β 受体阻断药　用于无并发症、无靶器官损害的高血压患者。小剂量合用对血糖、血脂和尿酸影响不大。

2. 噻嗪类利尿药和 ARB　用于高血压合并心力衰竭、高血压合并左室肥厚、单纯收缩期高血压。

3. 噻嗪类利尿药和 ACEI　用于高血压合并心力衰竭、单纯收缩期高血压和老年人高血压。ACEI 抑制 RAAS，使 Ang Ⅱ减少，继发性醛固酮减少，尚可减少利尿药产生的副作用。

4. 二氢吡啶类（CCB）和利尿药　用于单纯收缩期高血压和老年人高血压。两者均可兴奋交感神经系统。理论上无相加降压作用，临床试验联合应用较单药疗效增加。

5. 二氢吡啶类（CCB）和 β 受体阻断药　用于高血压并冠心病。降压有叠加作用，并中和彼此触发的反馈调节。

6. 二氢吡啶类（CCB）和 ACEI　适用于高血压肾病、高血压合并冠心病、高血压伴动脉粥样硬化。两药联用有效控制率可达 80% 以上，ACEI 抑制 CCB 心动过速和踝部水肿的副作用。

7. 二氢吡啶类（CCB）和 ARB　适用于高血压肾病、高血压合并冠心病、高血压伴动脉粥样硬化。

8. β 受体阻断药和 ACEI　适用于高血压并心肌梗死、高血压并心力衰竭、高肾素型高血压。

9. ACEI 和 ARB　适用于高血压伴糖尿病肾病，减少蛋白尿优于单药治疗。

10. α 受体阻断药和 β 受体阻断药　用于急进性高血压。β 受体阻断药抵消 α 受体阻断药的反射性心动过速，而后者抵消前者所致的代谢异常。两者合用降压作用协同放大。

11. 噻嗪类利尿药和留钾利尿药　保持钾的平衡。

12. 其他　ACEI＋CCB＋利尿药；ARB＋CCB＋利尿药；ACEI＋β 受体阻断药＋利尿药；ARB＋β 受体阻断药＋利尿药；ACEI＋β 受体阻断药＋CCB；β 受体阻断药＋钙通道阻滞药＋利尿药。

高血压联合用药搭配有多种组合，应根据患者的不同的临床情况而制订方案。联合用药时应个体化，应考虑每个患者的用药史、合并的其他疾病、基线血压水平、有无靶器官损害和危险因素。在低剂量两药联用后，如血压未达标，可有两种方案，一为加用小剂量第三种药物，另一种方法为继续用原两种药，并加至最大量。如血压仍未达标，三种药物加至有效剂量。

思考题

1. 请举例说明抗高血压药的分类。
2. 简述卡托普利和氯沙坦的药理作用、作用机制、临床应用和不良反应。
3. 简述普萘洛尔及哌唑嗪抗高血压作用特点及其机制。
4. 简述钙通道阻滞药抗高血压的作用特点及其机制。
5. 简述可乐定及硝普钠的药理作用及临床应用。

（王银叶）

第二十二章　调血脂药与抗动脉粥样硬化药

学习要求：

1. 掌握他汀类的调血脂作用及机制、临床应用和不良反应
2. 掌握贝特类（吉非贝齐）的降血脂机制、临床应用及不良反应
3. 掌握烟酸类的降血脂机制、临床应用及不良反应
4. 掌握依折麦布的降血脂机制和临床应用
5. 熟悉普罗布考和多烯脂肪酸类的降血脂机制和临床应用
6. 熟悉考来烯胺的调血脂作用特点及应用注意
7. 了解 PCSK9 抑制药阿利库单抗和依伏库单抗的作用机制及应用
8. 了解 ApoB-100 蛋白表达抑制药米泊美生的作用机制和应用

　　动脉粥样硬化（atherosclerosis，AS）是动脉内膜疾病，其特征是动脉内膜斑块形成。脂质是粥样硬化斑块的基本成分。在动脉粥样硬化早期，氧化的低密度脂蛋白（ox-LDL）透过血管内皮进入内皮细胞间隙，单核细胞迁入内膜。巨噬细胞摄取 ox-LDL，形成巨噬源性泡沫细胞，产生脂肪纹，中膜的血管平滑肌细胞（SMC）迁入内膜，吞噬脂质形成肌源性泡沫细胞，增生迁移，钙质沉积，形成纤维斑块。ox-LDL 使上述两种泡沫细胞坏死，形成糜粥样坏死物，即粥样斑块，导致动脉粥样硬化。可见动脉粥样硬化与循环中血脂水平、氧化物、血管内皮完整及平滑肌细胞增生有关。

　　血浆中的主要脂质是胆固醇（Ch）和三酰甘油（TG），胆固醇包括游离胆固醇和胆固醇酯（CE），二者合称总胆固醇（TC）。它们与载脂蛋白（apoprotein，apo）形成脂蛋白复合物，脂蛋白内部为亲脂性的胆固醇酯和三酰甘油，表面由磷脂、游离胆固醇和载脂蛋白组成外壳（图22-1）。

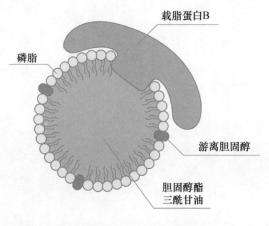

图 22-1　脂蛋白结构示意图

脂蛋白溶于血浆，进行转运和代谢。根据密度大小，血浆脂蛋白分为乳糜微粒（CM）、极低密度脂蛋白（VLDL）、中密度脂蛋白（IDL）、低密度脂蛋白（LDL）和高密度脂蛋白（HDL）。血浆脂蛋白的代谢分为外源性和内源性的代谢途径。前者是将外源性 TC、TG 合成 CM，使 TG 从小肠转运到肝外组织被利用，TC 则由 CM 残粒运至肝。内源性代谢是肝合成 VLDL，经 IDL 转变为 LDL，运输内源性 TG、TC 的过程。

健康人各种脂蛋白在血浆中的浓度基本恒定，比例失调则表明脂代谢异常。血脂异常通常指血浆中总胆固醇（TC）和（或）TG 升高，俗称高脂血症。实际上高脂血症也泛指包括高密度脂蛋白（HDL）降低和低密度脂蛋白（LDL）升高在内的各种血脂异常。血脂异常是形成动脉粥样硬化的重要因素。原发性血脂异常部分是由于先天性基因缺陷所致，例如低密度脂蛋白（LDL）受体基因缺陷引起家族性高胆固醇血症等。继发性血脂异常是由某些全身系统性疾病所引起的。主要的疾病有糖尿病、肾病综合征、甲状腺功能减退症等，其次还有肾衰竭、肝病、系统性红斑狼疮、糖原贮积症、骨髓瘤、脂肪萎缩症等。此外，某些药物如利尿药、β 受体阻滞剂、糖皮质激素等也可能引起继发性血脂异常。

根据 5 种载脂蛋白升高或降低程度的不同，世界卫生组织（WHO）将高脂血症分为 5 型。Ⅰ 型：以 CM 升高为主。胆固醇和三酰甘油均有不同程度的升高，以三酰甘油升高较明显。此型最少见，目前尚无较好的药物可以治疗，主要通过低脂饮食控制。Ⅱ 型：可分为 Ⅱ a 和 Ⅱ b 型，Ⅱ a 型以 LDL 增高为主，Ⅱ b 型 LDL 和 VLDL 均增高。Ⅲ 型：为异常 β - 脂蛋白血症。Ⅳ 型：以 VLDL 增高为主。Ⅱ、Ⅲ、Ⅳ 型均较常见。Ⅴ 型较少见，是 CM 增多与 VLDL 增多的混合型。临床上治疗血脂异常要根据不同血脂异常类型选择不同的药物，将其分为高胆固醇血症、高三酰甘油血症、混合型高脂血症和低高密度脂蛋白血症四类，将这两种分型总结如表 22-1。

表 22-1　临床血脂异常的分型

临床分型	TC	TG	HDL	VLDL	LDL	WHO 分型
高胆固醇血症	↑↑	—	—	↑	—	Ⅱ a
高三酰甘油血症	↑	↑↑↑	—	↑	—	Ⅳ、Ⅰ
混合型高脂血症	↑↑	↑↑↑	—	↑	↑	Ⅱ b、Ⅲ、Ⅳ、Ⅴ
低高密度脂蛋白血症	—	—	↓	—	—	—

目前临床防治动脉粥样硬化主要采用调血脂策略，包括生活方式干预和药物治疗。生活方式干预主要包括：①合理膳食：限制高热量饮食、提倡低胆固醇和低动物脂肪饮食。②适当的体力活动和体育锻炼，加快高热量和高脂食物的消耗。③避免持续精神紧张引起高血压。④戒烟：吸烟是动脉粥样硬化的主要危险因素之一。对于生活方式干预不能达到理想血脂水平的患者，需要药物治疗，防治动脉粥样硬化的药物包括以下几类：①胆固醇合成抑制药他汀类；②贝特类；③烟酸类；④胆汁酸结合树脂类；⑤胆固醇吸收抑制药；⑥ PCSK9 抑制药；⑦多烯脂肪酸类等。

第一节　胆固醇合成抑制药

羟甲基戊二酰辅酶 A（HMG-CoA）还原酶是肝细胞合成胆固醇的限速酶，能催化 HMG-CoA 还原成甲羟戊酸，进一步生成胆固醇（图 22-2）。

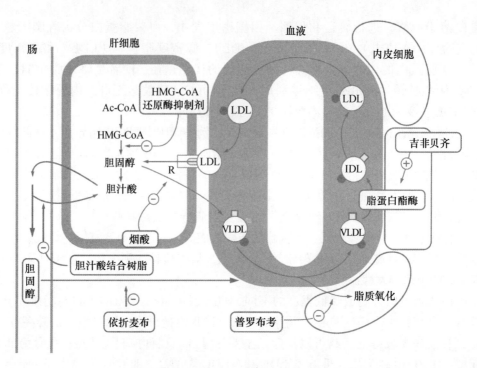

图 22-2 胆固醇合成路线及药物作用环节

HMG-CoA 还原酶是机体合成胆固醇的限速酶，可催化 HMG-CoA 生成甲羟戊酸，这一过程是内源性胆固醇合成的关键步骤。他汀类药（statins）通过竞争性抑制细胞内 HMG-CoA 还原酶而抑制胆固醇合成（图 22-2）。第一个应用于临床的 HMG-CoA 还原酶抑制药是洛伐他汀（lovastatin），后又发现了辛伐他汀（simvastatin）、普伐他汀（pravastatin）、氟伐他汀（fluvastatin）、阿托伐他汀（atorvastatin）、匹伐他汀（pitavastatin）及瑞舒伐他汀（rosuvastatin）等。

【药理作用及机制】

1.调血脂作用 通过抑制细胞内 HMG-CoA 还原酶而抑制肝合成胆固醇。并反馈性上调细胞表面 LDL 受体的表达和活性，加速肝摄取 LDL，因而降低血浆 LDL 水平、TC 和 ApoB 水平。还可降低 TG 水平和轻度升高 HDL-C 水平。

2.非调脂作用 他汀类还具有抗氧化、抗炎、保护血管内皮功能、抑制血管增生等作用，这些作用也对其抗动脉粥样硬化和降低冠心病事件有益。也可预防骨质疏松。

【药动学】他汀类口服均可被肠道吸收，洛伐他汀和辛伐他汀本身无活性，需在体内代谢成活性形式发挥作用。氟伐他汀和阿托伐他汀为分子中含氟的活性药物，氟伐他汀口服吸收完全。其余吸收率为 40% ～ 75%。此类药均有较高的首过效应，多数由肝代谢，胆汁排泄，少量由肾排泄。

【临床应用】他汀类适用于运动和饮食控制血脂水平仍不理想时，治疗原发性高胆固醇血症（Ⅱ型和Ⅲ型），对糖尿病和肾性血脂异常也有效，可使动脉粥样硬化斑块稳定、消退。可降低冠心病死亡率及非致死性心肌梗死的危险性。也可预防肾病综合征、血管成形术后再狭窄。

【不良反应】他汀类一般耐受性良好，大部分不良反应轻微。剂量大时可见胃肠道反应、头痛、肌痛，一般不影响继续治疗。少数患者出现转氨酶升高，应定期查肝功能，若转氨酶持续升高或超过 3 倍，应停药或换药。严重不良反应少见，包括横纹肌溶解、肝炎及血管神经性水肿等。

【不同他汀类特点】洛伐他汀是第一个应用的 HMG-CoA 还原酶抑制药，本身无活性，进入体内很快转化为活性代谢物。调脂作用稳定，口服吸收约 30%，食物可增加药物吸收，用药 2 周见效，4～6周达最佳效果。

辛伐他汀为洛伐他汀的甲基衍生物，亦须经体内代谢才有活性，作用强于洛伐他汀，长期应用可显著延缓动脉粥样硬化进展，减少不稳定型心绞痛的发作，但长期应用肌痛发生率高。

普伐他汀本身为活性结构，口服吸收快，除降脂作用外还有抗炎作用，早期应用可改善内皮功能、减少冠脉综合征患者再狭窄、降低心血管事件的发生率。

氟伐他汀是一种全合成的降胆固醇药物。口服后吸收迅速而完全，减慢食物吸收。在肝代谢为 5- 羟和 6- 羟氟伐他汀，均有 HMG-CoA 还原酶抑制活性。除降低有害血脂外，还可改善血管内皮功能，抑制血管平滑肌细胞增生，预防动脉粥样硬化斑块形成，肝功能不全者可能在肝蓄积，但肌痛发生率是他汀中最低的。

阿托伐他汀可降低原发性高胆固醇血症（杂合子家族性或非家族性）和混合型血脂异常（Ⅱa 和 Ⅱb）患者的 TC、LDL、ApoB 和 TG。并可提高 HDL、ApoA Ⅰ水平。其代谢产物也有较强活性，降低 TG 的作用较氟伐他汀强。

瑞舒伐他汀本身有效，在体内发生少量代谢（约 10%），代谢物活性较低。适用于经饮食控制和其他非药物治疗（如运动治疗、减轻体重）仍不能适当控制血脂异常的原发性高胆固醇血症（Ⅱa 型，包括杂合子家族性高胆固醇血症）或混合型血脂异常（Ⅱb 型）。瑞舒伐他汀能降低 TC、LDL-C、ApoB、非 HDL-C 水平，也能降低 TG、升高 HDL-C 水平。

他汀类是当前防治高胆固醇血症和动脉粥样硬化性疾病非常重要的一类药物，必要时可合用胆汁酸螯合剂考来烯胺或胆固醇吸收抑制药依折麦布。

5 种在我国应用较早的他汀类药物降低 TC、LDL-C 和 TG 以及升高 HDL-C 的不同剂量疗效比较见表 22-2。

表 22-2　几种他汀类药物不同剂量对高胆固醇血症患者脂质和脂蛋白影响的比较

他汀类用药剂量（mg）					脂质和脂蛋白的改变水平（%）			
阿托伐他汀	辛伐他汀	洛伐他汀	普伐他汀	氟伐他汀	TC	LDL-C	HDL-C	TG
—	10	20	20	40	↓22	↓27	↑4～8	↓10～15
10	20	40	40	80	↓27	↓34	↑4～8	↓10～20
20	40	80	—	—	↓32	↓41	↑4～8	↓15～25
40	80	—	—	—	↓37	↓48	↑4～8	↓20～30
80	—	—	—	—	↓42	↓55	↑4～8	↓25～35

另外，国产中成药血脂康含有多种天然调血脂成分，其中主要活性成分是洛伐他汀。

第二节　胆汁酸结合树脂

本类药物为碱性阴离子交换树脂，在肠道内与胆汁酸不可逆结合，促进胆汁酸排出体外，从而减低血中胆固醇和低密度脂蛋白胆固醇。常用的药物有考来烯胺（colestyramine）和考来替泊（colestipol）。

【药理作用与作用机制】胆汁酸是胆固醇的代谢产物，在肝生成后排入肠道，促进肠道对脂类物质的吸收，大部分经肝肠循环再吸收入肝。考来烯胺在小肠内与胆汁酸结合，形成不溶性化合物而随粪便排出，阻止其重吸收，其结果一是使外源性脂质吸收减少；二是使肝经 7α- 羟化酶代谢胆固醇生成更多的胆汁酸，肝的胆固醇水平降低，导致肝内的 LDL 受体水平升高，从血液摄取更多 LDL，使血液中的 LDL 水平降低。此类药由于降低肝胆固醇，反馈性刺激

HMG-CoA 还原酶活性，可使胆固醇合成增多，总的结果是血中胆固醇降低。与他汀类合用，有协同调血脂作用。考来烯胺降低血浆 TC 和 LDL 水平，对血浆 TG 水平无影响或使之轻度升高。

【临床应用】用于 II a 型高胆固醇血症，可预防和逆转动脉粥样硬化，明显降低冠心病死亡率。还可用于胆管不完全阻塞所致的瘙痒。

【不良反应与禁忌证】较常见的有消化不良、便秘，通常程度较轻。严重时可引起肠梗阻。干扰脂溶性维生素、铁剂和叶酸的吸收，也影响一些弱酸性药物的吸收，如他汀类、普萘洛尔、甲状腺素等，不在同一时间服用可避免。长期服用偶尔可致骨质疏松。高剂量会出现脂肪泻。因以氯化物方式给药，长期用药可引起高氯血症。孕妇、哺乳期妇女禁用，老人及胃肠功能障碍者慎用。

第三节　胆固醇吸收抑制药

依折麦布（ezetimibe）

其是首个用于临床的选择性胆固醇吸收抑制药。

【药理作用及机制】依折麦布是一种口服、强效的降脂药物，其作用机制与其他降脂药物不同，可附着于小肠绒毛刷状缘，与小肠壁上特异的胆固醇转运蛋白 NPC1L1 结合，选择性地抑制小肠胆固醇和植物甾醇的吸收，降低小肠中的胆固醇向肝中的转运，使得肝胆固醇贮量降低，从而增加血液中胆固醇的清除。抑制胆固醇吸收的同时并不影响小肠对三酰甘油、脂肪酸、胆汁酸、黄体酮、乙炔雌二醇及脂溶性维生素 A、D 的吸收。本品和 HMG-CoA 还原酶抑制药联合使用与单药治疗相比，能有效改善血清中 TC、LDL-C、ApoB、TG 及 HDL-C 水平。

【药动学】口服迅速吸收，T_{max} 为 4～12 h，$t_{1/2}$ 为 22 h。主要在小肠和肝与葡糖苷酸结合成具药理活性的依折麦布-葡糖苷酸。与食物同服不影响其口服生物利用度。血浆中依折麦布和依折麦布-葡糖苷酸结合物的清除较为缓慢，有明显的肝肠循环。依折麦布和依折麦布-葡糖苷酸结合物的半衰期约为 22 h，随后由胆汁及肾排出。

【临床应用】

（1）经常规剂量他汀类治疗后胆固醇水平仍不能达标者，可联合应用依折麦布。

（2）单药可应用于不适于或不能耐受他汀类治疗的患者。

（3）可与非诺贝特联合应用，治疗以 TG 升高为主的混合型血脂异常患者。

（4）联合应用依折麦布与他汀类治疗接受特殊治疗（如血浆置换疗法）血脂仍未能达标的纯合子型家族性高胆固醇血症患者。

（5）用于纯合子型谷甾醇血症（或植物甾醇血症）患者的治疗。

【不良反应与禁忌证】不良反应轻微且呈一过性。单独应用会有过敏反应，如血管神经性水肿、皮疹和荨麻疹；少数患者出现关节痛、肌痛痉挛或无力；肌酸磷酸激酶及转氨酶升高、肝炎；血小板减少症、胰腺炎、腹泻、呕吐、胆结石和胆囊炎等。孕妇、哺乳期妇女以及中、重度肝炎患者和 10 岁以下儿童禁用。

第四节　烟　酸　类

烟酸（nicotinic acid）

其为一种维生素，是体内重要代谢的必需物质。大剂量应用时有调脂作用。

【药理作用与作用机制】烟酸调脂作用是通过抑制脂肪酶，使肝合成 TG 的原料缺乏，从而降低 TG、VLDL，继而降低 LDL。通过降低 HDL 的主要载脂蛋白 ApoA 的代谢，升高 HDL-C。另外，烟酸有周围血管扩张作用。烟酸在体内转化为烟酰胺，后者为 B 族维生素之一。

【药动学】口服后广泛分布到各组织，半衰期约为 45 min，肝内代谢，代谢物及原型经肾排出。

【临床应用】为广谱调血脂药，可用于 I 型以外的所有血脂异常。与胆汁酸结合树脂或贝特类合用可增强疗效。

【不良反应】包括温热、皮肤潮红及头痛。大量烟酸致腹泻、乏力及皮肤瘙痒、胃肠道不适等。偶尔大量应用烟酸可致高血糖、高尿酸、心律失常及肝毒性反应。一般服用烟酸 2 周后，血管扩张及胃肠道不适可适应，逐渐增加用量可避免上述反应。如有严重皮肤潮红、瘙痒及胃肠道不适，应减少剂量。

阿昔莫司（acipimox）

其为烟酸的醇酯类衍生物，其作用较持久，对血糖影响小，适于伴有 2 型糖尿病的血脂异常患者。

第五节　贝特类

吉非贝齐（gemfibrozil）

其为苯氧芳酸衍生物类调血脂药，此类药一般不作为一线用药，除非患者有严重的高三酰甘油血症而不能应用他汀类药。

【药理作用及机制】通过激活氧化酶体增殖活化受体 α（PPAR α），从而增加脂蛋白酯酶活性，增加三酰甘油水解，降低血中 TG 水平。激活 PPAR α 可减少 ApoC Ⅲ 而增加 VLDL 的清除，降低血中 VLDL 水平。激活 PPAR α 增加 ApoA 水平，提高 HDL-C 水平。

【药动学】口服吸收良好，1 ～ 2 h 血药浓度达峰值，半衰期约为 1.5 h，70% 从尿中排出，6% 从粪便排出。

【临床应用】吉非贝齐临床可用于治疗高 TG 和高 VLDL 血症相关的Ⅱ b、Ⅲ、Ⅳ型血脂异常和糖尿病引起的血脂异常患者，低 HDL 血症或冠心病合并 HDL 低下的患者。

【不良反应与禁忌证】部分患者可有腹部不适、恶心、头晕、皮疹等。大剂量可致转氨酶升高。孕妇慎用，肝、肾功能不全者禁用。

氯贝丁酯（clofibrate）

其是这类药中应用最早的一种。其不良反应较多且严重，如诱发胆结石等。

非诺贝特（fenofibrate）和苯扎贝特（bezafibrate）

其为氯贝丁酯的衍生物，能保持其降血脂等优点，而发生胆结石等不良反应明显减少。

第六节　其他调血脂药及新型调血脂药

一、抗氧化调血脂药

普罗布考（probucol）口服吸收不完全，与食物同服可增加吸收。主要分布于脂肪组织，消除缓慢，$t_{1/2}$ 约为 47 天，主要经胆道排泄。

【药理作用】具有调血脂、抗动脉粥样硬化作用。通过抑制胆固醇合成与促进胆固醇分解为胆汁酸，使血胆固醇和 LDL-C 降低，也使 HDL 降低。此外，有显著的抗氧化作用，能抑制泡沫细胞的形成，延缓动脉粥样硬化斑块的形成，其抗氧化作用可阻断脂质过氧化，稳定已形成的动脉粥样硬化斑块。

【临床应用】临床与他汀类或胆汁酸结合树脂调血脂药合用治疗高胆固醇血症。

【不良反应与禁忌证】一般较轻。最常见的不良反应为胃肠道不适，如胀气、腹泻、腹痛、恶心和呕吐。少见头痛、头晕、感觉异常、失眠、耳鸣、皮疹、皮肤瘙痒等。有血管神经性水肿、血小板减少、感觉异常等，因可使部分患者心电图 Q-T 间期延长，用药期间需注意监测心电图变化。孕妇、哺乳期妇女及儿童慎用。

二、多烯脂肪酸

多烯脂肪酸（polyunsaturated fatty acids，PUFAs）是指分子中有 2 个以上不饱和键的脂肪酸，即多不饱和脂肪酸。主要有 ω-3 型和 ω-6 型多烯脂肪酸。

ω-3 型多烯脂肪酸

除 α-亚麻油酸外，主要有二十碳五烯酸（EPA）和二十二碳六烯酸（DHA）。

【药理作用】EPA 和 DHA 有如下作用：

1. 降血脂 可降低高脂血症患者的 TG、TC、LDL 和 VLDL，并升高 HDL，且有促进脂肪酸氧化和降低血液黏度的作用，故可改善某些狭窄血管组织内氧的供给，有利于降低冠心病的发病率。

2. 抑制血小板聚集，延缓血栓形成 可竞争性地抑制环氧化酶，使前列腺素合成及血小板释放的血栓素 A_2 减少，进而抑制血小板聚集、延缓血栓形成、促进冠脉扩张，有利于缓解心绞痛、预防心肌梗死的发生和脑血栓的形成。

【临床应用】主要用于各型高脂蛋白血症，特别适用于严重的高三酰甘油血症。还可用于防治动脉粥样硬化和血栓性疾病，如冠状动脉粥样硬化性心脏病和脑血栓的防治。

【不良反应】

1. 常见胃肠不适，如恶心、嗳气、腹泻等，特别是大剂量用药时容易出现上述症状。此外，易产生胆结石。

2. 个别患者可出现发热、肌肉疼痛、咽喉疼痛以及淋巴结压痛。

3. 长期大量服用本药浓缩制剂，其中所含的维生素 A 和 D 也可达到中毒水平。

ω-6 型多烯脂肪酸

主要来源于植物油，如亚麻酸（linoleic acid，LA）、γ-亚麻酸（γ-linolenic acid，γ-LNA），在紫苏油和亚麻籽油中含量较高；α-亚麻酸（α-linolenic acid，α-LNA）在月见草的种子油中含量较高。ω-6 型多烯脂肪酸能适度降低血浆 TC、TG、LDL 以及升高 HDL。多与其他调血脂药配成复方制剂用于调血脂和防治动脉粥样硬化。

三、新型调血脂药

PCSK9 抑制药

前蛋白转化酶枯草溶菌素 9（PCSK9）是一种分泌型丝氨酸蛋白酶，PCSK9 水平升高时，促进 LDL 受体（LDL-R）降解，导致肝细胞表面 LDL-R 减少，进而使肝细胞对 LDL-C 的清除能力下降（图 22-3），而 LDL-C 被公认为心血管疾病的主要危险因子。

阿利库单抗（alirocumab）和依伏库单抗（evolocumab）均为 2015 年批准上市的 PCSK9 单抗，是针对这一靶标最早上市的药物，可抑制 PCSK9 促进 LDL 受体降解的作用，从而降低血中 LDL-C 水平。适用在膳食控制和最大耐受他汀类治疗基础上，要进一步降低 LDL-C 的杂合子家族性高胆固醇血症或临床动脉粥样硬化等心血管病的成年患者。这类药的发现为他汀类之后调血脂药研究领域的最重要进展。

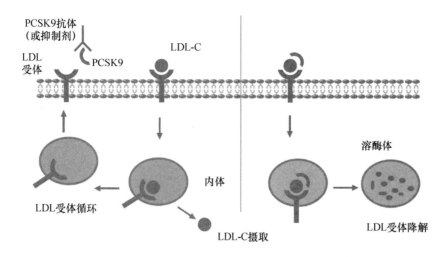

图 22-3　PCSK9 与 LDL 受体的降解及 PCSK9 抑制药的作用机制

米泊美生（mipomerson）

2013 年由 FDA 批准上市，为 ApoB-100 反义核酸，通过与 ApoB-100 蛋白 mRNA 的编码区互补配对，抑制 ApoB-100 蛋白（LDL 和 VLDL 的主要载脂蛋白）的翻译合成，降低纯合子家族性高胆固醇血症（HoFH）患者的 LDL-C、TC、Non-HDL-C 水平。治疗罕见的 HoFH，可降低患者的 LDL-C、TC、Non-HDL-C 水平。

思考题

1. 举例说明抗动脉粥样硬化药的分类。
2. 简述他汀类药物调节血脂的作用及机制。
3. 简述考来烯胺的调节血脂作用及机制。
4. 简述贝特类药物调节血脂的作用及临床应用。
5. 举例说明抗氧化调节血脂药的药理作用及机制。
6. 简述依折麦布降胆固醇的作用机制及临床应用。
7. 新型调血脂药有哪些？它们的作用机制是什么？

（王银叶）

第二十三章 抗心绞痛药

学习要求：

1. 掌握硝酸酯类药的药理作用、作用机制、临床应用及主要不良反应
2. 掌握普萘洛尔治疗心绞痛的药理作用与作用机制和临床应用
3. 掌握钙通道阻滞剂治疗心绞痛的作用机制和临床应用特点
4. 熟悉雷诺嗪抗心绞痛的作用机制及临床应用
5. 熟悉硝酸酯类、普萘洛尔和钙通道阻滞药三类药合用的药理学基础
6. 了解硝酸甘油的药动学特点
7. 了解其他抗心绞痛药尼可地尔、伊伐雷定等

心绞痛是心肌缺血的常见症状，患者左前胸出现阵发性绞痛，并可放射至左肩、左上肢等部位。心肌缺血的原因有多种，主要原因是冠状动脉粥样硬化。冠状动脉的输送血管分布于心外膜，其分支可垂直贯穿心肌壁，在心肌内交织成网，以供心脏本身的血液循环。在心室壁较厚的左室内膜，冠状微动脉最容易受到心肌收缩的挤压，是最容易发生心肌缺血的部位。心脏舒张和收缩的主要能量来源于氧代谢，所需的氧由冠脉循环提供。心肌活动需要消耗大量的氧，心脏的活动如心室壁张力、心肌收缩强度和每分射血量与心肌耗氧量成正比。当心肌活动增强时，冠脉可适当舒张，使冠脉血流明显增加。当心肌缺氧时，某些代谢产物如腺苷、H^+、CO_2、乳酸、缓激肽、丙酮酸和组胺等也可引起冠脉扩张，这些物质是缺血时引起心脏疼痛的主要原因。心肌供氧和需氧平衡失调引起心肌缺血。因此，抗心肌缺血药可从增加供氧和减少耗氧两方面改善心肌缺血，防治心绞痛。

心绞痛分为三种类型：①劳累型心绞痛。是指过度劳累、情绪激动或其他增加心肌需氧量的因素所诱发的心绞痛，根据病程、发作频率和转归又可分为稳定型、初发型及恶化型心绞痛。②自发型心绞痛。其发生与需氧无明显关系，疼痛较重且持续时间长，服用硝酸甘油不易缓解，包括变异型心绞痛（冠状动脉痉挛）、卧位型心绞痛（安静平卧时发生）、中间综合征及梗死后心绞痛。③混合型心绞痛。为劳累型和自发型心绞痛交替出现。临床上将初发型、恶化型和自发型心绞痛称为不稳定型心绞痛。治疗心绞痛的药物正是通过解除冠脉痉挛或促进侧支循环增加心脏供血，或减弱心脏活动，降低需氧，从而恢复心肌氧的供需平衡而发挥治疗作用（图 23-1）。另外，近些年发现曲美他嗪和雷诺嗪通过抑制脂肪酸的 β 氧化，可以优化心肌的能量代谢，改善心肌缺血。根据作用机制不同，抗心绞痛药可分为硝酸酯类、β 受体阻断药、钙通道阻滞剂及影响能量代谢类和其他等。

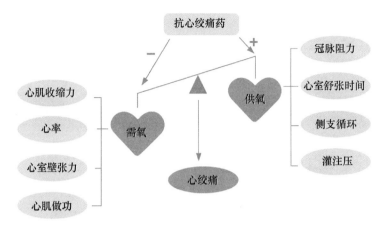

图 23-1　心绞痛发作的影响因素和抗心绞痛药物的作用

第一节　硝酸酯类

硝酸甘油（nitroglycerin，nitroglycerol）

【药理作用与作用机制】硝酸甘油可松弛血管平滑肌，使全身的动脉和静脉血管舒张，对毛细血管后静脉（容量血管）舒张作用最强，使回心血量减少，降低心脏前负荷。舒张动脉血管可降低外周阻力，减轻后负荷。前、后负荷的降低导致心肌耗氧量明显减少。

另外，硝酸甘油会改变心肌的血流分布，增加缺血区血流灌注。硝酸甘油可缓解因心绞痛发作时心室壁张力和心室内压的增高，使心内膜的血管阻力降低，利于血液自外膜流向内膜的缺血区。硝酸甘油还可舒张心外膜输送血管和侧支血管，使血液由侧支更多地分流到缺血区（图23-2）。

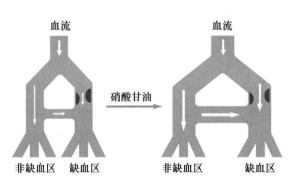

图 23-2　硝酸甘油改善心肌侧肢循环示意图

硝酸甘油的作用机制为在血管平滑肌内释放一氧化氮（NO），NO 活化鸟苷酸环化酶，增加细胞内 cGMP 含量，作为第二信使激活下游蛋白激酶 G，最终使肌球蛋白去磷酸化，并降低细胞内钙，血管舒张（图23-3）。

【药动学】起效迅速，疗效确切，使用方便，价格便宜。至今用于治疗心绞痛已有百余年历史。因口服首过效应严重，仅 10% 吸收，故舌下含服。1 ～ 2 min 起效，作用维持 20 ～ 30 min。

【临床应用】用于各型心绞痛发作，迅速缓解症状；也可预防发作，对稳定型心绞痛作用更明显。也可用于急性心肌梗死，并用于控制手术过程中的血压。

【不良反应】可见直立性低血压、面颈部潮红、头痛、眼内压增高，青光眼患者应慎用。这

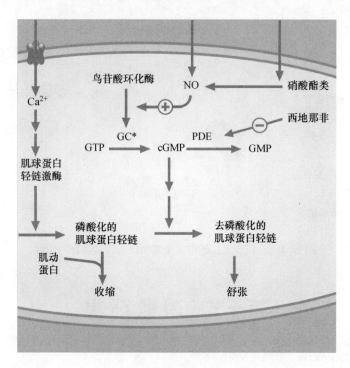

图 23-3　硝酸酯类药物的作用机制

些均继发于其舒血管作用。剂量过大时，血压过度下降，冠脉灌注压降低，引起反射性心率加快、收缩力增强、耗氧量增加，反而加重心绞痛。大剂量还可引起高铁血红蛋白血症。连续用药 2～3 周会产生耐受性，不同硝酸酯类药之间有交叉耐受性。停药 1～2 周后，耐受性消失。产生耐受性后需加大剂量给药，这又会加重不良反应。故应间歇给药，或与其他抗心绞痛药交替使用。

硝酸异山梨酯（isosorbide dinitrate）和戊四硝酯（pentaerithrityl tetranitrate）

硝酸异山梨酯和戊四硝酯的作用与硝酸甘油相似，但较弱。舌下含服 40～60 min 起效，作用持续 3～5 h。用于预防心绞痛发作。剂量范围个体差异大，不良反应较多。

单硝酸异山梨酯（isosorbide mononitrate）

单硝酸异山梨酯为硝酸异山梨酯的活性代谢产物，本品无首过效应，口服迅速而完全吸收，$t_{1/2}$ 为 5 h，作用持续 8 h。有明显的扩血管作用，适用于冠心病的长期治疗和预防心绞痛发作，也用于心肌梗死和肺动脉高压等。用药初期可见血压下降，偶见头痛、头晕、恶心、疲劳、心悸和皮肤潮红等。

第二节　β 受体阻断药

普萘洛尔（propranolol）为经典的 β 受体阻断药，有多方面的药理作用和临床应用，此处仅介绍其治疗心绞痛方面的内容。

【药理作用与作用机制】普萘洛尔因阻断心肌 β 受体，抑制心绞痛发作时交感神经兴奋性增高引起的心率加快、心肌收缩力增强，从而减少心肌耗氧量。其减慢心率的作用使心肌舒张期相对延长，有利于血液从心外膜流向心内膜易缺血区，改善缺血区血供。普萘洛尔抑制交感神经兴奋，也抑制脂肪分解，从而减少游离脂肪酸生成，减少游离脂肪酸代谢对氧的消耗。另外，还可促进氧合血红蛋白的解离，增加组织供氧。但其抑制心肌收缩的作用可使心室容积扩大，射血时间延长而增加耗氧量，其综合结果仍是减少心肌耗氧量。

【临床应用】用于硝酸酯类治疗效果不佳的稳定型心绞痛，以减少发作次数。也可用于心肌梗死，减小梗死范围。普萘洛尔与硝酸酯类合用，可抵消后者反射性的心率加快，硝酸酯可抵消普萘洛尔使心室容积扩大的副作用，获得较好的协同作用，但二者均有降压作用，血压降低过多会减少冠脉流量，产生不利影响，故二者合用要减小用量。

普萘洛尔有效剂量个体差异较大，宜从小剂量开始用药，逐渐加量。久用停药时要逐渐减量，以防止心绞痛加剧。

【不良反应】见"抗高血压药"一章和相关内容。

其他 β 受体阻断药如比索洛尔（bisoprolol），药效持续时间较长，每日服药 1 次，现临床上较多用。另外还有阿替洛尔和美托洛尔等。

第三节　钙通道阻滞药

钙通道是跨膜糖蛋白，在细胞膜上围成含有水分子的孔道，对钙离子有选择性通透的作用。钙通道开放，细胞外 Ca^{2+} 可进入细胞内，引起平滑肌收缩等效应。钙通道阻滞药可抑制心肌细胞或平滑肌细胞的钙通道，阻止细胞内 Ca^{2+} 浓度升高，从而减弱心肌收缩力，减慢心率。并舒张血管，降低外周阻力，减轻心脏负荷，因而降低心肌耗氧量。同时，舒张冠脉血管可增加冠脉流量和侧支循环，改善缺血区供血、供氧。常用于抗心绞痛的钙通道阻滞药有：硝苯地平（nifedipine）、氨氯地平（amlodipine）、维拉帕米（verapamil）、地尔硫䓬（diltiazem）等。

【药理作用及临床应用】不同的钙通道阻滞药对心脏和血管的选择性不同，故药理作用各有特点。硝苯地平对血管选择性较高，扩张冠脉作用强，可解除冠脉痉挛。其舒张外周血管的作用可引起反射性心率加快，耗氧量增加，但综合效应仍为改善供氧需氧平衡。维拉帕米对心脏选择性高，抑制窦房结、房室结和心肌的活动，也可舒张冠脉血管。地尔硫䓬作用介于二者之间，可舒张冠脉血管而较少影响周围血管，可减慢心率和传导速度。

硝苯地平最适合用于变异型心绞痛，也可用于稳定型心绞痛，与 β 受体阻断药合用有协同作用。氨氯地平的特点是吸收慢、起效慢、作用时间长，适用于慢性稳定型心绞痛和变异型心绞痛的预防治疗。维拉帕米对变异型心绞痛和稳定型心绞痛都有较好疗效，特别适用于有心房扑动、心房颤动和阵发性室上性心动过速的心绞痛患者。地尔硫䓬可用于变异型心绞痛、稳定型和不稳定型心绞痛。

心绞痛发作时须立即用速效药治疗。在缓解期一般用长效药，以预防发作。长效药有以下几种：戊四硝酯、普萘洛尔、硝苯地平、地尔硫䓬及维拉帕米等。

第四节　影响心肌能量代谢药

以上几类治疗心绞痛药物都是通过直接影响心脏氧供需状态而起作用。正常生理状态下，心肌细胞主要利用脂肪酸氧化产能，而较少利用葡萄糖。心肌缺血时，心肌代谢的机制调整为倾向于由葡萄糖氧化提供能量，以提高氧的利用。这是由于要产生同样的能量，脂肪酸氧化需要比葡萄糖代谢消耗更多的氧。部分脂肪酸氧化酶（pFOX）抑制药与以上几类药不同，它们通过减少脂肪酸氧化，而增加葡萄糖氧化（图 23-4），减少心肌耗氧，优化心肌的能量代谢，改善心肌缺血症状，而不影响心率和心肌收缩力。

雷诺嗪（ranolazine）

【药理作用与作用机制】葡萄糖氧化比脂肪酸氧化耗氧少、产能高。雷诺嗪为 pFOX 抑制药，可减少脂肪酸氧化，而增加葡萄糖氧化，减少缺血心脏的耗氧量，提高心肌做功效率。故可发挥抗心绞痛作用。

【药动学】雷诺嗪口服吸收个体差异大，T_{max} 为 2～5 h，吸收后在肝被广泛代谢。血浆蛋白结合率约为 62%。口服后 75% 经肾排泄，25% 经粪便排泄，经肾和粪便排泄的原型药物不足 5%。服用雷诺嗪缓释胶囊，每天 2 次连续用药 3 天后血浆药物浓度达稳态，消除半衰期为 7 h。

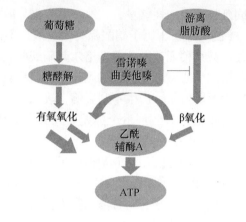

图 23-4　脂肪酸 β 氧化酶抑制药的作用机制示意图

【临床应用】用于治疗慢性心绞痛。可与受体阻断药、抗血小板药、调血脂药、ACE 抑制药与血管紧张素受体阻断药合用。

【不良反应与禁忌证】不良反应有恶心、便秘、头痛、眩晕和直立性低血压，轻微延长 Q-T 间期。Q-T 间期延长者、肝功能不全者及雷诺嗪过敏者禁用。

曲美他嗪（trimetazidine）为先于雷诺嗪发现的 pFOX 抑制药。主要用于预防心绞痛的发作。也可用于眩晕和耳鸣的辅助性对症治疗。

第五节　其他抗心绞痛药

尼可地尔（nicorandil）是新型抗心绞痛药物，具有类似硝酸酯类的扩张静脉和心外膜冠状动脉作用，以及开放 K^+-ATP 通道引起外周动脉和冠状动脉阻力血管扩张作用。可降低心脏前、后负荷，增加冠状动脉血流，改善冠状循环，并防止冠状动脉痉挛。对缺血或再灌注导致的心肌损伤有保护作用。尼可地尔吸收快，生物利用度为 75%，半衰期为 1 h，对稳定型心绞痛和变异型心绞痛有效，可明显降低临床冠心病事件的发生率，且不易产生耐受性。不良反应有头痛、失眠、恶心、呕吐、心悸、面部潮红及低血压等，青光眼和严重肝肾功能异常患者禁用。

伊伐雷定（ivabradine）为首个单纯减慢心率的抗心绞痛药。I_f 是窦房结自动除极的慢激活超极化电流，为钠、钾内向粒子流，是窦房结的主要起搏电流。伊伐雷定通过选择性抑制窦房结细胞的 I_f 而降低窦房结节律，从而减慢心率、减少心肌耗氧而治疗心绞痛。适用于不能应用 β 受体阻断药的、窦性心律正常的慢性稳定型心绞痛的治疗，可明显降低心肌梗死的风险。心绞痛患者对其耐受性较好。较常见的不良反应是窦性心动过缓和一过性视觉症状（如闪光幻视和非特异性视物模糊等）。

思考题

1. 请论述硝酸甘油的药理作用及作用机制。
2. 请说明长效硝酸酯类药物的作用及应用特点。
3. 普萘洛尔与硝酸甘油合用治疗心肌缺血的药理基础有哪些？
4. 解释雷诺嗪、伊伐雷定和尼可地尔治疗心肌缺血的药理学特点。

（王银叶）

第二十四章　抗心律失常药

学习要求：

1. 掌握抗心律失常药物的分类
2. 掌握常用抗心律失常药奎尼丁、利多卡因、普罗帕酮、普萘洛尔、胺碘酮、维拉帕米的药理作用、作用机制、药动学、临床应用和不良反应
3. 熟悉普鲁卡因胺、恩卡尼等其他抗心律失常药的药理作用和临床应用
4. 了解心律失常发生的机制

心脏正常的泵血功能是由心肌节律性收缩和舒张交替完成的。心肌节律性收缩和舒张的始动因素则是心肌细胞正常兴奋性的形成和传导，心肌兴奋性的形成和传导是以心肌细胞膜电位变化为基础的。膜电位变化异常会导致心动节律或频率的改变，发生心动过速过缓或心律不齐，统称为心律失常（arrhythmia）。心律失常分为快速型和缓慢型。前者包括心房纤维性颤动、心房扑动、阵发性室上性心动过速、室性心动过速和期前收缩（过早搏动）等；后者包括窦性心动过缓、房室传导阻滞等。心律失常无论表现如何，结果都可降低心排血量，影响心脏泵血功能，严重者会发展成为致命的心室纤颤，因此必须及时治疗。心律失常的药物治疗分为缓慢型心律失常的药物治疗和快速型心律失常的药物治疗。缓慢型心律失常可用阿托品、异丙肾上腺素治疗（有关药物已在传出神经系统药物一章中述及），本章主要介绍的是治疗快速型心律失常的药物。心律失常的发生与心肌细胞电生理异常密切相关，抗心律失常药主要作用于心肌离子通道，影响心肌细胞膜对 Na^+、K^+、Ca^{2+} 离子通道的通透性，或阻断心肌受体，改变心肌自律性、传导性而恢复心脏的正常节律。

第一节　心律失常的电生理学基础

一、正常心肌细胞膜电位形成机制

1. **静息膜电位**　心肌细胞在静息时，细胞膜两侧呈内负外正的极化状态，此时的电位为静息膜电位（resting membrane potential），约为 -90 mV。此时的极化状态由胞外较高的 Na^+、Ca^{2+} 浓度和膜内较高的 K^+ 浓度所维持。

2. **动作电位**　当心肌细胞兴奋时，细胞膜的通透性发生变化，出现除极和复极过程，形成动作电位（action potential，AP）。动作电位有快反应电位和慢反应电位两种形式，快反应电位（心房肌、心室肌、浦肯野纤维）系 Na^+ 内流，静息电位大（$-80 \sim -90$ mV），除极迅速，传导快。慢反应电位（窦房结、房室结、病变的快反应细胞）系 Ca^{2+} 内流，静息电位小（$-40 \sim -70$ mV），除极慢，传导亦慢（图 24-1）。

心室肌动作电位分 5 个时相（0～4）：0 相为去极化过程，1～4 相为复极化过程（图 24-2）。从 0 相至 3 相的时程称动作电位时程（action potential duration，APD）。

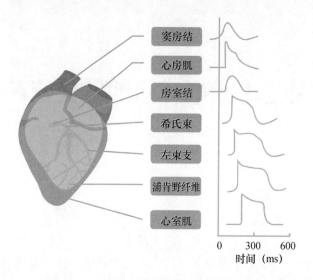

图 24-1 心脏各部位动作电位（彩图见后）

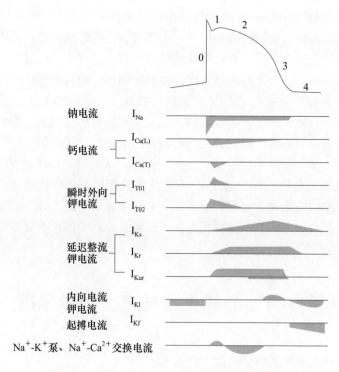

图 24-2 参与心室肌纤维动作电位的主要电流
横线下方为内向电流，横线上方为外向电流

0 相：由快 Na^+ 通道激活、开放，Na^+ 大量快速内流引起心室肌、心房肌和希-浦细胞去极化，速度快、幅度大；窦房结和房室结为慢反应细胞，其 0 相去极化反应由钙内流引起，速度慢，幅度小。

1 相：为快速复极初期，由短暂的 K^+ 外流所致。

2 相：为缓慢复极期，又称为平台期。由 K^+ 外流和 Ca^{2+} 内流综合作用引起，故膜电位维持相对稳定水平，形成平台。

3 相：为快速复极末期，由 K^+ 快速外流引起，使动作电位回到静息水平，完成细胞复极过程。

4 相：即静息期，由 Na^+-K^+ 泵泵出细胞内 Na^+，摄入 K^+；通过 Na^+-Ca^{2+} 交换体恢复细胞内外 Ca^{2+} 浓度差，使细胞内外离子浓度及分布恢复到除极前的极化状态。此时，非自律细胞（心房肌、心室肌）膜电位维持在静息水平，呈内负外正极化状态。自律细胞（窦房结、房室结、浦肯野纤维）因 Na^+ 或 Ca^{2+} 缓慢内流，K^+ 外流，发生自发舒张期缓慢除极，当达到阈电位时，重新激发动作电位，引起下一次兴奋。自律细胞的静息电位（4 相）称最大舒张电位。

二、心肌细胞的电生理特性

心肌细胞分为工作细胞和自律细胞。工作细胞包括心房肌和心室肌细胞，主要起收缩作用，具有兴奋性和传导性，无自律性；窦房结、房室结和浦肯野纤维细胞为自律细胞，它们具有自律性和传导性，而无收缩作用。

心肌细胞具有以下电生理特性：

1. 自律性 自律细胞达 4 相最大舒张电位后，能缓慢自动除极，达阈电位后激发 AP。这是由于此类细胞在 4 相电位时尚有 K^+ 缓慢外流，Na^+ 或 Ca^{2+} 缓慢内流所致。自律性高低取决于舒张期自动除极速度、最大舒张电位和阈电位。舒张期自动除极速度加快，或最大舒张电位增大，或阈电位降低增高自律性；反之，降低自律性。根据 0 相去极化速度和幅度，又可分为快反应细胞（包括心房传导组织、房室束及浦肯野纤维）和慢反应细胞（窦房结和房室结），快反应细胞的自律性主要由 Na^+ 内流所致，慢反应细胞的自律性主要由 Ca^{2+} 内流所引起。

2. 心肌兴奋性和有效不应期 心肌兴奋性（myocardial excitability）是指心肌对刺激发生兴奋反应的能力。膜静息电位的水平、阈电位的大小以及影响 4 相除极的 Na^+、Ca^{2+} 通道的性状，都会影响心肌的兴奋性。

心肌细胞膜动作电位各时相中兴奋性不同。在一个 APD 中，0～3 相（膜电位 − 60 mV），心肌细胞对外界刺激全无反应，不能产生动作电位，这段时间称为有效不应期（effective refractory period，ERP）。

从有效不应期完毕到复极化（− 80 mV）基本完成，在此期间给予高于正常阈值的强刺激，可引起兴奋，这段时间称为相对不应期（relative refractory period，RRP）。

3. 心肌的传导性 心肌某处的兴奋可经传导系统传至整个心脏。传导系统由窦房结、房室结和浦肯野纤维等组成。影响传导性的主要因素为动作电位 0 相除极的速度和幅度。

三、心律失常发生的机制

心律失常的机制主要是由于心肌兴奋冲动形成的异常，或冲动传导的异常，或两者兼而有之。

（一）冲动形成异常——自律性增高

当自律细胞 4 相自发除极速率加快、最大舒张电位变小或阈电位下移时，膜电位与阈电位间的距离减小，膜自动除极达阈电位的时间缩短，使自律性增高，冲动较快速形成，引起快速型心律失常。非自律细胞（如心房肌、心室肌细胞）在缺血缺氧时，也能出现异常自律性，向周围组织扩布，引起心律失常。儿茶酚胺水平升高，电解质紊乱（高血钙、低血钾），心肌缺血、缺氧，强心苷类药物中毒等，均可引起自律性增高，导致心律失常。

（二）触发活动

触发活动（triggering activity）是指由前一个的动作电位触发而导致的异常动作电位，是在一个动作电位复极的 2～3 相或 4 相出现的异常瞬时除极，也称后除极（after-depolarization）。早期后除极（early after-depolarization，EAD）是出现在动作电位 2～3 相复极过程的瞬时除极。

动作电位过度延长时易于发生，心率减慢会使其恶化。EAD 促进 Q-T 间期延长相关心律失常的发展。延迟后除极（delayed after-depolarization，DAD）是出现在动作电位接近完全复极（4 相）时的瞬时除极，常出现于快速型心律失常。细胞内钙超载加重 DAD，强心苷类药物中毒、儿茶酚胺和心肌缺血等均能使 DAD 增强，从而诱发快速型心律失常（图 24-3）。

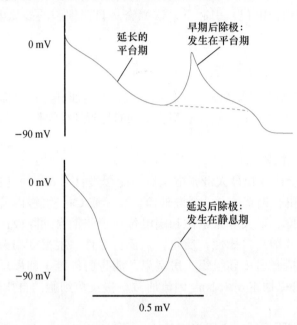

图 24-3　早期后除极和延迟后除极

（三）冲动传导异常

在正常心肌组织，兴奋冲动沿浦肯野纤维 A、B 两支，同时传导冲动达心室肌细胞，激发除极与收缩反应，而后冲动在 C 段内各自消失在对方相邻细胞的不应期中。在病变情况下，如 B 支发生单向传导阻滞，冲动不能下传，只能沿 A 支经 C 段而逆至 B 支，在此得以逆行通过单向阻滞区而折回至 A 支，然后冲动继续沿上述通路运行，形成折返激动（reentrant excitation）。这样，一个冲动就会反复多次激活心肌细胞，引起快速型心律失常。单次折返引起一次期前收缩，多次折返引起阵发性心动过速、颤动、扑动（图 24-4）。

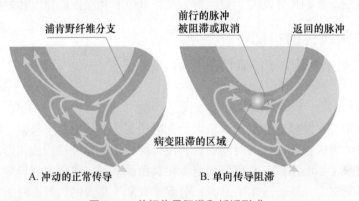

图 24-4　单相传导阻滞和折返形成

四、抗心律失常药的作用机制

抗心律失常药的作用机制主要是通过降低自律性，特别是异位节律点的自律性，抑制或消除折返，减少触发活动来实现的。

1. 降低自律性　抗心律失常药可通过降低 4 相舒张除极速度，提高动作电位发生阈值，增加静息膜电位绝对值，延长动作电位时程等途径降低异常自律性。如 Na^+ 通道阻滞药通过抑制快反应细胞 4 相 Na^+ 内流，提高动作电位发生阈值而降低异常自律性；Ca^{2+} 通道阻滞剂抑制慢反应细胞 4 相 Ca^{2+} 内流，降低异常自律性；腺苷通过与其受体结合激活 ACh 敏感的 K^+ 通道，促进 K^+ 外流，增加静息膜电位绝对值而降低异常自律性。

2. 消除折返　主要通过减慢传导和延长有效不应期消除折返激动，如钙通道阻滞药和 β 受体阻断药可减慢房室结的传导，消除房室结折返激动所致的室上性心动过速；钠通道阻滞药和钾通道阻滞药可延长心房肌、心室肌、希-浦细胞的 ERP；钙通道阻滞药和钾通道阻滞药可延长窦房结、房室结细胞的 ERP，从而消除这些部位的折返激动性心律失常。

3. 减少触发活动　APD 过度延长时引发早期后除极，缩短 APD 的药物可减少早期后除极。细胞内钙超载可引发延迟后除极，钙通道阻滞药可减少延迟后除极。

第二节　常用抗心律失常药

根据药物对心肌电生理的作用特点，Vaughan-Williams 将常用的抗心律失常药分为以下四类：

Ⅰ类：钠通道阻滞药

Ⅰa类：中度抑制 Na^+ 内流，减慢传导，延长 APD 和 ERP，如奎尼丁、普鲁卡因胺。

Ⅰb类：轻度抑制 Na^+ 内流，促进 K^+ 外流，减慢传导，缩短 APD 或不变，相对延长 ERP，如利多卡因、苯妥英钠、美心律等。

Ⅰc类：重度抑制 Na^+ 内流，减慢传导，APD、ERP 改变不明显，如普罗帕酮等。

Ⅱ类：肾上腺素受体阻断药　阻断心脏 β 受体，降低自律性，减慢传导，延长 ERP，如普萘洛尔等。

Ⅲ类：延长动作电位时程药　阻断 Na^+、K^+、Ca^{2+} 通道，延长 APD、ERP，如胺碘酮、溴苄铵等。

Ⅳ类：钙通道阻滞药　阻断慢钙通道，抑制 Ca^{2+} 内流，延长 ERP，降低自律性，延缓传导，如维拉帕米、地尔硫草等。

此外，临床上还有一些其他的抗心律失常药，如腺苷、地高辛、镁剂等有各自的作用特点。

一、Ⅰ类——钠通道阻滞药

（一）Ⅰa类：中度阻滞心肌细胞的钠通道阻滞药

此类药中度阻滞钠通道，抑制 Na^+ 内流，同时抑制 K^+ 外流，使动作电位 0 相除极速度减慢，传导减慢，APD、ERP 延长，此外也抑制 Ca^{2+} 内流。主要作用于快反应细胞，治疗室上性、室性心律失常。

奎尼丁（quinidine）

为茜草科植物金鸡纳树皮所含的生物碱，是奎宁的右旋体，对心脏的作用比奎宁强 5～10 倍。属于典型的Ⅰa类广谱抗心律失常药。

【药理作用与作用机制】奎尼丁与心肌细胞膜通道蛋白结合，主要抑制 Na^+ 内流，大剂量可抑制 K^+ 外流和 Ca^{2+} 内流。此外，也具有拮抗 M 胆碱受体和外周血管 α 受体的作用。

1. 降低自律性　抑制细胞膜的钠通道，减少 Na^+ 内流，使 4 相除极速度减慢，自律性降低。治疗量时抑制异位起搏点作用较正常窦房结明显，有利于消除异位节律。主要降低心房肌、心室肌、浦肯野纤维细胞自律性。因其抑制迷走神经活性，对正常窦房结作用较弱，但当窦房结功能不全时，亦呈明显抑制作用。

2. 减慢传导　抑制 0 相 Na^+ 内流，降低心房肌、心室肌和浦肯野纤维的 0 相除极速度和幅度，减慢传导，使单向传导阻滞变为双向传导阻滞，消除折返引起的心律失常。

3. 延长有效不应期　抑制 K^+ 通道，减慢心房肌、心室肌和浦肯野纤维 3 相复极时的 K^+ 外流，延缓复极化过程，使 APD、ERP 延长，其中 ERP 延长更明显。在心肌局部缺血时，因浦肯野纤维不应期缩短，造成邻近细胞复极不一致，形成折返。奎尼丁延长 ERP，减慢传导，使单向传导阻滞转变为双向传导阻滞，并使 ERP 趋向一致，有利于消除折返，从而消除折返激动引起的心律失常。

4. 其他　奎尼丁的阻断 α 受体和抗胆碱作用，可舒张外周血管，使血压下降而反射性兴奋交感神经。阻断 Ca^{2+} 通道，抑制 Ca^{2+} 内流，降低心肌收缩力。

【**药动学**】口服吸收良好，生物利用度为 72% ~ 87%。服后 30 min 起效，T_{max} 约 2 h，作用持续 6 h。血浆蛋白结合率 70% ~ 80%，心肌浓度为血浆浓度的 10 倍。主要经肝代谢为具有活性的三羟奎尼丁，代谢物及少量原型经肾排出。奎尼丁为弱碱性药，酸化尿液可加速药物排泄。肝、肾功能不全者 $t_{1/2}$ 延长，易出现毒性反应。

【**临床应用**】治疗急性、慢性室上性和室性快速型心律失常。奎尼丁为广谱抗心律失常药。主要用于心房扑动、心房颤动的复律治疗和复律后维持。复律前用奎尼丁可减慢心室率，复律后用奎尼丁可防止复发。奎尼丁治疗心房颤动时多合用地高辛，以防止心室率加快。因奎尼丁降低地高辛肾清除率，升高其血药浓度，增加不良反应，故两药合用时应减少地高辛用量。由于奎尼定不良反应较多，一般在其他药物无效时才使用。

【**不良反应**】此药安全范围小，血药浓度达 8 μg/ml 时出现毒性反应。老年人、严重心脏病者、肾功能不全者易出现不良反应，应进行血药浓度监测。

1. 心血管反应

（1）促心律失常：因奎尼丁有抑制心脏的作用，延长 Q-T 间期。窦房结功能低下或房室传导阻滞者，可出现心动过缓或停搏，应慎用。中毒量奎尼丁降低窦房结、房室结和浦肯野纤维传导性，引起房室及室内传导阻滞，Ⅲ度房室传导阻滞者禁用。严重中毒者浦肯野纤维自律性增强，出现室性心动过速和心室纤颤。发生严重心律失常时，静脉注射乳酸钠、碳酸氢钠，提高血液 pH，降低血 K^+ 浓度，减轻奎尼丁对心脏的毒性。

（2）低血压：奎尼丁阻断肾上腺素 α 受体，扩张血管，并抑制心肌收缩力，使血压降低。静脉给药或心功能不全的患者易出现此反应。

（3）血管栓塞：心房颤动的患者，常有微血栓附着于心房，经奎尼丁治疗恢复窦性心律后，心房收缩力增加，有可能使血栓脱落，栓塞重要器官，引起突然死亡。

2. 金鸡纳反应　轻者出现耳鸣、听力减退、视物模糊、胃肠不适。严重者出现复视、神志不清、谵妄、精神失常。

3. 奎尼丁晕厥　突然出现阵发性室性心动过速，甚至心室纤颤而死亡。发作时意识丧失，四肢抽搐，呼吸停止。

4. 其他　早期常有胃肠道反应。长期使用可引起血小板减少、粒细胞减少、出血等症状。偶见皮疹、药热等过敏反应。

【**禁忌证及注意事项**】严重心肌损害、重度房室传导阻滞、过敏、高血钾患者禁用。心力衰竭、低血压、肝肾功能不全者慎用。肝药酶诱导剂可加速奎尼丁的代谢，使血药浓度降低；奎尼丁可减少地高辛清除，需减少地高辛用量；普萘洛尔、维拉帕米、西咪替丁减慢奎尼丁代谢，应减少其用量。

普鲁卡因胺（procainamide）
普鲁卡因胺是普鲁卡因衍生物，有局麻作用，抗心律失常作用与奎尼丁相似，但较弱。

【药理作用与作用机制】抑制 0 相、4 相 Na^+ 内流，降低浦肯野纤维自律性。减慢房室传导，延长心房不应期，使折返激动的单向传导阻滞变为双向传导阻滞，消除折返引起的心律失常。无明显抗胆碱作用和阻断 α 受体作用。抑制心肌收缩力、扩血管作用较奎尼丁弱。

【药动学】口服吸收快而完全，吸收率达 75% ~ 95%。服后 1 h 起效，T_{max} 约为 1.5 h。肌内注射后 T_{max} 为 15 ~ 30 min。静脉注射后即刻起效。血浆蛋白结合率为 15% ~ 20%。此药在肝内乙酰化，主要代谢产物 N- 乙酰普鲁卡因胺仍具药理活性，以原型及代谢物经肾排出。$t_{1/2}$ 为 3 ~ 4 h。心、肝、肾功能不全者 $t_{1/2}$ 延长。

【临床应用】为广谱抗心律失常药，主要用于室性心动过速，作用较奎尼丁快，静脉用药抢救危急病例，对室上性心律失常也有效，但不作为首选药。

【不良反应】静脉注射可引起低血压，口服有胃肠道反应。中毒剂量可发生室性心动过速、心室颤动、房室传导阻滞。长期应用可出现红斑狼疮样症状，但与全身红斑狼疮不同，不损伤肾，停药后症状可消失。尚可引起粒细胞减少。

丙吡胺（disopyramide）

其为奎尼丁、普鲁卡因胺的代用品，可减慢传导，降低浦肯野纤维自律性，延长房、室 ERP 较奎尼丁强。有明显抗胆碱作用。为广谱抗心律失常药，药效与奎尼丁相似，对室上性和室性心律失常有效。不良反应有抗胆碱作用、低血压及心脏 Q-T 间期延长。易产生尖端扭转型心律失常。青光眼、尿潴留、病态窦房结综合征、Ⅱ度以上房室传导阻滞患者禁用。左室功能不全者慎用。

（二）Ⅰb 类：轻度阻滞心肌细胞的钠通道阻滞药

此类药轻度阻滞钠通道，轻度抑制 Na^+ 内流，对 0 相除极抑制作用较弱，明显促进 K^+ 外流，但缩短 APD 更显著，故相对延长 ERP。主要作用于心室肌、房室束、浦肯野纤维系统。常用于治疗室性心律失常。

利多卡因（lidocaine）

利多卡因是兼有局麻作用的治疗室性心律失常药，尤其是防治急性心肌梗死及各种心脏病并发的快速型室性心律失常，是安全、高效、速效的抗心律失常药。

【药理作用】

1. 降低自律性　选择性作用于浦肯野纤维，抑制浦肯野纤维 4 相 Na^+ 内流，促进 4 相 K^+ 外流，降低舒张期自动除极速度，从而降低心室异位节律的自律性；并使心室肌阈电位升高，提高其致颤阈。对心肌缺氧和儿茶酚胺导致的浦肯野纤维自律性升高引起的心律失常有效。对心房作用甚微，治疗量对正常窦房结无影响，中毒量或窦房结功能不全时，呈抑制作用。

2. 相对延长 ERP　利多卡因抑制 2 相小量 Na^+ 内流，促进 3 相 K^+ 外流，因而缩短浦肯野纤维、心室肌的 APD、ERP，但缩短 APD 更明显，使 ERP/APD 增大，相对延长 ERP，有利于消除折返。

3. 改变病变区传导速度　治疗量对正常心肌传导性无明显影响。利多卡因抑制心肌缺血区的浦肯野纤维 Na^+ 内流，减慢传导，变单向传导阻滞为双向传导阻滞，消除折返。因在心肌缺血区，细胞外 K^+ 浓度升高，血液偏酸性，而利多卡因在细胞外液 K^+ 浓度较高时有减慢传导作用，血液趋酸性时增强减慢传导作用，故有明显减慢传导作用，这可能是其防治急性心肌梗死后心室纤颤的原因之一。当细胞外液血 K^+ 浓度较低或心肌组织被牵张而部分除极时，利多卡因可促进 K^+ 外流，引起超极化，并使舒张膜电位增大，0 相除极速度与幅度增加而加快传导，以利于消除折返。

【药动学】口服因首过效应使 70% 药物被代谢，血药浓度较低，故不宜口服给药。肌内注射后，T_{max} 为 30 ~ 40 min。静脉注射后，药物立即分布于心、脑、肺、肝等组织，血药浓度迅速下降，作用仅维持 10 ~ 20 min，所以需静脉滴注给药。血浆有效浓度为 1 ~ 5 μg/ml，血浆蛋白结合率为 70%。药物主要在肝代谢，5% ~ 10% 以原型经肾排泄。$t_{1/2}$ 为 2 h。它的消除与心排血量和肝血流量有关，心力衰竭患者及肝病患者应减少剂量或减慢静滴速度。

【临床应用】主要用于治疗室性心律失常。对各种原因引起的室性、阵发性心动过速、心室颤动等均有效。防治急性心肌梗死引起的室性心律失常的可选药。对室上性心律失常基本无效。

【不良反应】主要表现为中枢神经系统症状，肝功能不良的患者和静滴过快可致嗜睡、头痛、视物模糊、感觉异常、抽搐、癫痫及呼吸停止。剂量过大可引起低血压、迟脉、窦性停搏、传导阻滞、心动过缓等。Ⅱ、Ⅲ度房室传导阻滞者禁用此药。心功能不全、肝功能障碍患者应减少剂量、减慢滴注速度。

美西律（mexiletine）

美西律的化学结构、药理作用与利多卡因相似。其特点为：口服有效，生物利用度约90%，主要在肝代谢，约10%以原型从尿排出。可口服治疗急、慢性室性心律失常。有效性较利多卡因和普鲁卡因差。但可控制Ⅰa类药无效的室性快速型心律失常，并对利多卡因无效的急性心肌梗死、洋地黄中毒引起室性心律失常有效。

不良反应包括神经系统及胃肠道反应，如眩晕、头痛、震颤、恶心及呕吐等。

（三）Ⅰc类：重度阻滞心肌细胞的钠通道阻滞药

此类药对钠通道有高亲和力，可重度抑制Na^+内流，显著抑制0相除极，对复极化几乎无影响。主要作用于心房肌、心室肌、房室结及其旁路、浦肯野纤维。

普罗帕酮（propafenone）

【药理作用】主要通过抑制Na^+内流发挥作用，对0相及舒张期Na^+内流抑制作用强于奎尼丁。可减慢心房肌、心室肌、浦肯野纤维传导，降低浦肯野纤维自律性；可延长APD、ERP，但对复极影响较弱；并可轻度阻断β受体和慢钙通道，故有负性肌力作用。

【药动学】口服吸收，因首过效应生物利用度仅为24%。T_{max}为2～3 h，作用时间可达11 h。血浆蛋白结合率为87%～97%，主要在肝代谢消除，只有1%以原型经肾排泄。$t_{1/2}$在快代谢者为5～6 h，慢代谢者为17 h，有效血药浓度个体差异大，应注意用药剂量个体化。

【临床应用】用于室性、室上性心律失常。可用于伴有急性心肌梗死的室性心律失常。

【不良反应】严重不良反应为促心律失常，可见房室传导阻滞、心动过缓、低血压、心功能不全等。其他有头痛、眩晕、口干、舌麻、胃肠道反应、黄疸及粒细胞减少等。

氟卡尼（flecainide）

属Ⅰc类抗心律失常药。有很强的降低0相上升速率和幅度的作用，明显延长心房、心室的APD，抑制心脏的传导，对希-浦系统作用最明显，而对房室结影响较小；也可减慢心房和心室的自律性。对心率影响不明显，有负性肌力作用。口服吸收迅速、完全。$t_{1/2}$为13～16 h，在多源性室性期前收缩者$t_{1/2}$可延长至20 h。在肝灭活少，主要由肾排泄。属于广谱抗心律失常药。可用于室性和室上性心律失常，对其他抗心律失常药无效的病例，氟卡尼常有效。促心律失常的不良反应发生率较高，建议禁用于心肌梗死后的心律失常。此外，会有感觉异常、嗜睡、头昏、视力障碍、恶心及低血压等不良反应。

二、Ⅱ类——β受体阻断药

β受体阻断药主要通过阻断心脏β受体而发挥抗心律失常作用。大剂量时有阻断钠通道作用。常用药物有美托洛尔、艾司洛尔、阿替洛尔及普萘洛尔等。这类药被认为是安全、有效的抗心律失常药。近年发现，β受体阻断药降低室性心动过速与心室颤动风险，减少致命性心律失常与猝死风险，被认为是控制心房颤动最安全、最有效、最常用的药。

普萘洛尔（propranolol）

为临床早期常用的β受体阻断药，可用于治疗室性心律失常。

【药理作用】

1. 降低自律性　普萘洛尔竞争性阻断心肌 β 受体，减慢窦房结、浦肯野纤维舒张期自动除极速率，降低其自律性，减慢交感兴奋时的窦性频率。

2. 减慢传导　使慢反应细胞 0 相 Ca^{2+} 内流减少，减慢房室结传导。高浓度时，抑制 Na^+ 内流，降低浦肯野纤维 0 相除极速度，减慢传导。

3. 延长 ERP　阻断 β 受体可延长房室结的 ERP，消除房室结折返引起的室上性心动过速，高浓度则延长浦肯野纤维的 APD 和 ERP。此外，普萘洛尔降低心肌耗氧量，减轻心肌缺血，亦有利于消除折返性心律失常。

【药动学】见肾上腺素受体阻断药一章。

【临床应用】适用于与交感神经兴奋有关的心律失常。主要用于室上性心律失常。对肥厚性心肌病所致的心律失常有效。对精神和运动因素引起的室性心律失常有效，可治疗麻醉、嗜铬细胞瘤、甲状腺功能亢进引起的室性心律失常和伴有心肌梗死的室性心律失常。

【不良反应与禁忌证】可能引起窦性心动过缓、房室传导阻滞，诱发哮喘和心力衰竭。严重窦性心动过缓和房室传导阻滞患者、心源性休克患者禁用。高血脂、糖尿病患者慎用。

美托洛尔（metoprolol）

【药理作用与作用机制】为 β 受体阻断药，对心肌 $β_1$ 受体的选择性较高。其阻断 β 受体的作用与普萘洛尔相近。对心脏的作用如减慢心率、抑制心收缩力、降低自律性和延缓房室传导时间等与普萘洛尔、阿替洛尔相似。对血管和支气管平滑肌的收缩作用较普萘洛尔弱，故对呼吸道的影响也较小。

【不良反应】会引起心率减慢、传导阻滞、血压降低、心力衰竭加重、外周血管痉挛导致的四肢冰冷或脉搏微弱、雷诺现象等。因脂溶性及较易透入中枢神经系统，故可引起疲乏、眩晕和抑郁等。其他有头痛、多梦、失眠，偶见幻觉。另有胃肠道刺激和关节痛、眼痛及耳聋等。

阿替洛尔（atenolol）

【药理作用与作用机制】为选择性 $β_1$ 受体阻断药，不抑制异丙肾上腺素的支气管扩张作用。其作用机制与普萘洛尔相同。大规模临床试验证实，阿替洛尔可减少急性心肌梗死 0～7 天的死亡率。治疗剂量对心肌收缩力无明显抑制。

【药动学】口服吸收很快，但不完全，口服吸收 50%，于 2～4 h 达峰浓度，口服后作用持续时间较长，可达 24 h，广泛分布于各组织。健康人的分布容积为 50～75 L/kg。$t_{1/2}$ 为 6～7 h，主要以原型自尿排出，肾功能受损时半衰期延长，可在体内蓄积，血液透析时可予清除。本品脂溶性低，脑部浓度很低，血浆蛋白结合率也低。

【临床应用】可用于室上性和室性心律失常。

【不良反应与禁忌证】　在心肌梗死患者中，最常见的不良反应为低血压和心动过缓；可致窦性心动过缓和房室传导阻滞。其他反应可有头晕、四肢冰冷、疲劳、乏力、肠胃不适、精神抑郁、脱发、血小板减少症、银屑病恶化、皮疹及干眼等。

禁用于 Ⅱ～Ⅲ 度心脏传导阻滞、心源性休克、病态窦房结综合征及严重窦性心动过缓者。

艾司洛尔（esmolol）

【药理作用与作用机制】本品为超短效的选择性 $β_1$ 受体阻断药，主要通过抑制肾上腺素对心脏起搏点的刺激，减慢房室结传导而发挥抗心律失常的作用，尚具有减缓静息和运动心率，降低血压，降低心肌耗氧量的作用。

【药动学】在体内迅速分布和消除，分布半衰期仅 2 min，清除半衰期为 9 min，其迅速起效及较短的半衰期对于临床状况不稳定的患者，可以在几分钟内达到预期的临床效果。本品在血液中经红细胞中酯酶作用，代谢成其酸性代谢物和甲醇，24 min 末有 73%～88% 的代谢物由尿排出体外，原型药仅占 2%。肾功能不全者半衰期延长，血药浓度增高。本品的蛋白结合率为 55%。

【临床应用】静脉注射用于手术或急诊的急性心律失常，用于心房颤动、心房扑动时控制心室率和窦性心动过速。

【不良反应与禁忌证】最常见的心血管系统不良反应是低血压，伴出汗、外周血流灌注不足症状，还可引起胸痛、心动过缓、晕厥等。神经系统可出现眩晕、嗜睡、惊厥、头痛。注射部位可发生炎症反应，如水肿、红斑、静脉炎等。尚可出现支气管痉挛、呼吸困难、恶心、呕吐。禁用于难治性心功能不全、Ⅱ度或Ⅲ度房室传导阻滞（植入心脏起搏器者除外）、窦性心动过缓、心源性休克、严重慢性阻塞性肺病等患者。

三、Ⅲ类——延长动作电位时程药

本类药抑制钾通道，减少 K^+ 外流，主要选择性地延长心房肌、心室肌、浦肯野纤维的 APD、ERP，对动作电位幅度和除极速度影响较小。

胺碘酮（amiodarone）

化学结构与甲状腺素相似，分子中含有 2 个碘原子，占分子量的 37.2%。

【药理作用】抑制心肌细胞钾通道，延长心房肌、心室肌、房室结、浦肯野纤维的 APD 和 ERP 而延迟心肌复极时间，消除折返激动。抑制钠、钙通道，降低窦房结、浦肯野纤维的自律性和传导性。也可非竞争性阻断 α、β 受体，舒张血管平滑肌，降低外周阻力，扩张冠脉，增加冠脉流量，减少心肌耗氧量。

【药动学】可口服或静脉注射给药。口服吸收较慢，T_{max} 为 6～8 h，生物利用度约为 50%。心肌内药物浓度高于血浆浓度 30 倍。连续服药 1 周后才起效，3 周达高峰。静脉注射后 10 min 起效，维持 1～2 h。主要经肝代谢，胆汁和粪便排泄，血浆 $t_{1/2}$ 为 10～50 天。停药后作用持续 4～6 周。

【临床应用】为广谱抗心律失常药，用于治疗各种室上性、室性心律失常。对心房扑动、心房颤动和室上性心动过速效果好，尤其对预激综合征引起的室上性心动过速效果更佳。对室性心动过速、室性早搏亦有效。因其降低心肌耗氧量，可用于冠心病并发的心律失常。对反复发作、常用药无效的顽固性室性心动过速亦有效。

【不良反应】具有致心律失常作用，可引起窦性心动过缓、房室传导阻滞、窦性停搏，甚至出现室性心动过速或心室颤动。可引起间质性肺炎、肺纤维化，长期使用需监测肺功能，并进行肺部 X 线检查。因含碘，长期应用可引起角膜褐色微粒沉着，停药后可消失。长期使用亦可引起甲状腺功能亢进或甲状腺功能低下。

屈奈达隆（dronedarone）

屈奈达隆是一种多通道阻滞药，为胺碘酮的无碘衍生物，电生理学特点与胺碘酮相似。主要用于维持心房颤动和心房扑动的窦性节律，可降低心房颤动的住院率。但不适用于永久性心房颤动的治疗，因增加此类患者的心血管事件发生率。因不含碘，对甲状腺等器官的毒性轻。总的不良反应发生率低于胺碘酮。

索他洛尔（sotalol）

【药理作用与作用机制】阻滞心脏 β 受体，降低自律性，减慢房室传导；抑制钾通道，延长心肌 APD、ERP 及 Q-T 间期，延长心肌复极时间。

【药动学】口服吸收完全，2～3 h 血药浓度达峰值，生物利用度达 95%，主要由肾排泄，肾功能正常时，$t_{1/2}$ 为 15～20 h，肾功能受损者 $t_{1/2}$ 明显延长。

【临床应用】用于心房扑动、心房颤动，预防室上性心动过速，可用于难治的、复发的室上性心动过速和室性心律失常。也可降低室性心律失常的复发率，但不延长患者寿命。

【不良反应与禁忌证】严重的不良反应是致心律失常，可表现为原有心律失常加重或出现新的心律失常，严重时可出现尖端扭转型室性心动过速、多源性室性心动过速、心室颤动等。多与剂量大、低钾、Q-T 间期延长、严重心脏病变等有关。另外，还有心动过缓、低血压、支气管痉挛等。尚见乏力、气短、眩晕、恶心、呕吐及皮疹等。

心率＜ 60 次 / 分、病态窦房结综合征、Ⅱ～Ⅲ度房室传导阻滞、室内传导阻滞、低血压、休克、Q-T 间期延长、未控制的心力衰竭及过敏患者禁用。肾功能不全者需慎用或减量。注意用药前及用药过程要检查电解质，及时纠正低钾、低镁。用药过程中需注意心率及血压变化。应监测心电图 QTc 变化，QTc ＞ 500 ms 应停药。

多非利特（dofetilide）

【药理作用与作用机制】多非利特为钾离子通道阻滞药，能选择性阻断心脏钾离子通道的快速部分（I_{Kr}），延长动作电位时程。多非利特不影响心脏传导速度或窦房结功能。

【药动学】多非利特口服吸收完全，空腹吸收的 T_{max} 为 2.5 h，餐后 T_{max} 为 3.3 h。分布容积为 3.1 ～ 4.0 L/kg，其药时曲线下面积和剂量呈线性关系。血浆蛋白结合率为 60% ～ 70%。生物利用度为 90%。$t_{1/2}$ 为 7 ～ 13 h，肾功能受损者半衰期延长。50% ～ 60% 以原型经肾排泄，部分可经肝代谢失活。多非利特可在 2 ～ 3 天达到稳态血药浓度。

【临床应用】多非利特用于持续性心房颤动和心力衰竭或有冠心病的心律失常患者。因有致心律失常的作用，首次应用仅限于住院患者。

【不良反应与禁忌证】多非利特的不良反应有呼吸道感染或呼吸困难、面部水肿、荨麻疹、头痛、眩晕、心动过速、腹泻、恶心、呕吐、厌食、出汗、口渴、胸痛、流感样症状及失眠等。禁用于有期前收缩或束支传导阻滞、先天性 QT 间期延长、多源性室性心动过速的患者；忌与其他 QT 间期延长药物合用。低钾血症、低镁血症患者禁用。孕妇和哺乳期妇女禁用。肌酐清除率小于每分钟 20 ml 时禁用。肝、肾功能不全患者慎用。

类似的药物有伊布利特（ibutilide），它对钾通道和钠通道都有抑制作用。因首过效应明显，主要采用注射给药。

四、Ⅳ类——钙通道阻滞药

此类药阻断慢钙通道，抑制 Ca^{2+} 内流，主要作用于窦房结、房室结，用于治疗室上性心律失常。

维拉帕米（verapamil）

【药理作用】维拉帕米选择性阻滞窦房结、房室结慢反应细胞钙通道，抑制 Ca^{2+} 内流，从而降低窦房结、房室结的自律性，减慢心率，并延长 ERP，减慢房室结传导，消除折返激动。此外，还可减弱心肌收缩力，扩张血管，有轻度降压作用。

【药动学】口服吸收迅速，但因首过效应，生物利用度仅为 10% ～ 30%，T_{max} 为 30 ～ 40 min，作用维持 6 h。静脉注射后立即起效，维持 20 min。血浆蛋白结合率约为 90%，大部分在肝代谢，血浆 $t_{1/2}$ 3 ～ 7 min，肝功能不全者 $t_{1/2}$ 延长。

【临床应用】用于室上性和房室结折返性心律失常，可降低心房扑动、心房颤动患者的心室率。因其能扩张血管，降低血压，适用于伴冠心病、高血压的患者。

【不良反应与禁忌证】口服可出现恶心、呕吐、便秘、头痛及眩晕等。静脉给药可引起低血压、心动过缓。禁用于病态窦房结综合征，Ⅱ、Ⅲ度房室传导阻滞及心功能不全患者。

地尔硫䓬（diltiazem）

【药理作用与作用机制】抗心律失常作用机制与维拉帕米相似，阻止 Ca^{2+} 内流，抑制窦房结和房室结功能，降低自律性，减慢传导，延长 ERP。并能扩张冠状动脉和周围血管，降低心肌耗氧量。

【药动学】可口服吸收，因首过效应，生物利用度为 40%。T_{max} 为 2 ～ 5 h。血浆蛋白结合率约为 80%，经肝代谢，血浆 $t_{1/2}$ 为 4 ～ 6 h。

【临床应用】用于治疗阵发性室上性心动过速，可减慢心房颤动、心房扑动患者的心室率。也可用于心绞痛和轻中度高血压的治疗。

【不良反应与禁忌证】与维拉帕米相似。孕妇禁用。

五、其他抗心律失常药

腺苷（adenosine）

【药理作用与作用机制】腺苷是内源性嘌呤核苷，药理剂量的腺苷通过与其受体结合激活 K_{ACh} 通道，使细胞膜超极化，延长有效不应期，减慢传导速度，减慢窦房结自律性。腺苷可松弛血管平滑肌，导致血压下降。

【药动学】腺苷经静脉注射给药后很快进入血液循环中，由红细胞和血管内皮细胞摄取和代谢。腺苷半衰期小于 10 s。因此，作用不受肝、肾功能影响。

【临床应用】用于迅速终止折返性、室上性心律失常。须在医院心电监护下给药。

【不良反应与禁忌证】不良反应较轻，有面部潮红、胸痛和低血压。未用起搏器的Ⅱ度或Ⅲ度房室传导阻滞和病态窦房结综合征、哮喘及对腺苷有超敏反应的患者禁用。

硫酸镁（magnesium sulfate）

硫酸镁可减慢窦房结自律性和心肌组织的传导。口服硫酸镁对心律失常无效，静脉给药用于可能致死的尖端扭转型心律失常和地高辛诱导的心律失常。

地高辛（digoxin）

选择性地抑制心肌细胞膜 Na^+-K^+-ATP 酶，缩短心房肌和心室肌细胞的有效不应期，延长房室结有效不应期，减慢其传导速度，可减慢心房颤动或心房扑动的心室率；用于治疗伴有快速心室率的心房颤动、心房扑动，也用于室上性心动过速。最主要的不良反应为致心律失常，可引起室性心动过速和心室颤动。

第三节　快速型心律失常的药物选用

一、用药原则

临床上心律失常主要分为缓慢型和快速型两类，前者宜选用阿托品、异丙肾上腺素等治疗，后者的用药应根据心律失常的类型、患者不同的病理生理状态选用。一般用药原则是：先单用，后联合；以最小剂量取得满意临床效果，以减轻不良反应，尽可能避免药物的致心律失常作用发生。

二、临床常见心律失常的药物选择

1.窦性心动过速　选用美托洛尔或其他 β 受体阻断药治疗；有心功能不全者，选地高辛。

2.心房扑动　恢复并维持窦性心律（复律）依据病情可用电复律或地高辛，减慢心室率可用 β 受体阻断药美托洛尔、钙通道阻滞药维拉帕米或地尔硫䓬。

3.心房颤动　包括复律、控制心室率、预防血栓栓塞并发症。依据病情复律可用电复律或药物复律，药物复律可用胺碘酮或普罗帕酮。控制心室率可用 β 受体阻断药、钙通道阻滞药维拉帕米或地尔硫䓬，预防血栓栓塞并发症用抗凝剂华法林。

4.阵发性室上性心动过速　由房室结折返激动所引起，可用钙通道阻滞药维拉帕米、β 受体阻断药美托洛尔或腺苷。预防发作可用地高辛等。

5.急性室性心动过速　可用利多卡因、胺碘酮。

6. 心室颤动　对电除颤无效时可用胺碘酮、肾上腺素或利多卡因。

思考题

1. 简述抗心律失常药的分类、各类代表药及其主要作用机制。

2. 比较利多卡因、普罗帕酮、美托洛尔、胺碘酮、维拉帕米的药理作用、临床应用及不良反应。

3. 对比多非利特、屈奈达隆、索他洛尔、腺苷、地高辛、硫酸镁抗心律失常的特点。

（王银叶）

第二十五章 抗慢性心功能不全药

学习要求：

1. 掌握卡托普利、呋塞米治疗慢性心功能不全的药理作用、作用机制及临床应用
2. 掌握 β 受体阻断药治疗慢性心功能不全的药理作用、作用机制及临床应用
3. 熟悉血管紧张素 II 受体阻断药、醛固酮受体阻断药治疗心力衰竭的作用特点、作用机制和临床应用
4. 熟悉治疗心功能不全药物的分类及其代表药
5. 了解地高辛治疗心功能不全的药理作用、作用机制和临床应用
6. 了解新型抗心力衰竭药伊伐雷定和恩曲妥

慢性心功能不全（chronic cardiac insufficiency）是由冠心病、高血压、老年性退行性心瓣膜病和风湿性心瓣膜病、扩张型心肌病和急性重症心肌炎等病引起心肌损伤，造成心肌结构和功能的变化，最后导致心室泵血或充盈功能低下，不能泵出足够的血液供应机体所需而表现出来的综合征。慢性心功能不全时常伴有显著的静脉血液淤积（充血），故又名为充血性心力衰竭（congestive heart failure，CHF）。在早期，心脏通过代偿性调节，尚能排出满足休息和活动时组织代谢的需要血量；在后期，即使通过充分代偿调节，也不能维持足够心排血量。前者称为慢性心功能不全的代偿期，亦称无症状性心功能不全；后者称为慢性心功能不全的失代偿期，亦称为失代偿性心功能不全，这可发生于严重感染、过度劳累、心律失常、输血输液过多过快和冠状动脉供血不足等所引发的心脏负荷突然加重或病变时。

心脏负荷加重分为：①后负荷（收缩期负荷）加重，即心室收缩时所需克服的排血阻力增加，可见于主动脉瓣狭窄、肺动脉瓣狭窄、高血压和肺动脉高压等。②前负荷（舒张期负荷）加重，即心室舒张时所承受的容量负荷增加，可见于主动脉瓣或二尖瓣关闭不全所致的血液反流及全身血容量增多。心力衰竭症状严重程度与生存率明确相关，但轻度症状的患者也可能有较高的住院和死亡的绝对风险。纽约心脏病学会（NYHA）按症状将心力衰竭分为 I ～IV 级（表 25-1）。

表 25-1　NYHA 心力衰竭症状分级

分级	症状
I 级	日常活动量不受限制。一般体力活动不引起过度疲劳、心悸、气喘或心悸
II 级	体力活动轻度受限制。休息时无自觉症状，日常活动引起明显气促、疲乏或心悸
III 级	患者有心脏病，以致体力活动明显受限制。休息时无症状，但轻度活动引起明显气促、疲乏或心悸
IV 级	休息状态下也出现心力衰竭症状，稍有体力活动就会加重。如无需静脉给药可在室内或床边活动者为 IV a 级，不能下床需静脉给药支持者为 IV b 级

慢性心功能不全的病理生理机制是心肌细胞的丧失和心肌组织重构，其发生主要是由于：①交感神经活性增强。在早期起代偿作用，在后期过度激活会促进血管收缩、心肌肥厚和重构，

导致心肌细胞凋亡、坏死，加速病情恶化。②肾素-血管紧张素-醛固酮系统（RAAS）激活。因心力衰竭时心排血量减少，导致肾血流量减少，RAAS 激活，引起血管收缩、水钠潴留，进一步加重心脏负荷，促进心肌重构和心肌纤维化。故心力衰竭药理干预的目标为降低心脏的工作负荷，减少细胞外液，改善心脏的收缩功能及抑制心肌重构的发生。

由于对慢性心力衰竭发病机制的深入了解，自 20 世纪 90 年代以来，慢性心功能不全的治疗思路已有重大的转变：从旨在改善短期血流动力学状态转变为长期的修复性策略，以改变衰竭心脏的生物学性质；从采用强心、利尿、扩血管药物转变为神经内分泌抑制药；并积极应用非药物的器械治疗（图 25-1）。

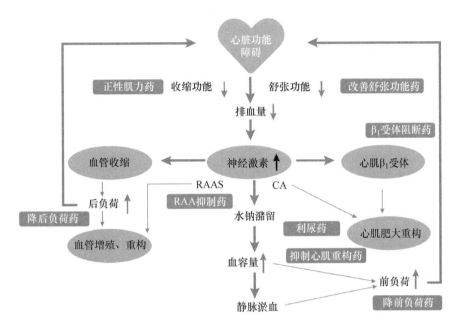

图 25-1　慢性心功能不全的病理生理过程及各类药物作用环节

心力衰竭的治疗目标不仅是改善症状、提高生活质量，更重要的是针对心肌重构的机制，防止和延缓心肌重构的发展，从而降低心力衰竭的住院率和病死率。

根据治疗药物对上述病理生理机制的作用环节不同，分为以下几大类：

1. 利尿药　如呋塞米、噻嗪类等，降低心脏前负荷。

2. 血管紧张素转化酶抑制药　如卡托普利、依那普利等，降低心脏前负荷和后负荷。

3. 血管紧张素Ⅱ受体阻断药　如氯沙坦、缬沙坦等，降低心脏前、后负荷，减轻心肌损伤和重构。

4. 醛固酮受体阻断药　如螺内酯、依普利酮等，降低心脏前负荷。

5. β 受体阻断药　如卡维地洛等，减轻心肌损伤，降低心脏前负荷和后负荷。

6. 正性肌力药　如地高辛、米力农、多巴酚丁胺等，增加心肌收缩力。

7. 窦房结起搏电流的选择性抑制药　如伊伐雷定，减慢心率。

第一节　利尿药

常用的利尿药有袢利尿药和噻嗪类利尿药。治疗心力衰竭首选袢利尿药，如呋塞米或托拉塞米，为治疗心力衰竭的一线药，可用于各种心力衰竭的治疗。

呋塞米（furosemide）是强有力的利尿药，其利尿作用相当于噻嗪类的 5 倍左右。

【药理作用与作用机制】呋塞米通过抑制肾小管髓袢升支的 Na^+-K^+-$2Cl^-$ 共转运体，使 Cl^-、Na^+ 从肾小管主动重吸收减少，从而消除心力衰竭时的水、钠潴留，减少血容量，减轻心脏前负荷，改善心功能，增加心排血量，因而可减轻体循环充血、肺淤血。在利尿药开始治疗后数天内就可降低颈静脉压，减轻肺淤血、腹水、外周水肿和体质量，并改善心功能和运动耐量。

【临床应用】临床特别适用于有明显液体潴留或伴有肾功能受损的患者。对于有液体潴留的心力衰竭患者，利尿药是唯一能充分控制和有效消除液体潴留的药物，但单用利尿药治疗并不能维持长期的临床稳定。常与 ACEI 或血管紧张素 II 受体阻断药及 β 受体阻断药合用。呋塞米的剂量与效应呈线性关系，剂量不受限制，但临床上也不推荐很大剂量。

利尿药用量不足会造成液体潴留，降低机体对 ACEI 的反应，增加使用 β 受体阻断药的风险。但若不恰当地大剂量使用利尿药，则会导致血容量不足，增加低血压、肾功能不全和电解质紊乱而引发的风险。因此，恰当使用利尿药是各种有效治疗心力衰竭措施的基础。

应从小剂量开始，逐渐增加剂量直至尿量增加，体重以每天减轻 0.5 ～ 1.0 kg 为宜。一旦症状缓解、病情控制，即以最小有效剂量长期维持，并根据液体潴留的情况随时调整剂量。

【不良反应】见利尿药与脱水药一章。

托拉塞米（torasemide）作用机制与呋塞米相同，生物利用度高，半衰期较长，也可用于心力衰竭的治疗。因有明显的降压作用，故常见直立性低血压等不良反应，也出现疲倦、紧张、胃肠不适、肌肉痉挛等。

噻嗪类仅适用于有轻度液体潴留、伴有高血压而肾功能正常的心力衰竭患者。氢氯噻嗪100 mg/d 已达最大效应（剂量-效应曲线已达平台期），再增量也无效。

第二节　作用于 RAAS 的药物

一、血管紧张素转化酶抑制药

血管紧张素转化酶抑制药（ACEI）是第一类被证实能降低心力衰竭患者死亡率的药物，也是循证医学证据积累最多的药物，被公认是治疗心力衰竭的基石和首选药物。所有射血分数（EF）值下降的心力衰竭患者，都必须且终身使用，除非有禁忌证或不能耐受。常用的有卡托普利（captopril）和依那普利（enalapril），它们竞争性抑制血管紧张素转化酶，使血管紧张素 II 生成受阻，并抑制缓激肽降解，降低外周血管阻力，从而降低后负荷；并通过抑制醛固酮分泌，减少水钠潴留（详见抗高血压药一章），从而降低前负荷；并可抑制心肌重构，降低肺毛细血管楔压及肺血管阻力，增加心排血量及运动耐受时间，从而改善心功能，降低死亡率。

二、血管紧张素 II 受体阻断药

血管紧张素 II 受体阻断药（ARB）如氯沙坦和缬沙坦等，可阻断 Ang II 与 AT_1 结合，从而阻断或改善因 AT_1 过度兴奋导致的血管收缩、水钠潴留、组织增生、胶原沉积、细胞坏死和凋亡等。还可能通过加强 Ang II 与其 II 型受体（AT_2）结合来发挥有益的效应。临床试验已证实 ARB 治疗慢性心力衰竭是有效的。氯沙坦可改善慢性心力衰竭的预后，大剂量（150 mg/d，1 次 / 日）疗效优于较小剂量（50 mg/d，1 次 / 日）。临床用于不能耐受 ACEI 的患者。也可用于经利尿药、ACEI 和 β 受体阻断药治疗后症状改善仍不佳，又不能耐受醛固酮受体阻断药的心力衰竭患者。

以上两类药的药动学、不良反应等见抗高血压药一章。

三、醛固酮受体阻断药

螺内酯（spironolactone）

【药理作用与作用机制】衰竭的心脏心室醛固酮生成及活性增加，且与心力衰竭严重程度成正比。应用 ACEI 或血管紧张素 II 受体阻断药（ARB）时，起初醛固酮水平降低，但长期应用对醛固酮的抑制作用减弱，即出现醛固酮"逃逸现象"。螺内酯拮抗醛固酮受体，从而抑制醛固酮的水、钠重吸收作用及心肌重构作用。因此，加用醛固酮受体阻断药（aldosterone receptor antagonists，ARA）对心力衰竭患者有益。

【药动学】见利尿药与脱水药一章。

【临床应用】螺内酯临床适用于左室射血分数（LVEF）≤ 35%、NYHA II～IV 级的患者，可使心力衰竭患者和梗死后心力衰竭患者显著获益。所有已应用了 ACEI（或 ARB）和 β 受体阻断药治疗，仍持续有症状的患者，均可加用 ARA。

【不良反应】利尿药与脱水药一章。

依普利酮（eplerenone）为新型醛固酮受体阻断药。口服吸收好，食物不影响其吸收。口服后 1.5 h 达血药峰浓度。血浆蛋白结合率为 50%，半衰期为 4～6 h。在体内主要由肝代谢。其拮抗醛固酮受体的作用较螺内酯强。

依普利酮主要用于射血分数降低的严重心力衰竭、射血分数降低合并近期心肌梗死后的心力衰竭，可提高左室功能紊乱（射血分数 ≤ 40%）患者的生存质量。不良反应较少，可引起高血钾，未见其他不良反应。

第三节　β 受体阻断药

临床试验证明：在应用 ACE 抑制药、利尿药和强心苷类的基础上早期应用 β 受体阻断药，可改善 CHF 症状，提高生活质量，降低死亡率。但并不是所有 β 受体阻断药都可以用来治疗心力衰竭。

卡维地洛（carvedilol）

其为可用于心力衰竭治疗的 β 受体阻断药之一。

【药理作用与作用机制】卡维地洛在治疗剂量范围内，兼有 α_1 和非选择性 β 受体拮抗作用，拮抗心力衰竭时过高的交感活性，抑制去甲肾上腺素对心脏的作用，并阻断突触前膜 β_2 受体，抑制去甲肾上腺素释放，可减慢心率，降低心肌耗氧量，从而减轻心肌损伤。拮抗血管 α_1 受体，扩张血管，从而减轻心脏后负荷。卡维地洛拮抗肾 β 受体，而抑制肾素释放，阻断肾素-血管紧张素系统活性，减轻水钠潴留，减轻心脏前负荷。又有很强的抗氧化和抗炎活性作用，减少心肌细胞的凋亡；其抗增生作用可抑制心肌重构，长期应用可改善心功能。

【临床应用】卡维地洛用于已应用强心苷类、利尿药和 ACEI 的轻度或中度心功能不全患者。已接受这三类药物治疗的患者需等治疗稳定后再加用卡维地洛。

临床证明对心力衰竭有效的 β 受体阻断药还有美托洛尔和比索洛尔。这类药在使用初期可出现心功能恶化，应从小剂量开始，逐渐加量。卡维地洛 2 周内从每次 3.125 mg 加到 25 mg（体重 < 85 kg）或每次 50 mg（体重 > 85 kg）。若停药 2 周再次用药，也应从小剂量开始。

对重度心力衰竭患者，β 受体阻断药也有明显改善预后、降低死亡率的效应。

【不良反应】偶尔发生轻度头晕、头痛、乏力、心动过缓和直立性低血压，特别是在治疗早期；个别患者出现房室传导阻滞和心力衰竭加重；可使原有间歇性跛行或雷诺现象的患者症状加重；可能会发生银屑样皮肤损害或使原有的病情加重；可使隐性糖尿病患者出现临床症状，或使原有糖尿病患者的病情加重。有心力衰竭和弥漫性心血管病变和（或）肾功能不全的患者可能会进一步加重肾功能损害，个别病例可出现肾衰竭。

第四节　正性肌力药

地高辛（digoxin）属强心苷类正性肌力药。强心苷是一类选择性作用于心脏、增强心肌收缩力的药物，它们分子结构类似，药理作用也类似，结构上的差异会引起药效的长、短、快、慢不同。常用的强心苷类有洋地黄毒苷、地高辛、毛花苷 C、去乙酰毛花苷 C 和毒毛花苷 K。前三者可口服，后两者消化道吸收不好，需静脉注射给药。最常用的是地高辛。

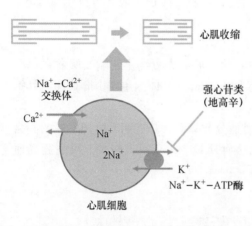

图 25-2　强心苷类的作用机制示意图

【药理作用与作用机制】

1. 加强心肌收缩力　在治疗量下，强心苷能选择性地作用于心脏，使心肌收缩力加强。

强心苷选择性地抑制细胞膜 Na^+-K^+-ATP 酶，使心肌细胞膜内、外 Na^+-K^+ 主动转运受阻，细胞内 Na^+ 浓度升高，因而激活膜上 Na^+-Ca^{2+} 交换体，使细胞 Ca^{2+} 内流增多，并触发肌浆网内 Ca^{2+} 释放，细胞内钙水平增加，导致心肌收缩力增加（图25-2）。

在心功能不全患者，地高辛增强心肌收缩力的作用可反射性降低交感神经张力，降低外周阻力，加上舒张期延长，回心血量增加，导致心排血量增加。但不增加健康人的心排血量。

2. 减慢心率　慢性心功能不全时，心肌收缩力降低，每搏输出量减少，通过压力感受器反射性提高交感神经张力，引起心率加快。地高辛加强心肌收缩力，增加心排血量，使前述反射性交感神经兴奋减弱或消失，迷走神经张力增强，从而具有减慢心率的作用，这对心功能不全的患者是有利的，因心率减慢可延长舒张期，增强静脉回流，有利于增加心排血量，可使心脏得到更充分的休息和冠状动脉供血。

3. 抑制神经内分泌活性　地高辛的正性肌力作用可间接降低交感神经张力，直接抑制交感神经活性，降低 NA 水平。地高辛能降低血浆肾素活性，减少血管紧张素 Ⅱ（Ang Ⅱ）的分泌，进而降低外周血管阻力和醛固酮分泌，这有利于降低心脏负荷。在心力衰竭患者，强心苷具有明显利尿作用。

【临床应用】用于经 ACEI、β 受体阻断药和利尿药治疗的射血分数严重降低的心力衰竭，加用小剂量地高辛（血清浓度 0.5 ～ 0.8 ng/ml）后可改善患者存活率，减少住院率。较高的血清浓度亦可减小住院率，但会增加死亡率。

【不良反应及其防治】强心苷的安全范围小，一般治疗量已接近中毒量的 60%。且对强心苷的敏感性个体差异大，影响因素多，中毒症状与心功能不全的症状易混淆，给中毒的鉴别增加了困难。为保持用药的安全，应监测血药浓度和病理状态，做到剂量个体化。地高辛血药浓度超过 3 ng/ml 确认为中毒。

【毒性反应】

1. 胃肠道反应　为较常见的早期反应，可表现为厌食、恶心、呕吐、腹泻。

2. 中枢神经系统反应　可有眩晕、头痛、疲倦、失眠和谵妄等；还有视觉障碍，如黄视、绿视、视物模糊等。视觉障碍为中毒先兆。

3. 致心律失常　①快速型心律失常；②房室传导阻滞；③窦性心动过缓。心率减至 60 次 / 分以下，应作为停药指征之一。

【中毒的防治】警惕中毒先兆，一旦出现，应及时减量或停用地高辛和排钾利尿药。如能监测血药浓度，则更有利于预防中毒的发生。

1. 快速型心律失常应及时补钾。K^+ 能与地高辛竞争心肌细胞膜的 Na^+-K^+-ATP 酶，而减轻或阻止中毒的发展。轻度中毒可口服氯化钾；重度中毒可用氯化钾缓慢静脉滴注。肾功能不全、高钾血症及严重房室传导阻滞者不宜用钾盐。

2. 对强心苷中毒引起的重症快速型心律失常，常用苯妥英钠救治。它对频发的室性期前收缩、室性心动过速等有明显疗效，并且不减慢房室传导。

3. 严重室性心动过速和心室纤颤可用利多卡因治疗。

4. 对强心苷引起的房室传导阻滞、窦性心动过缓、窦性停搏等，可用阿托品静脉注射治疗。

米力农（milrinone）

其为磷酸二酯酶（PDE）抑制药，抑制细胞 PDE，从而减少 cAMP 的水解，增加 cAMP 的浓度，cAMP 活化蛋白激酶，增加细胞内钙水平，增加心肌收缩力。长期应用会增加死亡率，短期静脉注射不增加不伴有冠心病的心力衰竭患者死亡率，对顽固性心力衰竭患者的交感活性症状有益。同类药物有氨力农（amrinone），其作用弱于米力农，不良反应发生率较米力农高。

多巴酚丁胺（dobutamine）

其为 β 受体激动药，主要激动心脏的 $β_1$ 受体，增加心肌收缩力和心排血量。也可激动血管的 $β_2$ 受体，降低外周阻力，减轻心脏后负荷。

临床用于治疗器质性心脏病心肌收缩力下降引起的心力衰竭，包括短期支持治疗心脏直视手术后所致的低排血量综合征，也可用于强心苷反应不佳的心力衰竭患者。剂量过大可升高血压、加快心率、诱发心绞痛和心律失常。

第五节　新型抗慢性心功能不全药

伊伐雷定（ivabradine）是一种作用机制新颖的抗心力衰竭药。为心脏窦房结起搏电流（I_f）的一种选择性、特异性抑制药，以剂量依赖性方式抑制 I_f 电流，降低窦房结发放冲动的频率，从而减慢心率。对于射血分数降低的心力衰竭，在使用了已达到推荐剂量或最大耐受剂量的 ACEI（或 ARB）、β 受体阻断药、ARA，心率仍 ≥ 70 次 / 分，并持续有症状的患者可加用伊伐雷定。不能耐受 β 受体阻断药、心率 ≥ 70 次 / 分的有症状患者，也可使用伊伐雷定。其不良反应少见，有心动过缓、光幻症、视物模糊、心悸、胃肠道反应等。

恩曲妥（entresto）是由中性内肽酶抑制药（内啡肽酶）萨克必曲（sacubitril）和血管紧张素 II 受体阻断药缬沙坦制成的复方片剂，2015 年由 FDA 批准用于临床。

萨克必曲的活性代谢物抑制中性内肽酶，使被该酶降解的多肽（如利钠肽）水平增加，增强利钠肽的利钠利尿、血管扩张、抑制 RAAS、减低交感神经活性及抗增殖和抑制心肌肥大的效应。另外，其中的缬沙坦阻断 AT_1 受体发挥作用。

适用于有慢性心力衰竭（NYHA II ～ IV 级）患者，可减低心血管死亡和住院的风险，通常与其他心力衰竭治疗药合用，代替一种 ACE 抑制药或其他血管紧张素 II 受体阻断药。

第六节　抗慢性心力衰竭药的联合应用

一、ACEI 和 β 受体阻断药联用

两药合用称之为"黄金搭档"，可产生相加或协同的有益效应，使死亡危险性进一步下降，并可降低早期心脏性猝死的发生率。因此，两药应尽早合用，才能发挥最大的益处。

β 受体阻断药治疗前，不应使用较大剂量的 ACEI。在一种药低剂量基础上，加用另一种药，比单纯加量获益更多。两药合用后可交替和逐步递加剂量，分别达到各自的目标剂量或最大耐受剂量。为避免发生低血压，β 受体阻断药与 ACEI 可在 1 天中不同时间段服用。

二、ACEI 与醛固酮受体阻断药联用

临床研究证实：两者联合进一步降低慢性心力衰竭患者的病死率（Ⅰ级），又较为安全，但要严密监测血钾水平，通常与排钾利尿药合用以避免发生高钾血症。在上述 ACEI 和 β 受体阻断药黄金搭档基础上加用醛固酮受体阻断药，三药合用可称为"金三角"，应成为慢性射血分数降低性心力衰竭（HF-REF）患者的基本治疗方案。

随着最近的临床试验结果公布，临床积极推荐醛固酮受体阻断药的应用，在 ACEI 和 β 受体阻断药黄金搭档之后优先考虑加用。

三、ARB 与 β 受体阻断药或醛固酮受体阻断药联用

对于不能耐受 ACEI 的患者，ARB 可代替应用。此时，ARB 和 β 受体阻断药的合用，以及在此基础上再加用醛固酮受体阻断药，类似于"黄金搭档"和"金三角"。

血管扩张药、钙通道阻滞药等在心力衰竭治疗效果上有争议或不能肯定，本书不再赘述。

思考题

1. 举例说明抗慢性心功能不全药物的分类。

2. 简述 ACEI 治疗 CHF 的药理作用、机制及临床应用。

3. 简述呋塞米治疗慢性心功能不全的药理作用、作用机制及临床应用。

4. β 受体阻断药治疗慢性心功能不全的药理作用及作用机制、临床应用及注意事项有哪些？

5. 简述血管紧张素Ⅱ受体阻断药、醛固酮受体阻断药治疗心力衰竭的作用特点和临床应用。

（王银叶）

第二十六章 抗血栓药及其他作用于血液系统的药物

学习要求：

1. 掌握三大类抗血栓药及各类抗血栓药按作用机制的分类
2. 掌握肝素、低分子量肝素、华法林、阿司匹林、氯吡格雷、尿激酶和利伐沙班、tPA、维生素K、叶酸、维生素B_{12}和集落刺激因子的作用特点及机制、临床应用和不良反应
3. 熟悉氨甲苯酸、铁制剂的作用特点、作用机制及临床应用
4. 了解新型FXa抑制药（阿哌沙班和依度沙班）、新型P2Y$_{12}$抑制药（坎格雷洛）、新型抗血小板药（沃拉帕沙）

血液循环系统由血液、血管和心脏组成。心脏不停地搏动，提供动力推动血液在其中循环流动，为机体的各种细胞提供了赖以生存的物质，包括营养物质和氧气，也带走了细胞代谢的产物二氧化碳。同时，许多激素及其他信息物质也通过血液的运输得以到达其他器官，以此协调整个机体的功能，因此，维持血液循环系统于良好的工作状态，是机体得以生存的条件。

血液是流动在人的血管和心脏中的一种红色不透明的黏稠液体。血液存在凝血和抗凝血、纤溶和抗纤溶两个对立统一的机制，二者保持动态平衡，使血管在受损时能够止血和修复，在形成血栓时又可将血栓溶解，共同维持血管的完整性和血液流动性。一旦这两个机制的平衡失调，便会引起血管内血栓形成或凝血功能障碍。

当血液中血细胞因营养缺乏、射线、毒物或药物以及疾病等因素的刺激，血细胞生成被抑制或生成异常，造成血细胞和血管壁不能正常发挥作用，就会引起异常的血栓形成、出血、贫血和血细胞减少等，影响机体的正常功能。因此，血液系统的药物按照以上血液系统功能异常性疾病可分为以下几大类：

1. 抗血栓药 分为抗凝血药如肝素、低分子量肝素、利伐沙班等；抗血小板药如阿司匹林、氯吡格雷等；纤维蛋白溶解药如尿激酶和组织型纤溶酶原激活药等。

2. 促凝血药 包括促凝血因子（凝血酶原、FⅦ、FⅨ、FⅩ）活化药如维生素K；凝血因子如凝血酶、人凝血因子Ⅷ；血小板生成素（TPO）及促血小板活化药巴曲酶、酚磺乙胺等。

3. 抗贫血药 包括抗营养缺乏性贫血药如铁剂、叶酸和维生素B_{12}；抗肾性贫血药如促红细胞生成素。

4. 升高白细胞药 如地菲林苷、粒细胞刺激因子（G-CSF）、粒细胞巨噬细胞刺激因子（GM-CSF）。

另外，还有用于失血性休克的血容量扩充药右旋糖酐、羟乙基淀粉和人血白蛋白等。

第一节 抗血栓药

人体内存在凝血、抗凝血两个机制，正常情况下这两个机制对立统一，保持动态平衡，当这一平衡失调时，就会出现相应的病理状态，当凝血亢进时，就会出现血管内凝血，形成血栓栓

塞性疾病，如深静脉血栓。当抗凝机制亢进时，就会出现皮肤、黏膜和内脏的自发性出血或轻微损伤后出血不止的征象，这称为出血性疾病。抗凝血药与促凝血药就是调节机体的凝血与抗凝机制，使其恢复平衡。血液凝固过程有内源性和外源性两条途径，此过程是多种凝血因子参与的一系列蛋白水解活化过程，最终生成包括纤维蛋白、血小板和红细胞等成分的血凝块。血液的凝固过程和血液系统药物的作用靶点见图 26-1。根据作用于凝血过程的不同环节，抗凝血药分以下几类：①肝素类；②香豆素类；③凝血酶抑制药；④凝血因子Ⅹa 抑制药。

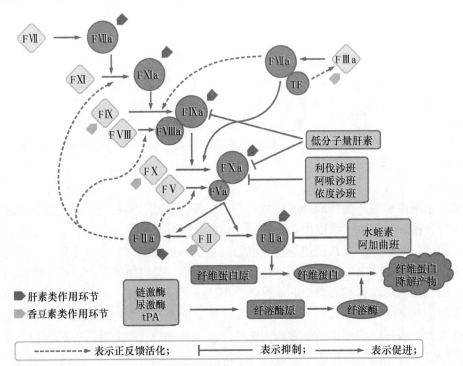

图 26-1　凝血过程和抗凝血药的作用靶点

一、抗凝血药

（一）肝素类（heparins）抗凝剂

这类药最早应用的是肝素。

肝素（heparin）

其因从肝中发现而得名，它也存在于肺、血管壁、肠黏膜等组织中，是动物体内一种天然抗凝血物质。药用肝素主要从牛肺或猪小肠黏膜中提取。化学结构为 D- 葡萄糖胺、L- 艾杜糖醛酸、N- 乙酰葡萄糖胺和 D- 葡萄糖醛酸交替组成的黏多糖硫酸酯，分子量范围为 5 ～ 30 kDa，其中硫酸根约占 40%。

【药理作用与作用机制】体内、体外均有迅速而强大的抗凝血作用。静脉注射后 10 min 内血液凝固时间、凝血酶及凝血酶原时间均延长。其抗凝作用主要是通过激活抗凝血酶Ⅲ（AT Ⅲ）实现的。在正常血液循环中存在两种形式的抗凝血酶Ⅲ：α-AT Ⅲ和 β-AT Ⅲ。血浆中 90% 的 AT Ⅲ是以 α-AT Ⅲ形式存在的，此形式对活化的凝血因子的抑制作用弱，β-AT Ⅲ对含丝氨酸的凝血酶及凝血因子Ⅻa、Ⅺa、Ⅸa、Ⅹa 的抑制活性较强，约是 α-AT Ⅲ抑制作用的 300 倍。肝素与 β-AT Ⅲ的亲和力更强，其介导了 AT Ⅲ的变构激活：含有大量负电荷的肝素，与 AT Ⅲ分子上带正电的赖氨酸结合，使 AT Ⅲ分子构型发生变化，反应中心环被暴露，从而易与活化的凝血因子的丝氨酸蛋白酶的活性部位结合，形成肝素 -AT Ⅲ - 蛋白酶复合物，加快了 AT Ⅲ对活化的凝血因子Ⅱa、Ⅻa、Ⅺa、Ⅸa、Ⅹa 的灭活（图 26-1），与肝素结合后，AT Ⅲ的抗凝活性可以增加数千倍。其后，肝素则从复合物中释出，再与其他 AT Ⅲ 分子作用。长期连续应用肝素会使 AT Ⅲ 耗竭，作用减弱。

此外，肝素还能使脂蛋白酯酶从各组织中释放入血，起调血脂作用；同时还有保护血管内皮和抗平滑肌细胞增生作用；对炎症、血小板活性、血液黏度等也有一定的降低作用。

【药动学】肝素为带负电荷的大分子物质，不易通过生物膜，在肠道破坏失活，故口服无效。肌内注射易致局部刺激和血肿，皮下注射吸收慢，血药浓度较低，临床常静脉给药，静脉注射后立即生效。部分被内皮摄取、贮存，最后由肝素酶破坏，大部分以代谢物形式排出体外。治疗量肝素 $t_{1/2}$ 为 1～2 h。

【临床应用】

1.血栓栓塞性疾病　临床可用于快速抗凝治疗，如心肌梗死、肺栓塞、脑血管栓塞、外周动静脉血栓及心血管手术时预防血栓形成和扩大等。

2.弥散性血管内凝血（DIC）　DIC 早期以凝血为主，静脉注射肝素具有抗凝作用。

3.其他　用于输血、体外循环和血液透析等的体内外抗凝。

【不良反应与禁忌证】过量易致出血，表现为皮肤瘀斑、血肿、咯血、血尿、消化道出血、颅内出血及血小板减少等。应严格控制剂量，严密监测凝血时间，一旦出血立即停药，并用硫酸鱼精蛋白对抗。偶见过敏反应，如发热、哮喘、荨麻疹、鼻炎、结膜炎。禁用于肝/肾功能不全、溃疡、严重高血压、内脏肿瘤、脑出血及亚急性心内膜炎、妊娠、先兆流产、外科手术后及血友病患者。

【药物相互作用】与碱性药物同用则失活；与硝酸甘油同时静脉注射，可降低肝素活性；阿司匹林、非甾体类抗炎药、右旋糖酐、双嘧达莫、肾上腺糖皮质激素、依他尼酸等可增加本品出血的危险；与胰岛素、磺酰脲类合用，能引起低血糖；与血管紧张素转化酶抑制药合用，能引起高血钾。

低分子量肝素（low molecular weight heparin，LMWH）

低分子量肝素是普通肝素经化学或酶裂解方法制备的短链制剂，分子量在 3.5～7 kDa。根据分子量、链末端结构和化合物结合盐类的不同，可以分为不同的商品制剂，目前中国市场上使用的主要有达肝素钠、依诺肝素钠和那曲肝素钙，均为无色或淡黄色的澄明液体。

【药理作用与作用机制】LMWH 作用与肝素相似，但对 X a 抑制作用强，而对其他活化的凝血因子，尤其是凝血酶的抑制作用弱，对血小板影响较小，出血性不良反应亦较少。肝素灭活凝血酶等凝血因子时，需要与 AT Ⅲ 以及凝血酶结合，形成复合物而发挥作用；LMWH 分子链短，仅与抗凝血酶Ⅲ（AT Ⅲ）形成复合物（图 26-1，图 26-2），因此主要对抗 X a 活性，作用强而久，对凝血酶抑制作用较弱，而且不影响已经形成的凝血酶，残存的凝血酶可以保证初级止血功能，因此出血倾向小。此外，还能促进组织型纤溶酶原激活物（t-PA）的释放，发挥纤溶作用，并能保护血管内皮，增强抗栓作用。

【临床应用】由于 LMWH 抗凝作用弱，抗栓作用强，临床主要用于：①预防高危患者的深部静脉血栓形成，治疗肺动脉栓塞。②治疗已形成的急性深部静脉血栓。③在血液透析或血液透过时，防止体外循环系统中发生血栓或血液凝固。④治疗不稳定型心绞痛及非 ST 段抬高型心肌梗死。

临床常用的制剂有：达肝素钠（dalteparin sodium），分子量为 5 kDa，适用于深部静脉血栓或术后引起的血栓栓塞性疾病；依诺肝素钠（enoxaparin sodium），分子量为 3.5～5.5 kDa，皮下注射有长时间的抗血栓形成作用，适用于术后静脉血栓的预防和治疗不稳定型心绞痛或非 ST 段抬高型心肌梗死；那曲肝素钙（nadroparin calcium），分子量为 3.6～5 kDa，皮下注射生物利用度接近 100%，$t_{1/2}$ 约为 3.5 h，适用于血栓栓塞性疾病的预防和治疗，血液透析时预防凝血。

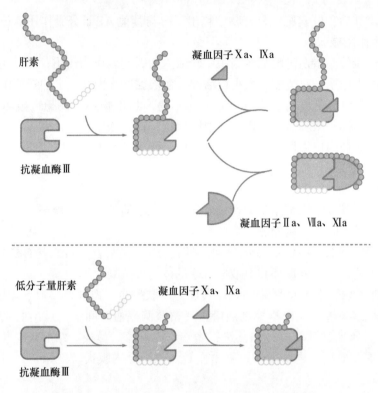

图 26-2　低分子量肝素作用机制与肝素不同的原因

（二）香豆素类抗凝剂（coumarin anticoagulants）

本类药物均具有 4- 羟基香豆素的结构。常用药物有双香豆素（dicoumarol），又名华法林（warfarin）、醋硝香豆素（acenocoumarol）、双香豆素乙酯（ethyl biscoumacetate）等。它们的作用和用途相似，仅所用剂量、作用快慢和维持时间长短不同。

【药理作用】本类药物的结构与维生素 K 相似，可竞争性抑制维生素 K 环氧化物还原酶，阻止其还原成氢醌型维生素 K，妨碍维生素 K 的循环再利用而产生抗凝作用（图 26-1），但对已经活化的凝血因子无影响，故起效慢，停药后各凝血因子的生成尚需一定的时间，因此作用时间较持久。

【作用机制】凝血因子前体在肝合成，其谷氨酸残基必须要经过 γ- 羧化才能形成成熟的凝血因子发挥凝血活性，这个 γ- 羧化的过程是由氢醌型维生素 K 催化生成的。香豆素类药物与维生素 K 的结构相似，在肝与维生素 K 环氧化物还原酶结合，抑制维生素 K 由环氧化物向氢醌型转化，使维生素 K 的循环被抑制。

【药动学】华法林和醋硝香豆素在胃肠道吸收迅速而完全，双香豆素口服吸收慢而不规则。进入循环的香豆素类药物约 99% 与血浆蛋白结合，表观分布容积小，但能透过胎盘屏障。华法林在肝内经微粒体酶代谢为无活性化合物自尿中排出，$t_{1/2}$ 约为 40 h。香豆素类药物服后需经 12 ～ 24 h 生效，1 ～ 3 天作用达高峰，并可持续 3 ～ 5 天。

【临床应用】与肝素相似，主要用于防治血栓性疾病。与肝素相比，香豆素类具有口服有效、价廉、起效慢、维持时间长等特点，但剂量不易控制，常采用先用肝素，然后再用香豆素类维持的序贯疗法。

【不良反应与禁忌证】过量易引起出血，可累及所有器官，最严重者为颅内出血。轻度出血可减量或停药，中重度出血应给予维生素 K 及输血治疗。另外，可引起皮肤和软组织坏死，出现局部疼痛、发绀、皮疹、缺血性梗死等。华法林可能引起肝损伤及致畸。禁忌证同肝素。

【药物相互作用】与甲硝唑、西咪替丁等合用，抗凝作用增强；与保泰松、甲苯磺丁脲等竞争血浆蛋白，使其游离药物浓度升高，抗凝作用增加；与药酶诱导剂如巴比妥类等合用，加速其代谢，抗凝作用减弱。

（三）凝血酶抑制药

水蛭素（hirudin）是从医用水蛭的唾液中提取的有效成分，为含有 65 个氨基酸的多肽，分子量约为 7 kDa。水蛭素皮下注射后 1 ～ 2 h 达峰浓度，$t_{1/2}$ 为 60 ～ 100 min，大部以原型经肾排出，肾功能不全者排出时间延长。现水蛭素已可用基因重组技术制备，与天然水蛭素的结构稍有不同，但生物活性及临床应用相似。

【药理作用与作用机制】为凝血酶特异抑制药，具有很强的抗凝血作用。其作用的发挥是通过与凝血酶按 1∶1 比例紧密结合形成复合物，使凝血酶灭活，从而抑制纤维蛋白的形成，阻止凝血酶诱导的血栓形成（图 26-1）。还能抑制凝血酶所介导的血小板活化，加强纤溶酶原激活药的溶栓作用。其抗血栓作用取决于水蛭素的血浆浓度，抗血栓作用的浓度明显低于其引起出血的浓度。

【临床应用】临床主要用于预防外科手术后的血栓形成、血管形成术后的血管再狭窄、弥散性血管内凝血的急性期、不稳定型心绞痛、急性心肌梗死及对肝素不能耐受的患者。

【不良反应】出血的不良反应少见，大剂量可能会引起出血，发生率低于肝素。治疗期间为安全起见，应定期测定其凝血酶时间。

阿加曲班（argatroban）是一种新型小分子凝血酶抑制药，可逆地与凝血酶活性位点结合，可用于缺血性脑梗死急性期患者的抗凝治疗。其抗血栓作用不需要 AT Ⅲ。主要通过抑制凝血酶催化或诱导的反应，包括血纤维蛋白的形成，凝血因子 Ⅴ、Ⅷ和Ⅺ的活化（图 26-1），蛋白酶 C 的活化以及血小板聚集发挥其抗凝血作用。

达比加群酯（dabigatran etexilate）是新一代直接凝血酶抑制药，为口服抗凝药物，用于预防非瓣膜性心房颤动患者的卒中和全身性栓塞。达比加群酯胶囊可提供有效的、可预测的、稳定的抗凝效果，同时较少发生药物相互作用，无药物–食物相互作用，无需常规进行凝血功能监测或剂量调整。

此类药还有比伐芦定（bivalirudin）和地西芦定（desirudin），均为多肽类。

（四）凝血因子 Ⅹ a 抑制药

利伐沙班（rivaroxaban）

利伐沙班是首个上市的选择性凝血因子 Ⅹ a 抑制药，抑制凝血因子 Ⅹ a 的活性，从而抑制凝血酶的活化，降低血液中活化的凝血酶水平，从而抑制纤维蛋白的生成（图 26-1）。出血的不良反应较轻。利伐沙班主要用于预防髋关节和膝关节置换术后患者深静脉血栓（DVT）和肺栓塞（PE）的形成。也可用于预防非瓣膜性心房颤动患者脑卒中和非中枢神经系统性栓塞，降低冠状动脉综合征复发和脑卒中的风险，而出血风险并不增高。除了利伐沙班，近年来，还有两个选择性凝血因子 Ⅹ a 抑制药陆续上市，它们是阿哌沙班（apixaban）和依度沙班（edoxaban），其出血不良反应较利伐沙班轻。

（五）其他

枸橼酸钠（sodium citrate）

枸橼酸钠通过与钙形成可溶性而难解离的络合物枸橼酸钠钙，妨碍钙离子的促凝作用，从而发挥抗凝血作用。主要用于一般体外抗凝血。输入含有枸橼酸钠的血液时，输入过速或过量可引起低血钙，导致心功能不全。

二、抗血小板药

血小板在生理状态下主要参与机体的止血功能。血管受损破裂后血小板可黏附聚集于血管裂口处，形成止血栓子而达到初期止血。在病理状态下，如动脉粥样硬化时，由于斑块破溃从而激活血小板，血小板在破溃处黏附、活化、聚集，并结合白细胞形成血小板血栓。血小板聚集是经由血小板膜糖蛋白（GP）Ⅱb/Ⅲa实现的，GPⅡb/Ⅲa通过纤维蛋白原与另一血小板的GPⅡb/Ⅲa结合而引起血小板聚集成团，形成血栓。激活的血小板还会释放多种活性物质，如ADP、TXA_2等，它们作用于血小板表面受体，促进血小板进一步聚集（图26-3）。动脉粥样硬化斑块和血小板血栓使血管腔狭窄，并活化凝血酶，启动凝血机制，形成混合血栓。因此，抑制血小板活化和聚集，即可阻止或延缓动脉血栓的形成。

抗血小板药主要抑制血小板聚集功能，从而防止血栓形成，并且在治疗剂量范围内，出血较轻。根据其作用的不同环节或作用机制，此类药可分为以下几类（图26-3）：

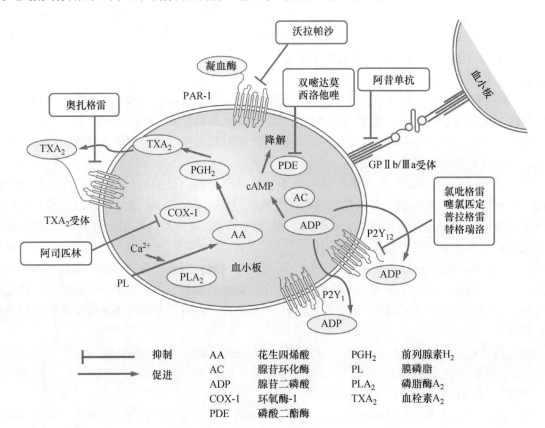

图 26-3　血小板和抗血小板药作用靶点

1. 抑制血小板花生四烯酸代谢的药，如阿司匹林等。
2. 作用于血小板膜腺苷二磷酸受体的药物，如噻氯匹定、氯吡格雷等。
3. 抑制血小板磷酸二酯酶的药物，如双嘧达莫、西洛他唑等。
4. 抑制 TXA_2 合成酶的药物，如奥扎格雷等。
5. 拮抗 GPⅡb/Ⅲa 受体的药物，如阿昔单抗等。

（一）抑制血小板花生四烯酸代谢的药

阿司匹林（aspirin，又称乙酰水杨酸，acetyl salicylic acid）

【药理作用】血栓素 A_2（TXA_2）是血小板花生四烯酸（AA）代谢的终产物之一，有强烈的诱导血小板聚集作用。阿司匹林不可逆地抑制血小板的环氧酶（COX），使 PGG_2 和 PGH_2 合成受阻，它们是 PGE_2、PGI_2、TXA_2 等合成的原料。因此，抑制 COX 可以阻断 PGI_2、TXA_2 等的生成，从而抑制血小板聚集而发挥抗血栓作用。阿司匹林对 AA、TXA_2 诱导的血小板聚集有较强的抑制作用，对 ADP、肾上腺素、胶原、凝血酶诱导的血小板聚集也有效（图26-3）。阿司匹林大剂量也可抑制血管内皮细胞 COX，从而抑制前列环素（PGI_2）的合成，PGI_2

具有较强的抑制血小板聚集和舒张血管的作用，阿司匹林应用于抗血小板治疗时应采用小剂量（75～300 mg/d）。

【临床应用】临床用于预防心肌梗死复发及脑卒中的二级预防、短暂性脑缺血发作（TIA）及其继发脑卒中、稳定型和不稳定型心绞痛的预防及大手术后深静脉血栓和肺栓塞预防。也用于预防有心血管危险因素者（冠心病家族史、糖尿病、血脂异常、高血压、肥胖、抽烟史、年龄大于50岁）心肌梗死的发作。

【不良反应】常见胃肠道反应，如腹痛和胃肠道轻微出血，偶尔出现恶心、呕吐和腹泻。易诱发和加重胃出血和胃溃疡。哮喘患者偶见过敏反应（呼吸困难和皮肤反应）。

（二）作用于血小板膜腺苷二磷酸（ADP）受体的药物

噻氯匹定（ticlopidine）和氯吡格雷（clopidogrel）

【药理作用】两药均为噻吩并吡啶类衍生物，在体外对血小板无作用，需通过体内肝代谢形成有活性的代谢产物，才能产生抗血小板作用。血小板上存在嘌呤受体 P2Y，因 ADP 激活该受体，又称 ADP 受体，此受体有两种亚型，即 P2Y$_1$ 和 P2Y$_{12}$，抑制其中一种即可产生明显的抗血小板作用。噻氯匹定和氯吡格雷的结构相似，均可选择性地不可逆地抑制 P2Y$_{12}$ 受体（图 26-3），从而抑制 ADP 引起的血小板聚集，继而抑制 ADP 介导的糖蛋白 GP Ⅱ b/ Ⅲ a 复合物的活化。它们对花生四烯酸代谢没有直接作用。

【药动学】噻氯匹定和氯吡格雷口服吸收良好，应用24～48 h后出现作用。两药均需在肝内转变成活性代谢产物形式后才能引起 P2Y$_{12}$ 不可逆的改变，逐渐产生抗血小板作用。健康人服50～100 mg 氯吡格雷后第2天产生25%～30%抑制率，第4～7天达到50%～60%抑制率。半衰期为6 h，肝功能不良者药效减低。氯吡格雷的抗血小板作用呈现量效关系，在不同个体中有明显差异。

【临床应用】由于噻氯匹定可抑制骨髓，引起中性粒细胞减少等，逐渐被氯吡格雷代替。主要用于心肌梗死、缺血性卒中或确诊外周动脉性疾病、急性冠脉综合征，与阿司匹林合用于经皮冠状动脉介入术后置入支架的患者和 ST 段抬高型急性冠脉综合征患者。

【不良反应与禁忌证】服用噻氯匹定可出现恶心、腹部不适及腹泻等消化系统症状。亦可出现皮疹，偶有粒细胞、中性白细胞、血小板减少及转氨酶升高，孕妇及哺乳期妇女忌用。服用氯吡格雷胃肠道出血的发生率为2.0%，此外有消化不良、腹痛、腹泻和恶心。由于血小板对氯吡格雷的反应不同，服药后血小板聚集抑制率降低，称为"氯吡格雷抵抗"（clopidogrel resistance，CPGR），发生率为4.2%～31%。

普拉格雷（prasugrel）

普拉格雷是新一代强效噻蒽并吡啶类抗血小板药，具有比氯吡格雷更快、更强、更持久的抗血小板作用，能显著减少缺血事件的发生率，但出血的危险性有所增加。在临床使用中应注意识别血栓高危患者和出血风险高危人群（图 26-3）。

替格瑞洛（ticagrelor）

替格瑞洛（又称替卡格雷）的化学结构属于环戊基三唑嘧啶类，与氯吡格雷（噻吩并吡啶类）不同。该药非前体药物，无需肝代谢，直接起效，具有起效快的特点，另外，替格瑞洛选择性地与血小板 P2Y$_{12}$ 受体可逆性结合（图 26-3），因此，作用比氯吡格雷强、快，停药后血小板功能可迅速恢复，对于那些需在先期进行抗凝治疗后再行手术的患者尤为适用。缺点是半衰期较短，仅为12 h，每日需用药2次，还有引起呼吸困难等不良反应的可能性。

坎格雷洛（cangrelor）

坎格雷洛是2015年由 FDA 批准上市的新型抗血小板药，也是一类非噻吩并吡啶类的、直接作用于血小板 P2Y$_{12}$ 受体的可逆受体阻断药。由于坎格雷洛半衰期短，静脉应用坎格雷洛可在1～2 min 内迅速抑制血小板聚集，其药效仅持续约1 h，适合手术用药，因此，主要用于预防成人患者在经皮冠状动脉介入治疗过程中因凝血造成的冠状动脉堵塞。

（三）血小板磷酸二酯酶（PDE）抑制药

双嘧达莫（dipyridamole）

双嘧达莫（又名双嘧啶胺醇、潘生丁）抑制磷酸二酯酶（PDE），阻止环磷酸腺苷（cAMP）的降解，使血小板内 cAMP 增高，也能抑制血小板摄取腺苷，而腺苷是一种血小板反应抑制药；还可以直接刺激血管内皮产生 PGI_2，抑制血栓素 A_2（TXA_2）形成（图 26-3）。与阿司匹林合用防治血栓性疾病，与华法林合用防止心脏瓣膜置换术后血栓形成。另外，双嘧达莫对血管有扩张作用，可使体循环和冠状血管阻力降低，体循环血压降低和冠脉血流增加。因此，早年曾是治疗冠心病的常用药物，现已少用作抗心肌缺血。但可引起外周血管扩张，故低血压患者应慎用。常见的不良反应有头晕、头痛、呕吐、腹泻、脸红、皮疹和瘙痒，罕见心绞痛和肝功能不全。不良反应持续或不能耐受者少见，停药后可消除。

西洛他唑（cilostazol）

【药理作用】西洛他唑为新型 PDE 抑制药（图 26-3），对 ADP、肾上腺素、胶原、AA 和凝血酶诱导的血小板聚集都有抑制作用，对 ADP、胶原和 AA 诱导的血小板聚集抑制作用强于阿司匹林和噻氯匹定。西洛他唑还能使血管平滑肌松弛，扩张外周动脉，改善血液供应；血管平滑肌细胞的增殖是动脉粥样硬化形成、高血压和血管再狭窄共同的细胞病理基础之一，西洛他唑可抑制血管平滑肌细胞增殖，可用于治疗此类心血管疾病。

【药动学】口服在肠内吸收，单次口服 100 mg，约 3 h 血药浓度达到峰值，$t_{1/2}$ 为 18.0 h。血浆蛋白结合率为 95%，主要代谢产物为环氧化物和环羟化物，动物试验本品体内无蓄积性。主要分布于胃、肝、肾，而在中枢神经系统的分布比其他组织低。本品主要经肾及粪便排出，部分自胆汁排泄。

【临床应用】

1.闭塞性周围动脉粥样硬化（PAD） 动脉粥样硬化是闭塞性周围动脉疾病中最常见的病因，典型症状是间歇性跛行。西洛他唑为间歇性跛行的一线治疗药物，同时还明显改善 PAD 的其他症状，如静息痛、麻木、冷感和沉重感等。西洛他唑具有抗血小板和扩张血管的双重作用，故治疗 PAD 有更优异的效果。

2.预防心脏支架再狭窄 西洛他唑的抗血小板聚集作用强于阿司匹林。既可以用于阿司匹林和氯吡格雷不能耐受者，也可合用阿司匹林、氯吡格雷以强化抗血小板聚集作用。

【不良反应】主要的不良反应为血管扩张引起的头痛、头晕及心悸等，个别患者可出现血压偏高。其次为腹胀、恶心、呕吐、胃不适、腹痛等消化道症状。少数患者服药后出现肝功能异常，尿频，尿素氮、肌酐及尿酸值异常。过敏症状包括皮疹、瘙痒。其他偶有白细胞减少及出血。

（四）TXA_2 合成酶抑制药

奥扎格雷（ozagrel）

奥扎格雷抑制 TXA_2 合成酶，阻断 PGH_2 生成 TXA_2（图 26-3），促使血小板衍生的 PGH_2 转向内皮细胞，内皮细胞合成 PGI_2，从而改善 TXA_2 与 PGI_2 的平衡异常，具有抗血小板聚集和解除血管痉挛的作用。临床上用于蛛网膜下腔出血手术后血管痉挛及其并发脑缺血症状的改善。不良反应主要是过敏、胃肠道反应及出血倾向等。

（五）GP Ⅱb/Ⅲa 受体阻断药

阿昔单抗（abciximab, ReoPro）

阿昔单抗为第一个获 FDA 批准的糖蛋白 Ⅱb/Ⅲa（GP Ⅱb/Ⅲa）受体阻断药，系由基因工程制备的重组鼠-人嵌合抗体，能与血小板 GP Ⅱb/Ⅲa 受体结合（图 26-3），特异性地阻断纤维蛋白原介导的血小板凝集，还具有抗凝、抑制趋化及促进平滑肌细胞凋亡的作用。

该药与血小板 GP Ⅱ b/ Ⅲ a 受体结合迅速，起效快，静脉注射 10 min 起效，血浆半衰期短，仅为 30 min，但与血小板结合时间长，停药后可持续 18 ～ 24 h。适用于经皮穿刺冠状血管成形术或动脉粥样硬化切除术，有抗血栓形成的活性可预防血管再狭窄的发生；作为辅助治疗药物预防突发性冠状血管堵塞引起的心肌急性缺血。主要不良反应为出血和血小板减少症。

除了以上五类抗血小板药物外，近年来还发现了一些新作用靶点的新型抗血小板药物，如凝血酶受体（PAR-1）阻断药（图 26-3）。凝血酶是最强的血小板激活药之一，血小板对凝血酶的反应由血小板表面蛋白酶激活受体（protease activated receptors，PARs）介导。凝血酶介导的血小板激活通过 PAR-1、PAR-4 介导，PAR-1 起着最主要的作用。沃拉帕沙（vorapaxar）是近年上市的选择性的 PAR-1 阻断药。适用于心肌梗死或外周动脉疾病史患者，降低血栓性心血管事件发生。可降低心肌梗死、脑卒中和紧急冠状动脉血运重建患者的死亡率。

三、溶栓药

溶栓药（thrombolytics）是一种能溶解血栓、使动脉或静脉再通的药物。溶栓药最早应用的有链激酶和尿激酶，为第一代溶栓药，它们无纤维蛋白特异性，会引起全身纤溶状态，溶栓速度慢，血管开通效率低，容易引起出血，现已少用。第二代溶栓药主要有阿替普酶（alteplase），也称为组织型纤溶酶原激活物（tPA）等，具有纤维蛋白选择性，不会引起循环系统纤维蛋白原和纤溶酶原耗竭，因而不会出现全身纤溶状态，但这些药大剂量应用时仍可引起纤维蛋白和纤溶酶原的轻、中度减少。第三代溶栓药是针对第一代、第二代溶栓药的弊端进行改造而开发出来的，主要有瑞替普酶（reteplase，rPA）、替尼普酶（tenecteplase）等。它们都是利用基因工程技术依据不同目的构建的各种突变体、嵌合体和双特异性制剂，具有快速溶栓、血管开通率高、在血浆中的半衰期长、适合单次或多次快速静脉注射、可在医院外静脉注射、不需因体重而调整剂量等特点。

链激酶（streptokinase，溶栓酶）

【药理作用】链激酶是由 β 溶血性链球菌产生的一种蛋白质，分子量为 47 kDa，能与血浆纤溶酶原结合成复合物，引起构象变化，暴露出纤溶酶原的活性部位，进一步催化纤溶酶原转变为纤溶酶。纤溶酶能溶解刚形成的血栓中的纤维蛋白，使血栓溶解，但对形成已久并已机化的血栓无效，故应尽早使用。

【临床应用】本药主要用于急性血栓栓塞性疾病，如急性肺栓塞、深部静脉栓塞以及导管给药所致的血栓及心肌梗死的早期治疗。

受链球菌感染过的患者体内有抗链激酶抗体，可拮抗其作用，故首剂应加大负荷量。

【不良反应与禁忌证】可引起全身性纤维蛋白溶解而导致出血，如注射部位出血、颅内出血等。本品具有抗原性，能引起过敏反应，可有发热、寒战、头痛等症状。出血性疾病、严重高血压、糖尿病、链球菌感染和亚急性细菌性心内膜炎、消化道溃疡，以及最近应用过肝素或香豆素类抗凝药物的患者均应禁用，外科手术患者术前 3 日内不得使用本品。

尿激酶（urokinase）

尿激酶是从尿液中提取的一种活性蛋白酶，分子量为 53 kDa。它可直接激活纤维蛋白溶酶原转变为纤溶酶，起到溶栓作用。$t_{1/2}$ 为 15 ～ 20 min。临床应用和不良反应与链激酶相似，但不具抗原性，不引起过敏反应。

阿替普酶（alteplase）

阿替普酶又名组织型纤溶酶原激活物（tissue type plasminogen activator，tPA），为第二代溶栓剂。系天然存在于全身各组织的一种酶，现用 DNA 重组技术制备。tPA 主要在肝代谢，$t_{1/2}$ 为 3 ～ 9 min。

【药理作用与作用机制】tPA 能选择性地作用于血栓中的纤维蛋白，使其变构，同时选择性地激活与纤维蛋白结合的纤溶酶原，使纤溶酶原转变成纤溶酶，促使纤维蛋白溶解，因而较少产生应用链激酶时常见的出血并发症。临床主要用于急性心肌梗死、肺血栓、缺血性脑卒中等治疗。

【临床应用】用于急性心肌梗死和肺栓塞。也用于急性缺血性脑卒中、深静脉血栓、动静脉瘘血栓形成及其他血管疾病。

【不良反应与禁忌证】①最常见的是出血。全身性纤维蛋白溶解比链激酶少见，但出血的发生率相似。②心律失常。使用组织型纤溶酶原激活物治疗急性心肌梗死时，血管再通期间可出现再灌注心律失常，如加速性室性自主心律、心动过缓或室性早搏等。③血管再闭塞：血管开通后，需继续用肝素抗凝，否则可能再次形成血栓，造成血管再闭塞。④颅内出血、癫痫发作。⑤膝部出血性滑膜囊炎和过敏反应。

禁用于出血性疾病、颅内肿瘤和动静脉畸形或动脉瘤患者、急性缺血性脑卒中可能伴有蛛网膜下腔出血或癫痫发作者、正在使用华法林、脑卒中前 48 h 内使用过肝素、血小板减少患者。

其他的第二代溶栓药：重组葡激酶（recombinant staphylokinase）及其衍生物、单链尿激酶型纤溶酶原激活药（single chain urokinase type plasminogen activator，scu-PA）、阿尼普酶（anistreplase）等。

瑞替普酶（reteplase）为第三代溶栓药，是运用遗传工程修饰的一种非糖基化的组织纤溶酶原激活药，是 t-PA 的单链缺失突变体，能自由地扩散到血栓中，促使纤溶酶原转化为有活性的纤溶酶，以降解血栓中的纤维蛋白，发挥溶栓作用。瑞替普酶半衰期较长（14～18 min）、血浆清除率低、纤溶作用强、无抗原性、在体内对纤维蛋白的结合具有选择性、出血并发症少。

替尼普酶（tenecteplase）是一种野生型 tPA 的突变体，对纤维蛋白的特异性比阿替普酶强14 倍，对纤溶酶原激活药抑制物 -1（PAI-1）的耐受性增加了 80 倍，纤维蛋白特异性高，溶栓作用强；半衰期为 15～19 min，血浆清除率低，可单次给药；无抗原性，不发生过敏反应；无促凝血作用，较少引起全身纤维蛋白原水平纤溶酶原下降，脑出血发生率低，严重出血并发症发生率比阿替普酶低。

其他的第三代溶栓药：孟替普酶（monteplase）、去氨普酶（desmoteplase）和帕米普酶（pamiteplase）等。

第二节　促凝血药

促凝血药（coagulants）指可通过激活凝血过程的某些凝血因子或增加凝血因子的量而防治某些因凝血功能低下所致的出血性疾病，使出血停止的药物，因此又称止血药。

维生素 K（vitamin K）

维生素 K 为甲萘醌类物质，主要有脂溶性的 K_1、K_2 和水溶性的 K_3、K_4。K_1 由绿色植物合成，K_2 由肠道细菌产生，K_3、K_4 由人工合成。

【药理作用】维生素 K 是肝合成成熟的凝血酶（因子 Ⅱ）和凝血因子 Ⅶ、Ⅸ、Ⅹ 时不可缺少的物质。这些凝血因子肽链末端的谷氨酸残基必须在 γ- 羧化酶作用下经加工修饰转变为成熟的凝血因子，才能与 Ca^{2+} 结合，然后与血小板膜磷脂结合，促进凝血。这一过程中，氢醌型维生素 K 被转化成环氧化物，后者又在 NADH 作用下，还原成氢醌型，重新参与羧化反应（图 26-4）。维生素 K 缺乏或环氧化物还原受阻，使这些活化的凝血因子合成减少，导致凝血酶原时间延长并引起出血。

【药动学】口服维生素 K_1、K_2 需胆汁协助吸收，维生素 K_3、K_4 从肠道吸收不依赖于胆汁，可直接进入血液循环，各种维生素 K 肌内注射均很快被吸收，吸收后最初集中于肝并迅速降低，

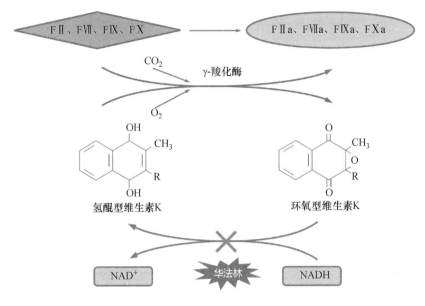

图 26-4　维生素 K 与双香豆素类药理作用示意图

× 表示抑制

仅少量的维生素 K 储存于其他组织中，大部分以原型经胆汁或尿中排出。一般给药后 12 ～ 24 h 可改善凝血酶原时间。

【临床应用】

1. 维生素 K 缺乏症　主要用于因维生素 K 缺乏引起的出血性疾病，如梗阻性黄疸、胆瘘，因胆汁分泌不足导致的维生素 K 吸收障碍；早产儿及新生儿肝维生素 K 合成不足；广谱抗生素抑制肠道细菌合成维生素 K；肝病引起凝血酶原和其他凝血因子的合成减少等。

2. 抗凝药过量的解毒治疗　用于双香豆素类或水杨酸过量引起的出血。维生素 K 与这些药物结构相似，可竞争性拮抗其抗凝的作用。

3. 胆绞痛　用于胆道蛔虫所致的胆绞痛。

【不良反应】维生素 K_1 毒性较低，一般多采用肌内注射。静脉注射过快时，可出现面部潮红、出汗、胸闷，甚至血压急剧下降，危及生命。口服维生素 K_4 常引起恶心、呕吐等胃肠道反应，肌内注射引起疼痛。对红细胞缺乏葡萄糖 -6- 磷酸脱氢酶的特异质患者可诱发溶血性贫血，对新生儿可诱发高胆红素血症、黄疸和溶血性贫血。

氨甲苯酸（aminomethyl benzoic acid，PAMBA，对羧基苄胺）和氨甲环酸（tranexamic acid，AMCHA）

为人工合成的氨基酸类抗纤溶蛋白溶解药。氨甲环酸作用较强，但不良反应较多。氨甲苯酸排泄较慢，不良反应较少，目前较常用。

【药理作用与作用机制】二者均为抗纤维蛋白溶解药（antifibrinolytics），与纤溶酶中的赖氨酸结合部位结合，低剂量时能竞争性抑制纤溶酶原与纤维蛋白结合，阻止纤溶酶原活化；高剂量时则直接阻断纤溶酶的作用、抑制纤维蛋白凝块的降解而止血。

正常情况下，血液中抗纤溶物质活性比纤溶物质活性高很多倍，所以不致发生纤溶性出血。但这些拮抗物不能阻滞已吸附在纤维蛋白网上的激活物（如尿激酶等）对纤溶酶原的激活作用。纤溶酶是一种肽链内切酶，在中性环境中能裂解纤维蛋白（原）的精氨酸和赖氨酸肽链，形成纤维蛋白降解产物，并引起凝血块溶解出血。纤溶酶原通过其分子结构中的赖氨酸结合部位而特异性地吸附在纤维蛋白上，赖氨酸则可以竞争性地阻抑这种吸附作用，减小纤溶酶原的吸附率，从而减少纤溶酶原的激活程度，以减少出血。氨甲苯酸的立体构型与赖氨酸（1,5- 二氨基己酸）相似，能竞争性阻抑纤溶酶原吸附在纤维蛋白网上，从而防止其激活，保护纤维蛋白不被纤溶酶降解而达到止血作用。

【临床应用及不良反应】临床主要用于防治纤溶亢进所致的出血，如子宫、甲状腺、前列腺、肝、脾、胰、肺等内脏手术后的异常出血及鼻、喉、口腔局部止血。用量过大可致血栓形成。有心肌梗死倾向者应慎用。

抗血友病球蛋白（globulin antihemophilic，Ⅷ因子）

为人血浆制品，主要成分为凝血因子Ⅷ。其活化产物Ⅷa是加速凝血因子Ⅹa生成的辅因子，在血小板表面促进凝血酶原向凝血酶的转化过程。临床主要用于甲型血友病（先天性凝血因子Ⅷ缺乏症）的治疗，以及严重肝病、弥散性血管内凝血、系统性红斑狼疮等引起的获得性凝血因子Ⅷ缺乏症。

凝血酶（thrombin）

凝血酶即凝血因子Ⅱa，为牛血或猪血中提取的凝血酶原，经激活而得，供口服或局部止血用凝血酶，为无菌冻干制剂。凝血酶能直接作用于血液中的纤维蛋白原，促使其转变为纤维蛋白，加速血液的凝固而止血（图26-1）。用于手术中不易结扎的小血管的止血、消化道出血及外伤出血等。

因是异种蛋白，偶可致过敏反应，如发现应及时停药。外科止血应用中有可能致低热反应。凝血酶严禁注射。如误入血管可导致血栓形成、局部坏死而危及生命。应用时必须直接与创面接触，才能起止血作用。本品应新鲜配制使用，溶液放置很快便失效。

第三节　抗贫血药

贫血是指循环血液中的红细胞数或血红蛋白含量长期低于正常值的病理现象。常见的贫血有：

1. 缺铁性贫血　由于血液损失过多或铁盐吸收不足所致，患者红细胞呈小细胞、低色素性，此病在我国较多见，可通过补充铁剂治疗。

2. 巨幼细胞贫血　因叶酸或维生素 B_{12} 缺乏所致，红细胞呈大细胞、高色素性，白细胞及血小板亦有减少及形态异常，可用叶酸和维生素 B_{12} 治疗。

3. 再生障碍性贫血　因感染、药物、放疗等因素引起骨髓造血功能障碍，导致红细胞、粒细胞及血小板减少，再生障碍性贫血较难治愈。

抗贫血药（antianemic drugs）主要用于贫血的补充治疗，根据适应证的不同可分为以下几类。

铁剂

铁剂包括硫酸亚铁（ferrous sulfate）、枸橼酸铁铵（ferric ammonium citrate）、右旋糖酐铁（iron dextran）等。

【药理作用】铁是人体必需的微量元素，体内的铁一方面在骨髓吸附于有核红细胞膜上，然后进入细胞内的线粒体与原卟啉结合形成血红素，再与珠蛋白结合形成血红蛋白而发挥作用；另一方面参与过氧化氢酶等的构成。

【药动学】口服铁剂必须还原成 Fe^{2+} 后才能以被动转运方式在十二指肠和小肠上段被吸收，少部分经主动转运吸收。维生素C、胃酸、果糖、半胱氨酸等还原性物质，有助于 Fe^{3+} 变成 Fe^{2+}，促进铁的吸收。鞣酸、磷酸盐、草酸盐、抗酸药等可使铁盐沉淀，妨碍吸收。四环素能与铁形成络合物，互相影响吸收。

体内铁的转运有赖于转铁蛋白（transferrin）。吸收入肠黏膜的铁，一部分氧化成 Fe^{3+} 与去铁蛋白结合成铁蛋白而储存，进入血浆的铁与转铁蛋白结合成复合物，输送到骨髓和幼红细胞，与胞质膜上的特异性转铁蛋白受体结合，通过受体介导的胞饮作用被摄取到细胞内，释放铁离子，供造血和储存。而受体和转铁蛋白返回胞质膜表面，恢复其转铁功能。当转铁蛋白饱和后，吸收即停止，未吸收的铁随粪便排出。吸收后的铁通过肠黏膜细胞脱落排出体外，部分铁还可通过胆汁、尿液、汗液排出体外，每日约 1 mg。

【临床应用】主要用于因月经过多、消化道溃疡、痔疮等慢性失血性贫血，营养不良、妊娠、儿童生长期等引起的缺铁性贫血。口服铁剂 10～15 日网织红细胞达高峰，连服 2～3 周即可改善症状，治疗 3～4 周血红蛋白明显升高，对重度贫血需用药较长时间才能恢复正常。

治疗缺铁性贫血一般首选硫酸亚铁，Fe^{2+} 易于吸收；枸橼酸铁铵为 Fe^{3+}，含铁量少，较难吸收，但刺激性小，可用于儿童；右旋糖酐铁可用于肌内和静脉注射，而山梨醇铁仅用于深部肌内注射。注射用铁剂副作用较多，主要用于胃肠道吸收障碍或不能口服铁制剂的患者。

【不良反应】铁剂对胃肠道有刺激性，可引起腹部不适、恶心、呕吐、腹痛、腹泻等，降低剂量或饭后服用可减少刺激。有时发生便秘，这是因铁和硫化氢生成硫化铁，减少了硫化氢对肠壁刺激作用的结果。注射用铁剂可引起局部刺激和过敏反应，如皮肤潮红、头昏、荨麻疹、发热、关节痛等，严重者可出现心悸、胸闷、血压下降。

【急性中毒】小儿误服过量铁剂可引起急性中毒，表现为恶心、呕吐、休克、血性腹泻，甚至死亡。解毒办法是用磷酸盐或碳酸盐洗胃，灌胃或肌内注射去铁铵以结合残存的铁。

叶酸（folic acid）

叶酸属水溶性 B 族维生素，由蝶啶、对氨基苯甲酸（PABA）及谷氨酸构成。叶酸广泛存在于动植物性食物中，其中以酵母、肝及绿叶蔬菜中含量最多，不耐热，长时间烹煮可被破坏。

【药理作用】叶酸被还原成 N_5- 甲酰四氢叶酸后作为甲基供给体，使维生素 B_{12} 转变成甲基维生素 B_{12} 而自身转变为四氢叶酸（THFA）。四氢叶酸作为一碳基团（—CH_3、—CHO、—CH_2—）转移酶的辅酶，传递一碳基团，形成嘌呤和嘧啶而合成核苷酸。其中包括胸腺嘧啶脱氧核苷酸的合成及某些氨基酸的互变（图 26-5）。叶酸缺乏，核苷酸特别是胸腺嘧啶脱氧核苷酸合成受阻，细胞有丝分裂发生障碍，影响血细胞发育，引起巨幼细胞贫血。对某些生长迅速的组织如胃肠黏膜、上皮细胞也有影响，引起胃炎和舌炎。

【临床应用】作为补充疗法用于各种原因所致的巨幼细胞贫血，与维生素 B_{12} 合用效果更好。对甲氨蝶呤、乙胺嘧啶、甲氧苄啶等所致巨幼细胞贫血，因二氢叶酸还原酶被抑制，应用叶酸无效，需用亚叶酸钙（calcium folinate）治疗。对维生素 B_{12} 缺乏所致"恶性贫血"，大剂量叶酸可纠正血象，但不能改善神经症状。

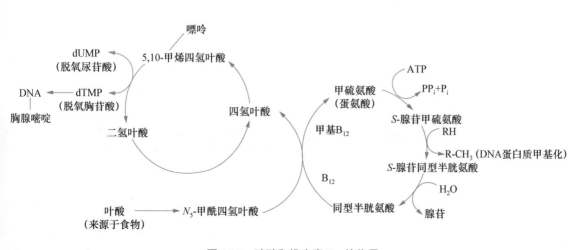

图 26-5　叶酸和维生素 B_{12} 的作用

维生素 B$_{12}$（vitamin B$_{12}$）

维生素 B$_{12}$ 为含钴的水溶性 B 族维生素，广泛存在于动物内脏、牛奶、蛋黄中。药用维生素 B$_{12}$ 有氰钴胺、羟钴胺、硝钴胺等。

【药理作用】维生素 B$_{12}$ 为细胞分裂和维持神经组织髓鞘完整所必需的辅酶，并参与体内多种生化反应（图 26-5）。

1. 参与核酸和蛋白质的合成　维生素 B$_{12}$ 是尿嘧啶脱氧核苷酸（dUMP）甲基化生成胸嘧啶脱氧核苷酸（dTMP）过程中的辅酶，dTMP 参与 DNA 的合成，维生素 B$_{12}$ 缺乏时，DNA 和蛋白质合成受阻。

2. 促进 THFA 的循环利用　细胞内储存的叶酸 80% 是 N_5- 甲酰四氢叶酸，它在维生素 B$_{12}$ 的参与下生成甲基维生素 B$_{12}$ 和 THFA。此反应中将维生素 B$_{12}$ 的甲基转给同型半胱氨酸，生成蛋氨酸即甲硫氨酸。若维生素 B$_{12}$ 缺乏，此转甲基反应就会受阻，叶酸的循环利用受到影响，结果产生与叶酸缺乏相同的症状。

3. 促进脂肪代谢　脂肪代谢的中间产物甲基丙二酸转变为琥珀酸而参与三羧酸循环，保持鞘神经纤维功能的完整性。维生素 B$_{12}$ 缺乏时，上述转变受阻，合成异常脂肪酸与神经鞘膜脂质结合，引起神经炎。

【药动学】口服维生素 B$_{12}$ 必须与胃壁细胞分泌的内因子（糖蛋白）结合，才能免受消化液破坏进入回肠，再与微绒毛膜上的特殊受体结合进入细胞内，释出内因子和维生素 B$_{12}$，B$_{12}$ 即入血中。当胃黏膜萎缩而致内因子减少时，维生素 B$_{12}$ 吸收减少引起恶性贫血。维生素 B$_{12}$ 吸收后大部分储存于肝内，超过肝储存能力时随尿排出体外。

【临床应用】主要用于恶性贫血和其他巨幼细胞贫血的治疗，也用于神经炎、神经系统萎缩、神经痛、白细胞减少症、再生障碍性贫血、小儿生长发育不良、银屑病、日光性皮炎等的辅助治疗。

促红细胞生成素（erythropoietin，EPO）

促红细胞生成素是由肾小管的间质细胞分泌的由 165 个氨基酸组成的糖蛋白。临床应用的是利用 DNA 重组技术合成的重组人促红细胞生成素（recombinant human erythropoietin，rhEPO），与内源性促红细胞生成素具有相似的效应及动力学。它与红细胞膜表面上的高亲和力受体结合，促进红细胞分化；与低亲和力受体结合，促进红细胞增殖，使骨髓刺激因子增加，并能阻碍红细胞的程序性死亡及提高红细胞的抗氧化作用。

EPO 能促进红系干细胞增殖、分化、成熟，网织红细胞数目、红细胞压积、血红蛋白含量均增加。当 EPO 缺乏时则出现贫血。

目前临床主要用于治疗各种原因所致的促红细胞生成素缺乏性贫血，用于慢性肾功能不全、腹膜透析患者的贫血，也用于肿瘤、化疗及某些免疫性疾病、风湿性关节炎、艾滋病、严重寄生虫病所致的贫血，还能促进骨髓移植患者造血功能的恢复。

主要不良反应为与红细胞快速增加及血黏度增高有关的血压升高及血凝增强等，注射后可出现流感样症状及癫痫发作等。高血压患者及有过敏史者不宜应用。

第四节　升高白细胞药物

维生素 B$_4$（vitamin B$_4$）

维生素 B$_4$（磷酸氨基嘌呤，磷酸腺嘌呤）是核酸和某些辅酶的组成部分，参与体内 RNA 和 DNA 的合成，促进白细胞生成，尤其是白细胞低下时此作用更为明显。临床主要用于放疗、化疗及某些药物如抗甲状腺药、氯霉素、苯中毒引起的粒细胞下降及急性粒细胞减少症，一般用药

2 ～ 4 周，白细胞数可明显增多。常规治疗量未见明显不良反应。

地菲林苷（diphyllin glycoside）

地菲林苷又名地菲林葡萄糖苷（cleistanthin B）、升白新等。本药口服或肌内注射均可迅速吸收，肌内注射吸收更完全。可透过血脑屏障进入脑组织，大部分从胆道和粪便排出，其降解产物从肾排出。药物从体内消除较慢，作用维持时间较长。该药促进骨髓细胞增生，使外周白细胞升高。临床主要用于治疗肿瘤患者因放疗、化疗所致的白细胞减少症，用药后可使白细胞升高，对于其他升白细胞药物无效时，本药也有一定升白细胞作用。主要不良反应是长期大剂量应用可致肝、肾损伤，应定期检查肝、肾功能。

重组人粒细胞集落刺激因子（recombinant human granulocyte colony stimulating factor，rhG-CSF）

又名非格司亭（filgrastim），是通过 DNA 重组技术生产的约含 175 个氨基酸序列的糖蛋白，其结构与人血管内皮细胞、单核细胞和成纤维细胞生成的人粒细胞集落刺激因子（granulocyte colony stimulating factor，G-CSF）略有不同，但其生物活性相似。本药通过与细胞表面特异性的膜受体结合，促进造血干细胞从静止期进入细胞增殖周期，特别是对中性粒细胞的作用尤为明显，使其增生、分化、成熟、释放，使外周血象的中性粒细胞明显增加，同时还具有增加中性粒细胞的趋化、吞噬及杀伤的功能，刺激单核细胞和巨噬细胞生成，与其他骨髓细胞因子合用可产生协同作用。

临床主要用于血液系统多种疾病的中性粒细胞减少症，如肿瘤的化疗、放疗、骨髓移植、再生障碍性贫血、艾滋病、骨髓肿瘤浸润等患者的中性粒细胞减少症。用药后可使中性粒细胞增加，缩短中性粒细胞缺乏时间，同时还可以减少因中性粒细胞下降引起的细菌和真菌感染的发病率。

主要不良反应有骨痛、肌肉痛、发热、皮疹、恶心、呕吐，但较轻，长期静脉滴注引起静脉炎，过敏者禁用。

重组人粒细胞／巨噬细胞集落刺激因子（recombinant human granulocyte macrophage colony stimulating factor，rhGM-CSF）

又名沙格司亭（sargramostim），粒细胞／巨噬细胞集落刺激因子（granulocyte macrophage colony stimulating factor，GM-CSF）在 T 淋巴细胞、单核细胞、成纤维细胞、血管内皮细胞中均有合成。目前临床应用的重组人 GM-CSF 是用基因重组技术合成的含 127 个氨基酸的糖蛋白（rhGM-CSF），除 27 位的氨基酸不同外，其余与 GM-CSF 一致。它与白细胞介素 -3（interleukin-3）共同作用于多能干细胞和多能祖细胞等细胞分化较原始部位，可刺激骨髓细胞的分化、增殖、成熟，使粒细胞、单核细胞、巨噬细胞集落形成和增生，并使之活化，提高粒细胞的吞噬及免疫活性。

临床主要用于骨髓移植、肿瘤化疗、再生障碍性贫血、艾滋病患者的中性粒细胞减少症，能促进白细胞增长，缩短中性粒细胞贫血的时间，延长存活时间，减少复发等。

不良反应有皮疹、发热、骨及肌肉疼痛，首次静脉滴注时可出现潮红、低血压、呼吸急促、呕吐等症状，重者可发生心律失常、心力衰竭，应予以吸氧及输液处理，孕妇慎用。

第五节　血容量扩充药和酸碱平衡调节药

右旋糖酐（dextran）

右旋糖酐是高分子的葡萄糖聚合物，按分子量分为中分子右旋糖酐 70（dextran 70）、低分子右旋糖酐 40（dextran 40）和小分子右旋糖酐 10（dextran 10）。

【药理作用及临床应用】右旋糖酐溶于水，静脉滴注后可提高血液的胶体渗透压而扩充血容量，维持血压。其作用强度、维持时间依分子量由大至小而逐渐减弱，其中右旋糖酐 70 作用最强。右旋糖酐也通过稀释血液降低血液黏滞度，减弱血小板的黏附和聚集，阻止血栓形成和改善微循环。

临床用于抢救低血容量性休克，预防术后血栓形成，以及治疗某些血栓栓塞性疾病。本药还有渗透性利尿作用，用于治疗脑水肿。

【不良反应】偶见过敏反应如发热、胸闷、呼吸困难、出血时间延长。严重肾病、充血性心力衰竭和有出血倾向者禁用。心、肝、肾功能不全者慎用。

人血白蛋白（human serum albumin）

【药理作用及临床应用】由于白蛋白分子量较高，与盐类及水分相比，透过膜的速度较慢，使白蛋白的胶体渗透压与毛细血管的静力压相抗衡，以此维持正常恒定的血容量。25% 人血白蛋白溶液即可增加血容量和维持胶体渗透压，扩充血容量。白蛋白也是一种运输蛋白质，对阴离子和阳离子均有结合能力，可结合内源性物质及治疗性药物和毒性的物质，并运送到解毒器官。组织蛋白和血浆蛋白可互相转化，因此在氮代谢障碍时，白蛋白还可作为氮源为组织提供营养。

临床用于失血性创伤、烧伤性休克、脑水肿及损伤所致的颅内压升高。肝硬化及肾病引起的水肿和腹水、低蛋白血症；新生儿高胆红素血症、血液透析的辅助治疗和心肺旁路手术等。5% 人血白蛋白溶液用于低白蛋白血症和心肺旁路手术。

【不良反应】可见面部潮红、皮疹、发热、寒战、恶心、呕吐。滴注过快导致肺水肿。

另外，还有人工合成代血浆如羟乙基淀粉（hydroxyethyl starch），又名 706 代血浆；缩合葡萄糖（polyglucose），又名 409 代血浆；氧化聚明胶（oxypolygelatin）代血浆，又名 707 代血浆等。它们均可用于扩充血容量，治疗低血容量性休克。

碳酸氢钠（sodium bicarbonate）

【药理作用及临床应用】能直接与血中的 H^+ 结合生成碳酸，再分解为水和二氧化碳，后者自肾和肺排出体外，使氢离子浓度降低，代谢性酸血症得到纠正。钠离子留在体内或以一定形式的钠盐随尿排出。

碳酸氢钠在临床上治疗代谢性酸血症、呼吸性酸中毒合并代谢性酸中毒，作用迅速，疗效确切；也用于碱化尿液，加速有毒酸性物质的离子化，促进有毒物质排泄。

【不良反应】碳酸氢钠溶液呈弱碱性，对局部组织有刺激性，注射时切勿漏出血管，应用过量可致代谢性碱血症。充血性心力衰竭、急性或慢性肾衰竭、肺呼吸功能障碍及缺钾患者应慎用，以防止水钠潴留的发生。

乳酸钠（sodium lactate）

【药理作用及与临床应用】乳酸钠在体内有氧条件下经肝乳酸脱氢酶的作用，转化为丙酮酸，再经三羧酸循环氧化脱羧生成 HCO_3^-，然后与体内 H^+ 结合生成 H_2CO_3，并进一步分解成 H_2O 和 CO_2，后者经不同途径排出体外，降低血中 H^+，纠正酸血症。

临床主要用于纠正代谢性酸血症，但作用不如碳酸氢钠迅速和稳定。还可用于高钾血症或某些药物过量，如普鲁卡因胺、奎尼丁等引起的心律失常伴有的酸血症。

【不良反应】过量可致代谢性碱中毒，对于伴有休克、缺氧、肝功能不全或右心衰竭的酸血症患者，特别是有乳酸性酸血症时不宜应用，应使用碳酸氢钠纠正。不宜应用含氯化钠的溶液稀释本品，以免形成高渗溶液。

思考题

1. 抗凝药分几类？总结各类代表药的药理作用机制、临床应用及主要不良反应。

2. 简述抗血小板药的分类及作用机制、各类代表药的临床应用及主要不良反应。

3. 比较第二、三代溶栓药的特点，并说明其作用机制及主要不良反应。

4. 简述维生素 K 和凝血酶的药理作用和临床作用。

5. 常用的抗缺铁性贫血药的药理作用及不良反应是什么？

6. 升高白细胞的药有哪些？

（刘晓岩）

第五篇

消化与呼吸系统药理学

第二十七章　作用于消化系统的药物

学习要求：

1. 掌握抗消化性溃疡药的分类、作用机制、代表药物
2. 熟悉助消化药的药理作用和临床应用
3. 熟悉泻药和止泻药的药理作用、临床应用和不良反应
4. 熟悉止吐药及胃肠动力药的药理作用和临床应用
5. 了解胆石溶解药和利胆药的药理作用和临床应用
6. 了解治疗肝性脑病药物的药理作用和临床应用

第一节　抗消化性溃疡药

消化性溃疡（peptic ulcer）是指胃和十二指肠溃疡。一般认为黏膜损伤因子（胃酸、胃蛋白酶和幽门螺杆菌等）与保护因子（胃黏膜血流量、黏膜屏障及前列腺素）处于动态平衡状态。胃黏液细胞分泌的保护因子有黏液、HCO_3^-、前列腺素，前两者形成凝胶状的保护层，防止黏膜损伤因子幽门螺杆菌、胃酸、胃蛋白酶等对黏膜的腐蚀，前列腺素还可增加局部血流量，刺激黏液和 HCO_3^- 的分泌，抑制 H^+ 的分泌，对胃黏膜起保护作用。这种分泌机制失衡是溃疡病发生的主要原因。损伤因子作用加强或保护因子作用减弱，均可引起消化性溃疡。抗消化性溃疡药通过影响损伤或保护因子而发挥抗溃疡作用。幽门螺杆菌（*Helicobacter pylori*）在消化道溃疡发病中起着关键的作用。目前常用的抗消化性溃疡药主要包括抗幽门螺杆菌药、抑制胃酸分泌药、抗酸药和溃疡黏膜保护药（表 27-1）。

一、抗幽门螺杆菌药

幽门螺杆菌为革兰氏阴性杆菌，可损伤胃黏膜，引起急慢性胃炎，诱发胃溃疡，是消化道溃疡的主要致病因子。对于幽门螺杆菌阳性的消化道溃疡，应进行幽门螺杆菌根除治疗。

由于在体内单用一种抗幽门螺杆菌药物的效果不佳且易导致耐药，因此幽门螺杆菌感染的治疗通常采取联合用药，一类为抗溃疡药；另一类为抗菌药，如阿莫西林、克拉霉素、甲硝唑、四环素、铋类化合物等。联合用药，如兰索拉唑和阿莫西林，四环素、甲硝唑和铋剂，能明显提高幽门螺杆菌的清除率，抑制溃疡，降低溃疡的复发率。

二、抑制胃酸分泌药

胃壁细胞存在与胃酸分泌有关的受体，即 M_1 受体、H_2 受体和胃泌素受体。当这些受体激动时，产生一系列生化过程，最终激活 H^+,K^+-ATP 酶（质子泵），胃壁细胞分泌 H^+，促使胃酸分泌。如阻断受体，或用质子泵抑制药可抑制胃酸分泌，有利于溃疡愈合。

表 27-1   常用抗消化性溃疡药

药物分类	作用机制	代表药物
抗幽门螺杆菌药	抗幽门螺杆菌	阿莫西林 amoxicillin
		克拉霉素 clarithromycin
		甲硝唑 metronidazole
		四环素 tetracycline
		铋类化合物 bismuth compounds
抑制胃酸分泌药	抑制质子泵	奥美拉唑 omeprazole
		兰索拉唑 lansoprazole
		泮托拉唑 pantoprazole
		雷贝拉唑 rabeprazole
		埃索美拉唑 esomeprazole
		右兰索拉唑 dexlansoprazole
	阻断 H_2 受体	西咪替丁 cimetidine
		法莫替丁 famotidine
		尼扎替丁 nizatidine
		雷尼替丁 ranitidine
	阻断 M_1 受体	哌仑西平 pirenzepine
	阻断胃泌素受体	丙谷胺 proglumide
抗酸药	中和胃酸	碳酸氢钠 sodium bicarbonate
		碳酸钙 calcium carbonate
		氢氧化铝 aluminum hydroxide
		氢氧化镁 magnesium hydroxide
溃疡黏膜保护药	激动 PG 受体	米索前列醇 misoprostol
		恩前列醇 enprostil
	形成大分子复合物	硫糖铝 sucralfate
		铝碳酸镁 hydrotalcite
	形成蛋白质-铋复合物	枸橼酸铋钾 bismuth potassium citrate
		胶体果胶铋 colloidal bismuth pectin

（一）质子泵抑制药

奥美拉唑（omeprazole）

奥美拉唑是首个上市的质子泵抑制药（proton pump inhibitor，PPI）。口服可吸收，在酸性环境中不稳定，故制成肠溶胶囊。

【药理作用与作用机制】奥美拉唑与 H^+,K^+-ATP 酶上的巯基结合，使质子泵失活，减少胃酸分泌。并增加胃黏膜血流量，有利于溃疡病的治疗。

【临床应用】临床用于治疗胃、十二指肠溃疡，胃食管反流病（gastroesophageal reflux disease，GERD）和卓-艾综合征（Zollinger-Ellison syndrome）。奥美拉唑与抗菌药合用，可降低胃内酸度，减少抗菌药的降解，产生协同抗菌作用，用于根除幽门螺杆菌。

【不良反应】本品耐受性良好。常见不良反应有头痛、头晕、恶心、腹胀。偶有皮疹、失眠等。

其他质子泵抑制药还有兰索拉唑（lansoprazole）、泮托拉唑（pantoprazole）、雷贝拉唑（rabeprazole）、埃索美拉唑（esomeprazole）和右兰索拉唑（dexlansoprazole）等。

（二）H₂ 受体阻断药

H₂受体阻断药是治疗消化性溃疡的重要药物，包括西咪替丁（cimetidine）、法莫替丁（famotidine）、尼扎替丁（nizatidine）、雷尼替丁（ranitidine）等（详见第二十八章组胺受体阻断药）。

（三）M₁ 受体阻断药

哌仑西平（pirenzepine）

哌仑西平可选择性阻断胃壁细胞的 M₁ 受体，抑制胃酸分泌，主要用于胃、十二指肠溃疡。可缓解疼痛，降低抗酸药用量。剂量过大可产生 M 样副作用。

（四）胃泌素受体阻断药

丙谷胺（proglumide）

丙谷胺结构与促胃液素（胃泌素）相似，可竞争性阻断胃泌素受体，抑制质子泵运转，减少胃酸分泌，对胃黏膜有保护和促愈合作用。临床用于胃、十二指肠溃疡，也可用于急性上消化道出血。

三、抗酸药

抗酸药（antacids）又称胃酸中和药，为弱碱性无机盐，口服后能中和胃酸，升高胃内 pH，消除胃酸对胃、十二指肠黏膜的侵蚀和刺激。另一方面，pH 升高可抑制胃蛋白酶活力，从而缓解疼痛，促进愈合。饭后使用效果较好。常用药物有碳酸氢钠（sodium bicarbonate）、碳酸钙（calcium carbonate）、氢氧化铝（aluminum hydroxide）、氢氧化镁（magnesium hydroxide）等。

四、溃疡黏膜保护药

胃黏膜能合成前列腺素 E₂（PGE₂）及前列环素（PGI₂）。PGE₂ 兴奋 PG 受体后，可抑制 cAMP 依赖性钙通道，减弱质子泵的功能，减少胃酸分泌；PGI₂ 促进胃、十二指肠分泌黏液和碳酸氢盐，增加胃黏膜血流量，起保护胃黏膜作用。

米索前列醇（misoprostol）和恩前列醇（enprostil）

米索前列醇和恩前列醇为前列腺素衍生物，能抑制组胺、促胃液素、食物刺激所致的胃酸和胃蛋白酶分泌，从而促进胃黏膜细胞的增殖和修复。主要用于胃、十二指肠溃疡和急性胃炎引起的消化道出血。不良反应有稀便或腹泻。此药可引起子宫收缩，故孕妇禁用。

硫糖铝（sucralfate）

硫糖铝是蔗糖硫酸酯的碱式铝盐，在胃酸的环境下聚合成胶冻，黏附于上皮细胞和溃疡基底膜上，覆盖溃疡面，形成溃疡保护膜，抵御胃酸和消化酶的侵蚀，减轻黏膜损伤。并能吸附胃蛋白酶和胆酸，抑制其活性，同时促进胃黏液和碳酸氢盐分泌，保护溃疡黏膜，促进黏膜血管增生，最终加快溃疡的愈合。主要用于胃和十二指肠溃疡。酸性环境中有效，不宜与碱性药物合用。长期用药可致便秘，偶见恶心、胃部不适、腹泻、皮疹、瘙痒及头晕等不良反应。

铝碳酸镁（hydrotalcite）

铝碳酸镁能中和胃酸，具抗酸作用；还可抑制胃蛋白酶及胆酸的活性，防止胃黏膜损伤；通过增加 PGE 合成，促进黏膜修复。主要用于胃和十二指肠溃疡、反流性食管炎、胆汁反流等。铝盐几乎不吸收，若剂量过大，易致糊状便。

枸橼酸铋钾（bismuth potassium citrate）

枸橼酸铋钾与溃疡基膜坏死组织中的蛋白或氨基酸结合，形成蛋白质-铋复合物，覆盖溃疡表面，起黏膜保护层作用。并促进 PGE、黏液、HCO₃⁻ 释放，抗幽门螺杆菌。主要用于消化不良、胃十二指肠溃疡。服药期间舌、粪染成黑色。肾功能不良者禁用。

胶体果胶铋（colloidal bismuth pectin）

胶体果胶铋与枸橼酸铋钾相似，形成胶体性强，且对受损的黏膜有高度选择性。用于胃及十二指肠溃疡、慢性胃炎。与抗菌药合用，用于胃幽门螺杆菌的根除治疗。不良反应少。

第二节　助消化药

助消化药（digestants）多为消化液中成分，或是促消化液分泌的药物。主要用于消化道分泌功能减弱或消化不良等，可促进食物消化。

稀盐酸（dilute hydrochloric acid）

10% HCl 溶液，可增加胃液酸度，提高胃蛋白酶活性，用于胃酸缺乏症和常伴有腹胀、嗳气的患者。与胃蛋白酶合用效果较好。

胃蛋白酶（pepsin）

胃蛋白酶源于动物胃黏膜，可分解蛋白质，水解多肽。用于胃蛋白酶缺乏症及消化功能减退。遇碱失效，合用稀盐酸效果好。

胰酶（pancreatin）

胰酶源于动物胰，为混合成分，含胰脂肪酶、胰蛋白酶和胰淀粉酶。能消化脂肪、蛋白质和淀粉等。用于消化不良、食欲缺乏及胰液分泌不足或胰腺炎等引起的消化障碍。本品在酸性环境中易被破坏，故用肠溶衣。由于此酶可消化口腔黏膜而引起溃疡，故不能嚼碎服用。

乳酶生（lactasin，biofermin）

乳酶生是活乳酸杆菌的干燥制剂，在肠内通过分解糖类生成乳酸，降低 pH，抑制腐败菌的繁殖，减少肠道产气量。用于消化不良、腹泻及小儿消化不良性腹泻。不宜与具有抗乳酸杆菌作用的抗生素合用，以免影响疗效。

干酵母（saccharomyces siccum，dried yeast）

干酵母含 B 族维生素，主要用于消化不良、食欲缺乏及 B 族维生素缺乏症。

第三节　泻药和止泻药

一、泻药

泻药（laxatives）是一类能增加肠内水分、软化粪便或润滑肠道、促进肠蠕动、加速排便的药物，可分为容积性、接触性和润滑性泻药等。

（一）容积性泻药

硫酸镁（magnesium sulfate）和硫酸钠（sodium sulfate）

口服不吸收，在肠腔内形成高渗而减少水分吸收，使肠内容积增大，刺激肠壁，导致肠蠕动加快，引起下泻。硫酸钠导泻作用较硫酸镁弱，也较安全。此外，镁盐还能引起十二指肠分泌缩胆囊素，刺激肠液分泌和肠道蠕动。口服高浓度硫酸镁或用导管直接注入十二指肠，因反射性引起胆总管括约肌松弛、胆囊收缩而产生利胆作用。亦用于阻塞性黄疸、慢性胆囊炎。

硫酸镁、硫酸钠泻下作用较剧烈，可反射性引起盆腔充血和失水，故月经期、妊娠妇女及老人慎用。

（二）接触性泻药

本类药与肠黏膜接触，改变肠黏膜的通透性，使电解质和水分向肠腔扩散，导致肠腔内水分增加，蠕动增强，引起泻下。

酚酞（phenolphthalein）

酚酞口服后在肠道与碱性肠液形成可溶性钠盐，促进结肠蠕动。服药后 6 ～ 8 h 排出软便，作用温和，适用于慢性便秘。偶有过敏性反应、肠炎、皮炎及出血倾向等不良反应。

蒽醌类（anthraquinones）

大黄、番泻叶和芦荟等植物中含有蒽醌苷类，后者在肠内被细菌分解为蒽醌，能增加结肠推进性蠕动，用药后 6 ～ 8 h 排便。常用于急、慢性便秘。

蓖麻油（castor oil）

蓖麻油在小肠上部释出蓖麻油酸而产生导泻作用，服药后 2 ～ 3 h 排出半流质粪便。

（三）润滑性泻药

通过润滑肠壁、软化粪便而发挥泻下作用。

液状石蜡（liquid paraffin）

液状石蜡为矿物油，肠道不吸收，产生润滑肠壁和软化粪便的作用，使粪便易于排出。适用于老人和儿童便秘，久用妨碍钙、磷吸收。

甘油（glycerin）

一般取 50% 甘油进行灌肠，由于高渗透压刺激肠壁引起排便反应，并有局部润滑作用，数分钟内引起排便。适用于儿童及老人。

此外，还有渗透性泻药，如乳果糖、山梨醇等，因药物不被吸收而形成肠内高渗状态，水分从体内进入肠腔而帮助排便。

二、止泻药

腹泻是多种疾病的一种症状，可引起疼痛，排出毒物对人体有一定的保护作用。但剧烈而持久的腹泻，可引起脱水和电解质紊乱，因此，在对因治疗的同时，适当给予止泻药（antidiarrheal drugs）。

地芬诺酯（diphenoxylate，苯乙哌啶）

地芬诺酯为人工合成品，是哌替啶衍生物，作用于阿片受体，但对中枢几乎无作用。能提高肠张力，减少肠蠕动。用于急慢性功能性腹泻。不良反应少，大剂量长期服用可产生成瘾性。

洛哌丁胺（loperamide）

洛哌丁胺化学结构与地芬诺酯相似。抑制肠蠕动，适用于急性腹泻以及各种病因引起的慢性腹泻，对胃、肠部分切除术后和甲亢引起的腹泻也有较好疗效。

药用炭（medicinal activated charcoal）

药用炭能吸附肠内细菌及气体，防止毒物吸收而止泻。

蒙脱石（smectite）

蒙脱石主要成分为双八面体蒙脱石粉末，具有层纹状结构及非均匀性电荷分布，对消化道内的病毒、病菌及其产生的毒素有固定和抑制作用；对消化道黏膜有覆盖能力，并通过与黏液糖蛋白相互结合，修复和提高胃肠黏膜对致病因子的防御功能。本品不进入血液循环系统，并连同致病因子随消化道自身蠕动排出体外。临床用于急、慢性腹泻。

双歧杆菌（bifidobacteria）

双歧杆菌可补充生理性肠道细菌，纠正菌群失调，维持正常肠蠕动。用于急慢性肠炎、腹泻、便秘所致的肠菌群失调症。

嗜酸性乳酸杆菌

嗜酸性乳酸杆菌可抑制肠道致病菌生长，促进正常菌群生长。用于细菌及病毒性腹泻、便秘、肠激惹综合征。

第四节　止吐药及胃肠促动力药

呕吐是由内脏及前庭功能紊乱，药物、放疗等刺激引起延髓化学催吐感受区（CTZ）的 D_2、H_1、M_1 及 5-HT$_3$ 受体兴奋所致。阻断上述受体可缓解或防止呕吐的发生。本章仅讨论用于止吐的多巴胺受体阻断药和 5-HT$_3$ 受体阻断药，H_1 和 M_1 受体阻断药见相关章节。近年来还发现某些多巴胺受体阻断药及 5-HT$_3$ 受体阻断药可增加胃肠推动性蠕动作用，协调胃肠运动，故将这样的药物称之为胃肠促动力药。

一、多巴胺受体阻断药

甲氧氯普胺（metoclopramide，胃复安，灭吐灵）

甲氧氯普胺阻断 CTZ 的 D_2 受体，从而产生强大的中枢性止吐作用。也阻断胃肠多巴胺受体，使幽门舒张，缩短食物通过胃和十二指肠的时间，加速胃排空和肠内容物从十二指肠向回盲部推进，发挥胃肠促动力药（prokinetics）的作用。

主要用于胃肠功能失调所致的呕吐，放疗、手术后及药物引起的呕吐，对前庭功能紊乱所致的呕吐无效。还用于功能性胃肠道张力低下。不良反应有头晕、腹泻、困倦，长期用药可致锥体外系反应、溢乳及月经紊乱，对胎儿有影响，故孕妇忌服。

多潘立酮（domperidone，吗丁林）

本药不通过血脑屏障，选择性阻断外周多巴胺受体而发挥止吐作用，阻断多巴胺对胃肠肌层神经丛突触后胆碱能神经元的抑制作用，促进乙酰胆碱释放而加强胃肠蠕动，促进胃排空，协调胃肠运动，增加食管较低位置括约肌张力，防止食物反流，发挥胃肠促动力的作用。本药生物利用度较低，$t_{1/2}$ 为 7～8 h，主要经肝代谢成无活性的物质从胆汁排出。对偏头痛、颅外伤、放射治疗引起的恶心、呕吐有效，对胃肠运动障碍性疾病也有效。不良反应较轻，偶有轻度腹部痉挛，注射给药引起过敏反应，无锥体外系反应。

西沙必利（cisapride）

西沙必利阻断多巴胺受体，拮抗 5-HT 引起的胃松弛作用，改善胃窦部和十二指肠的协调作用，促进胃排空，防止食物滞留与反流。主要适用于胃食管反流、非溃疡性消化不良、胃轻瘫、便秘、肠梗阻等。不良反应较少。此类药物还有莫沙必利（mosapride）、伊托必利（itopride）等。

二、5-HT$_3$ 受体阻断药

昂丹司琼（ondansetron）

昂丹司琼为 5-HT$_3$ 受体阻断药，其作用机制可能与其能选择性阻断中枢及迷走神经传入纤维的 5-HT$_3$ 受体产生强大止吐作用有关，对顺铂、环磷酰胺、多柔比星等引起的呕吐可产生迅速而较强的止吐作用。对晕动病及多巴胺受体激动剂阿扑吗啡引起的呕吐无效。生物利用度为 60%，$t_{1/2}$ 为 3～4 h，代谢产物大多经肾排泄。临床主要用于化疗、放疗引起的恶心、呕吐。不良反应较轻，可有头痛、疲倦、便秘、腹泻。哺乳期妇女禁用。

此类药物还有多拉司琼（dolasetron）、格拉司琼（granisetron）、帕洛诺司琼（palonosetron）等。

三、NK1 受体阻断药

阿瑞匹坦（aprepitant）

本品是美国 FDA 于 2003 年批准上市的第一个神经激肽 -1（neurokinin，NK1）受体阻断药，通过与主要存在于中枢神经系统及其外周的 NK1 受体的结合而阻滞 P 物质的作用。阿瑞匹坦对

NK1 受体具有选择性和高亲和力，对 5-HT$_3$、多巴胺受体和糖皮质激素受体的亲和力低或无亲和力。可抑制细胞毒化疗药物如顺铂引起的呕吐，并增强 5-HT$_3$ 受体阻断药昂丹司琼和糖皮质激素地塞米松对顺铂引起呕吐的止吐活性。阿瑞匹坦是一种剂量依赖性 CYP3A4 抑制药，与华法林联用时应慎用。

第五节　胆石溶解药和利胆药

在正常生理条件下，胆汁中的胆固醇、胆酸及磷脂是按一定的比例组成水溶性胶质微粒的。当胆固醇含量过高或比例不当时，可从胆汁中析出而形成结石，导致胆汁排出受阻。胆石溶解药能促进结石溶解，而利胆药能促进胆汁排出和胆囊排空。

鹅去氧胆酸（chenodeoxycholic acid）和熊去氧胆酸（ursodeoxycholic acid）

鹅去氧胆酸能抑制胆固醇合成酶，减少胆固醇的生成，使胆石逐渐溶解，但速度较慢。主要适用于胆囊功能正常的胆固醇结石或以胆固醇为主的混合型胆石症。不良反应主要为腹泻，孕妇及严重肝病患者禁用。

熊去氧胆酸为鹅去氧胆酸的异构体，作用较前者强 2 倍，不良反应弱。长期应用可促进胆石溶解。对胆囊炎、胆道炎也有治疗作用。

苯丙醇（phenylpropanol）

苯丙醇具有促进胆汁分泌、排出小结石作用，所排结石为泥砂样，但无溶石作用，对胆道平滑肌有轻微的解痉作用，松弛 Oddi 括约肌，故有利胆作用。服药后 10 min 胆汁分泌增加，1 ~ 2 h 达高峰，3 ~ 5 h 消失。主要用于胆石症、胆囊炎、胆道炎、胆道运动障碍等。主要不良反应为恶心、呕吐、腹泻等。胆道阻塞性黄疸患者禁用。

第六节　治疗肝性脑病的药物

肝性脑病的发病机制复杂，多数肝性脑病患者可见血氨升高，但血氨水平与肝性脑病的严重程度并不平行。目前，对肝性脑病患者的治疗一般采取在综合治疗的基础上，用降血氨药物的方法，但疗效并不十分理想。

左旋多巴（levodopa，L-dopa）

本药口服后能通过血脑屏障，进入脑细胞后对改善患者的昏迷有一定效果，部分患者可苏醒，但机制不清。多认为，正常情况下，体内代谢所产生的胺类如苯乙胺和酪胺在肝内分解而被清除，肝性脑病患者的肝对其分解作用甚弱，大部分经循环进入中枢，并在中枢神经脱羧后，形成了结构与多巴胺或去甲肾上腺素相似的苯乙醇胺或去甲新福林，它们作为伪递质，取代了正常的神经递质释放，从而造成精神障碍和昏迷。而左旋多巴进入中枢转化成多巴胺及去甲肾上腺素，后者拮抗伪递质的作用，恢复脑功能而易于苏醒，但对肝功能无改善作用。

谷氨酸（glutamic acid）

谷氨酸能与血氨结合成无毒的谷氨酰胺，经肾小管细胞将氨分泌于尿中，排出体外，使血氨降低。此外，谷氨酸还参与脑中蛋白质及糖类的代谢，促进氧化过程，改善中枢神经系统功能。临床用于肝性脑病及其前期治疗。

谷氨酸静脉滴注过速可引起流涎、潮红、呕吐，过量可发生低血钾、碱中毒等。

乳果糖（lactulose）

本药口服到达结肠后，被细菌分解为乳酸和醋酸，使肠道呈酸性，释放出的 H^+ 与 NH_3 结合

成 NH_4^+，后者从肠道排出，使血氨降低。另一方面乳果糖在小肠内形成高渗，引起渗透性泻下，利于氨的排泄。主要用于血氨升高的肝性脑病，亦用于导泻。不良反应有腹痛、腹泻、恶心、呕吐。

思考题

1. 试述抗消化性溃疡药的分类，各类代表药的作用机制及临床应用。
2. 试述常用助消化药的临床应用。
3. 试述常用泻药与止泻药的作用及作用机制。
4. 试述常用止吐药及胃肠促动力药的作用及用途。

（宋 艳 叶 加）

第二十八章　组胺受体阻断药

学习要求：

1. 熟悉 H_1 受体阻断药苯海拉明、异丙嗪、氯苯那敏、阿司咪唑的药理作用、作用机制、临床应用和不良反应

2. 熟悉 H_2 受体阻断药西咪替丁、雷尼替丁、法莫替丁等的药理作用和临床应用

第一节　组胺和组胺受体阻断药分类

一、组胺和组胺受体

组胺（histamine）是存在于人体的一种自体活性物质，由组氨酸经脱羧酶的作用脱羧而成，并与肝素和蛋白质结合，以无活性形式存在于肥大细胞和嗜碱性粒细胞中，在肺、皮肤黏膜、支气管黏膜、胃黏膜和胃壁细胞含量较高。当组织受变应原或理化物质刺激时，引起肥大细胞释放组胺，释放的组胺与其相应的 H_1、H_2、H_3 受体结合，产生病理生理反应（表 28-1）。组胺通过氧化和甲基化而代谢失活，部分以原型从尿排出。

表 28-1　组胺受体亚型

受体	偶联 G 蛋白	分布	效应	阻断药	激动剂
H_1	Gq	支气管、胃肠	收缩	苯海拉明	2- 甲基组胺
		皮肤血管、毛细血管	扩张、通透性增高、渗出增加、水肿	异丙嗪	
		心房、房室结	收缩↑、传导↓	氯苯那敏	
		中枢	觉醒		
H_2	Gs	胃壁旁细胞	胃酸分泌	西咪替丁	4- 甲基组胺
		血管	舒张	雷尼替丁	
		心室、窦房结	收缩↑、心率↓	法莫替丁	
H_3	Gi	脑组胺能神经末梢	抑制	硫丙米胺	α- 甲基组胺
		突触前膜	组胺合成与释放		
		心耳	负性肌力作用		

【病理生理和药理作用】

1.心血管　心肌收缩力加强，心率加快，扩张小动脉和小静脉，使外周阻力降低，增加毛细血管通透性，渗出增加，引起水肿，甚至休克。

2.平滑肌　兴奋 H_1 受体，使支气管平滑肌收缩，致呼吸困难。哮喘患者对组胺尤为敏感。兴奋胃肠平滑肌和子宫平滑肌可引起痉挛性腹痛。

3. 腺体　激动胃壁细胞 H_2 受体，增加胃酸和胃蛋白酶的分泌，也有较弱的促唾液腺和支气管分泌作用。

4. 神经末梢　刺激神经末梢，引起痛痒感。

5. 三重反应（三联反应）　皮下注射小量组胺先因扩张毛细血管而出现红斑，随后因毛细血管通透性增加而形成肿块，最后因轴索反应引起小动脉舒张，出现范围较广的红晕。

6. 中枢　激动中枢组胺受体，引起中枢兴奋。

组胺无临床治疗价值，曾用于临床诊断，因其不良反应明显而少用。

二、组胺受体阻断药分类

凡与组胺竞争同一受体，拮抗组胺作用的药物都称为组胺受体阻断药（histamine receptor antagonists）。根据其对组胺受体亚型选择性的不同，又分为 H_1、H_2、H_3 受体阻断药，临床以前两种为常用药。

第二节　H_1 受体阻断药

H_1 受体阻断药多属乙基胺类，乙基胺与组胺侧链相似，与组胺共同竞争 H_1 受体而拮抗组胺的作用，但不能阻断过敏介质释放，此类药为第一代 H_1 受体阻断药；而另一类结构属非乙基胺类，除 H_1 受体外，还能阻断过敏介质的释放，这一类为第二代 H_1 受体阻断药。常用药见表 28-2。

表 28-2　常用 H_1 受体阻断药

药物	作用特点				维持时间	口服剂量
	阻断 H_1 受体	镇静催眠	抗晕止吐	抗胆碱	（h）	（mg/次）
西替利嗪（cetirizine）	+++	−	−	−	12～24	5～10
氯雷他定（loratadine）	+++	−	−	−	24	10
非索非那定（fexofenadine）	+++	−	−	−	24	60
阿司咪唑（息斯敏）（astemizole）	+++	−		−	＞24	10
氯苯那敏（扑尔敏）（chlorphenamine）	+++	+	+	++	4～6	4
苯海拉明（diphenhydramine）	++	+++	++	+++	4～6	25～50
异丙嗪（promethazine）	+++	+++	++	+++	4～6	12.5～25
吡苄明（pyribenzamine）	++	++			4～6	25～50
氯苯丁嗪（安其敏）（buclizine）	+++	+	+++	+	16～18	25～50
苯茚胺（phenindamine）			−	++	6～8	25～50
赛庚啶（cyproheptadine）	+++	++	+	++		4
氯马斯汀（clemastine）	++++		−		12	2
氮䓬斯汀（azelastine）	++++	±		+	24	2

【药理作用】

1. 阻断 H_1 受体　对组胺引起的胃肠道、支气管和子宫平滑肌的痉挛性收缩均有拮抗作用，对组胺引起的血管扩张、毛细血管通透性增加、局限性水肿有一定的拮抗作用。对 H_2 受体兴奋所致的胃酸分泌无明显影响。作用机制为组胺激动 H_1 受体，G 蛋白活化，激活与 H_1 受体相偶联的磷脂酶 C（PLC），后者使膜磷脂分解成三磷酸肌醇（IP_3）和二酰甘油（DAG）。IP_3 引起内质网钙离子快速释放，DAG 和 Ca^{2+} 激活蛋白激酶 C（PKC），磷酸化特定蛋白质，引起胃肠及支气管平滑肌收缩。而 Ca^{2+} 又激活靶细胞内的磷脂酶 A_2（PLA_2），PLA_2 促进 PGI_2 和血管内皮细胞依赖因子（EDRF）的释放，引起小血管扩张，毛细管通透性增加。H_1 受体阻断药可阻断 H_1 受体，拮抗组胺的上述作用。

2. 中枢作用 多数第一代 H_1 受体阻断药易通过血脑屏障阻断中枢的 H_1 受体，拮抗组胺的觉醒反应，产生镇静催眠作用，其作用强度以异丙嗪最强，氯苯那敏较弱，阿司咪唑难以通过血脑屏障，无中枢作用。第二代 H_1 受体阻断药无中枢作用。

3. 抗胆碱作用 中枢抗胆碱作用表现为镇静、镇吐。镇吐作用与抑制延髓化学催吐感受区有关。抗晕动病作用可能与其减少前庭兴奋和抑制迷走冲动有关，外周性抗胆碱作用可引起阿托品样副作用。第二代 H_1 受体阻断药无明显抗胆碱作用。

【药动学】多数口服吸收完全，15～30 min 起效，2～3 h 达峰浓度，维持时间可在几小时到几天不等，大部分在肝内代谢，代谢物及原药由肾排出。本类药有肝药酶诱导作用，可诱导自身代谢。

【临床应用】

1. 变态反应性疾病 用于防治因组胺释放所致的荨麻疹、变应性鼻炎、花粉症，可减轻鼻痒、喷嚏、流泪、流涕等症状。对昆虫咬伤、药物性和接触性皮炎等的瘙痒、水肿有较强的抑制作用。第二代 H_1 受体阻断药氮䓬斯汀等还可抑制白三烯、血小板激活因子等炎性介质释放，可用于过敏性哮喘的预防。本类药对过敏性哮喘无效。

2. 晕动病和呕吐 用于晕动病、放射病、妊娠及药物引起的恶心、呕吐，其中以苯海拉明、异丙嗪、氯苯丁嗪等镇吐作用较强。

3. 镇静、催眠 苯海拉明、异丙嗪中枢抑制作用较强，可用于治疗失眠。

【不良反应与禁忌证】常见嗜睡、乏力等，驾驶员和高空作业者不宜使用，还可引起视物模糊、便秘、尿潴留及胃肠道反应如恶心、呕吐、腹泻等。孕妇忌用。

第三节 H_2 受体阻断药

特异性阻断胃壁细胞的 H_2 受体，抑制组胺引起的胃酸分泌。常用药有西咪替丁（cimetidine）、雷尼替丁（ranitidine）、法莫替丁（famotidine）、尼扎替丁（nizatidine）、罗沙替丁（roxatidine）等。

【药理作用】组胺与胃壁细胞的 H_2 受体结合，首先激活腺苷酸环化酶，使 cAMP 增加，并激活 cAMP 依赖性钙通道，后者进一步激活胃壁细胞的 H^+，K^+-ATP 酶（质子泵），促进胃酸分泌。H_2 受体阻断药通过阻断 H_2 受体，抑制胃酸分泌。此外，对五肽促胃液素、胆碱受体激动剂及迷走神经兴奋所致胃酸增多也有明显的抑制作用。对心血管无明显影响。但可拮抗组胺的舒血管作用。

【药动学】大多口服吸收良好，部分药物有首过消除。在体内代谢后大部分以原型经肾排出。

【临床应用】主要用于胃和十二指肠溃疡，能改善症状，加速溃疡愈合。也用于胃食管反流、胰腺分泌不足等引起的病理性胃酸分泌过多症。

【不良反应与禁忌证】不良反应少，偶致便秘、腹泻、腹胀、皮疹、头痛、头晕等。长期应用可致阳痿、男性乳房肿大，可能是因其与雄激素受体结合，妨碍二氢睾丸素对雄性激素受体的激动作用及增加血液中雌二醇的浓度。西咪替丁可抑制肝药酶，减弱华法林、苯妥英钠、茶碱、苯巴比妥、地西泮、普萘洛尔的代谢，合用时适当调整剂量。小儿、肝肾功能不全者慎用西咪替丁和雷尼替丁，孕妇忌服。

思考题

1. 试述 H_1 受体阻断药的药理作用特点、临床应用和不良反应。
2. 简述 H_2 受体阻断药的药理作用、临床应用和不良反应。

（叶　加）

第二十九章　作用于呼吸系统的药物

学习要求：

1. 熟悉平喘药肾上腺素 β_2 受体激动药（沙丁胺醇、沙美特罗）、茶碱类（氨茶碱、胆茶碱）、抗过敏平喘药（色甘酸钠）、糖皮质激素（倍氯米松）的药动学、药理作用、作用机制、临床应用和不良反应

2. 熟悉祛痰药氯化铵、乙酰半胱氨酸的药动学、药理作用、作用机制、临床应用和不良反应

3. 了解镇咳药中枢性镇咳药（可待因、右美沙芬、喷托维林）、外周性镇咳药（苯佐那酯）的药理作用和临床应用

急性气管炎、支气管炎是由物理、化学刺激，抗原-抗体反应或急性上呼吸道感染迁延引起的气管、支气管黏膜急性炎症反应，临床表现以咳嗽和咳痰为主。慢性支气管炎是气管、支气管黏膜及其周围组织发生慢性非特异性炎症，其临床表现以咳嗽、咳痰、伴有喘息和反复发作为特征。支气管哮喘是一种以嗜酸性粒细胞、肥大细胞反应为主的气道变应性炎症和以气道高反应性为特征的疾病。哮喘反复发作可导致气道增厚与狭窄，成为阻塞性肺气肿。

咳、痰、喘是呼吸系统疾病的主要临床症状，由感染或变态反应等多种因素所致。治疗时，以对因治疗为主，同时结合应用镇咳、祛痰、平喘药，有效改善临床症状，减轻患者痛苦，预防和减少并发症的发生。

第一节　平喘药

平喘药（antiasthmatic drug）是一类能缓解哮喘症状的药物。哮喘主要因免疫和非免疫刺激后，引起组胺、5- 羟色胺（5-hydroxytryptamine 5-HT）、白三烯 C_4（leukotriene C_4，LTC_4）、白三烯 D_4（leukotriene D_4，LTD_4）、血栓烷 A_2（thromboxane A_2，TXA_2）、血小板活化因子（platelet-activating factor，PAF）等炎性介质释放，致使上皮细胞损伤，血管渗出增多，分泌物增多，黏膜水肿等炎症反应，同时伴平滑肌痉挛，气道阻力增高而致阻塞性呼吸困难。常用平喘药有：①支气管平滑肌松弛药：主要用于支气管痉挛的急性发作，可迅速缓解支气管平滑肌痉挛及哮喘症状，并有一定的抑制炎症反应的作用；②抗过敏平喘药：通过抑制免疫过程某环节，抑制过敏介质释放，预防哮喘发作；③抗炎平喘药：以抗炎症反应为主，主要用于慢性支气管炎症，以控制和消除哮喘发作。

一、支气管平滑肌松弛药

1. β 受体激动药　本类药通过激动 β 受体，激活支气管平滑肌的腺苷酸环化酶，促进 cAMP 合成，激活 cAMP 依赖蛋白激酶，松弛支气管平滑肌。同时抑制肥大细胞及中性粒细胞炎症介质释放，减少渗出，促使黏液分解，利于哮喘的治疗。本类药物分为非特异性 β 受体激

动药和选择性 β_2 受体激动药。前者包括异丙肾上腺素、肾上腺素、麻黄碱等，其特点是作用迅速、强大、短暂，不良反应多，多不能口服，常吸入给药。其平喘作用详见传出神经系统药物一章。本节重点介绍特异性 β_2 受体激动药。

短效类 β_2 受体激动药

沙丁胺醇（salbutamol，舒喘灵）

选择性兴奋 β_2 受体，扩张支气管，平喘作用与异丙肾上腺素相近，对心脏作用较弱。口服 30 min 起效，气雾吸入 5 min 起效，维持时间 4 ～ 6 h。偶致恶心、头晕、手指震颤等，过量致心律失常，应慎用。

克仑特罗（clenbuterol）

强效 β_2 受体激动药，支气管松弛作用约为沙丁胺醇的 100 倍，不良反应较少。口服后 10 ～ 20 min 起效，作用维持 5 h 以上。气雾吸入 5 ～ 10 min 起效，维持 2 ～ 4 h。栓剂直肠给药，维持时间长达 8 ～ 24 h。甲亢、心律失常、高血压患者慎用。

特布他林（terbutaline，叔丁喘宁）

作用较沙丁胺醇弱，为短效的 β_2 受体激动药，维持时间 4 ～ 6 h，可口服或皮下注射，重复用药易致蓄积。

长效类 β_2 受体激动药

沙美特罗（salmeterol）

吸入后 3 ～ 5 min 起效，3 ～ 4 h 达峰，维持 12 h 以上。能减少炎症介质释放，对组胺、白三烯、前列腺素引起的炎症有效，主要用于慢性哮喘，缓解症状，适用于中、重度或伴有夜间发作的哮喘。大剂量可激活 β_1 受体。心脏器质性病变患者禁用。

其他还有班布特罗（bambuterol），代谢成特布他林起作用，半衰期 17 h。福莫特罗（formoterol）作用特点与沙美特罗相似。丙卡特罗（procaterol）口服维持时间 6 ～ 8 h，采用缓释和控释剂型可延长作用时间，适用于夜间哮喘发作等。

2. 茶碱类 茶碱类（theophyllines）是甲基黄嘌呤类衍生物。临床常用的茶碱类药物为茶碱的复盐、衍生物或缓释、控释制剂，是一类常用的平喘药。各种茶碱制剂的药理作用和临床应用相似，但水溶性、刺激性、给药途径等有所不同。

【药理作用】

（1）平喘作用：松弛支气管平滑肌，尤其对痉挛的平滑肌松弛作用明显。并有抗气管炎症作用。

（2）其他作用

①强心作用：直接作用于心脏，增强心肌收缩力，增加心排血量。

②利尿作用：能增加肾血流量和肾小球滤过率，并抑制肾小管对 Na^+、Cl^- 的重吸收。

③松弛胆道平滑肌，解除胆管痉挛。

④中枢兴奋作用：可引起震颤、失眠等。

【作用机制】

（1）治疗浓度的茶碱能阻断腺苷受体，拮抗腺苷引起的气管平滑肌痉挛导致的哮喘（腺苷可诱导肥大细胞释放组胺、白三烯等炎症介质，引起气管平滑肌收缩）。阻断腺苷受体是最重要的平喘机制。

（2）血药浓度较高时可抑制磷酸二酯酶（PDE），使 cAMP 降解减少，细胞内 cAMP 水平升高，松弛支气管平滑肌。

（3）具有免疫调节与抗炎作用，抑制过敏介质释放，抑制气道肥大细胞释放组胺，抑制肿瘤坏死因子及血小板活化因子的活性，抑制白介素 -5 介导的嗜酸性粒细胞积聚，减少炎症细胞向气道浸润，减轻炎症反应。

（4）抑制气管平滑肌细胞外钙内流和内钙释放，干扰钙离子转运，降低细胞内钙，松弛气道平滑肌。

（5）短期应用能促进肾上腺髓质释放肾上腺素，间接发挥 β₂ 受体激动作用，使支气管平滑肌松弛。

【临床应用】

（1）支气管哮喘及喘息型支气管炎：茶碱类松弛气道平滑肌作用不如 β 受体激动药强，起效较慢，口服主要用于慢性哮喘的维持治疗及预防急性发作。静脉滴注或注射给药，主要用于哮喘维持状态和 β₂ 受体激动药不能控制的严重哮喘。

（2）慢性阻塞性肺疾病：明显改善患者的气促症状。

（3）心源性哮喘的辅助治疗。

（4）与镇痛药合用治疗胆绞痛。

【不良反应】茶碱安全范围较窄，血药浓度超过治疗水平（> 20 mg/L）时，易发生不良反应。口服可致恶心、呕吐、腹痛、失眠、震颤、激动、心动过速等。剂量过大或静脉滴注太快可致心悸、严重心律失常、血压骤降，严重时出现心搏骤停或心源性猝死。

氨茶碱（aminophylline）

是茶碱和乙二胺的缩合物，分子中乙二胺能增强支气管扩张作用。主要用于各种哮喘及急性心功能不全。口服吸收良好，2～3 h 达最大效应，维持 5～6 h，对重症哮喘采用静脉滴注，亦可直肠给药。

胆茶碱（choline theophyllinate）

胆茶碱是茶碱和胆碱的缩合物，水溶性大。口服吸收迅速，刺激性较小，作用与适应证与氨茶碱同。

二羟丙茶碱（diprophylline，喘定、甘油茶碱）

其平喘作用和对心脏的兴奋作用均较氨茶碱弱，对胃肠刺激小，主要用于伴心动过速，或不宜用肾上腺素类及氨茶碱的哮喘患者。

3. 抗胆碱药　各种诱因所致的内源性乙酰胆碱释放可收缩气管，诱发和加重哮喘。抗胆碱药选择性阻断支气管平滑肌的胆碱受体，松弛气管。

异丙托溴铵（ipratropium bromide）

异丙托溴铵又名溴化异丙托品，为阿托品的异丙基衍生物，具有季铵基团，雾化吸入时不易从气道吸收。

【作用机制】选择性阻断支气管平滑肌 M₁ 受体，拮抗乙酰胆碱引起的支气管痉挛（抑制鸟苷酸环化酶活性，降低细胞内的 cGMP 水平），在局部发挥松弛气道平滑肌作用，对呼吸道腺体分泌和心血管系统无明显影响。阻断肥大细胞 M 受体，减少肥大细胞释放的过敏物质。

【药动学】吸入给药约 5 min 起效，30～60 min 达最大效应，药效维持 4～6 h。

【临床应用】本品对控制哮喘急性发作的疗效不如肾上腺素受体激动药，对某些迷走神经功能亢进诱发的哮喘发作有较好的疗效。主要用于喘息型慢性支气管炎和支气管哮喘，尤其适用于因使用 β 受体激动剂产生肌震颤、心动过速而不能耐受者。

【不良反应与禁忌证】不良反应少见，少数患者有口干、干咳、喉部不适等。青光眼患者禁用。

异丙阿托品（ipratropine）

选择性阻断支气管平滑肌的 M₁ 受体，抗乙酰胆碱所致的支气管痉挛作用，使气管松弛。常吸入给药，作用快而持久，维持 4 h，不良反应较少。主要用于支气管哮喘及喘息型慢性支气管炎等。

二、抗过敏平喘药

抗过敏平喘药稳定细胞膜、抑制过敏性炎症介质释放、拮抗炎症介质作用。可预防和治疗哮喘发作。

1. 过敏介质阻释剂

色甘酸钠（sodium cromoglycate）

色甘酸钠对支气管平滑肌无直接松弛作用，对炎症介质无拮抗作用，对正在发作的哮喘无效，但可稳定肥大细胞膜抑制抗原-抗体结合后过敏介质的释放，预防哮喘发作。其作用机制：

（1）与敏感的肥大细胞膜外侧钙通道结合，阻滞钙内流，抑制肥大细胞脱颗粒，减少组胺、慢反应物、白三烯等炎症介质的释放。

（2）抑制感觉神经末梢释放 P 物质，神经激肽 A、B 等诱导的气管平滑肌痉挛和黏膜水肿。

（3）降低哮喘患者对非特异性刺激的敏感性。减少支气管痉挛发作。

色甘酸钠起效慢，尤适于抗原明确的青少年患者，可预防变态反应或运动引起的速发型或迟发型哮喘。为轻、中度哮喘的一线药。亦用于变应性鼻炎、溃疡性结肠炎、胃肠道过敏性疾病。口服无效，喷雾吸入。不良反应较少，偶见咽痛、气管刺激、气管痉挛等症，与少量异丙肾上腺素同时吸入可预防之。

奈多罗米（nedocromil）

其为色甘酸钠的衍生物，作用更强。其用途相同。儿童及孕妇慎用。

2. H_1 受体阻断药

酮替芬（ketotifen）

其为 H_1 受体阻断药，平喘作用时间长，中枢作用时间短。抑制过敏介质释放，抗组胺、5-HT 和多种过敏物质引起的支气管痉挛，作用较强，疗效优于色甘酸钠。单用或合用防治轻、中度哮喘，对儿童疗效优于成人。

氮䓬斯汀（azelastine）

抗过敏作用较酮替芬更强，临床用于治疗过敏性哮喘和过敏性鼻炎。

三、抗炎平喘药

糖皮质激素类具有强大的抗哮喘作用，用于顽固性哮喘、哮喘持续状态的危重患者。可迅速控制症状。但因其副作用较多，不宜长期用。平喘机制与抑制 T 细胞、减少炎症介质释放、抑制过敏反应等有关。近年采用吸入法给药，充分发挥糖皮质激素在气道内的抗炎、抗过敏作用，同时避免了全身不良反应。

二丙酸倍氯米松（beclomethasone dipropionate）

其为地塞米松的同系物，抗炎作用为地塞米松的 500 倍，气雾吸入直接作用于气道发挥平喘作用。吸入肺内后被迅速灭活，几无全身性副作用。主要用于糖皮质激素依赖性哮喘患者，常见不良反应是鹅口疮和声音嘶哑。

同类药物还有布地缩松（budesonide）。

第二节 祛 痰 药

祛痰药（expectorants）是一类能使痰液变稀或溶解，使痰易于咳出的药物。痰液可刺激气管黏膜，引起咳嗽，积于气管内可致气管狭窄，引发喘息。痰液的排出可减少其对呼吸道黏膜的刺激，间接起到镇咳、平喘作用，有利于控制继发感染。

氯化铵（ammonium chloride）

口服后刺激胃黏膜，反射性兴奋迷走神经，促进支气管腺体分泌，黏液变稀，易于咳出。作用较弱，常与其他药合用，因其为酸性，可用于酸化尿液和某些碱血症，过量可致高氯性酸中毒。血氨过高、溃疡、严重肝肾功能障碍者禁用。

乙酰半胱氨酸（acetylcysteine）

其结构中的巯基（—SH）与蛋白二硫键（—S—S—）结合，使二硫键断裂，降低痰的黏性，易于咳出。雾化吸入给药，对黏痰阻塞引起的呼吸困难疗效较好。因其有特殊臭味及刺激性，可引起恶心、呕吐、口臭、咳呛、支气管痉挛等，哮喘患者尤易发生，加入少量异丙肾上腺素可预防之。因其为强还原剂，避免与氧化剂合用，以防降低疗效。

愈创甘油醚（guaifenesin）

祛痰作用较强，可减轻痰液恶臭，还可消毒防腐。无明显不良反应。

溴己新（bromhexine）

直接作用于支气管，促使黏液分泌细胞的溶酶体释放，分解黏痰中的黏多糖，使痰易于咳出。也能激动呼吸道胆碱受体，使呼吸道腺体分泌增加，痰液变稀，用于慢性支气管炎、哮喘和支气管扩张痰液不易咳出者。偶有恶心、胃部不适及转氨酶升高等不良反应。溃疡病及肝病患者慎用。

氨溴索（ambroxol）

氨溴索为溴己新的体内活性代谢产物。

【作用机制】氨溴索能促进肺表面活性物质的分泌和气道黏膜腺体分泌，裂解痰中酸性黏多糖纤维，促进黏痰溶解和痰液稀释，黏度降低，有利于咳出。增强呼吸道黏膜纤毛运动功能，促进痰液排出。

【临床应用】适用于痰黏稠而不易咳出者，如急慢性支气管炎、支气管哮喘、支气管扩张、肺结核等引起的痰液黏稠、咳痰困难，新生儿呼吸窘迫症，手术前后肺部并发症的预防和治疗。

【不良反应与禁忌证】不良反应较少见，少数患者有胃部不适、恶心、呕吐、胃痛、腹泻等，偶见皮疹等过敏反应，对本药过敏者禁用。孕妇及哺乳期妇女慎用。

第三节　镇咳药

咳嗽是呼吸系统疾病常见症状，是呼吸道受刺激时机体的一种保护性反射，可促进痰液和异物排出，有利于保持呼吸道通畅，但剧烈而频繁的咳嗽可使患者痛苦及引起并发症。镇咳药（antitussives）可直接抑制延髓咳嗽中枢，或抑制咳嗽反射弧中的某一环节而发挥镇咳作用。

一、中枢性镇咳药

可待因（codeine）

其为阿片生物碱之一，抑制延髓咳嗽中枢，镇咳作用强而迅速，镇咳剂量不抑制呼吸。因抑制咳嗽反射，使痰不易咳出，适用于各种原因引起的无痰剧烈干咳，对胸膜炎干咳伴胸痛者尤为适用。因抑制气管腺体分泌，使痰液黏稠度增高，不易咳出，多痰者禁用。反复用可成瘾。偶见恶心、呕吐、便秘，大剂量致中枢兴奋、烦躁不安，并抑制呼吸。

右美沙芬（dextromethorphan，右甲吗喃）

其为合成的吗啡类衍生物，镇咳作用与可待因相当或略强，但无镇痛、催眠作用，也无依赖性和耐受性，治疗量不影响呼吸中枢。主要用于无痰干咳。偶见头晕、嗜睡、恶心、呕吐等副作用。因有阿托品样的抗胆碱作用，青光眼患者禁用。

喷托维林（pentoxyverine）

其直接抑制咳嗽中枢，镇咳作用为可待因的1/3，但无依赖性和呼吸抑制作用。此外有轻微的局麻和抗胆碱作用。用于上呼吸道感染引起的干咳无痰和百日咳。偶有轻度头痛、头晕、口干、恶心、腹胀、便秘等阿托品样不良反应。青光眼、前列腺肥大患者慎用。

二、外周性镇咳药

苯佐那酯（benzonatate）

其为丁卡因的衍生物，有较强的局麻作用，抑制肺牵张感受器，阻断迷走神经反射，抑制咳嗽的冲动传入而发挥镇咳作用，治疗量不影响呼吸中枢，反而增加肺通气量。服药后 10 ~ 20 min 起效，维持 3 ~ 6 h，用于干咳、阵咳，作用弱于可待因。不良反应有轻度嗜睡、头痛、眩晕，偶见皮疹、鼻塞。服用时将药丸咬碎可引起口腔麻木。

苯丙哌林（benproperine）

其为非麻醉性强效镇咳药。起效迅速，维持时间长，镇咳强度为可待因的 2 ~ 4 倍。镇咳机制为阻滞肺及胸膜感受器的传入神经冲动及直接抑制咳嗽中枢，对平滑肌有解痉作用，无抑制呼吸、便秘不良反应，无成瘾性。常见不良反应有口干、倦睡、疲劳、头晕、厌食、腹部不适和皮疹等。

思考题

1. 试述平喘药的分类及各类药物的药理作用特点。
2. 试述祛痰药的药理作用特点。

（叶　加）

第六篇

内分泌、生殖与代谢药理学

第三十章　肾上腺皮质激素类药

学习要求:

1. 掌握糖皮质激素的药理作用及作用机制
2. 掌握糖皮质激素的临床应用和不良反应
3. 熟悉糖皮质激素的分泌调节
4. 了解促肾上腺皮质激素和肾上腺皮质激素抑制药的作用特点及临床应用

肾上腺皮质是构成肾上腺外层的内分泌腺组织。它能分泌由数种类固醇混合而成的肾上腺皮质激素，皮质内还含有为数更多的类固醇。肾上腺皮质分为 3 层，自外向内分为球状带、束状带和网状带，分别合成和分泌盐皮质激素、糖皮质激素和性激素。肾上腺皮质通过分泌这些激素，对机体的物质代谢发挥重要作用，特别是参与机体对一切有害刺激的应激反应（图 30-1）。

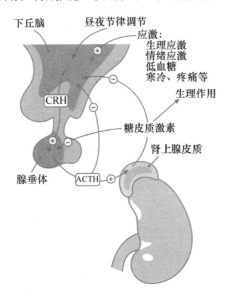

图 30-1　肾上腺皮质激素分泌的调节

肾上腺皮质激素的分泌主要受下丘脑和腺垂体调节。下丘脑分泌的促肾上腺皮质激素释放激素（corticotropin releasing hormone，CRH）可促进腺垂体分泌促肾上腺皮质激素（adrenocorticotrophic hormone，ACTH），而后者又以肾上腺皮质为靶腺，促使肾上腺皮质激素特别是糖皮质激素的分泌。若血中肾上腺皮质激素的浓度过高，可反馈性抑制其合成及释放，并减低腺垂体对促肾上腺皮质激素释放激素的反应性。

肾上腺皮质分泌的激素根据其生理功能可分为三类：糖皮质激素、盐皮质激素和少量性激素。它们都是在垂体分泌的促肾上腺皮质激素的作用下，由胆固醇转化为孕烯醇酮，再经一系列化学反应形成的，因此统称为类固醇（甾体）激素。肾上腺皮质激素是指肾上腺皮质分泌的激素的总称，即上面提到的三类：①糖皮质激素（glucocorticoids，GC）：包括氢化可的松（hydrocortisone）、可的松（cortisone）等，其合成与分泌受垂体 ACTH 的调节，ACTH 受下丘脑分泌的促肾上腺皮质激素释放激素的调节，主要影响糖代谢（图30-1）；②盐皮质激素：包括醛固酮、去氧醛固酮、去氧皮质酮等，其合成与分泌受肾素-血管紧张素系统的调节，主要影响水、电解质代谢；③少量性激素。通常所指的肾上腺皮质激素不包括性激素。盐皮质激素与疾病及药物的关系在抗高血压药及利尿药中已讲过。此章重点介绍糖皮质激素类药物。

第一节　糖皮质激素类药物

一、糖皮质激素的生理作用和相关药物的特点

糖皮质激素的作用广泛，因剂量与机体状况不同而变化。在生理状况下分泌的糖皮质激素（约10 mg）主要调节正常物质代谢过程，即生理效应；应激状态下，糖皮质激素会大量分泌，使机体能适应外界环境变化带来的强烈刺激。糖皮质激素在生理状态下有如下效应：

1. 糖代谢　糖皮质激素能促进糖原异生，增加肝糖原和肌糖原，减慢葡萄糖分解，抑制细胞摄取和利用葡萄糖，在维持正常的血糖水平以及肝糖原、肌糖原含量中发挥重要作用。

2. 蛋白质代谢　糖皮质激素可加速肌肉、皮肤、骨、淋巴结和胸腺等肝外组织蛋白质的分解，抑制蛋白质的合成，引起负氮平衡。

3. 脂肪代谢　糖皮质激素促进脂肪分解，抑制其合成，使血中甘油与游离脂肪酸增多。可使脂肪重新分布，可能与胰岛素的代偿性作用有关，其对糖代谢的影响可使胰岛素分泌增加，促进脂肪沉积。四肢的脂肪对胰岛素不太敏感，所以显示了糖皮质激素的脂解作用；而面、背等部位的脂肪对胰岛素敏感，所以脂肪堆集中于这些部位。

4. 水和电解质代谢　糖皮质激素对水和电解质代谢影响较小，可引起水钠潴留。

糖皮质激素类主要包括以下药物：去氧皮质酮（deoxycorticosterone）、氢化可的松（hydrocortisone）、泼尼松（prednisone）、曲安西龙（triamcinolone）、可的松（cortisone）、泼尼松龙（prednisolone）、地塞米松（dexamethasone）、倍他米松（betamethasone）和氟轻松（fluocinolone）等。

可的松和泼尼松需在肝内分别转化为氢化可的松和泼尼松龙后才能发挥药理作用，严重肝功能不全的患者不易发生这种转化，只可应用氢化可的松和泼尼松龙。糖皮质激素代谢产物大部分经尿排出，90%以上在48 h出现于尿中，因而测定尿中糖皮质激素代谢产物如17-羟皮质类固醇、17-酮皮质类固醇等可反映肾上腺-垂体系统的功能。

根据糖皮质激素作用时间的长短，可将其分为短效（< 12 h）、中效（12～36 h）、长效（> 36 h）三类（表30-1）。

表30-1　常用糖皮质激素类药物的分类及比较

类别	药物	糖代谢比值	水、电解质代谢比值	抗炎作用比值	等效剂量（mg）	半衰期（min）	维持时间（h）	常用量（mg）
短效	氢化可的松	1.0	1.0	1.0	20	90	8～12	10～20
	可的松*	0.8	0.8	0.8	25	90	8～12	12.5～25
中效	泼尼松	3.5	0.6	3.5	5	> 200	12～36	2.5～10
	泼尼松龙	4.0	0.6	4.0	5	> 200	12～36	2.5～10
	甲泼尼龙	5.0	0.5	5.0	4	> 200	12～36	2.0～8.0
	曲安西龙	5.0	0	5.0	4	> 200	12～36	2.0～8.0

续表

类别	药物	糖代谢比值	水、电解质代谢比值	抗炎作用比值	等效剂量（mg）	半衰期（min）	维持时间（h）	常用量（mg）
长效	地塞米松	30	0	30	0.75	＞300	36～54	0.75～1.5
	倍他米松	30～35	0	25～35	0.60	＞300	36～54	0.75～1.5
外用	氟氢可的松		125	12				
	氟氢松			40				

* 体外无效，在体内可转化为活性代谢产物

二、糖皮质激素的药理作用及临床应用

糖皮质激素在药理剂量（超过生理剂量）下，除影响物质代谢外，还具有抗炎、免疫抑制和抗休克等药理作用。

【药理作用】

1. 抗炎作用　炎症是机体对各种物理、化学、生物及免疫等刺激的一种防御反应，可表现为以渗出为主的急性炎症过程，或以增生为主的慢性病变。炎症反应过强时，可造成许多组织的损害和功能紊乱，甚至危及生命。药理剂量的糖皮质激素对各种原因所致的炎症的不同阶段均有强大的抗炎作用。在炎症早期通过促进炎症部位的血管收缩和降低毛细血管通透性，减轻渗出、充血与水肿；在炎症后期通过抑制毛细血管和成纤维细胞的增生，延缓肉芽组织的生成，防止粘连和瘢痕组织形成，减少后遗症。糖皮质激素的抗炎作用机制是多方面的。

（1）激活糖皮质激素受体（GR）而产生的效应：①促进炎症抑制蛋白-脂皮质素的合成，继而抑制磷脂酶 A_2（PLA_2），从而抑制炎症介质如白三烯（LTA_4、LTB_4、LTC_4、LTD_4）、前列腺素及血小板激活因子的形成，从而发挥强有力的抗炎作用。②抑制一氧化氮合酶和环氧合酶 -2 的表达，减少 NO 与 PGE_2 炎症介质的产生。③增强血管紧张素转换酶活性，增加缓激肽的降解，使血管收缩，通透性降低，疼痛减轻。

（2）抑制促炎细胞因子和黏附分子产生，增加抗炎蛋白或抗炎细胞因子生成：如糖皮质激素可抑制 $TNF\alpha$、IL-1、IL-2、IL-5、IL-6、IL-8 等的产生，增加 $I\kappa B1$、IL-10、IL-12 等的表达，从而发挥抗炎作用。

（3）诱导炎性细胞凋亡：糖皮质激素可诱导单核细胞、多形核粒细胞、巨噬细胞及血小板等炎性细胞凋亡。

2. 免疫抑制及抗过敏作用　糖皮质激素可影响免疫过程的多个环节。①抑制巨噬细胞对抗原的吞噬和处理，干扰淋巴细胞的识别及阻断免疫母细胞的增殖，促使淋巴母细胞溶解；②大剂量糖皮质激素可增强抑制性 T 细胞亚群的作用，抑制 B 细胞分化，使抗体生成减少，干扰体液免疫反应；③抑制免疫反应中肥大细胞脱颗粒，释放组胺、5- 羟色胺、慢反应物质、缓激肽等过敏介质，因而解除或减轻过敏症状。

3. 抗毒素作用　细菌感染时的高热、乏力、食欲减退等中毒症状多为细菌内毒素所致。糖皮质激素能提高机体对内毒素的耐受力，迅速退热和缓解中毒症状。糖皮质激素的抗毒素作用可能与其稳定溶酶体膜、减少内源性致热原的释放，以及抑制下丘脑体温调节中枢对致热原的反应有关。

4. 抗休克作用　大剂量糖皮质激素常用于各种休克的治疗，除了其抗炎、抗毒素和免疫抑制作用对休克有利外，抗休克作用还与以下因素有关：①减少炎症因子产生、减轻全身炎症反应综合征；②稳定溶酶体膜，阻止蛋白水解酶的释放；③减少心肌抑制因子的形成，进而阻滞其所致

的心肌收缩无力，并降低血管对缩血管物质的敏感性，使痉挛的微血管扩张，改善微循环。超大剂量的糖皮质激素还可加强心肌收缩力，增加心排血量。

5. 允许作用　糖皮质激素类药物对某些组织和细胞无直接作用，但可为其他活性物质发挥作用提供有利条件，称为允许作用（permissive action），如本类药本身无缩血管作用，但可增强肾上腺素的缩血管作用。

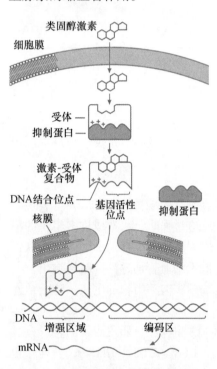

图 30-2　糖皮质激素作用机制示意图

【作用机制】糖皮质激素的主要作用是通过与靶组织细胞中相应受体（GR）结合，再经复杂的信号转导过程影响靶基因的表达而实现的。糖皮质激素受体广泛分布于肝、肺、脑、肾、胃肠平滑肌、骨骼肌、淋巴组织、胸腺、成纤维细胞等靶细胞胞质中。未活化糖皮质激素受体的 C 端与几种蛋白质如热休克蛋白（HSP90、HSP70）、免疫亲素（IP）结合，形成抑制性复合物。当糖皮质激素与受体结合时，HSP90 及其他结合蛋白被迅速解离，被激活的激素-受体复合物迅速进入细胞核，暴露出来的 DNA 结合部位与靶基因启动子的正性和负性糖皮质激素反应成分（GRE）相结合，调节基因转录，继而影响蛋白质的表达，产生一系列生物效应（图 30-2）。另外糖皮质激素-受体复合物还可与转录因子激活蛋白 -1（AP-1）结合，AP-1 能诱导 IL-2、IL-4、IL-5 等多种细胞因子和胶原酶的基因表达和蛋白质合成，进而引起炎性反应。活化的糖皮质激素受体与 AP-1 作用可抑制其活性而发挥抗炎作用。

【药动学】糖皮质激素经口服或注射均可吸收。口服可的松或氢化可的松后 1 ～ 2 h 血药浓度达峰值，一次服药作用可维持 8 ～ 12 h。注射给药时，水溶液吸收快，而混悬液吸收慢，但可延长作用维持时间。本类药物局部用于皮肤、黏膜、滑膜、眼结膜等部位时也能被吸收。糖皮质激素吸收后可分布于全身，主要在肝转化、代谢。糖皮质激素代谢产物经尿排出。氢化可的松的血浆 $t_{1/2}$ 为 1.5 h，但作用可持续 8 ～ 12 h。泼尼松龙不易被灭活，其 $t_{1/2}$ 可达 3 h 以上。

【临床应用】

1. 替代疗法　可用于治疗各种急慢性肾上腺皮质功能减退症，包括肾上腺危象、腺垂体功能减退症以及肾上腺次全切除后的患者。

2. 严重感染　糖皮质激用于抗炎治疗时应遵循下列原则：①仅用于严重感染合并明显中毒者，如中毒性菌痢、暴发型流行性脑炎、中毒性肺炎、重症伤寒、急性粟粒性肺结核、猩红热及败血症等，可缓解症状并防止心、脑等重要器官的损害。同时与足量有效的抗生素合用，防止感染扩散。②对于病毒性感染，仅用于严重的病毒性肝炎、流行性腮腺炎、流行性乙型脑炎、麻疹、严重急性呼吸道综合征（SARS）等患者，用以缓解症状。③对人体重要器官和要害部位的炎症，如结核性脑膜炎、脑炎、胸膜炎、心包炎、风湿性心瓣膜炎、睾丸炎等，有时感染虽不严重，为了避免组织粘连和瘢痕形成，也可考虑用糖皮质激素，防止和减少后遗症的发生。

3. 自身免疫性疾病、过敏性疾病和器官移植排斥反应　对多种自身免疫性疾病如风湿热、风湿性心肌炎、风湿性及类风湿关节炎、系统性红斑狼疮、溃疡性结肠炎、自身免疫性溶血性贫血、结节性动脉周围炎、多发性肌炎、皮肌炎、硬皮病、重症肌无力和肾病综合征等，采取综合治疗，加之糖皮质激素药物辅助治疗，可迅速缓解症状。

过敏性疾病如荨麻疹、花粉症、过敏性鼻炎、过敏性皮炎、顽固性重症支气管哮喘和血小板减少性紫癜、过敏性休克等，在其他药物无效或不能耐受时，可利用糖皮质激素的免疫抑制作用，缓解症状，但停药后易复发。对支气管哮喘患者进行糖皮质激素局部吸入治疗，可有效缓解症状，并因局部吸收少而减轻全身不良反应。

异体器官移植手术后所产生的免疫排斥反应，也可用糖皮质激素治疗，如与其他免疫抑制药合用，效果更好。

4. 休克　糖皮质激素用于各种休克。对于感染中毒性休克，在有效的抗菌药物治疗下，可及早使用大剂量糖皮质激素，起效后在抗菌药撤去之前即可停药。对过敏性休克，应首选肾上腺素治疗，糖皮质激素可作为次选药与之合用。对低血容量性休克，在补充电解质和输血后效果不佳者，可合用超大剂量的糖皮质激素。

5. 血液病　可用于治疗急性淋巴细胞白血病、再生障碍性贫血、粒细胞减少症、血小板减少症等，但停药后易复发。

6. 局部炎症　接触性皮炎、湿疹、瘙痒、银屑病等可选用氢化可的松、泼尼松或氟轻松等治疗。糖皮质激素也可用于眼部的炎症，如结膜炎、角膜炎、虹膜炎，并能迅速起效。

糖皮质激素类药物的应用剂量应因人因病而定，并根据病情随时调整。

（1）危重患者如严重中毒性感染和各种休克需采用大剂量突击疗法，病情稳定后务必逐渐减量停药，疗程3～5 d。

（2）对于一些反复发作、病程较长的慢性病如类风湿关节炎及肾病综合征，可采用一般剂量长期疗法，开始口服泼尼松10～30 mg,3 次／日。病情控制后逐渐减量，每3～5 d减量一次，每次减20%，直至最小维持量（相当于氢化可的松37.5 mg）。根据药物的作用时间长短采用每日晨7—8 时，或隔日晨7—8 时给药，因此时机体肾上腺皮质分泌氢化可的松水平最高，这一时间给药可使外源性皮质激素类药物与内源性皮质激素对下丘脑-垂体-肾上腺轴的负反馈抑制作用时间一致，减轻药物对肾上腺皮质功能的抑制。

（3）小剂量可用于替代疗法，给予生理量即可。

【不良反应】糖皮质激素的不良反应可分为两大类：长期大量用药所致的不良反应和停药反应。不良反应的发生及严重程度与患者的生理和病理状况相关，还取决于用药量与疗程。一次大量或短时间用药（1周内），一般不发生不良反应。但在使用大剂量（如氢化可的松20～30 mg,1周以上）及中、长程治疗时，可产生不同程度的不良反应。

1. 长期大量用药所致的不良反应

（1）医源性肾上腺皮质功能亢进：即糖皮质激素引起的脂肪代谢和水、电解质代谢紊乱症状。表现为肌无力与肌萎缩、皮肤变薄、向心性肥胖、痤疮、多毛、水肿、低血钾、高血糖等。一般不需治疗，停药后症状可自行消失，但肌无力恢复缓慢且不完全。必要时应采取对症治疗，如应用降压药、降糖药、氯化钾、低盐低糖和高蛋白饮食。

（2）诱发或加重感染：由于糖皮质激素无抗菌活性，其免疫抑制作用还会降低机体的防御功能，长期应用可诱发感染或使体内潜在病灶扩散。如病毒、真菌感染和结核灶扩散等。故在治疗感染时必须给予有效足量的抗菌药。应注意及早诊断并采取防治措施。

（3）心血管系统并发症：由于该类药引起水钠潴留和血脂紊乱，长期应用可引起高血压、动脉粥样硬化、脑卒中和高血压性心脏病。

（4）消化系统并发症：糖皮质激素使胃酸和胃蛋白酶分泌增加，胃黏液分泌减少而削弱胃黏膜的抵抗力，可诱发或加重胃、十二指肠溃疡，甚至出血、穿孔。长期大量应用时应考虑加用抗胆碱药和抗酸药，不宜与能引起胃出血的药物合用。糖皮质激素对少数患者还可诱发胰腺炎和脂肪肝。

（5）骨质疏松和延缓创伤愈合：糖皮质激素抑制骨基质蛋白质合成，增加钙、磷排泄，抑制

钙的肠道吸收，以及增加骨细胞对甲状旁腺激素的敏感性，长期应用可造成骨质疏松。儿童和绝经期妇女更易发生，严重者可致自发性骨折、骨缺血性坏死。为防治骨质疏松，长期大量应用糖皮质激素的患者应补充维生素 D 和钙盐。由于对蛋白质合成的抑制作用，糖皮质激素还可延缓创伤愈合。由于有抑制儿童生长激素分泌的作用和引起负氮平衡，糖皮质激素还能抑制儿童生长发育，对孕妇偶可引起畸胎。

（6）其他不良反应：欣快感、食欲增加、激动、失眠，偶致精神失常或诱发癫痫。还能引起眼内压增高以及白内障等眼部并发症，全身或局部用药均可发生。

2. 停药不良反应

（1）医源性肾上腺皮质功能不全：长期大量应用会对腺垂体产生强烈的反馈性抑制，使促肾上腺皮质激素分泌减少，进而使肾上腺皮质萎缩和皮质激素释放减少。此时如突然停药，外源性糖皮质激素减少，而内源性糖皮质激素又不能立即分泌补充，则出现肾上腺皮质功能不全的症状，如恶心、呕吐、食欲缺乏、肌无力、低血糖、低血压等，尤其是机体处于应激状态时（如感染、外伤出血和手术）更易出现。肾上腺皮质功能恢复的时间与用药剂量、时间和个体差异有关。一般停药后垂体恢复分泌 ACTH 的时间需 3 ～ 5 个月，而肾上腺皮质功能恢复对 ACTH 反应的时间则需要 6 ～ 9 个月或更久。因此，长期使用糖皮质激素的患者不可骤然停药，应缓慢减量，用药过程中尽量减低每日维持量或采取隔日给药法。在停药数日或更长时间内，如遇应激情况，应及时给予足量的糖皮质激素。

（2）反跳现象和停药反应：长期用药的患者对糖皮质激素产生了依赖性或病情尚未充分控制时，糖皮质激素减量太快或突然停药可致原病复发或加重，即反跳现象。通常需加大剂量再行治疗，待症状缓解后再逐渐减量停药。此外，长期用药的患者也可因减量太快或突然停药而出现一些原来没有的症状，如肌痛、肌强直、关节病、疲乏无力、情绪消沉和发热等，称为停药反应。

【禁忌证】精神病、癫痫、消化性溃疡、手术后、创伤和骨折后、骨质疏松、严重高血压、糖尿病、妊娠、药物不易控制的感染、角膜溃疡、青光眼、白内障等均为肾上腺皮质激素使用的禁忌证。当适应证与禁忌证同时存在时，应权衡利弊，慎重决定。一般原则为：病情危重的适应证，虽有禁忌证存在，仍需要使用，以帮助患者度过危险期，达到目的后应尽早停药。

第二节 促肾上腺皮质激素和肾上腺皮质激素抑制药

一、促肾上腺皮质激素

促肾上腺皮质激素（adrenocorticotropic hormone，ACTH），是腺垂体在下丘脑促皮质释放激素（GRH）作用下合成与分泌的多肽类激素。ACTH 入血后作用于肾上腺，维持其正常形态并促进肾上腺皮质激素的合成与分泌。ACTH 只有在肾上腺皮质本身功能完好时才能发挥作用。糖皮质激素对下丘脑及腺垂体产生负反馈抑制作用，使 GRH 及 ACTH 分泌减少。ACTH 也负反馈抑制自身的合成、分泌。在应激状态时，下丘脑产生的精氨酸加压素（AVP）也能促进 ACTH 的分泌（图 30-3）。此外，免疫系统产生的免疫介质也能刺激下丘脑-腺垂体-肾上腺皮质轴，增加 ACTH 及糖皮质激素的分泌。ACTH 缺乏将会引起肾上腺皮质萎缩和分泌功能减退。

ACTH 需注射给药。静注起效快，于数分钟内产生作用。静滴 ACTH 20 ～ 50 U，8 h 可使肾上腺皮质达最大兴奋状态。肌注后 4 h 作用达峰值，8 ～ 12 h 后作用消失。ACTH 的血浆 $t_{1/2}$ 约为 15 min。临床主要用于诊断脑垂体-肾上腺皮质功能水平，以及长期使用糖皮质激素的停药

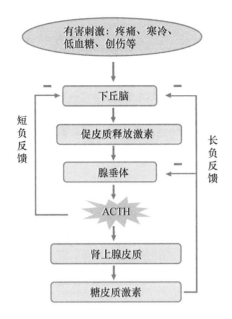

图 30-3　下丘脑-腺垂体-肾上腺皮质轴及负反馈调节

前后，以防止发生皮质功能不全。ACTH 制剂多来自牛、羊、猪等动物垂体，易引起过敏反应如皮疹、血管神经性水肿，偶尔产生过敏性休克，现已少用。

二、肾上腺皮质激素抑制药

米托坦（mitotane）

其可抑制肾上腺皮质细胞中胆固醇侧链裂解酶（P_{450} sec）和 11- 羟化酶（P_{450} c11），还可使皮质束状带及网状带细胞萎缩坏死，使糖皮质激素的合成减少。本品主要用于不能手术切除的肾上腺皮质癌或皮质癌术后的辅助治疗。不良反应包括食欲缺乏、恶心、腹泻、嗜睡、头痛、眩晕、中枢抑制、运动失调和皮疹等。

美替拉酮（metyrapone）

其是 P_{450} c11 和 P_{450} sec 的抑制药。通过干扰皮质酮和皮质醇的生物合成，使体内氢化可的松的水平降低，进一步反馈性促进 ACTH 分泌，导致 11- 去氧皮质醇和 11- 去氧皮质酮代偿性增加，尿中 17- 羟类固醇的排泄也相应增加。临床主要用于治疗肾上腺皮质肿瘤所引起的可的松过多症，还可用于垂体释放 ACTH 功能试验。不良反应包括眩晕与消化道反应等。

氨鲁米特（aminoglutethimide）

其可在肾上腺皮质和腺体外组织两个不同部位阻断雄激素的生物合成，从而起到药物肾上腺切除作用。在腺体内主要阻止肾上腺中的胆固醇转变为孕烯醇酮，从而抑制肾上腺皮质中自体激素的生物合成。在周围组织中具有强力的芳香化酶抑制作用，阻止雄激素转变为雌激素。绝经后妇女的雌激素的主要来源是雄激素的前体雄烯二酮在脂肪、肌肉和肝中经芳香化转变。本品抑制芳香化作用比抑制肾上腺皮质激素合成作用大 10 倍。神经垂体分泌的 ACTH 能对抗氨鲁米特抑制肾上腺皮质激素合成的作用，所以使用本品的同时合用氢化可的松，可阻滞 ACTH 的这种作用。

主要适用于绝经后晚期乳腺癌，雌激素受体阳性者效果更好，对乳腺癌骨转移有效。可用于皮质醇增多症的治疗，也用于因皮质醇、ACTH 或其他肾上腺皮质激素长期过量分泌引起蛋白质、脂肪、糖、电解质代谢的严重紊乱及干扰多种其他激素分泌引起的库欣综合征。不良反应可出现嗜睡、困倦、乏力、头晕等中枢神经抑制作用，一般 4 周左右逐渐消失。皮疹常发生在用药后 10 ～ 15 d，多可自行消退。少数患者有食欲缺乏、恶心、呕吐和腹泻。偶可出现白细胞减少、血小板减少和甲状腺功能减退。

思考题

1. 简述糖皮质激素的主要药理作用及机制。
2. 糖皮质激素的临床应用和用药原则有哪些?
3. 糖皮质激素的主要不良反应及应对措施有哪些?
4. 简述糖皮质激素的分泌调节。

（王银叶）

第三十一章 甲状腺激素和抗甲状腺药

学习要求:

1. 掌握甲状腺激素的生成、释放和生理功能,以及药理作用、临床应用及不良反应
2. 掌握丙硫氧嘧啶的药理作用、作用机制、临床应用和不良反应
3. 掌握碘和碘化物的药理作用、作用机制、临床应用和不良反应
4. 熟悉甲硫氧嘧啶和甲巯咪唑的作用特点和临床应用
5. 了解放射性碘的药理作用和临床应用及 β 受体阻断药的临床应用

甲状腺激素是由甲状腺滤泡上皮细胞合成分泌的一类碘化酪氨酸的衍生物,甲状腺激素包括甲状腺素(T_4)和三碘甲腺原氨酸(T_3)。甲状腺激素生理作用广泛,是维持机体正常代谢和生长发育所必需的激素,并参与组织分化、物质代谢及神经系统、心血管系统等的功能。当甲状腺功能减退或亢进时,都会引起甲状腺激素分泌异常,进而引起各类临床症状。甲状腺功能减退应以甲状腺激素治疗;甲状腺功能亢进以抗甲状腺药物治疗。

第一节 甲状腺激素

甲状腺激素是由甲状腺(thyroid)合成、储存和释放的,包括甲状腺素(thyroxine,T_4)和三碘甲腺原氨酸(triiodothyronine,T_3)。正常人每日释放 T_3 与 T_4 的量分别为 25 μg 和 75 μg。

【生物合成、释放及调节】 T_4 与 T_3 的合成、分泌与调节过程包括碘的摄取、碘化物的合成、释放及其调节(图 31-1)。合成甲状腺激素的原料是体内的碘和酪氨酸。在正常饮食情况下,人体每天摄取 100 ~ 200 μg 碘。

1. 碘的主动摄取 甲状腺细胞可通过碘泵主动摄取血液循环中的碘化物,正常腺体中碘化物浓度比血液中的碘浓度高 20 ~ 40 倍,甲亢时可达 250 倍。甲状腺浓集碘的能力主要受垂体促甲状腺激素(TSH)的刺激,此外也受到体内高浓度碘化物的抑制。促甲状腺激素越高,甲状腺浓集碘的能力越强;血液中碘浓度越高,甲状腺浓集碘的能力越低。

2. 合成碘化物 甲状腺激素的合成是在甲状腺球蛋白(thyroglobulin,TG)表面进行的。在过氧化物酶的作用下,碘(I^-)被氧化成活性碘(I^+),活性碘与 TG 上的酪氨酸残基结合,生成一碘酪氨酸(monoiodotyrosine,MIT)和二碘酪氨酸(diiodotyrosine,DIT)。在过氧化物酶的作用下,两个 DIT 偶联生成 1 分子 T_4,而 1 个 DIT 和 1 个 MIT 偶联生成 1 分子 T_3。合成的甲状腺激素储存在滤泡的胶质中。甲状腺滤泡腔储存的甲状腺激素可供机体利用 2 ~ 3 个月。T_3、T_4 的比例取决于碘的供应情况,正常时 T_4 较多,缺碘时 T_3 相对较多。

3. 释放 当机体需要的时候,甲状腺滤泡通过胞饮作用,将滤泡腔的胶质吸收到滤泡内形成胶质滴,并与溶酶体结合形成吞噬溶酶体。溶酶体的蛋白水解酶与肽酶将 T_4 和 T_3 从甲状腺球蛋白上水解下来并释放入血,随血运到全身发挥作用。甲状腺激素在血液中绝大多数与血浆中的蛋白质结合,真正发挥生理作用的仍然是游离的甲状腺激素。

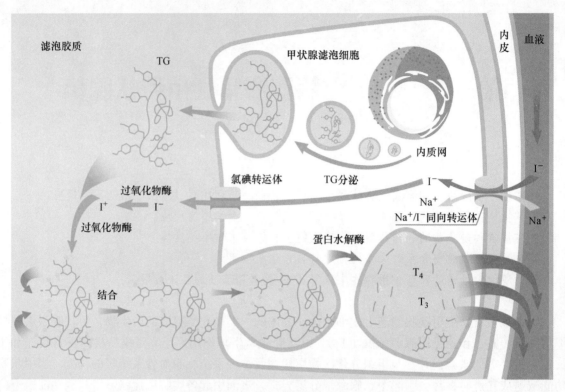

图 31-1　甲状腺激素的合成与释放

TG：甲状腺球蛋白

4. 合成与释放的调节　甲状腺激素的合成与释放受多种因素的反馈调节。垂体分泌的促甲状腺激素（thyroid stimulating hormone，TSH）可促进甲状腺激素合成与释放的全过程，而 TSH 的释放又受到下丘脑所分泌的促甲状腺激素释放激素（thyrotropin releasing hormone，TRH）的调节。应激状态、环境温度的改变和某些疾病都可通过 TRH 影响甲状腺的功能。同时，血中 T_3、T_4 浓度对 TSH、TRH 的释放均有负反馈调节作用（图 31-2）。

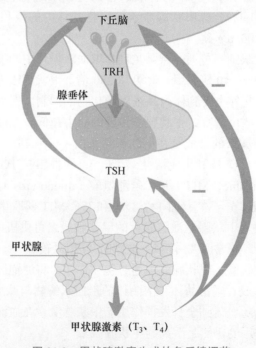

图 31-2　甲状腺激素生成的负反馈调节

T_3、T_4 口服易吸收，与血浆蛋白结合率高于 99%，主要与甲状腺素结合球蛋白（thyroxin binding globulin，TBG）结合。TBG 含量的升降可影响血浆总 T_3、T_4 浓度，但游离的 T_3、T_4 浓度不受 TBG 的影响。妊娠、口服避孕药或雌激素类药物可升高血浆 TBG 浓度，使血浆总的 T_4、T_3 水平升高；老年人、肾疾病或雄激素均可使血浆 TBG 浓度降低，血浆总的 T_3、T_4 水平下降；某些药物如苯妥英钠、阿司匹林、香豆素类及口服降糖药等可与 T_3、T_4 竞争性结合 TBG。

T_3 对血浆蛋白的亲和力低于 T_4，血浆中游离的 T_3 为 0.2% ～ 0.5%，而 T_4 约占 0.03%。约 35% 的 T_4 在效应器组织内脱碘成 T_3 后才产生效应，所以，T_3 作用快而强、维持时间短，T_4 作用弱而慢、维持时间较长。T_3 用药后 6 h 起效，24 h 达高峰；T_4 用药后 24 h 内无明显作用，7 ～ 10 天后药物作用达高峰。某些药物如丙硫氧嘧啶、糖皮质激素等能抑制 T_4 脱碘生成 T_3，应予注意。

T_3、T_4 主要在肝、肾的线粒体内膜脱碘，并与葡糖醛酸和硫酸结合经肾排出。此外，T_3、T_4 可透过胎盘，也可进入乳汁，故妊娠期和哺乳期应慎用。

【药理作用】

1. 维持机体正常生长发育　甲状腺激素为人体正常生长发育所必需，能促进蛋白质合成及骨骼、中枢神经系统的生长发育。甲状腺激素分泌不足或过量均可引起疾病。当缺碘或因母体应用抗甲状腺药引起甲状腺功能减退时，可致胎儿和婴幼儿神经细胞轴突和树突的形成发生障碍，神经髓鞘形成缓慢，引起呆小病（克汀病），表现为身材矮小、肢体短小、智力低下；成人甲状腺功能低下时，可引起水钠潴留，细胞间液增多，大量黏蛋白沉积于皮下组织，产生黏液性水肿，表现为中枢神经兴奋性降低、记忆力减退等。T_3、T_4 还与多种早产儿疾病有关，如 T_3、T_4 可加速胎儿肺发育，新生儿呼吸窘迫综合征常与 T_3、T_4 不足有关。

2. 促进代谢　甲状腺激素能维持蛋白质、糖和脂肪的正常代谢，促进物质代谢，增加耗氧量，提高基础代谢率，增加产热量。甲亢患者常出现怕热多汗、疲乏无力和消瘦等症状，而甲状腺功能低下者，基础代谢率降低，产热减少，畏寒怕冷。

3. 提高交感神经的敏感性　T_3、T_4 能提高机体对儿茶酚胺的反应性。甲亢患者常表现出神经过敏、情绪易激动、急躁、震颤与失眠不安等，严重者可发生甲亢性心脏病，表现为心率加快、心律失常、血压增高、心脏增大和心力衰竭等。

【临床应用】临床用于以下四方面的治疗或诊断：

1. 呆小病　甲状腺功能减退始于胎儿或新生儿，应尽早诊治，使身体与智力发育均达正常水平。如治疗过晚，则智力仍然低下。治疗应从小剂量开始，逐步调整剂量，有效者应终身治疗。

2. 黏液性水肿　甲状腺片治疗应从小剂量开始，逐渐增量至足量并终生服药。儿童和青年人可迅速采取足量剂量，老年人、循环系统疾病患者须慎用。对伴有垂体功能减退者，应先用皮质激素，再给甲状腺片，伴有昏迷者应立即静脉注射大量 T_3 或 T_4，待患者苏醒后改为口服。

3. 单纯性甲状腺肿　在补充含碘食盐、食物预防的基础上，也可用甲状腺片作补充治疗。适量的甲状腺片不仅可补充内源性激素的不足，还可通过抑制 TSH 的分泌，缓解或减轻甲状腺的代偿性增生。

4. T_3 抑制试验　用于摄碘率高的患者进行鉴别诊断。患者口服 T_3 60 ～ 100 μg，共 6 天，重复 [131]I 摄碘试验。单纯性甲状腺肿患者的摄碘抑制率应超过服用 T_3 前的 50% 以上，而甲亢患者应低于 50%。

【不良反应】适量使用一般无不良反应发生；使用过量时则出现甲亢的临床表现；在老年人和心脏病患者中可致心绞痛和心肌梗死，宜用 β 受体阻断药对抗，并立即停用甲状腺素。

第二节　抗甲状腺药

抗甲状腺药（antithyroid drugs）包括硫脲类、碘及碘化物、放射性碘和 β 受体阻断药四类，主要用于治疗甲亢。

一、硫脲类

硫脲类（thiourea homologues）是常用的抗甲状腺药，可分为两类：①硫氧嘧啶类（thiouracil），包括甲硫氧嘧啶（methylthiouracil）和丙硫氧嘧啶（propylthiouracil）；②咪唑类（imidazole），包括甲巯咪唑（thiamazole，他巴唑）和卡比马唑（carbimazole）。

【药理作用】

1. 抑制甲状腺激素的合成　本类药物通过抑制甲状腺过氧化物酶，抑制碘的活化和酪氨酸碘化与偶联过程，使氧化碘不能结合到甲状腺球蛋白上，从而抑制甲状腺素的生物合成。对已合成的甲状腺素无效，需待其消耗后才能完全生效。

2. 丙硫氧嘧啶抑制外周组织的 T_4 转化为 T_3　迅速降低血清中活性较强的 T_3 的水平。故在重症甲亢和甲状腺危象治疗中为首选药。

3. 免疫抑制作用　硫脲类药物具有轻度的免疫抑制作用，能抑制免疫球蛋白的合成，使血中甲状腺刺激性免疫球蛋白（TSI）下降。所以对自身免疫性甲亢，可抑制甲状腺组织增生，具有对因治疗作用。

【药动学】口服吸收迅速，20～30 min 起效，2 h 血药浓度达峰值，生物利用度为 80%。血浆蛋白结合率为 75%，分布于全身各组织，但多浓集于甲状腺，能通过胎盘，并进入乳汁，故妊娠和哺乳期妇女应慎用或不用。硫脲类药物主要经肝代谢灭活，$t_{1/2}$ 约 2 h。甲巯咪唑血浆 $t_{1/2}$ 为 4～9 h，在甲状腺组织中可维持有效药物浓度 16～24 h；卡比马唑在体内需转化成甲巯咪唑后才能发挥作用，作用缓慢，不宜用于甲状腺危象的救治。

【临床应用】临床主要用于甲亢的治疗，具体如下：

1. 甲亢的内科治疗　适用于轻症和不宜手术或 ^{131}I 治疗的患者。开始用大剂量，对甲状腺激素的合成产生最大的抑制作用。1～3 个月后，当症状明显减轻，基础代谢率基本接近正常时，可递减药量至维持量，疗程 1～2 年。也可用于甲状腺手术后复发，用于术后复发又不适于放射性 ^{131}I 治疗的患者。

2. 甲亢手术的术前准备　甲状腺次全切除术患者一般在手术前先服硫脲类药物使甲状腺素水平降低，以减少在麻醉过程中的并发症，并防止术后产生甲状腺危象，但低甲状腺素水平可以使甲状腺代偿性增生、组织脆而充血，故还应于术前 2 周加服碘剂，以利手术进行，减少出血。

3. 甲状腺危象的辅助治疗　甲亢患者可因精神刺激、感染、手术、外伤等诱因使甲状腺激素突然大量释放入血，导致病情恶化，出现高热、心力衰竭、肺水肿、电解质紊乱等危及生命的表现，即甲状腺危象。此时除应用大量碘剂和采取其他综合措施外，还可用大剂量丙硫氧嘧啶辅助治疗，使血液中 T_3 水平迅速降低。若与 β 受体阻断药合用则疗效更佳。

4. ^{131}I 放疗甲亢患者的辅助用药

【不良反应】

1. 一般反应　常见有头痛、眩晕、关节痛、唾液腺和淋巴结肿大以及胃肠道反应。

2. 过敏反应　可见瘙痒、药疹等，停药后可自行消退，少数患者可发生剥脱性皮炎等严重过敏反应，需用糖皮质激素处理。

3. 粒细胞缺乏　为其最严重的不良反应，老年人易发生。多在停药后 2～3 个月发生，应定期查血，若用药后出现咽痛和发热等前驱症状，应立即就诊检查，及时停药。

4. 甲状腺肿和甲状腺功能减退　常为用药过量所致，一般多不严重，及时停药后可恢复，必要时可考虑替代疗法。治疗早期可使甲状腺腺体缩小，但长期应用后，由于血中甲状腺素水平显著下降，反馈性地增加 TSH 分泌而引起腺体代偿性增生，肿大充血，严重者可出现压迫症状。

【禁忌证】因可透过胎盘和进入乳汁，孕妇和哺乳妇禁用。结节性甲状腺肿和甲状腺癌患者禁用。

二、碘及碘化物

碘（iodine）及碘化物（iodide）为人体所必需的微量元素，正常人每日需碘量为 $100 \sim 150\ \mu g$。目前临床常用的制剂为复方碘溶液，也可单用碘化钾或碘化钠。

【药理作用】

1. 小剂量碘剂　促进甲状腺激素合成。碘为合成甲状腺素的原料，摄碘不足可引起单纯性甲状腺肿，可通过使用小剂量碘来治疗。

2. 大剂量碘剂　产生抗甲状腺作用。大剂量的碘可抑制蛋白水解酶，使 T_3、T_4 不能和甲状腺球蛋白解离，抑制甲状腺素的释放。大剂量的碘也可抑制 TSH 对甲状腺的刺激作用，抑制甲状腺素的合成。应用大剂量碘 $10 \sim 15\ d$ 达最大效应，甲亢症状和体征明显改善，甲状腺腺体缩小变硬，血管减少，有利于手术切除。若继续用药，则失去抑制甲状腺激素合成的效应，甲亢的症状又可复发。因此，碘化物不能单独用于甲亢的内科治疗。

【临床应用】

1. 单纯性甲状腺肿　在食盐中加入碘化钾或碘化钠可在单纯性甲状腺肿流行地区有效地防止发病。早期患者可用复方碘溶液或碘化钾治疗，必要时可考虑加用甲状腺片抑制腺体增生。

2. 甲亢的术前准备　一般在硫脲类药物控制症状的基础上，于术前 2 周加用复方碘溶液，使甲状腺腺体缩小变韧、血管减少，利于手术。

3. 甲状腺危象　大剂量碘剂可抑制甲状腺素的释放，用碘化钾 $0.5\ g$ 加于 10% 葡萄糖溶液中静脉滴注，每 8 h 一次，一般 24 h 即可充分发挥作用，并在 2 周内逐渐停药。需同时配合硫脲类药物治疗。

【不良反应】

1. 过敏反应　少数患者在服药后很快发生，表现为皮疹、发热和血管神经性水肿，严重者可因呼吸道黏膜水肿和喉头水肿而窒息。

2. 慢性碘中毒　长期应用可出现口腔及咽喉烧灼感、流涎、鼻炎和结膜刺激症状等，停药后可消退。

3. 诱发甲状腺功能紊乱　长期应用可诱发甲亢。碘可通过胎盘和乳汁引起新生儿甲状腺肿，故孕妇和哺乳期妇女应慎用。

三、放射性碘

【药理作用】甲状腺具有高度摄碘功能，^{131}I 能被甲状腺摄取和浓集，并释放 β 射线（99%）和 γ 射线（1%）。β 射线在组织内的射程仅为 $0.5 \sim 2\ mm$，其辐射作用仅限于甲状腺实质，而且增生组织对辐射更为敏感，所以辐射很少波及周围组织。γ 射线射程较远，可在体外测到。

【临床应用】可用于测定甲状腺摄碘功能，也可用于甲亢的诊断治疗。

1. 治疗甲亢　^{131}I 适用于甲亢不宜手术或手术后复发者、对其他药物无效或过敏者。^{131}I 的剂量决定其疗效和远期并发症，应以甲状腺重量和最高摄碘率计算用量，并注意个体差异。^{131}I 作用缓慢，一般用药后 1 个月才开始起效，经 $3 \sim 4$ 个月后可达最大疗效，因此，起效前应用其他抗甲状腺药物控制症状。

2. 检查甲状腺功能　小剂量 ^{131}I 可用于检查甲状腺功能。甲状腺功能亢进时，摄碘率高，摄碘高峰前移。而甲状腺功能低下时，摄碘率低，摄碘高峰后延。检查前 2 周应停用任何可能影响甲状腺摄取和利用碘的药物和食物。

【不良反应与禁忌证】剂量过大时易致甲状腺功能低下，一旦发生可补充甲状腺激素进行治疗。服用本药应严格控制适应证与剂量，服用 ^{131}I 前 2～4 周应避免使用碘剂和其他含碘食物。年龄小于 20 岁、孕妇、哺乳期妇女及严重肝肾功能不全者禁用。

四、β 受体阻断药

β 受体阻断药主要通过阻断 β 受体，缓解患者的甲亢症状。此外，还可抑制甲状腺激素分泌及外周组织 T_4 脱碘成为 T_3。已用于临床的药物有阿替洛尔、美托洛尔等。

本类药物主要用于控制甲亢症状、甲亢术前准备及甲状腺危象的辅助治疗。其作用迅速，可快速减轻焦虑、震颤及窦性心动过速等症状；甲亢患者术前大剂量应用本类药物可避免甲状腺充血，缩短手术时间；静脉注射给药有助于甲状腺危象患者度过危险期。若与硫脲类药物合用则疗效更佳。本类药物还能用于不适宜抗甲状腺药、手术和 ^{131}I 治疗的甲亢患者。

思考题

1. 硫脲类药治疗的药理依据是什么？哪些患者不适用？
2. 放射性碘治疗甲亢的主要不良反应是什么？发生后如何应对？

（王银叶）

第三十二章　生殖系统相关的药物

学习要求：

1. 掌握口服避孕药的药理作用、临床应用及主要不良反应
2. 熟悉其他避孕药的应用注意事项
3. 了解雌激素类药、抗雌激素类药、雄激素类药和同化激素类药

内分泌调控是许多生殖系统相关药物的药理学作用基础。负反馈调节是激素与激素或者药物与激素发生相互作用，影响生殖系统生理功能的中心环节。作用于生殖系统的药物主要包括性激素（sex hormones）类药、避孕药（contraceptives）、子宫平滑肌兴奋药和抑制药以及勃起功能障碍治疗药物等。性激素为性腺分泌的甾体类激素的总称，包括雌激素、孕激素和雄激素。目前，临床上应用的性激素类药物是人工合成品及其衍生物。避孕药是以阻断生殖过程达到避孕目的的药物，目前常用的避孕药大多属于性激素制剂。此外，某些影响性激素分泌的药物可以用来治疗不孕症，合成同化激素（anabolic steroids）是一类雄激素作用较弱的睾酮衍生物，具有促进蛋白质合成的作用，可以治疗某些慢性消耗性疾病。

第一节　性激素的分泌调节及其相关药物

一、性激素的分泌调节及其作用机制

性激素的合成与分泌受下丘脑腺垂体的调控。下丘脑分泌促性腺激素释放激素（gonadotropin releasing hormone，GnRH），它能促进腺垂体分泌促卵泡素（follicle stimulating hormone，FSH）和黄体生成素（luteinizing hormone，LH）。FSH 促进卵巢卵泡生长发育，并在 LH 的共同作用下，使成熟的卵泡分泌雌激素和孕激素，而雌激素和孕激素对下丘脑垂体系统也具有正、负反馈的双向调节作用。这种反馈调节作用取决于药物的剂量和机体的性周期，通常表现为三种形式：①长反馈：是雌激素对下丘脑下部和垂体的正负反馈调节。排卵前血中雌激素水平较高时，可直接或间接通过下丘脑促进垂体分泌 LH，导致排卵，称为正反馈。在月经周期的分泌期，血中雌激素和孕激素水平较高，可反馈性地减少 GnRH 的释放以及 FSH 和 LH 的分泌，从而抑制排卵，称为负反馈调节。常用的甾体类避孕药就是根据负反馈机制设计的。②短反馈：是垂体促性腺激素对下丘脑 GnRH 释放的负反馈调节。③超短反馈：是腺体本身的自行正反馈调节，如下丘脑释放的 GnRH 可作用于下丘脑，发挥调节作用；雌激素也可局部刺激成熟的卵泡，增加卵泡对促性腺激素的敏感性，促进雌激素的合成与分泌（图 32-1）。

在成年男性，腺垂体所释放的 LH 可促进睾丸间质细胞分泌雄激素，所以又称 LH 为间质细胞刺激激素（interstitial cell stimulating hormone，ICSH）。FSH 也能促进男性睾丸曲精管的成熟和精子的生成。雄激素同样可通过反馈机制抑制促性腺激素释放的作用。

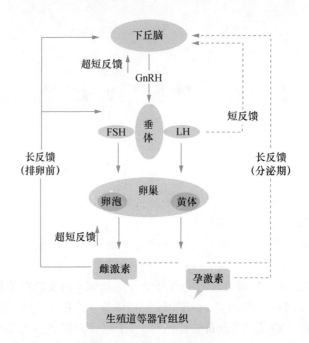

图 32-1　女性激素的分泌与调节

GnRH：促性腺激素释放激素；FSH：促卵泡素；LH：黄体生成素

正反馈——；负反馈……

性激素的作用机制是性激素与相应的性激素受体结合而发挥作用。一般认为，脂溶性的性激素均可以被动扩散的方式进入细胞内，与核内的相应受体结合，通过影响基因表达，诱导合成功能不同的蛋白质，产生不同的效应。例如，雌激素受体广泛存在于女性的生殖系统、乳腺、垂体、下丘脑、骨、肝和其他组织，在男性组织中也存在雌激素受体。雌激素所诱导的蛋白质可使子宫肥大、代谢增加等。雌激素还可通过增加靶细胞孕激素受体的密度，加强孕激素的作用；反之，孕激素则通过减低雌激素受体的密度而抑制雌激素的作用。

二、促性腺激素释放激素及其相关药物

如前所述，一方面，GnRH 对腺垂体分泌 FSH 和 LH 具有重要的调节作用；另一方面，GnRH 自身的分泌受到中枢神经系统和性甾体激素的负反馈调节。因此，反馈调节是促性腺激素释放激素激动药和阻断药重要的药理学作用机制。外源性雌激素、雄激素和孕激素对 GnRH 的分泌均具有抑制作用。由于生殖器官组织黄体酮受体数量少且分布较为分散，因此，在对生殖器官组织无明显活性的剂量下，孕激素也能够抑制 GnRH 的分泌。

GnRH 属于 10 肽激素。根据 GnRH 化学结构，人工合成了许多 GnRH 类似物，其生物效应得到极大的提高。包括 GnRH 激动药和抑制药，如戈那瑞林（gonadorelin）、亮丙瑞林（leuprorelin）、戈舍瑞林（goserelin）、布舍瑞林（buserelin）以及那法瑞林（nafarelin）。其中那法瑞林的药效比内源性 GnRH 高出 200 倍。

作为肽类药物，GnRH 类似物口服无效。皮下或肌内注射吸收良好，鼻腔内喷雾给药可完全吸收。按脉冲方式进行皮下注射，以模仿生理性 GnRH 的分泌，可刺激促性腺激素分泌，促进排卵。但是，反复使用 GnRH 类似物可能导致垂体 GnRH 受体下调（脱敏作用），表现为用药初期，可以刺激促性腺激素瞬时释放，FSH、LH、雌激素或雄激素出现短暂升高。随后，垂体对 GnRH 类似物的反应性降低，抑制 FSH、LH 和雌激素或雄激素的分泌。目前临床上主要用于治疗子宫内膜异位症、青春期中枢性性早熟、子宫肌瘤、绝经前乳腺癌及前列腺癌。常见不良反应为低雌激素症状和骨质疏松。

达那唑（danazol）是一种人工合成的甾体化合物，可抑制 GnRH 的释放，降低血液中 FSH、LH、雌激素或雄激素水平。达那唑可口服，经肝代谢。临床上用于治疗轻度及中度痛经、子宫内膜异位症、男子乳腺发育异常以及遗传性血管性水肿。

三、促性腺激素及其相关药物

促性腺激素是一类糖蛋白，包括 FSH、LH 和人绒毛膜促性腺激素（human chorionic gonadotrophin，HCG）。FSH 和 LH 由腺垂体产生和分泌。女性绝经期后，血液中几乎不存雌激素，消除对垂体的负反馈抑制，可大量分泌 FSH 和 LH，因此，在绝经女性尿液中，可检测到高浓度的 FSH 和 LH。胎盘和绒毛膜可分泌 HCG。大多数促性腺激素制剂，可由孕妇尿液中提取 HCG，绝经女性尿液中提取 FSH 和 LH。目前，也存在重组 FSH。

促性腺激素制剂口服无效，多为注射给药。临床上主要用来治疗垂体功能减退导致的女性不孕症和男性不育。此外，HCG 具有促进睾酮合成的药理作用，故可用于治疗男性青春期生长发育迟缓。

四、催乳素

催乳素（prolactin，PRL）又称泌乳素、促乳素，是由腺垂体嗜酸性细胞分泌的多肽激素。作为促生长激素家族成员之一，PRL 在结构上与生长激素（growth hormone，GH）和人胎盘催乳素（human placenta lactogen，hPL）有关。人类第 6 号染色体上的基因编码 PRL，分子量为 23 kDa，含 199 个氨基酸残基和 3 个二硫键。在血液中，可以检测出多种 PRL，包括小分子催乳素、糖基化催乳素、二聚体或多聚体及其降解产物。这些多种形式 PRL 的生物学意义尚不清楚。PRL 的分泌呈脉冲式，一天变化很大。PRL 具有促进乳腺发育生长和刺激并维持泌乳的生理作用。此外，还可以刺激卵泡 LH 受体生成，促进排卵和黄体生成，增加孕激素和雌激素的分泌。在睾酮存在的条件下，PRL 促进男性前列腺和精囊腺生长。到目前为止，PRL 尚无明确的临床治疗作用。然而，由于高催乳素血症是一种常见的内分泌障碍，故具有很好的诊断价值。

第二节　与女性生殖系统相关的药物

一、雌激素类药

【来源与化学结构】卵巢分泌的雌激素（estrogen）主要是雌二醇（estradiol）和少量雌酮（estrone）。血液和尿中的雌三醇是它们的代谢产物或衍生物。所有雌激素的基本结构为 18 碳的甾体，由 A、B、C、D 四个环组成。A 环为主要结构，并与选择性结合雌激素受体有关。A 环上的一些烷基取代基能影响雌激素与受体的结合。而 C、D 环上的基团取代在很大程度上影响口服效果，可能与抑制肝代谢有关（图 32-2）。

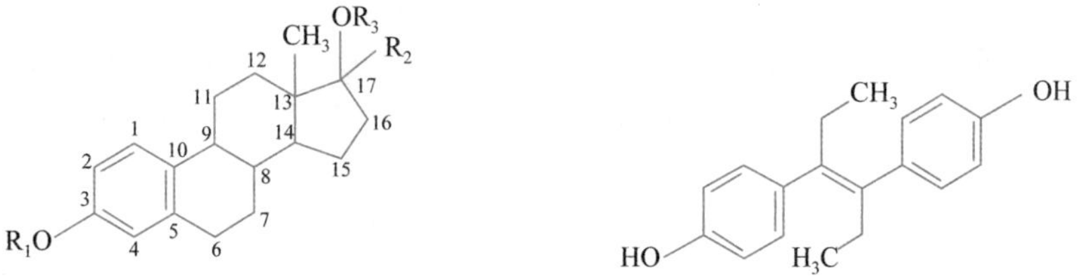

雌激素的基本结构　　　　　　　　　　　　己烯雌酚

图 32-2　雌激素的基本结构与己烯雌酚

以雌二醇为母体，人工合成的许多高效长效衍生物如炔雌醇（ethynyl estradiol）、炔雌醚（quinestrol）及戊酸雌二醇（estradiol valerate）等，均为甾体激素。此外，人工合成的一些结构较简单具有雌激素样活性的药物如己烯雌酚（diethylstilbestrol, stilbestrol）虽非甾体化合物，但根据其立体结构可将其视为断裂的甾体结构的化合物。

【生理及药理作用】

1. 促进生长发育和形成月经周期　生理剂量的雌激素促使女性性器官和第二性征的发育成熟，并参与形成月经周期。雌激素能使子宫内膜增生变厚进入增生期，并在黄体酮的协同作用下使子宫内膜转变至分泌期状态，同时提高子宫平滑肌对缩宫素的敏感性。雌激素还能使阴道上皮增生，浅表层细胞发生角化。

雌激素在男性生长发育过程中同样发挥着重要作用。当缺乏雌激素时，男性青春期开始的年龄虽不受影响，但能导致青春期快速生长缺钙，延缓骨骼成熟与骨骺闭合，青春期生长平缓直至成年期。某些个体可因雌激素缺乏导致高促性腺素症，睾酮水平升高，进而影响糖类代谢与生育功能。

2. 排卵　较大剂量的雌激素可抑制下丘脑垂体系统分泌 GnRH，产生抗排卵作用。但小剂量的雌激素，尤其是在孕激素的配合下能刺激促性腺激素的分泌，促进排卵。

3. 抑制乳汁分泌　大剂量的雌激素能干扰催乳素对乳腺的作用，抑制乳汁分泌。

4. 影响代谢　雌激素对年轻妇女可促进骨生成，加速骨骺闭合；对绝经后妇女可维持骨量。大剂量雌激素使血中三酰甘油和磷脂升高，胆固醇降低。雌激素还能提高血中高密度脂蛋白（HDL）水平，而降低低密度脂蛋白（LDL）水平。雌激素还有轻度水钠潴留和凝血作用。

【药动学】雌激素类药物可通过口服或注射等方式给药。天然雌激素因首过效应大，不宜口服给药，一般采用肌内注射，合成的炔雌醇、炔雌醚和己烯雌酚等在肝内破坏较慢，口服效果好，作用持久。油溶性制剂或与脂肪酸合成酯，进行肌注，可延缓吸收，延长作用时间。炔雌醇可储存于脂肪组织中，一次口服使用可维持 7～10 天。雌激素吸收后大部分与葡糖醛酸及硫酸结合并从肾排出，也有部分从胆道排泄并形成肝肠循环。

【临床应用】

1. 绝经期综合征　更年期妇女常因雌激素分泌减少，垂体促性腺激素分泌增多，造成内分泌平衡失调，可出现面颈红热、恶心、失眠等症状，严重者可有情绪不安及肥胖，称为更年期综合征或绝经期综合征。采用雌激素替代疗法可抑制垂体促性腺激素的分泌，减轻各种症状，并能防止雌激素水平降低所引起的病理性改变。绝经期和老年性骨质疏松可用雌激素与雄激素合并治疗。

2. 卵巢功能不全和闭经　卵巢功能不全、原发性或继发性的卵巢功能低下，均可引起外生殖器、子宫、第二性征的不发育、闭经等。用雌激素替代治疗，可以促进这类患者外生殖器、子宫、第二性征的发育，与孕激素合用可产生人工周期。

3. 功能性子宫出血　雌激素可促进子宫内膜增生，可用于雌激素水平低下所致的子宫内膜创面修复不良引起的持续少量阴道出血。同时也可适当配伍孕激素以调整月经周期。

4. 乳房胀痛和回乳　大剂量雌激素可抑制乳腺分泌乳汁，用于妇女停止哺乳后出现的乳房胀痛，俗称回奶，效果较好。这是大剂量的雌激素在乳腺水平干扰催乳素作用的结果。

5. 晚期乳腺癌　绝经 5 年以上的乳腺癌患者可用大量雌激素治疗，缓解率可达 40% 左右。但在绝经期以前的患者大量使用雌激素可能会促进肿瘤的生长，所以禁用。

6. 前列腺癌　大剂量雌激素能抑制垂体促性腺激素的分泌，使睾丸缩小，雄激素分泌减少，同时还能拮抗雄激素的作用，使前列腺肿瘤病灶退化，症状改善。

7. **骨质疏松与心血管疾病**　绝经后的妇女常因体内雌激素水平较低而出现骨丢失和胆固醇含量增高。因此，绝经后适量使用雌激素可预防骨质疏松和冠心病的发生。

8. **避孕**　参见本章女性避孕药。

9. **其他**　雌激素还可用于雄激素分泌过多所致的青春期痤疮。老年性阴道炎也可用雌激素进行治疗。

【不良反应与禁忌证】

（1）常见恶心、食欲缺乏，口服时多见。如能减少剂量或从低剂量开始，可减轻反应。

（2）长期大量应用可使子宫内膜过度增生及子宫出血。有子宫内膜出血倾向和内膜炎患者慎用。

（3）雌激素经肝灭活，可能引起胆汁淤积性黄疸，肝功能不良者慎用。本品还能引起水钠潴留，高血压、水肿和心力衰竭患者慎用。

（4）除了前列腺癌和绝经5年以上的肿瘤患者外，其他肿瘤患者禁用。

二、抗雌激素类药

雌激素阻断药是一类能与雌激素受体结合发挥竞争性拮抗雌激素作用的药物。其特点为对生殖系统表现为对雌激素的拮抗作用，而对骨骼系统和心血管系统发挥拟雌激素样作用。因此，该类药物可发挥重要的雌激素替代作用。

氯米芬（clomiphene）

其为三苯乙烯衍生物，结构与己烯雌酚相似。本品不仅能与雌激素受体结合竞争性拮抗雌激素的作用，而且本身也有较弱的雌激素活性，能促进人的腺垂体分泌促性腺激素，从而诱使排卵。可能的作用机制为阻断下丘脑的雌激素受体，消除雌二醇的负反馈抑制作用。临床主要用于功能性不孕症，对卵巢和垂体功能完全丧失者无效。本药还用于月经紊乱及闭经、乳房纤维囊性疾病和晚期乳腺癌等患者。连续大剂量服用可引起卵巢肥大，一般停药后能自行恢复，但卵巢囊肿患者禁用。

他莫昔芬（tamoxifen）

其为雌激素受体阻断药。对与肿瘤密切相关的蛋白激酶C具有特异性的抑制作用，临床用于治疗绝经期后的乳腺癌。不良反应有恶心、呕吐等，并有可能引起子宫内膜癌。

托瑞米芬（toremifene）

其为第二代雌激素受体阻断药，临床主要用于治疗乳腺癌。与第一代雌激素受体阻断药相比，本品具有不良反应少、不易引起子宫内膜癌、对雌激素受体阴性的乳腺癌患者也有效等优点。

三、孕激素类药

【来源与分类】孕激素（progestogens）主要由卵巢黄体分泌，妊娠3～4个月后，黄体逐渐萎缩而由胎盘分泌取代之，直至分娩。在近排卵期的卵巢和肾上腺皮质中也有一定量的孕激素产生。天然孕激素为黄体酮（progesterone，孕酮），含量极低。临床应用的孕激素是人工合成品及其衍生物（图32-3）。

孕激素类药按其化学结构不同可分为两大类：

1. **17α-羟孕酮类**　为黄体酮的衍生物，包括甲羟孕酮（medroxyprogesterone）、甲地孕酮（megestrol）、氯地孕酮（chlormadinone）及长效己酸孕酮（17α-hydroxyprogesterone caproate）等。

2. **19-去甲睾酮类**　为孕炔酮（ethisterone）的衍生物，包括炔诺酮（norethisterone）、双醋炔诺醇（ethynodiol diacetate）、炔诺孕酮（norgestrel）等。

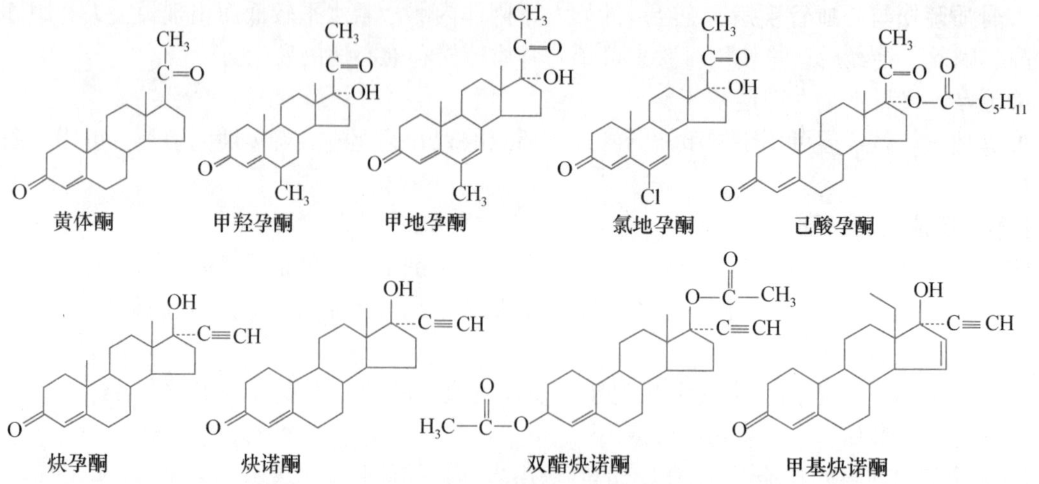

图 32-3　孕激素类药物化学结构

【生理及药理作用】

1. 生殖系统　在雌激素的协同作用下，使月经后期的子宫内膜继续增厚、充血、腺体增生，即由增殖期转变至分泌期，有利于孕卵的着床和胚胎的发育。降低子宫对缩宫素的敏感性，抑制子宫收缩，具有保胎作用。促进乳腺腺泡的发育，为哺乳做准备。抑制腺垂体分泌 LH，进而抑制卵巢排卵。

2. 代谢　孕激素的结构与醛固酮类似，可竞争性地拮抗醛固酮的作用，促进 Na^+、Cl^- 和水的排泄而利尿。

3. 升温作用　黄体酮可影响下丘脑体温调节中枢，有轻度地升高体温的作用，使月经周期的黄体相基础体温升高。

【药动学】口服后在胃肠及肝内迅速破坏，故需注射给药。血浆中的黄体酮大部分与蛋白质结合，游离的仅占 3%。人工合成的炔诺酮、甲地孕酮等在肝内破坏较慢，可口服，作用较强，是避孕药的主要成分。油溶液制剂肌内注射可发挥长效作用。孕激素代谢产物主要与葡糖醛酸结合经肾排出。

【临床应用】

1. 功能性子宫出血　黄体功能不足可致子宫内膜不规则的成熟与脱落，导致子宫出血。孕激素类药物能使子宫内膜协调一致地转变为分泌期，使月经恢复正常。

2. 痛经和子宫内膜异位症　雌激素与孕激素联合应用可抑制排卵，防止黄体分泌以减少子宫痉挛性收缩，达到治疗痛经的目的。大剂量孕激素能使子宫内膜萎缩，以治疗子宫内膜异位症。

3. 先兆流产与习惯性流产　孕激素可治疗因黄体功能不足所致的先兆流产与习惯性流产。但对原因不明的习惯性流产疗效不明显。安胎治疗不宜选用 19- 去甲睾酮类，因其具有雄激素活性，可使女性胎儿男性化。此外，黄体酮也可能导致胎儿生殖系统畸形。

4. 前列腺肥大与前列腺癌　大剂量孕激素可反馈性抑制垂体分泌间质细胞刺激素（ICSH），减少睾酮分泌，促使前列腺细胞萎缩退化，对前列腺肥大与前列腺癌有一定的治疗作用。

【不良反应】不良反应较少，偶有头晕、恶心及乳房胀痛。长期应用可引起子宫内膜萎缩，月经量减少，并易诱发阴道真菌感染。大剂量 19- 去甲睾酮可致肝损害。

四、抗孕激素类药

米非司酮（mifepristone，RU486）为孕酮受体部分激动剂。在体实验结果表明，孕激素存在时，米非司酮对 A 型和 B 型黄体酮受体均具有竞争性拮抗作用，与黄体酮受体的亲和力明显强于黄体酮。但是，离体实验发现，在一定剂量范围内，米非司酮则表现为激动剂的作用。此外，米非司酮还具有抗糖皮质激素的药理作用。与米非司酮不同的是，奥那司酮（ZK98299）则属于纯黄体酮受体阻断药，在体和离体实验均表明奥那司酮对黄体酮受体具有明确的拮抗作用。

米非司酮竞争性与子宫内膜的黄体酮受体结合，抑制黄体酮的生理作用，发挥诱导月经、阻止受精卵着床、促进宫颈成熟的药理作用。此外，明显增加妊娠子宫对前列腺素的敏感性。口服米非司酮 T_{max} 为 $1 \sim 3$ h，血浆蛋白结合率 98%，生物利用度 70%，消除 $t_{1/2}$ 约 21 h。临床上，可用于抗早孕、胎死宫内引产、妇科手术（如宫颈扩张、刮宫术、子宫内膜标本取材）等。小剂量米非司酮序贯合并前列腺素类药物如吉美前列腺素（gemeprost），终止早孕效果比较好。

常见不良反应包括恶心、呕吐、下腹痛、眩晕、乏力、肛门坠胀感、子宫出血，可出现皮疹。合用前列腺素后，腹痛明显。不宜与利福平、巴比妥类、苯妥英钠、卡马西平、阿司匹林、非甾体抗炎药、肾上腺皮质激素合用。

五、女性避孕药

避孕药（contraceptives）是一类能阻碍受孕或防止妊娠的药物。生殖过程包括精子和卵子的形成与成熟、排卵、受精、着床及胚胎发育等多个环节，阻断其中的任何一个环节都可达到避孕和终止妊娠的目的。由于上述环节多发生在女性体内，所以目前常用的避孕药多为女性避孕药。避孕药主要为甾体类化合物，通过抑制排卵、抗着床和影响子宫胎盘功能发挥避孕作用。避孕药具有应用广、服用时间长、安全度要求高、有效率达 99% 以及停药后可恢复生育力等特点。

（一）抑制排卵药

【药理作用】由不同类型雌激素和孕激素配伍组成，主要通过抑制排卵而发挥避孕作用。雌激素和孕激素通过负反馈机制抑制下丘脑 GnRH 的释放，减少 FSH 和 LH 的分泌，进而使卵泡的生长过程受到抑制并抑制排卵。停药后腺垂体恢复产生和释放 FSH 与 LH 的功能，卵巢排卵功能也很快恢复。如按规定服药，避孕效果可达 99% 以上。

该类药物还能干扰生殖过程的其他环节，如抑制子宫内膜的正常增生，内膜萎缩，不适宜着床；影响子宫和输卵管的正常活动，改变受精卵的运行速度，以致受精卵不能适时到达子宫；使宫颈黏液变得黏稠，使精子不易进入宫腔等。

【不良反应】

1. 类早孕反应　用药初期少数妇女可出现恶心、呕吐、择食等类早孕现象，坚持用药 $2 \sim 3$ 个月后减轻或消失。

2. 子宫不规则出血与闭经　在服药的最初几个周期少数妇女可发生子宫不规则出血，可加服炔雌醇或己烯雌酚控制出血。1% $\sim$ 2% 的服药妇女也可发生闭经，一般见于服药前月经即不正常者。如连续 2 个月闭经，应予停药。

3. 凝血功能亢进　促进凝血功能，可诱发血栓性静脉炎、肺栓塞或脑血管栓塞等。

4. 乳汁减少　少数哺乳期妇女可出现乳汁减少。长效口服避孕药可通过乳汁影响幼儿，使其乳房肿大。

5. 其他　可能出现痤疮、皮肤色素沉着和水肿等症状。

【禁忌证】充血性心力衰竭或有高血压、水肿倾向者慎用。急慢性肝病及胰岛素依赖型糖尿病患者禁用。长期用药出现乳房肿块时，应立即停药。宫颈癌患者禁用。

（二）抗着床避孕药

该类药物中含大量孕激素，主要通过干扰子宫内膜的正常发育并影响其功能，不利受精卵着床以达到避孕目的，也称为探亲避孕药或事后避孕药。主要作用特点为用药时间不受月经周期的影响，无论在排卵前、排卵期和排卵后服药，均有效。

一般于同居当晚或事后服用，同居 14 日以内需连服 14 片，超过 14 日者应接服口服避孕片

1号或2号。不良反应少，如类早孕反应等，一般不需处理。

多相甾体避孕药

为了更进一步保证避孕效果，同时减少上述常用甾体避孕药的副作用，近年来，一类新型多相甾体避孕制剂得到研发与应用，如炔诺酮双相片、三相片和炔诺孕酮三相片。这些制剂的含量与服用方法更趋向正常性周期雌激素/孕激素的分泌规律，雌激素含量相对固定，而孕激素含量减少并按2～3个时相递增以模拟正常的月经周期变化规律，所以临床效果更好，不良反应发生的频率和程度均减少。

（三）影响子宫和胎盘功能药

米非司酮（mifepristone）为人工合成的抗孕激素类药。因其能与黄体酮受体结合但本身却无黄体酮作用，从而抑制了体内黄体酮与受体的结合，使受精卵着床后缺乏黄体酮导致自然流产。但该药兴奋与收缩子宫平滑肌的作用不强，单用时难以将妊娠产物完全排出宫腔，易导致不完全流产。因此，临床多与前列腺素类似物序贯配伍应用，用于终止早孕。米非司酮还具有软化和扩张子宫颈的作用，并增加子宫对前列腺素类的敏感性，所以，小剂量的前列腺素类似物与米非司酮合用既可减少前列腺素的副作用，又可显著提高完全流产率。

不良反应为恶心、呕吐、头晕、腹痛等和抗糖皮质激素作用。

（四）外用避孕药

外用避孕药多为一些具有较强杀精作用的药物，一般制成胶浆、片剂或栓剂等。阴道给药后，药物可自行溶解或散布于子宫颈表面及阴道壁，发挥杀精避孕作用。常用的杀精药物有壬苯醇醚（nonoxynol）、苯醇醚（menfogel）等。棉酚从阴道给药也具有较强的杀精活性。

六、子宫平滑肌兴奋药和子宫收缩抑制药

子宫的生理学和药理学反应可以随月经周期和孕期的变化而不完全相同。子宫基底部的起搏肌细胞发出的动作电位可以引起子宫平滑肌自主性节律收缩，性激素对起搏肌细胞的电生理活动具有调节作用。非孕期人子宫在增生期存在轻微的自主性节律收缩，而在黄体期和经期时则明显增强。妊娠早期，子宫自主性节律收缩受到抑制。妊娠晚期，其强度和频率均明显增加，分娩时子宫收缩变得更加强烈和协调。除了性激素，子宫收缩还受自主神经系统的支配，β_2肾上腺素受体兴奋可抑制子宫收缩，而α肾上腺素受体兴奋则增强子宫收缩。

（一）子宫平滑肌兴奋药

催产素（oxytocin）、麦角新碱（ergometrine）和前列腺素（prostaglandins）可兴奋妊娠子宫，对分娩具有重要作用。

催产素（oxytocin）

催产素，又称缩宫素，是一种垂体神经激素。由下丘脑视上核和室旁核的巨细胞产生，经下丘脑-垂体轴神经纤维输送到神经垂体分泌进入血液循环。人催产素的化学结构为半胱氨酸-酪氨酸-异亮氨酸-谷氨酰胺-天冬氨酸-半胱氨酸-脯氨酸-亮氨酸-甘氨酸-NH_2，与抗利尿激素（半胱氨酸-酪氨酸-苯丙氨酸-谷氨酰胺-天冬氨酸-半胱氨酸-脯氨酸-精氨酸-甘氨酸-NH_2）非常相似。临床所使用的催产素为人工合成制剂。

催产素主要的药理作用是刺激子宫收缩。妊娠期间，催产素受体的合成增加，足月子宫对催产素高度敏感，缓慢静脉滴注给药，可引起子宫高度协调的节律性收缩，达到催生引产的作用。催产素产生子宫收缩的幅度和频率呈剂量依赖性。低剂量时，宫缩间期的子宫可完全松弛；较大剂量时，子宫收缩频率加快，且宫缩间期子宫松弛不完全；更高剂量时，则产生持久性收缩，可能导致胎儿窘迫或死亡。此外，催产素具有多种生理功能，尤其是对中枢神经系统的影响更加广泛。临床上主要用于催生引产、缩短第三产程和产后止血。催产素具有较弱的抗利尿作用，可引起水潴留，可能加重先兆子痫、心脏病、肾病等患者的病情。

麦角新碱（ergometrine）

麦角新碱，又称 D- 麦角酸 -β - 氨基丙醇。麦角（claviceps purpurea）是一种生长在黑麦中的真菌，含有多种活性物质。1935 年从麦角中分离得到麦角新碱，可用来合成致幻剂麦角酰二乙胺（LSD），被列入管制目录。麦角新碱常用其马来酸盐，选择性刺激子宫平滑肌，产生强烈而持久的子宫收缩作用。麦角新碱的药理作用与子宫的生理状态和用药剂量有关。与催产素作用不同的是，麦角新碱对宫底和宫颈都可以引起很强的收缩作用，大剂量产生强直性收缩。此外，麦角新碱还具有一定的收缩血管功能。目前，麦角新碱对子宫平滑肌的作用机制还不清楚，可能与 α 肾上腺素受体和 5- 羟色胺受体有关。临床上主要用于治疗产后子宫出血、月经过多等。口服吸收好，6 ～ 15 min 可引起宫缩。肌内注射 2 ～ 3 min 生效，静脉注射立即见效。药物作用持续 3 ～ 6 h。肝内代谢，经肾排出。常见不良反应包括呕吐、恶心、头痛、视物模糊、血压升高，可引发心绞痛。

前列腺素（prostaglandins）

子宫内膜和肌层，尤其是增生期的子宫肌层和月经期前的子宫内膜，可以产生大量的前列腺素。其中，PGE 和 PGF 可刺激妊娠子宫与非妊娠子宫收缩。孕期的子宫平滑肌对前列腺素的敏感性增加。此外，前列腺素与痛经和月经过多有关。前列腺素对分娩的药理学作用机制尚不完全清楚，环加氧酶可能参与其中。目前，前列腺素制剂多为 PGE 和 PGF 同系物，如卡前列素（carboprost）、地诺前列酮（dinoprostone，PGE2）、米索前列醇（misoprostol，PGE1 类似物）和吉美前列素（gemeprost，PGE1 类似物）。这些药物可以作用于妊娠期子宫，产生协调收缩，使宫底收缩而宫颈处于松弛状态。值得注意的是，PGE 和 PGF 制剂可导致孕早期或者中期流产，又不能使宫腔内物质排出。吉美前列素、米索前列醇和地诺前列酮的栓剂或片剂都可以经阴道给药，也可以溶解后经羊膜外途径给药。卡前列素可进行深部肌内注射给药。临床上主要用于助产、终止早期妊娠等。常见不良反应包括子宫疼痛、恶心、呕吐，甚至心血管性虚脱等。

（二）子宫收缩抑制药

子宫收缩抑制药包括选择性 β2 肾上腺素受体激动药如利托君（ritodrine）或沙丁胺醇（salbutamol）、环加氧酶抑制药如吲哚美辛（indometacin）以及催产素受体阻断药阿托西班（atosiban）。这些药物可以使妊娠子宫松弛，延缓分娩。但是，尚不能证明任何用于延缓分娩的药物可以改善早产婴儿的状况。环加氧酶抑制药也可能对婴儿造成不利的影响，如肾功能障碍、动脉导管延迟性闭合等。常见不良反应包括血管舒张、呕吐、恶心、高血糖症等。

第三节　与男性生殖系统相关的药物

一、雄激素类药

【来源与化学结构】天然雄激素睾酮（testosterone，睾丸素）主要由睾丸间质细胞所分泌，肾上腺皮质、卵巢和胎盘也有少量分泌。临床常用的雄激素为人工合成品或衍生物，如甲睾酮（methyltestosterone，甲基睾丸素）、丙酸睾酮（testosterone propionate）及苯乙酸睾酮（testosterone phenylacetate）等（图 32-4）。

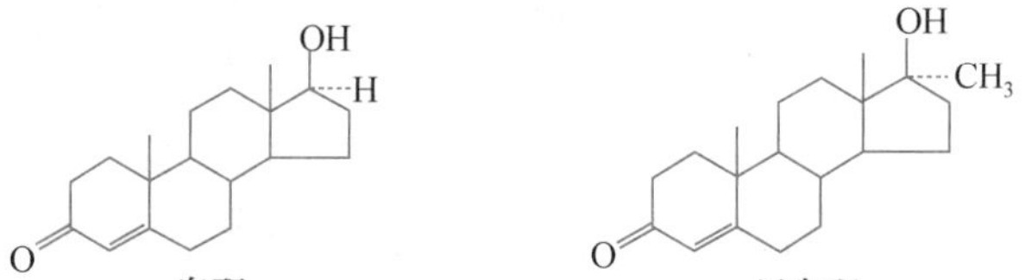

睾酮　　　　　　　甲睾酮

图 32-4　雄激素类药物的化学结构

【生理及药理作用】

1. 生殖系统　促进男性性征和性器官的发育与成熟。睾丸间质细胞在 LH 的作用下合成和分泌睾酮，后者与 FSH 共同作用于生精细胞，使精子成熟并在附睾中保持活性。因此，精子的成熟有赖于 LH、FSH 和雄激素的协同作用。睾酮又可反馈性地抑制腺垂体分泌促性腺激素，对男性可减少雄激素的分泌，对女性可减少雌激素的分泌，并有一定的抗雌激素的作用。

2. 同化作用　雄激素具有明显的同化作用，促进蛋白质的合成，同时可减少氨基酸的分解，减慢异化作用，使肌肉增长，体重增加，同时减少水、钠、钙、磷排泄。

3. 骨髓造血功能　主要通过促进肾分泌促红细胞生成素以及直接刺激作用提高骨髓的造血功能，大量的雄激素在骨髓造血功能低下时可增加红细胞的生成。

4. 其他　雄激素可促进免疫球蛋白合成，增强机体免疫功能，并具有糖皮质激素样抗炎作用。此外，雄激素还具有一定的降胆固醇作用。

【药动学】睾酮口服易吸收，但在肝中被迅速破坏，故口服无效。多采用油溶液肌内注射，或片剂植入皮下，吸收缓慢，作用可维持 6 周。人工合成品吸收缓慢，作用持久。甲睾酮不易被肝破坏，口服有效，也可舌下给药。雄激素类药物的代谢产物与葡糖醛酸或硫酸结合失去活性，经尿排出。

【临床应用】

1. 睾丸功能不全　对先天性或后天缺损无睾症或睾丸功能不全的类无睾症，可用雄激素进行替代疗法。

2. 功能性子宫出血　利用雄激素可拮抗雌激素的作用，使子宫平滑肌和血管收缩，内膜萎缩而止血。对严重出血的病例，用己烯雌酚、黄体酮和丙酸睾酮的混合物注射治疗，可取得良好的止血效果，停药后则出现撤退性出血。

3. 晚期乳腺癌　对晚期乳腺癌和乳腺癌转移者，采用雄激素治疗可使部分病情缓解。这可能与其抗雌激素作用有关，也可能通过抑制垂体促性腺激素的分泌，减少卵巢分泌雌激素而发挥作用。此外，雄激素还有对抗催乳素刺激乳腺癌生长的作用。

4. 再生障碍性贫血及其他贫血　多用丙酸睾酮或甲睾酮改善骨髓造血功能，使血中红细胞数量增加。

5. 虚弱　对多种消耗性疾病、骨质疏松、生长缓慢、损伤等情况，可用小剂量雄激素治疗，通过其同化作用使患者食欲增强，加速体质恢复。

【不良反应与禁忌证】

1. 男性患者可出现性欲亢进，但长期使用反而引起睾丸萎缩，精子生成受抑制。女性患者长期使用可引起男性化现象，如出现痤疮、多毛、声音变粗、闭经、乳腺退化等。

2. 胆汁淤积性黄疸　雄激素特别是 17α 位有烷基的睾酮类药物对肝有一定毒性，可引起胆汁淤积性黄疸。用药过程中如发现肝功能不良或黄疸，应立即停药。

3. 其他　雄激素具有水钠潴留的作用，肾炎、肾病综合征、高血压以及心力衰竭患者应慎用。孕妇及前列腺癌患者禁用。

二、蛋白合成同化类药

同化激素（anabolic steroids）是一类同化作用强、雄激素作用较弱的睾酮衍生物，如苯丙酸诺龙（nandrolone phenylpropionate）、美雄酮（methandrostenolone）、司坦唑醇（stanozolol）和羟甲烯龙（oxymetholone，康复龙）等（图 32-5）。

同化激素有较强的蛋白质合成作用，临床主要用于蛋白质同化作用不足或异化作用过度的情况，如严重烧伤、手术后、慢性消耗性疾病、老年性骨质疏松和肿瘤恶病质患者。应用时应同时增加食物中的蛋白质成分。

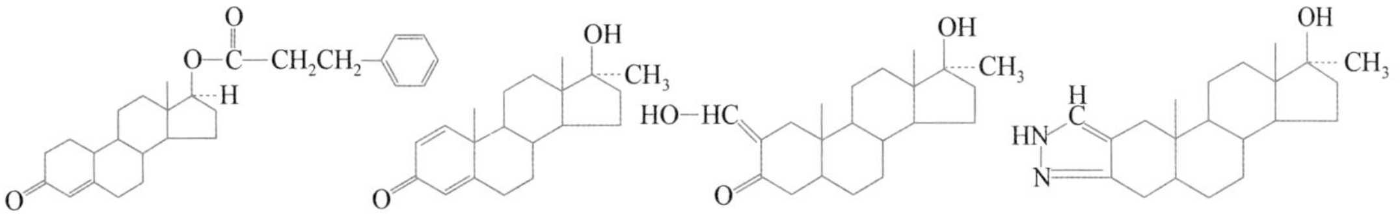

苯丙酸诺龙	美雄酮	司坦唑醇	羟甲烯龙

图 32-5 同化激素的化学结构

不良反应与雄激素类似。长期使用可使女性轻微男性化，水钠潴留，有时可致胆汁淤积性黄疸。肾炎、肝功能不良以及心力衰竭患者应慎用。孕妇及前列腺癌患者禁用。

三、抗雄激素类药

氟他胺（flutamide）属于非甾体类抗雄激素药物。主要活性代谢产物为 2- 羟基氟他胺，可以与雄激素受体结合，抑制靶组织摄取睾酮及其生物活性，发挥抗雄激素的药理作用。氟他胺可以引起反馈性调节效应，促进 FSH 和 LH 释放，增加睾酮的血浆浓度。与 GnRH 如亮丙瑞林（leuprolide）合用可完全阻断睾酮的作用，并抑制反馈性调节效应，防止睾酮代偿性增加。血浆 $t_{1/2}$ 为 5～6 h。临床上用于治疗前列腺癌或良性前列腺肥大。与 GnRH 合用明显增加治疗转移性前列腺癌的疗效。常见不良反应为胃肠道不适和男性乳房女性化。

非那雄胺属于 4- 氮甾体化合物，是一种特异性 II 型 5α- 还原酶抑制药，可以抑制睾酮转化为生物活性更强的二氢睾酮，降低血液和靶组织（如前列腺、皮肤等）中二氢睾酮的浓度。二氢睾酮可以促进前列腺的生长发育和良性增生，因此，降低血液和前列腺组织中的二氢睾酮浓度，可以抑制前列腺增生。非那雄胺口服易吸收，血浆 $t_{1/2}$ 约为 7 h。临床上用于治疗良性前列腺增生。

几乎所有的雌激素和孕激素类药物均对雄激素具有拮抗作用。雌激素类药物通过抑制促性腺激素的分泌，降低血液和靶组织（如前列腺、皮肤等）中雄激素水平。孕激素类药物则可以直接竞争性地与靶组织中的雄激素受体结合，阻止雄激素发挥作用。环丙孕酮（cyproterone）是 17-羟孕酮类衍生物，具有很强的抗雄激素作用和微弱的孕激素活性。环丙孕酮除了竞争性地与靶组织中雄激素受体结合外，还可以作用于垂体，抑制促性腺激素的合成和分泌，降低体内睾酮水平。环丙孕酮的血浆 $t_{1/2}$ 约为 38 h。15- 羟基环丙孕酮为主要代谢物，临床用于治疗前列腺癌、女性男性化、女性痤疮、男性性早熟。此外，还可以治疗男性性欲亢进，国外已用来治疗男性性犯罪。

四、男性避孕药

男性避孕药主要通过抑制精子形成或杀灭精子而达到避孕目的。

临床常用的抑精男性避孕药为棉酚（gossypol），它是由棉花根、茎和种子中提取的黄色酚类物质。棉酚主要作用于睾丸细精管的生精上皮细胞，使精子数量减少直至无精。停药后生精功能可逐渐恢复。用法为每天 20 mg，连服 2 个月即可达到节育标准，有效率达 95% 以上。常见不良反应有乏力、食欲减退、恶心呕吐、心悸和肝功能受损等。如发生低血钾和肌无力症状，应予以处理。

杀精子药物对精子的伤害作用有时能引起胎儿异常，并影响性欲，所以难以推广。目前仍在试用的药物有庚酸睾酮。每周肌注 200 mg，连续 4 个月可进入无精子状态并持续 1 年以上。

五、勃起功能障碍治疗药

男性阴茎的勃起功能受生理和心理因素双重影响。勃起时，阴茎海绵体平滑肌松弛，血窦充血，压迫小静脉丛导致静脉回流受阻，海绵体内压力增加，可达数百毫米汞柱。阴茎海绵体平滑肌的松弛受细胞内一氧化氮（NO）和环磷酸鸟苷（cGMP）水平的调节。勃起功能障碍的病因非常复杂，可能是器质性和心理因素双重作用的结果，并形成一个恶性循环。磷酸二酯酶（phosphodiesterase，PDE）抑制药对勃起功能障碍具有很好的治疗效果。西地那非（sildenafil）是第一个用来治疗勃起功能障碍的选择性 PDE5 抑制药，随后他达拉非（tadalafil）和伐地那非（vardenafil）被批准用于治疗勃起功能障碍。与西地那非相比，他达拉非的作用维持时间更长。PDE5 抑制药可以抑制 PDE5，增加海绵体内 cGMP 水平，松弛海绵体平滑肌，增加海绵体血液流入，导致阴茎勃起，达到治疗目的。西地那非口服吸收迅速，空腹口服 30 ～ 120 min 后血浆浓度可达峰值，进食可延迟达峰时间。因此，需要在性活动前 1 h 或提前更多时间口服，通常按单一剂量服用。西地那非与硝酸酯类药物存在明确的药物相互作用。硝酸酯类药物同样可以增加细胞内 cGMP 含量，其相互作用显著强化。因此，硝酸酯类药物包括尼可地尔（nicorandil），禁忌与任何 PDE5 抑制药联合服用。常见不良反应包括低血压、头痛、潮红、视觉障碍等。遗传性视网膜疾病患者禁用。

思考题

1. 人体是如何调节性激素分泌的？
2. 雌激素、孕激素、雄激素、同化激素的药理作用和临床用途是什么？
3. 避孕药的分类与药理作用是什么？

（李　敏　梁建辉）

第三十三章　胰岛素与口服降糖药

学习要求：

1. 掌握胰岛素的药理作用及主要不良反应
2. 熟悉常用口服降糖药的作用特点、临床应用及不良反应
3. 了解胰岛素及口服降糖药的作用机制

糖尿病是以慢性高血糖（空腹血糖＞7.0 mmol/L，或餐后2 h血糖＞11.1 mmol/L）为特征的代谢性疾病，慢性高血糖是由于胰岛素分泌不足和（或）降血糖作用减弱（胰岛素抵抗）所致。主要临床表现为"三多一少"，即多尿、多饮、多食及体重减轻。胰岛素在糖原、蛋白质和脂肪合成及分解中发挥重要作用。脂肪分解过多时，血液中的乙酰乙酸和β-羟丁酸（可致酸中毒）与丙酮（酮体）含量增高，引起糖尿病酮症酸中毒。此外，糖尿病的急性并发症还包括糖尿病高渗状态和乳酸性酸中毒。慢性高血糖可以造成多组织和多器官，尤其是眼、肾、神经系统、心血管长期渐进性损伤和功能缺陷，甚至导致功能衰竭。

糖尿病的临床分类为：①1型糖尿病为胰岛素依赖型糖尿病（insulin dependent diabetes mellitus，IDDM），多见于青少年，发病较快，临床症状明显，常伴酮症酸中毒。该型糖尿病多为胰岛β细胞发生细胞介导的自身免疫性损伤所致，须用胰岛素治疗。②2型糖尿病为非胰岛素依赖型糖尿病（non-insulin dependent diabetes mellitus，NIDDM），多见于成年肥胖者，发病相对较缓慢，临床症状较轻。该型糖尿病病因复杂，多与遗传因素有关，不需依赖胰岛素治疗。多数患者经严格控制饮食或用口服降糖药后可控制病情，少数无效者也可用胰岛素治疗。③其他，包括继发性糖尿病和所有病因明确的糖尿病等。

糖尿病一般采取综合治疗的原则，在控制饮食和体育锻炼的基础上应用降糖药，使患者的血糖控制在正常或接近正常的范围，纠正代谢紊乱，防止和减少并发症。临床治疗糖尿病的主要药物包括：①胰岛素；②促胰岛素分泌型药物（如磺酰脲类）；③胰岛素增敏剂（如罗格列酮）；④糖调节剂（如α-葡萄糖苷酶抑制药）；⑤肠促胰岛素增强药（如GLP-1受体激动剂和DPP-4抑制药）；⑥胰淀素类似物（如普兰林肽）。

第一节　胰　岛　素

【生物合成与分泌】胰岛素（insulin）是由胰岛β细胞分泌的一种分子量为5734 Da的酸性蛋白质，由含21个氨基酸的A链和含30个氨基酸的B链通过二硫键相连而成。药用胰岛素可经猪、牛胰腺提取获得，人胰岛素也可通过替换猪胰岛素B链第30位的丙氨酸为苏氨酸而获得。1982年以后，应用DNA重组技术生物合成的人胰岛素也相继用于临床。

【药理作用】

1. 促进代谢

（1）糖代谢：胰岛素可增加葡萄糖的转运，还可加速葡萄糖的氧化和酵解，促进糖原的合成

与储存；同时，胰岛素可抑制糖原的分解与糖异生，使血糖的利用增加而来源减少，产生降血糖作用。

（2）脂肪代谢：胰岛素可增加脂肪酸的转运，促进脂肪合成并抑制其分解，减少游离脂肪酸和酮体的生成。

（3）蛋白质代谢：胰岛素可增加氨基酸的转运与蛋白质的合成，抑制蛋白质的分解。

2. 促生长作用　胰岛素与胰岛素样生长因子（insulin like growth factor，IGF）具有相似的结构，IGF-1 和 IGF-2 已从血中分离得到。已知各组织中均有 IGF-1 受体，胰岛素可与 IGF-1 受体结合，发挥促生长作用。胰岛素的促生长作用也与其促进蛋白质、脂肪和核酸等合成有关。

【作用机制】胰岛素与靶细胞上的糖蛋白受体结合后，产生多种生物效应。胰岛素受体几乎存在于所有哺乳动物细胞，受体数量较多的组织为肝、肌肉及脂肪；含量较少的为循环血细胞、脑细胞及性腺细胞。

胰岛素受体是由两个 135 kDa 的 α 亚单位和两个 95 kDa 的 β 亚单位组成的大分子蛋白质复合物。α 亚单位含胰岛素结合部位，位于胞外，β 亚单位为跨膜蛋白，其胞内部分含酪氨酸蛋白激酶。胰岛素产生生物效应的机制为：①胰岛素与 α 亚单位结合并移入胞内，激活 β 亚单位上的酪氨酸蛋白激酶，使酪氨酸残基磷酸化，进一步引起底物蛋白磷酸化与去磷酸化等一系列级联反应。②通过 G 蛋白激活特定的磷脂酶 C，进而水解细胞膜上的糖基化磷脂酰肌醇产生磷脂酰肌醇聚糖及二酰甘油，此后以双信号系统调节。在细胞内，糖基化磷脂酰肌醇与丝氨酸蛋白激酶磷酸酶相互作用，调节细胞内多种酶、底物和蛋白的磷酸化与去磷酸化，如激活糖原合成酶、丙酮酸脱氢酶等调节糖代谢。在胞膜上，二酰甘油激活蛋白激酶 C，促进葡萄糖及氨基酸等转运进入细胞，激活 Na^+-K^+-ATP 酶活性及 Na^+/H^+ 交换，促进 K^+ 进入细胞。③胰岛素也可使葡萄糖转运蛋白从细胞内重新分布到细胞膜，进而加速葡萄糖的转运。

【药动学】胰岛素容易被消化酶破坏，口服无效，须注射给药，皮下注射吸收快。吸收后血浆蛋白结合率低于 10%，主要经肝、肾灭活，由谷胱甘肽转氨酶还原二硫键，再经蛋白水解酶水解成短肽或氨基酸，同时，胰岛素也可由胰岛素酶直接水解。$t_{1/2}$ 为 9～10 min，作用时间可维持数小时。严重肝、肾功能不良者影响其灭活。

【临床应用】

1. 糖尿病　对胰岛素缺乏所致的多型糖尿病均有效。①主要用于 1 型糖尿病和 2 型糖尿病经饮食和口服降糖药治疗未获得良好控制者；②用于糖尿病酮症酸中毒、高血糖高渗性昏迷、乳酸性酸中毒伴高血糖；③有严重合并症的各型糖尿病，如合并重症感染、高热、妊娠、创伤及手术等；④全胰切除引起的继发性糖尿病。

2. 细胞内缺钾　临床上将葡萄糖、胰岛素、氯化钾合用（GIK），可促进钾内流以纠正细胞内缺钾，提供能量以防治心肌梗死时的心律失常。

【制剂分类】按作用时效的长短，可分为短、中、长效胰岛素制剂。

1. 常规胰岛素（regular insulin，RI）、半慢胰岛素（semilente insulin）、结晶锌胰岛素（crystalline zinc insulin，CZI）为短效型制剂，适用于重症糖尿病和酮症酸中毒等，一般采用皮下注射，每日 3～4 次，前两者还可静脉注射。

2. 中性鱼精蛋白锌胰岛素（neutral protamine hagedorn，NPI；isophane）及胰岛素锌悬液（insulin zinc suspension，IZS）又称慢胰岛素（lente insulin）为中效型制剂，每日采用皮下注射 1～2 次。

3. 鱼精蛋白锌胰岛素（protamine Zinc insulin，PZI）及特慢胰岛素（ultralente insulin）为长效型制剂，每日采用皮下注射 1 次。

胰岛素的使用应根据病情选择剂型和用量。对重症及伴有严重并发症的糖尿病患者应首选短效胰岛素，剂量确定后再选用中效或长效剂型。用量应根据病情轻重、饮食、运动等因素的不同个体化给药。一般情况下，普通胰岛素的起始剂量为每日 24 U，分 3 次分别于三餐前 15～30 min 皮下注射，根据每日尿糖或血糖总量超过正常值的差值来调整用量，逐步调整尿糖至（＋～±）为宜。

【不良反应】

1. 低血糖 胰岛素用量过大或未按时进食时容易发生。患者血糖降至一定浓度时可出现饥饿感、出汗、心搏加快、焦虑、震颤等症状，严重者可出现低血糖休克，如不及时抢救可引起死亡。为了预防低血糖的发生，应让患者了解其前驱症状，并随身携带糖类食品以备进食。对已发生低血糖的患者，症状较轻者可口服糖水，重者应立即静脉注射 5% 葡萄糖溶液 20～40 ml 救治。有些老年患者发生低血糖时往往缺乏典型症状，而迅速表现为昏迷，称为"无警觉性低血糖昏迷"。

2. 过敏反应 多因使用牛胰岛素所致。异种蛋白刺激机体产生相应抗体如 IgE 等而引发过敏反应。一般反应较轻，出现荨麻疹、血管神经性水肿等，偶见过敏性休克。必要时可选用 H_1 受体阻断药和糖皮质激素治疗，也可换用高纯度胰岛素或人胰岛素。

3. 胰岛素耐受 糖尿病患者应用超过常用量（200 U）的胰岛素后仍未出现明显的低血糖反应，称为胰岛素耐受。急性耐受性可由创伤、手术和情绪激动等诱发，可能与血中具有抗胰岛素作用的肾上腺皮质激素的增多有关。处理方案为及时清除诱因，并加大胰岛素用量。慢性耐受性可能与体内产生抗胰岛素受体抗体或靶细胞膜上胰岛素受体数量减少有关。处理方法为换用高纯度胰岛素或人胰岛素，并适当调整剂量。

4. 脂肪萎缩 胰岛素注射局部皮下脂肪萎缩，如改用高纯度胰岛素可减轻该反应。

5. 反应性高血糖 在临床上，并非胰岛素剂量越大，降低血糖的效果越好。高剂量胰岛素可能引起机体代偿反应，促进生长激素、胰高血糖素、糖皮质激素等分泌增加而形成高血糖，甚至出现糖尿或者酮尿。反应性高血糖容易被误认为胰岛素用量不足而增加剂量，使血糖更加难以控制。

第二节 口服降糖药

口服降糖药可口服使用，克服了胰岛素使用方法的局限性，是治疗非胰岛素依赖型糖尿病（2 型）的主要手段。

一、磺酰脲类

【化学结构】自 1956 年第一个口服降糖药甲苯磺丁脲（tolbutamide，D860）应用以来，已有 20 多种同类药物在临床上使用，降血糖作用也提高了数十倍或上百倍。磺酰脲类（sulfonylureas，SU）药物具有相同的基本化学结构即苯磺酰脲，但两端侧链结构不同。第一代磺酰脲类有甲苯磺丁脲和氯磺丙脲（chlorpropamide），第二代磺酰脲类包括格列本脲（glibenclamide）、格列吡嗪（glipizide）、格列齐特（gliclazide）、格列美脲（glimepiride）等。构效关系的研究表明，第一代药物多在 R_2 侧链有变化，若在苯环左侧链（R_1）接入有芳香环的碳酰胺基，则成为第二代药物，降血糖作用大大增加，若以双环氮杂环取代右侧链 R_2，则不仅有降糖作用，还具有抑制血小板凝集和减少三酰甘油合成等作用，如格列齐特。各种磺酰脲类药物的化学结构见表 33-1。

表 33-1　磺酰脲类药物的化学结构

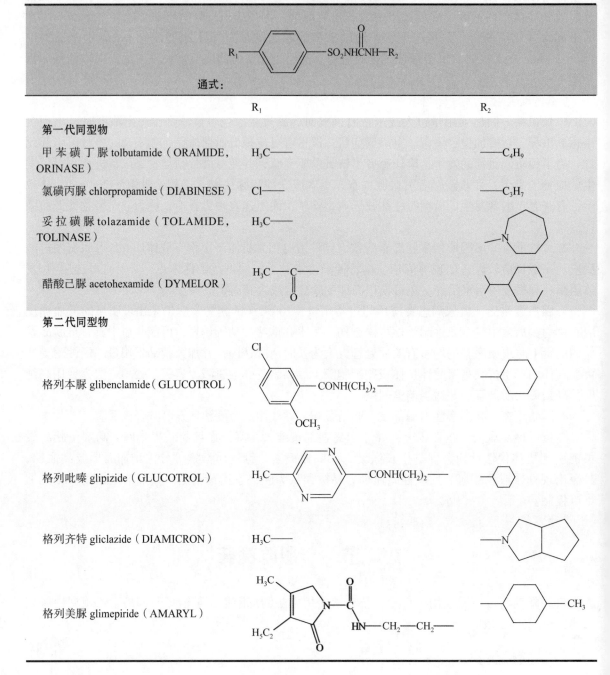

通式：R_1——〈〉——$SO_2NHCNHR_2$（C=O）

	R_1	R_2
第一代同型物		
甲苯磺丁脲 tolbutamide（ORAMIDE，ORINASE）	H_3C—	—C_4H_9
氯磺丙脲 chlorpropamide（DIABINESE）	Cl—	—C_3H_7
妥拉磺脲 tolazamide（TOLAMIDE，TOLINASE）	H_3C—	
醋酸己脲 acetohexamide（DYMELOR）	H_3C—C(=O)—	
第二代同型物		
格列本脲 glibenclamide（GLUCOTROL）		
格列吡嗪 glipizide（GLUCOTROL）		
格列齐特 gliclazide（DIAMICRON）	H_3C—	
格列美脲 glimepiride（AMARYL）		

【药理作用】

1. 降血糖作用　该类药物主要通过刺激胰岛 β 细胞释放胰岛素而发挥降血糖作用，因而对正常人及胰岛功能尚存的 2 型糖尿病患者有降血糖作用，但对严重糖尿病患者或胰腺全切的糖尿病患者无效。胰岛 β 细胞膜含有磺酰脲受体及与之相偶联的 ATP 敏感的 K^+ 通道和电压依赖性 Ca^{2+} 通道。当磺酰脲类药物与相应的受体结合时，ATP 敏感的 K^+ 通道被阻滞，K^+ 外流受阻，使细胞膜去极化，电压依赖性 Ca^{2+} 通道开放，胞内 Ca^{2+} 浓度增加，激活胞内蛋白激酶 A 或 C 等效应因子，进而促使胰岛素的分泌。长期用药且胰岛素水平已恢复至给药前水平的情况下，其降糖作用仍然存在，表明还有其他的胰腺外降血糖机制，例如通过抑制胰岛素代谢、提高靶细胞对胰岛素的敏感性、增加胰岛素受体的数目和亲和力等途径增强胰岛素的作用。还可能与减少胰高血糖素的分泌有关。

2. 抗利尿作用　氯磺丙脲可促进抗利尿激素分泌并增强其作用，发挥抗利尿作用，可用于治疗尿崩症。

3. 影响凝血功能　格列齐特等第二代磺酰脲类药物具有抑制血小板黏附、刺激合成纤溶酶原并恢复纤溶活性的作用，还能降低微血管对血管活性胺类的敏感性。这对预防和减轻糖尿病患者的微血管并发症有一定作用。

【药动学】本类药物口服吸收好，除氯磺丙脲外，多数药物吸收较快，经 2～6 h 血药浓度达峰值。药物与血浆蛋白结合率较高，如格列美脲的血浆蛋白结合率高达 99.5%。因此，当该类药物与其他药物（如保泰松、双香豆素）合用时应特别注意与血浆蛋白置换后出现的低血糖反应。多数药物经肝代谢成无活性的代谢产物，经肾排出。氯磺丙脲大部分以原型经肾排出，容易在体内蓄积而致低血糖，因此，老年人及肾功能不良者慎用。除氯磺丙脲的 $t_{1/2}$ 较长外，多数清除较快。

【临床应用】

1. 糖尿病　用于胰岛功能尚存，且经饮食控制无效的非胰岛素依赖型糖尿病患者，与胰岛素或双胍类药物合用有协同作用。对胰岛素耐受的患者可加用本药。用甲苯磺丁脲无效的患者，改用氯磺丙脲、格列本脲等仍有效。有些患者起初治疗有效，但经 6～12 个月有 10%～15% 的患者突然失效。对继发性失效者可用双胍类或 α-葡萄糖苷酶抑制药等联合治疗，但大多数患者最终需用胰岛素治疗。

2. 尿崩症　氯磺丙脲能促进抗利尿激素的分泌，0.1～0.3 g/d 可明显减少尿量。

【不良反应】一般较安全，不良反应较少。

1. 胃肠道反应　最常见的不良反应为恶心、呕吐、胃痛、厌食和腹泻，与剂量有关，减少剂量或继续服药可消失。极少数患者可出现肝损害和胆汁淤积性黄疸，应定期检查肝功能。

2. 低血糖　较少见，但后果严重。氯磺丙脲和格列本脲可引起持久性低血糖，若处理不当可引起不可逆性损伤或死亡，老年人或肝肾功能不良者更易发生。需反复注射葡萄糖解救持续性的低血糖。新型磺酰脲类较少引起低血糖。

3. 其他　大剂量氯磺丙脲可引起中枢神经系统症状，如精神错乱、嗜睡、眩晕、共济失调。少数患者可出现皮疹和红斑等过敏反应，也可见白细胞和血小板减少、溶血性贫血等血液系统反应。

二、双胍类

【化学结构】由双胍核加侧链构成，临床应用的有二甲双胍（metformin，甲福明）、苯乙双胍（phenformin，苯乙福明）和丁双胍（buformin，丁福明）。

二甲双胍　　　　　　　　　　　苯乙双胍

【药理作用】本类药物能明显降低糖尿病患者血糖水平，但对正常人的血糖无影响。与磺酰脲类不同的是它不能刺激胰岛 β 细胞分泌胰岛素，所以其降糖作用不依赖胰岛功能的完整性。双胍类的降血糖作用机制是促进组织对葡萄糖的摄取、减少葡萄糖经肠道吸收、增加肌肉组织中糖的无氧代谢、减少肝内糖异生而使肝葡萄糖生成减少，同时增加胰岛素与其受体的结合能力、抑制胰高血糖素的释放等。此外，本类药物还能降低高血脂患者的低密度脂蛋白、极低密度脂蛋白、三酰甘油和胆固醇，有助于延缓糖尿病患者血管并发症的发生。

【药动学】口服易吸收。二甲双胍吸收快，不与血浆蛋白结合，几乎全部以原型经肾排出，$t_{1/2}$ 为 2～3 h，肾功能损害者及老年患者慎用。苯乙双胍口服可吸收 50%～70%，服药后 2～4 h 血中药物浓度达高峰，蛋白结合率约为 20%，约 1/3 在肝内代谢，其余以原型经肾排出，$t_{1/2}$ 约为 3 h，作用可持续 4～6 h。丁双胍经肝代谢灭活，$t_{1/2}$ 为 1.5～3.8 h。

【临床应用】主要用于经饮食控制无效的轻、中度 2 型糖尿病患者，特别适用于对胰岛素耐受的肥胖患者。对中、重度患者，双胍类药物可与胰岛素和（或）磺酰脲类合用以增强疗效并减少胰岛素的用量。

【不良反应】常见不良反应为食欲下降、恶心、呕吐、腹泻、口中金属异味等。由于维生素 B_{12} 吸收受到抑制，可引起巨幼细胞贫血。苯乙双胍的不良反应发生率高，易引起乳酸性酸中毒，正因为这一不良反应，欧美一些国家已停止使用苯乙双胍。

三、氯茴苯酸类

瑞格列奈（repaglinide）

瑞格列奈化学名称为 $S(+)$-2-乙氧基-4[2-[[3-甲基-1-[2-(1-哌啶基)苯基]-丁基]氨基]-2-氧乙基]苯甲酸。化学结构式如下：

瑞格列奈通过促进胰岛中有功能的 β 细胞释放胰岛素，达到降低血糖的目的。瑞格列奈对 β 细胞膜上的 ATP 依赖性钾通道具有阻滞作用，抑制胞内 K^+ 外流，使 β 细胞去极化，引起钙通道开放，Ca^{2+} 内流增加，促使 β 细胞分泌胰岛素。瑞格列奈胃肠道吸收快，血浆药物浓度升高迅速。服药后 1 h 内血浆药物浓度可达峰值。$t_{1/2}$ 约为 1 h。故称之为短效胰岛素促分泌剂。临床上用于 2 型糖尿病患者，尤其是二甲双胍、饮食控制、运动锻炼、减轻体重等难以有效控制血糖水平的患者。可与二甲双胍合用。通常在餐前 15 min 内服用瑞格列奈，主要不良反应为血糖水平的变化，如低血糖。

那格列奈（nateglinide）

那格列奈是 D-苯丙氨酸衍生物，化学名称为 N-(反式-4-异丙基-环己烷羰基)-D-苯丙氨酸。化学结构式如下：

那格列奈作用机制与瑞格列奈相似，可以阻滞 β 细胞膜上的 ATP 依赖性钾通道开放，抑制胞内 K^+ 外流，增加胞外 Ca^{2+} 内流，促进胰岛素分泌。与瑞格列奈相比较，起效更快、作用时间更短。通常在餐前 1～10 min 内服用，能有效控制餐后血糖水平，故称之为"餐时血糖调节剂"。

临床上用于 2 型糖尿病患者，尤其是二甲双胍、饮食控制、运动锻炼、减轻体重等难以有效控制血糖水平的患者。可与二甲双胍合用，但不能完全替代二甲双胍。值得注意的是，本品不适用于磺酰脲类药物疗效不佳的 2 型糖尿病患者。

四、α- 葡萄糖苷酶抑制药

用于临床的 α- 葡萄糖苷酶抑制药有阿卡波糖（acarbose）、伏格列波糖（voglibose）和米格列醇（miglitol）等。

【药理作用】本类药物主要通过抑制小肠中各种 α- 葡萄糖苷酶，阻止 1,4- 糖苷键水解，使淀粉类分解为麦芽糖进而分解为葡萄糖的速度以及蔗糖分解为葡萄糖的速度减慢，延缓葡萄糖的吸收，使餐后血糖降低，而不增加胰岛素的分泌。

【药动学】口服后很少吸收，约 50% 经肠道排出，35% 在肠道内代谢，代谢物可被吸收并经肾排泄。

【临床应用】主要用于轻、中度 2 型糖尿病患者。对应用磺酰脲类或胰岛素疗效不佳者，加用本类药物，可明显降低餐后血糖并减少磺酰脲类和胰岛素的用量。

【不良反应与禁忌证】主要不良反应为胃肠道症状如腹胀、嗳气、排气增多，甚至腹泻或便秘等，一般不影响治疗。但溃疡患者应慎用。阿卡波糖本身不引起低血糖，但可加强胰岛素或其他口服降糖药的作用，导致血糖降低。

五、胰岛素增敏药

胰岛素增敏药（insulin sensitizer）为噻唑烷二酮（thiazolidinedione）的衍生物，包括罗格列酮（rosiglitazone）、环格列酮（ciglitazone）、比格列酮（pioglitazone）、恩格列酮（englitazone）等。其作用机制为增加肌肉及脂肪组织对胰岛素的敏感性进而发挥降血糖作用。临床主要用于其他降糖药疗效不佳的 2 型糖尿病，尤其是对胰岛素有抗性的患者。可单独应用，也可与磺酰脲类或胰岛素联合应用。

该类药物的低血糖发生率低，具有较好的安全性。不良反应有嗜睡、水肿、头痛、胃肠道刺激症状等。

第三节　新型糖尿病治疗药

一、GLP-1 受体激动药和 DPP-4 抑制药

2 型糖尿病是一种进展性疾病，病情随时间进行性恶化，常规抗糖尿病药物长期疗效并不令人满意，血糖控制恶化、微血管和大血管并发症风险增加、糖化血红蛋白（HbA_{1c}）难以持续达标，其主要原因与 β 细胞的功能进行性减退相关。进食可以刺激肠道细胞分泌肠促胰岛素（incretin），促使胰岛素分泌，在血糖调节中发挥着重要作用。

胰高血糖素样肽 1（glucagons-like peptide 1，GLP-1）和葡萄糖依赖性促胰岛素分泌多肽（glucose-dependent insulinotropicploypeptide，GIP）是两种主要的肠促胰岛素。研究资料表明：2 型糖尿病患者以及糖耐量受损人群的 GLP-1 分泌明显减少。因此，补充 GLP-1 成为 2 型糖尿病新的治疗手段，GLP-1 受体是其重要的作用靶标。GLP-1 不仅促进 β 细胞分泌胰岛素，还可以作用于 α 细胞减少胰高血糖素分泌，减少肝糖释放，抑制食欲，减缓胃排空，降低 β 细胞负荷。在体内，二肽基肽酶 4（DPP-4）可以迅速降解 GLP-1，抑制 DPP-4 的活性可以延长 GLP-1 作用时间。因此，基于 GLP-1 新型抗糖尿病药物包括 GLP-1 受体激动剂和 DPP-4 抑制药。

GLP-1 受体激动剂分为：①短效制剂，包括艾塞那肽、利西拉来和利司那肽；②长效制剂，包括利拉鲁肽、度拉鲁肽、阿必鲁肽、他司鲁肽等。GLP-1 受体激动剂降糖疗效显著，但低血糖发生率低。并且，GLP-1 受体激动剂还可以降低体重、改善血脂紊乱、降低收缩压以及显著减少糖尿病患者不良心血管事件。临床使用应该注意 GLP-1 受体激动剂的适应证和禁忌证。常见的不良反应包括一过性的胃肠道反应，如恶心、呕吐、腹泻、消化不良、食欲降低。联合使用磺酰脲类药物时，低血糖反应增加，可能影响驾驶和机械操作能力。约 2% 患者的注射部位可出现轻度反应。罕见的不良反应包括胰腺炎、血降钙素升高、甲状腺肿和甲状腺肿瘤相关不良事件。禁忌证包括 1 型糖尿病、糖尿病酮症酸中毒、甲状腺髓样癌、2 型多发性内分泌肿瘤综合征以及对活性成分或辅料过敏者。

二、胰淀素类似物

胰淀素（amylin），又称胰岛淀粉样多肽（islet amyloid polypeptide，IAPP），相对分子量为 3.85 kDa，是由 37 个氨基酸残基组成的多肽激素。胰淀素与胰岛素共同贮存于 β 细胞的分泌颗粒中。在葡萄糖的作用下，与胰岛素按比例（1 : 100）协同分泌，具有降低餐后血糖的生理作用。人胰淀素易水解、易聚集、不可溶性等物理缺陷，使其难以适合临床应用。普兰林肽（pramlintide）为人胰淀素类似物。将人胰淀素 25 位、28 位和 29 位的氨基酸替换为脯氨酸，可以保留原有生理作用，并克服其物理缺陷，避免淀粉样沉积。美国 FDA 于 2005 年批准普兰林肽作为 1 型和 2 型糖尿病患者的辅助用药。皮下注射绝对生物利用度 30% ～ 40%，$t_{1/2}$ 为 29 min，达峰时间为 20 min。普兰林肽可以减少胰高血糖素分泌，抑制胃排空，降低小肠吸收葡萄糖的速度，降低餐后血糖和糖基化血红蛋白水平。此外，还可以防止血糖波动和减轻体重。主要不良反应为胃肠道反应，如恶心、厌食及呕吐等。合用普兰林肽后，可能增加胰岛素诱发的低血糖。建议在使用普兰林肽期间，减少胰岛素注射剂量，加强血糖监测，预防低血糖发生。

思考题

1. 胰岛素的临床应用与主要不良反应是什么？
2. 口服降糖药的分类与药理作用机制是什么？

（李　敏　梁建辉）

第三十四章 骨质疏松症治疗药

学习要求：

1. 掌握双膦酸盐类药物的构效关系、药理作用及其作用机制
2. 熟悉维生素 D 的药理作用、药动学及其作用机制
3. 了解骨质疏松症新型治疗药物的特点

骨质疏松症（osteoporosis）是一种骨质量减少，骨微结构破坏，骨骼脆性增加，易发生骨折的全身性疾病。主要临床症状为：①疼痛，腰背或全身酸痛，负重时疼痛加重。活动受限，表现为行走、起坐、翻身困难。②脊柱变形，病情严重时可见身高变矮，驼背、胸廓畸形。③骨折，常为胸腰椎、髋部、肱骨近端、桡尺骨远端等部位脆性骨折，且可能反复发生。骨质疏松症分为原发性、继发性和特发性。原发性骨质疏松症包括绝经后骨质疏松症（Ⅰ型）和老年性骨质疏松症（Ⅱ型）。特发性骨质疏松症包括特发性青少年骨质疏松症、特发性成年骨质疏松症以及妊娠哺乳期骨质疏松症。继发性骨质疏松症与内分泌疾病、营养缺乏性疾病、结缔组织性疾病、骨髓增生性疾病等关系密切，此外，肝、肾、肺等慢性疾病，临床用药不当等也可能导致继发性骨质疏松症。

骨重构伴随整个生命过程，骨吸收（溶解）与骨生成（形成）始终处于一个动态平衡过程之中。骨重构主要依赖于成骨细胞、破骨细胞以及骨细胞。成骨细胞可以分泌类骨质，并且在新骨形成过程中，根植在骨基质中分化为骨细胞，而破骨细胞则为一种多核的骨吸收（溶解）细胞。此外，单核巨噬细胞、淋巴细胞和血管内皮细胞分泌多种细胞因子和调节因子参与骨的重构。在致病因素的影响下，或者随着年龄的增长，骨微结构破坏，骨质量降低，骨盐代谢失调，骨生成减少，骨吸收增加，造成骨质疏松的概率也随之增加。骨盐的主要成分为钙和磷酸盐。人体内99%的钙储存于骨骼中，大部分为羟基磷灰石晶质，极小部分为非晶质的磷酸盐和碳酸盐。钙离子（Ca^{2+}）具有非常重要的生理功能，尤其是在细胞信号转导中发挥重要作用。在骨重构过程中，每日骨盐循环代谢中的钙量为 700 mg 左右。血浆 Ca^{2+} 浓度约为 2.5 mmol/L，而细胞质中的 Ca^{2+} 浓度约为 100 nmol/L。骨重构和骨盐代谢受相关激素的调节，主要包括甲状旁腺激素、维生素 D 家族、雌激素、降钙素、糖皮质激素以及甲状腺素等，

骨质疏松症的临床治疗主要包括基础治疗和药物治疗两个方面。基础治疗特别强调改变生活方式，如营养合理搭配，适当增加运动和阳光照射，戒烟戒酒，慎用影响骨代谢的药物，防止跌倒等。药物治疗的基本原则为：①抑制骨吸收；②增加骨形成；③促进骨矿化。

第一节 双膦酸盐类药物

1969 年 Fleisch 等发现血浆和尿液中的焦磷酸盐（pyrophosphate）可作用于羟基磷灰石结晶的过程，具有抑制异位钙化的作用。但是，焦磷酸盐口服无效，注射给药容易被焦磷酸酯酶迅速水解失活。研究发现，将焦磷酸盐结构中的 P—O—P 基团换成 P—C—P 基团，可以改变焦

磷酸盐的理化性质，增加稳定性，改善药动学参数，增强其药理活性。双膦酸盐类药物的发展可分为三代。第一代：依替膦酸盐（etidronate）、氯屈膦酸盐（clodronate），为不含氮的双膦酸盐。1987 年美国 Procter&Gamble 公司首先开发依替膦酸钠并用于临床。在治疗剂量下长期使用依替膦酸钠会导致骨软化，故目前已很少使用。第二代：帕米膦酸盐（pamidronate）、阿仑膦酸盐（alendronate），其化学结构中含有氨基为主要特点。第三代：唑来膦酸盐（zoledronate）、利塞膦酸盐（risedronate）、伊班膦酸盐（ibandronate）、奥帕膦酸盐（olpadronate）、替鲁膦酸盐（tiludronate），为异环型含氮双膦酸盐。唑来膦酸钠在临床上得到广泛应用，具有抗骨吸收作用、临床应用方便的特点。

　　值得指出的是，双膦酸盐类药物的构效关系并不十分清楚。但是，下列情况值得注意：① P—C—P 结构可能是双膦酸盐类药物产生药理作用的活性基团；②药物的作用强度取决于 C 原子上取代侧链 R_1 和 R_2 的类型。如氯屈膦酸钠 R_1 和 R_2 由 Cl 原子取代，则抗骨吸收强度是依替膦酸钠的 10 倍。如 R_1 为含 N 原子的侧链所取代，其作用强度更大。研究资料显示，帕米膦酸钠和阿仑膦酸钠抗骨吸收强度比依替膦酸钠分别高 100 倍和 1000 倍；在伊班膦酸钠 R_1 侧链的 N 原子上引入甲基和戊基，则作用强度比依替膦酸钠高 1 万倍。利塞膦酸钠 R_1 上的 H 原子被吡啶甲基取代，其抗骨吸收作用强度为依替膦酸钠的 5000 倍（表 34-1）。

表 34-1　双膦酸盐类药物的化学结构

$$O{=}P \overset{\overset{\displaystyle OH}{|}}{\underset{\underset{\displaystyle OH}{|}}{}} \; \overset{\overset{\displaystyle R_1}{|}}{C}{\underset{\underset{\displaystyle R_2}{|}}{}} \; P \overset{\overset{\displaystyle OH}{|}}{\underset{\underset{\displaystyle OH}{|}}{}}{=}O$$

	R_1	R_2	作用强度
第一代			
依替膦酸盐（etidronate）	— OH	— CH_3	1
氯屈膦酸盐（clodronate）	— Cl	— Cl	10
第二代			
帕米膦酸盐（pamidronate）	— OH	—（CH_2）$_2$ — NH_2	100
阿仑膦酸盐（alendronate）	— OH	—（CH_2）$_3$ — NH_2	1000
第三代			
利塞膦酸盐（risedronate）	— H	—CH_2—〈吡啶环〉	5000
伊班膦酸盐（ibandronate）	— OH	（CH_2）$_2$ — N —（CH_2）$_4$ — CH_2CH_3	10 000
唑来膦酸盐（zoledronate）	— OH	〈咪唑环〉	100 000
替鲁膦酸盐（tiludronate）	— H	—S—〈苯环〉—Cl	10

　　【药理作用】由于双膦酸盐类药物特殊的 P—C—P 化学结构，使其既可以与焦磷酸（P—O—P）一样选择性紧密地吸附在骨骼的羟磷灰石表面，又不像焦磷酸那样轻易被焦磷酸酯酶降解。双膦酸盐类药物具有明确的抗骨吸收作用，此外，还具有下列药理作用：①口腔局部应用可预防牙垢形成；②抑制动脉、肾、皮肤等组织和器官的异位钙化或者异位骨化；③抑制骨髓瘤生长，阻止

肿瘤细胞在非矿化和矿化成骨细胞外基质上的吸附和转移。目前，双膦酸盐类药物的药理学作用机制尚不十分清楚，主要涉及下列几个方面：①与骨基质理化结合，直接干扰破骨细胞的附着，导致破骨细胞超微结构发生变化，使破骨细胞不能发挥作用。②抑制破骨前体细胞（osteoclast precursor cell，OPC）向骨骼表面游走和聚集，并阻止向多核破骨细胞分化。③诱导破骨细胞凋亡。研究资料表明，双膦酸盐类药物诱导破骨细胞凋亡的机制包括两个方面：其一，不含氮的双膦酸盐类药物进入破骨细胞中，其药物的 P—C—P 结构可以部分替代破骨细胞 ATP 分子中 β，γ 焦磷酸盐中 P—O—P，形成不可水解的 ATP 类似物（AppCp），从而导致 ATP 酶活性降低，破骨细胞的能量供给受阻，产生细胞毒性，诱导细胞凋亡。其二，小分子 GTP 酶具有调节破骨细胞皱褶缘、细胞凋亡、内涵体转运以及细胞肌动蛋白环的形成等生理作用，然而，小分子 GTP 酶的异戊烯化是其发挥调节作用的先决条件。含氮双膦酸盐类药物可以降低破骨细胞甲羟戊酸代谢途径中焦磷酸尼法酯合酶（FPPS）的活性，减少异戊烯酯如焦磷酸法尼醇（FPP）和焦磷酸香叶醇（GPP）的生成，抑制小 GTP 酶异戊烯化过程，影响小 GTP 酶的生理功能，导致破骨细胞丧失皱褶缘，破坏肌动蛋白细胞骨架，诱导细胞凋亡。④双膦酸盐类药物对成骨细胞增殖、分化及成熟具有一定的刺激作用，可能促进新骨形成。⑤细胞因子在骨组织中的聚集对破骨细胞具有激活作用，双膦酸盐类药物直接抑制成骨细胞对细胞因子（如 L-6，TNF）聚集的介导作用，间接抑制破骨细胞激活过程。

【药动学】双膦酸盐口服吸收差，生物利用度为 1%～6%。食物，尤其是含钙和铁的食物影响可减少其吸收，故建议餐前或者餐后 2 h 服用。血浆蛋白结合率为 5%～78%，血浆 $t_{1/2}$ 为 2～6 h。药物分布容积为 0.3～1.3 L/kg，主要分布在骨组织和肾。动物实验数据显示，极微量的双膦酸盐分布在骨外组织，如肝、脾等其他组织。人体可以迅速清除血中的双膦酸盐，口服剂量的 8%～16% 从尿中排出。双膦酸盐可以长期在骨组织中保存，20%～50% 滞留在骨矿化部位。因此，骨组织 $t_{1/2}$ 很长，如氯屈膦酸盐和帕米膦酸盐骨组织 $t_{1/2}$ 分别为 120 天和 300 天。阿仑膦酸盐排泄极为缓慢，骨组织残留物的 $t_{1/2}$ 可长达 10 年。值得注意的是，不同的双膦酸盐类药物的药动学参数并不完全一致。

【临床应用】双膦酸盐类药物主要用于：①骨质疏松症；②多发性骨髓瘤；③恶性肿瘤（如乳腺癌、前列腺癌及肺癌等）骨转移并发的高钙血症和骨痛；④变形性骨炎（佩吉特病）。此外，对成骨不全、关节置换术后假体周围骨溶解、骨关节炎等具有一定的临床治疗作用。

【不良反应】口服双膦酸盐类药物，胃肠道反应最为常见，约占 10%，程度较轻，表现为恶心、呕吐、腹泻等。也可能出现消化不良、厌食、腹痛、头晕、头痛、胸痛、肌肉骨骼痛、流感样症状、皮疹、过敏样反应、溃疡性口炎、低钙血症、心悸、水肿、眼部症状等。静脉注射给药可能引起暂时性发热，但 1 周左右可恢复正常。严重的不良反应包括颌骨坏死、食管癌和肾衰竭等。

第二节　激素相关治疗药物

一、雌激素类药

雌激素（estrogen）类药物包括天然制剂和人工合成制剂两大类，常用的药物有尼尔雌醇（nilestriol）、甲羟孕酮（medroxyprogesterone）、乙炔雌醇（ethinylestradiol）、替勃龙（tibolone）等。

雌激素水平降低是绝经后骨质疏松症主要的发病因素。临床研究资料表明，激素替代治疗（hormone replacement therapy，HRT）一方面可以改善雌激素缺乏引起的临床症状（如潮热、出汗、阴道干燥等），另一方面可降低骨质疏松的发病率，有效地预防骨质疏松性骨折。雌激素预防和治疗骨质疏松症的药理学作用机制包括：①体外细胞培养实验发现雌激素可以直接作用于成骨细胞和破骨细胞上的雌激素受体，对前者的增殖和功能产生刺激和促进作用，而对后者则表现抑制作用；②雌激素对骨组织中各种细胞因子具有调节作用，直接影响骨生成和骨吸收；③通过影响降钙素（calcitonin）和甲状旁腺激素（parathyroid hormone，PTH）分泌，调节肠钙吸收，骨钙转移，从而影响骨重建，防止骨质丢失。

激素替代治疗为防治原发性骨质疏松症（Ⅰ型）的主要治疗方案，短期治疗就可以明显提高骨密度，保持骨量。雌激素与其他补充辅助治疗（如补钙）相结合，可以起到事半功倍的效果。此外，雌激素还能促进儿童长骨生长及骨骺闭合。然而，值得注意的是，雌激素作用于多个器官和系统，尤其对乳腺癌、子宫癌等生殖系统肿瘤有影响，因此，激素替代治疗的利弊一直存在争议。

不良反应及注意事项：①常见食欲缺乏、恶心、呕吐及头昏等，早晨较多见。从小剂量开始逐渐增量或减少剂量可减轻症状，注射给药不良反应较轻。②大剂量长期应用可引起子宫内膜过度增生和（或）子宫出血，因此，子宫内膜炎、有子宫出血倾向的患者慎用。③大剂量雌激素可引起水钠潴留，导致水肿。④雌激素可致胆汁淤积性黄疸，肝功能不全者慎用。⑤乳腺癌、已知或怀疑患有雌激素依赖性肿瘤、子宫内膜异位症、高血压、血栓栓塞、原因不明的阴道出血者等禁用。

药物相互作用：①增加钙剂吸收。②与三环类抗抑郁药合用时，雌激素可增加药物的不良反应，降低抗抑郁疗效。③苯巴比妥、苯妥英钠、卡马西平、扑米酮、利福平可诱导肝微粒体酶，增加雌激素的代谢，降低雌激素疗效。④与抗凝药合用时，雌激素可降低其药理作用，必要时，应调整抗凝药剂量。⑤雌激素可降低抗高血压药的降压作用。⑥降低他莫昔芬抗乳腺癌和卵巢癌的治疗效果。

二、雷洛昔芬

雷洛昔芬（raloxifene）属于选择性雌激素受体调节剂（selective estrogen receptor modulators，SERM）。SERM 的药理作用具有特殊的组织选择性。此类药物一方面对子宫和乳腺表现为雌激素拮抗作用，可以克服雌激素对乳腺癌、子宫癌、雌激素依赖性肿瘤等疾病潜在的危险性，并且成为乳腺癌、卵巢癌等有效的治疗药物（如他莫昔芬）；另一方面又对骨、心血管系统、脂代谢表现为激动作用，临床上用来治疗骨质疏松症。

雷洛昔芬作用于骨组织中的雌激素受体，剂量依赖性增加成骨细胞的活性，并抑制破骨细胞的骨吸收作用。在绝经后骨质疏松患者中，雷洛昔芬可以减少钙丢失，降低骨吸收，增加骨矿盐密度，保持骨量。此外，雷洛昔芬具有一定的降血脂作用。

雷洛昔芬口服吸收良好，约 60% 被吸收。肝的首过效应明显，进入循环前被大量葡糖醛酸化，故绝对生物利用度为 2%。肠肝循环可维持雷洛昔芬血浆浓度，血浆半衰期为 27.7 h。雷洛昔芬及其葡糖苷酸代谢物主要通过粪便排泄，经尿排出的部分少于 6%。临床上，主要用来预防和治疗绝经后骨质疏松症，降低骨折发生率。与抗凝药（如华法林）合用时，轻度减少凝血酶原时间。因此，当雷洛昔芬与华法林或其他抗凝药合用时，需要监测凝血酶原时间。最常见的不良反应是血管扩张（潮热）和痉挛性腿痛。雷洛昔芬可能引起静脉血栓栓塞事件，包括肺栓塞、深静脉血栓和视网膜静脉血栓。

三、甲状旁腺激素

甲状旁腺激素（parathyroid hormone，PTH）是甲状旁腺主细胞分泌的碱性单链多肽类激素，由 84 个氨基酸组成。PTH 的主要功能是调节钙磷代谢，具有升高血钙、降低血磷的生理作用。

研究资料显示，绝经后及老年性骨质疏松症患者可伴有血 PTH 水平下降，说明 PTH 在骨质疏松症病理生理过程中发挥重要作用。其实，PTH 对骨代谢具有双重作用，小剂量 PTH 可以促进骨形成，而大剂量则抑制成骨细胞的功能，动员骨钙入血，促使血钙水平升高。此外，PTH 对骨骼的影响取决于给药方式，间断性给药可增加成骨细胞的数量，促进骨形成。目前，短时间内血中 PTH 升高增加骨形成的药理学作用机制仍不清楚。因此，PTH 治疗骨质疏松症颇具争议。经过近 30 年的研究，发现重组人 PTH1-34 片段——特立帕肽（teriparatide）可以增加骨密度，改善骨微结构，降低骨折风险。2002 年已获美国 FDA 批准上市。

特立帕肽可以作用于成骨细胞上的 G 蛋白偶联受体 PTH-1，使细胞内 Ca^{2+} 和 cAMP 含量升高，激活和增加成骨细胞，并降低细胞凋亡，提高骨量和骨强度，保持骨结构的完整性。此外，特立帕肽还可以减少肾血钙的清除和排泄，刺激肾生成 1,25-$(OH)_2D_3$，增加肠钙吸收，提高血钙浓度，有利于骨转移。

特立帕肽每日皮下注射一次，30 min 后达到血药浓度峰值，生物利用度为 95%。皮下注射 $t_{1/2}$ 为 1 h，静脉注射 $t_{1/2}$ 为 10 min。静脉注射后分布容积为 0.1 L/kg。特立帕肽经肝非特异性蛋白水解酶分解为片段，经肾排泄，肾清除率为 90%。特立帕肽在治疗原发性骨质疏松症的临床应用方面，能否连续长期使用，能否与双膦酸盐类药物联合使用，尚无定论。必须指出的是，特立帕肽治疗末期，应该合用双膦酸盐类药物，防止停用特立帕肽导致的骨钙丢失。

严重不良反应比较少见，可出现恶心、头晕、血钙增高、腹泻、痉挛性腿痛。皮下注射可能引起红斑和瘙痒，肌内注射可能引起荨麻疹等。

四、维生素 D

维生素 D（vitamin D）属于脂溶性固醇类衍生物，又名钙化醇（calciferol），包含 5 种化合物，其中最重要的成员是维生素 D_2（麦角钙化醇，ergocalciferol）和维生素 D_3（胆钙化醇，cholecalciferol）。由于维生素 D 被发现过程中的误解，将其称之为"维生素"。其实，维生素 D 与甲状旁腺激素一样，都是机体内调节血钙浓度重要的激素。

【药理作用】大多数组织和细胞（如骨骼、肌肉、甲状旁腺、肾、肠道、皮肤、胃、脑、胰腺、前列腺、胎盘、乳腺、免疫细胞等）都存在维生素 D 受体（vitamin D receptor，VDR），属于类固醇激素核受体超家族成员。维生素 D［1,25-$(OH)_2D_3$］可以作用于靶组织的特异性维生素 D 受体发挥生理功能和药理作用，主要包括：①促进肠钙吸收。维生素 D 一方面介导维生素 D 依赖性肠钙主动转运过程，另一方面增加钙在肠道的被动吸收过程。②增加肾小管对钙的重吸收。③对甲状旁腺和甲状旁腺激素的调节作用。维生素 D 可以降低甲状旁腺主细胞的分化和增殖，抑制甲状旁腺激素基因转录，使甲状旁腺对 Ca^{2+} 的敏感性增加，减少甲状旁腺激素分泌和骨的代谢转换率。④适量的维生素 D 既能够提高成骨细胞功能，刺激成骨，改善骨小梁微结构，增加骨盐沉积，也能够抑制破骨和骨转换，可防止骨丢失。在骨量增加的同时，改善骨的力学指标。⑤维生素 D 是维持骨骼肌功能的重要激素之一，可以诱导肌细胞的蛋白质合成，增加骨骼肌的功能。⑥其他，如抑制前列腺癌、甲状旁腺肿瘤、乳腺癌等肿瘤细胞生长，免疫调节，维持上皮细胞和胎盘功能，抗氧化作用等。

【药动学】动物组织（如皮肤）中的 7-脱氢胆固醇是维生素 D 的前体物质，即维生素 D 原（provitamin D）。皮肤中的 7-脱氢胆固醇经日光照射（紫外线 270～300 nm）转化为维生素 D_3 原，继而生成维生素 D_3，以及小量的维生素 D_2。植物中的麦角固醇都是维生素 D_2 的前体。因此，机体可以从食物和皮肤两个途径获得维生素 D_3 和 D_2。外源性和内源性的维生素 D 均需要经过活化才具有生物活性，主要的活性产物是 1,25-二羟基维生素 D_3［1,25-$(OH)_2D_3$］。维生素 D 的活化分两步进行。第一步，在肝维生素 D-25-羟化酶系统作用下，生成 25-羟维生素 D_3（25-OHD$_3$）；第二步，经血液循环进入肾，活化为 1,25-$(OH)_2D_3$。

【临床应用】维生素 D 适用于：①预防和治疗骨质疏松症；②预防和治疗营养性维生素 D 缺乏症；③预防和治疗代谢性维生素 D 缺乏症和佝偻病；④治疗肾性骨病和肾功能不全，缺乏羟基化酶的患者体内不能合成 1,25-（OH）$_2$D$_3$；⑤治疗甲状旁腺激素缺少症，在低血 Ca^{2+}时，患者体内不能合成 1,25-（OH）$_2$D$_3$；⑥长期使用苯巴比妥等药物，导致骨病的患者。

【不良反应与注意事项】维生素 D 过量造成的主要毒副作用是血钙增高。因此，维生素 D 治疗过程中，建议检查血钙水平。早期症状为厌食、恶心、呕吐、顽固性便秘、头昏眼花、倦怠、烦躁不安、低热、体重下降、肌肉骨骼疼痛、走路困难。重症可出现皮肤瘙痒、烦渴、尿频、夜尿、心律不齐、血压升高，甚至脱水、酸中毒、惊厥。尿中出现红细胞、蛋白质、管型等改变，可能发生慢性肾衰竭。维生素 D 中毒剂量个体差异大，一旦出现中毒症状，应立即停服维生素 D。血钙过高时，应限制富含钙食物和钙剂的摄入，抑制肠钙吸收，加速钙的排泄，并且维持水、电解质平衡。临床上，可口服氢氧化铝或依地酸二钠抑制肠钙的吸收，促使钙从肠道排出。此外，口服泼尼松也可以抑制肠内钙结合蛋白的生成，从而减少肠钙的吸收。

五、依普黄酮

依普黄酮（ipriflavone）的化学名为 7- 异丙氧基 -3- 苯基 -4H-1- 苯并吡喃 -4- 酮，属于植物雌激素类药物，1989 年上市。依普黄酮可以直接抑制骨吸收，减少骨密度和骨强度下降，增加骨量。另外，依普黄酮具有雌激素样作用，影响降钙素和甲状旁腺激素的分泌，间接减少骨吸收，增强骨形成。依普黄酮在小肠生成 7 种代谢物，其中 4 种代谢物具有药理活性。口服约 1.3 h 后原型的血药浓度达到峰值，经门静脉入肝代谢，主要分布在胃、肠、肝和骨中。每天 600 mg，连续口服 6 天，可达到稳态血药浓度，半衰期 23.6 h。临床上用于治疗骨质疏松症。依普黄酮与雌激素制剂、茶碱、香豆素类抗凝血药存在协同作用，联合用药时，应慎重。此外，胃肠功能紊乱、重度食管炎、胃炎、十二指肠炎、溃疡病、中重度肝肾功能不全患者慎用。不良反应少见，严重的不良反应可出现消化性溃疡、胃肠道出血、黄疸等。

六、降钙素

降钙素（calcitonin，CT）为含 32 个氨基酸的多肽类激素，由人甲状腺的滤泡旁细胞生成和分泌。常用降钙素制剂包括动物（如鲑鱼）来源的降钙素和合成人源性降钙素，对甲状旁腺激素具有拮抗作用，调节钙磷的代谢过程。主要生理功能和药理作用如下：①抑制肠钙吸收；②对破骨细胞的骨吸收具有直接抑制作用，减少骨钙释放，促进血钙向骨骼转移，降低血钙和血磷水平，并拮抗甲状旁腺激素的促骨吸收作用；③减少肾小管对钙和磷的重吸收，增加尿中钙和磷的排泄；④镇痛作用，缓解肿瘤骨转移、骨质疏松所致骨痛。肌内或皮下注射的生物利用度约为 70%，$t_{1/2}$ 为 70 ~ 90 min，95% 药物经肾排泄。临床应用：①绝经后骨质疏松症（Ⅰ型）；②变形性骨炎（佩吉特病）；③高钙血症；④其他，如骨生成缺陷症等。皮下、肌内注射或静脉滴注后的不良反应为面部及手潮红伴发热感，少数患者有轻度的寒意，偶见恶心、呕吐、头晕、腹泻、尿意频繁。个别过敏反应可导致心动过速、低血压和虚脱。短期大剂量治疗时，可能使少数患者发生继发性甲状旁腺功能低下。

七、雄激素及同化激素类药

雄激素（male hormone）以睾丸分泌的睾酮（睾丸酮）为主，女性卵巢也分泌少量睾酮，属于类固醇激素，对性生理的发育等具有重要作用。同化激素类药物是指蛋白同化作用较强，而雄激素作用较弱的睾酮系列衍生物。常用药物包括：苯丙酸诺龙（nandrolone phenylpropionate）、达那唑（danazol）、替勃龙（tibolone）、司坦唑醇（stanozolol）、癸酸南诺龙（nortestosterone decanoate）、美雄酮（methandienone）、羟甲烯龙（oxymetholone）、氧雄龙（oxandrolone）等。此类药物可以抑制蛋白质降解，促进蛋白质合成，减少尿氮排出，提高血钙和血磷水平，增加钠、钾和氯潴留，导致水钠潴留。此外，还可以刺激造血干细胞，增加红细胞生成。通过促进成骨细胞增殖，抑制骨吸收，提高骨量，增加骨密度。临床上可用于骨质疏松症的治疗。此外，还可以用来治疗慢性消耗性疾病、营养不良、低蛋白血症、手术后虚弱、发育不良、再生障碍性贫血、肾上腺皮质功能减退、功能性子宫出血等疾病。也可用于晚期妇科肿瘤（如乳腺癌等），以拮抗雌激素对癌组织的促生长作用。雄激素及同化激素类药物可以提高体育运动员肌肉质量、增强运动能力，因此，属于体育竞赛违禁药品。主要不良反应由药物的雄激素活性所致，包括痤疮、油性皮肤、体重增加、声音变粗、水肿、脱发、乳房变小、胃肠道反应等。

第三节　钙剂、拟钙药与雷奈酸锶

一、钙剂

钙（calcium）是人体矿物质中含量最多的元素、骨质矿化的主要成分。2003 年世界卫生组织骨质疏松蓝皮书指出，钙是预防骨质疏松的基本措施，但不能单独作为骨质疏松症治疗药物，仅作为基本的辅助药物。美国 FDA 并不把钙剂作为药物管理，仅看作食品补充剂，推荐与骨质疏松症治疗药物联合使用。常用的钙剂有碳酸钙、磷酸钙、氯化钙、乳酸钙、葡萄糖酸钙、枸橼酸钙、氨基酸螯合钙、L- 苏糖酸钙等。不同制剂钙的含量、吸收、代谢、胃肠反应等差异比较大。钙吸收主要在小肠上段，但肠道吸收不完全，70% ～ 80% 不被吸收。肠钙净吸收能力与摄入钙量、钙剂种类、年龄、性别、膳食成分、太阳照射、体育锻炼等因素有关。值得注意的是，维生素 D，尤其是活性 1,25- 二羟基维生素 D_3 [1,25-（OH）$_2D_3$] 可以促进胃肠道对钙的吸收。因此，应该保证摄入足够量的维生素 D，特别是维生素 D 缺乏的高危老年人群。钙可以降低骨转换，增加骨密度，减少骨折率。补钙后，血钙升高对甲状旁腺主细胞增生具有抑制作用。老年人长期钙摄入不足可能导致继发性甲状旁腺激素增高。下列人群应该注意补钙：①膳食钙摄入量不足，造成钙缺乏的人群；②钙需求量增加人群，如儿童青少年、孕妇、乳母；③骨质疏松症高危人群，如绝经后女性、老年人；④继发性骨质疏松症高危人群，如糖皮质激素性骨质疏松症、肾性骨病、糖尿病性骨质疏松症等患者；⑤与其他骨质疏松症治疗药物联合使用。摄入推荐剂量的钙，不良反应比较罕见。然而，长期大剂量服用或肾功能不全者较容易出现不良反应，包括便秘、胃不适等。服用高剂量钙剂可能导致高钙血症，也可能干扰其他元素（如铁、镁、锌、锰和铜）的吸收，导致临床营养缺乏症。甚至导致磷缺乏，反至骨软化。一般来讲，摄入推荐剂量钙剂不会直接造成肾结石和膀胱结石。

二、拟钙药

拟钙药（calcimimetic agents）能激活甲状旁腺中的钙受体，增强甲状旁腺对血钙浓度的敏感性。从而减少甲状旁腺激素（PTH）的合成和分泌，降低血钙浓度。拟钙药分为激动药和变构激动剂。西那卡塞（cinacalcet）属于钙受体变构激动剂，通过改变受体的构象来激活受体。2004 年 FDA 批准盐酸西那卡塞上市，为第一个新化合物拟钙药。

西那卡塞的化学名为 N-（（1R）-1-（1- 萘基）乙基）-3-（3-（三氟甲基）苯基）丙 -1- 胺。主要药理作用：①降低血甲状旁腺激素水平和血钙、血磷浓度；②促进骨形成，抑制骨吸收，提高骨量，增加骨密度，恢复骨代谢的实验室指标，改善骨痛、运动障碍等肾性骨病的症状；③抑制甲状旁腺增生；④减轻血管钙化和钙化防御。临床上主要用于：①骨质疏松症；②慢性肾病患者的继发性甲状旁腺功能亢进；③高钙血症。主要不良反应为恶心、呕吐等。

三、雷奈酸锶

雷奈酸锶（strontium ranelate）亦称雷尼酸锶，是一种新型骨质疏松症治疗药物，2004 年首次上市。雷尼酸锶由 2 个锶原子与有机雷奈酸结合而成，有机雷奈酸为活性锶原子的载体。雷奈酸锶能够增加成骨细胞的增殖和胶原蛋白的合成，促进骨形成；可以降低破骨细胞的分化，减少骨吸收；提高骨质量，增加骨强度和耐受力。雷奈酸锶的药理学作用机制尚不清楚。锶主要吸附于羟磷灰石晶体表面。虽然锶与骨盐中的钙存在交换，但在新形成的羟磷灰石晶体中，只有极少量的锶取代钙。此外，雷奈酸锶不改变羟磷灰石的晶体特征，不影响骨质量和骨矿化。雷奈酸极性高，吸收、分布和血浆蛋白结合较低。雷奈酸经肾以原型药物被清除。口服锶的绝对生物利用度大约为 25%，与骨组织具有高亲和力，$t_{1/2}$ 约为 60 h。临床用于绝经后骨质疏松症，可以预防椎骨和髋部骨折。常见不良反应为恶心、头痛、腹泻和皮肤刺激等。

第四节   骨质疏松症新型治疗药

研究资料表明，具有合成代谢促进作用的药物可能增加骨生成，抑制骨吸收，改善骨密度。这类药物既可以单用，也可以与抗骨质吸收药物联合使用，治疗骨质疏松症。重组人甲状旁腺激素（PTH1-34）特立帕肽是第一个获得临床批准治疗骨质疏松症的此类药物。

核因子 κB 受体活化因子（receptor activator for nuclear factor-κB，RANK）/核因子 κB 受体活化因子配体（receptor activator for nuclear factor-κB ligand，RANKL）/骨保护素（osteoprotegerin，OPG）在骨生成和吸收过程中发挥重要作用。RANK/RANKL/OPG 系统介导相关激素、细胞因子以及生长因子参与骨的代谢，与骨代谢性疾病（如骨质疏松症、溶骨性骨肿瘤、恶性肿瘤骨转移等）的发生与发展关系密切，已成为研究和开发骨代谢性疾病治疗药物（如抗骨质疏松药物）新的分子靶点。

狄诺塞麦（denosumab）是一种作用于核因子 κB 受体活化因子配体（RANKL）的人源化单克隆抗体。临床上用于预防和治疗前列腺癌骨转移、乳腺癌、前列腺癌及实体瘤骨相关事件，也可以用于预防和治疗骨质疏松症。

1997 年 Simone 等发现骨保护素，这是一种分泌型糖蛋白，属于肿瘤坏死因子受体 11B 超家族成员（tumor necrosis factor receptor superfamily member 11B，TNFRSF11B），前肽为 401 个氨基酸，成熟肽为 380 个氨基酸。骨保护素在人体骨组织中有较高量的表达。此外，在心脏、肝、肺、甲状腺、肠等组织中的平滑肌细胞、成纤维细胞、成骨肉瘤细胞、单核细胞、树突状细胞、B 淋巴细胞均有 OPG mRNA 表达。骨保护素是一种生理性骨吸收抑制药，故又被称之为破骨细胞生成抑制因子（osteoclastogenesis inhibitory factor，OCIF），重组人源性骨保护素已被用于治疗青少年变形性骨炎（佩吉特病）和骨质疏松症。

胰岛素样生长因子（insulin-like growth factors，IGFs）可分为胰岛素样生长因子 I（IGF-I）和胰岛素样生长因子 II（IGF-II），是一类多功能细胞增殖调控因子，其结构与胰岛素原相似。在细胞分化、增殖、机体生长发育中具有重要的促进作用。研究资料表明，IGF-I 水平下降，可使骨形成能力降低，从而导致骨质疏松。因此，针对"促细胞增殖刺激活性（如 IGF-1，生长激素）"研究和开发骨质疏松症治疗新药具有很好的应用前景。

他汀类药物通常用于降低血胆固醇，然而，实验数据显示，他汀类药物还能够增加成骨蛋白 -2 基因的表达水平，促进骨生成。噻嗪类利尿药能够减慢骨流失，但药理作用较弱，具有一定辅助治疗的价值。

思考题

1. 阐述双膦酸盐类药物的构效关系、药理作用及其作用机制。
2. 维生素 D 的药动学、药理作用及其作用机制是什么？
3. 骨质疏松症药物治疗的基本原则是什么？并列举 1～2 个相应的药物。

（梁建辉）

第三十五章　肥胖症治疗药物

学习要求:

1. 掌握奥利司他的药理作用、作用机制、临床应用、不良反应以及药物相互作用
2. 熟悉氯卡色林的体内过程、药理作用及其作用机制

肥胖症（obesity）是一种体质过重并对健康和（或）预期寿命产生不良影响的疾病。高血压、糖尿病、动脉粥样硬化、高脂血症甚至某些肿瘤的发病过程与肥胖关系密切。肥胖症的主要临床表现为体脂过多和体重超重。体重指数（body mass index，BMI）是衡量体重的综合性指标，与体脂的其他测量参数具有良好的相关性，在肥胖症的基础研究和临床治疗中得到广泛应用。一般认为，BMI < 18.5 kg/m^2 属于"体重过轻"；BMI 在 $18.5 \sim 24.9$ kg/m^2 为"正常体重"；BMI 在 $25.0 \sim 29.9$ kg/m^2 为"Ⅰ级超重"；BMI $30.0 \sim 39.9$ kg/m^2 为"Ⅱ级超重"；BMI > 40 kg/m^2 则为"Ⅲ级超重"或"病态肥胖"。

肥胖症主要的病理生理机制是能量平衡的稳态调控机制发生了障碍。研究资料表明，神经内分泌系统的调节障碍可以导致肥胖症的发生与发展。下丘脑对体脂代谢和摄食行为具有重要的调节作用，损伤啮齿类动物下丘脑可以引起肥胖。神经肽 Y（neuropeptide Y，NPY）对进食行为具有刺激作用，可增加食量，而瘦素（leptin）则可以抑制摄食行为，减少食量，降低体重。此外，胰岛素和瘦素的相互调节在能量平衡稳态中发挥重要作用。某些特定神经元上，去甲肾上腺素与 NPY 共存并同时促进摄食行为。中枢多巴胺水平降低可以减少进食量。激动 5-HT$_{2c}$ 受体对摄食行为具有抑制作用，而 5-HT$_{2c}$ 受体阻断药则可以增加食量和进食频率。交感神经系统对脂肪细胞，尤其是棕色脂肪细胞，具有支配和调控作用，其兴奋作用能够增加线粒体的氧化代谢，促进能量以热的形式消耗。

肥胖症的临床治疗主要包括以下方面：①基础治疗，即节食、运动和行为矫正法。节食和运动失败率较高，常常只有短期疗效。②外科手术治疗，如胃束带手术、胃旁路手术等。③药物治疗，其中包括中枢性食欲抑制药、胃肠脂肪吸收抑制药、增加能量代谢药物等。某些伴发抑郁症的患者对抗抑郁剂，如选择性 5-羟色胺再摄取抑制药（selective serotonin re-uptake inhibitors，SSRIs）普遍反应良好，抗糖尿病药物则对伴发糖尿病的肥胖症患者具有比较好的疗效。④其他，如针刺、推拿等。

肥胖症治疗药物（减肥药）的研发和临床使用应该遵循"不厌食、不腹泻、不乏力、不成瘾、无严重不良反应"五项原则。使用药物来控制食欲和体重已经经历了比较长的历史，而且国内外减肥药的种类和名目繁多，然而，疗效并不是非常理想。某些曾经在临床使用的肥胖症治疗药物也因为严重的药物不良反应而被停止使用。甲状腺激素可以提高机体代谢率，加速脂肪分解。1892 年，Baron 医生应用甲状腺提取物治疗非黏液性水肿的肥胖患者，虽然可以达到减肥的效果，但减掉的更多的是肌肉，而不是脂肪，此外，甲状腺和心脏的不良反应明显，因此，停止用于肥胖症治疗。1933 年斯坦福大学在临床上使用二硝基酚（dinitrophenol）治疗肥胖症，由于导致白内障、神经系统疾病等不良反应，1938 年美国宣布禁止二硝基酚在临床作为药物使用。此外，苯丙胺（amphetamine）、芬氟拉明-芬特明（fenfluramine/phentermine，Fen-Phen）、麻黄

碱（ephedrine）、盐酸苯丙醇胺（phenylpropanolamine hydrochloride，PPA）先后作为减肥药在临床使用，又被宣布停用。大麻素受体 CB1 选择性阻断药利莫那班（rimonabant）具有减少进食、调节机体能量平衡稳态的药理活性，尤其是改善肥胖相关的胰岛素抵抗的作用，2006 年起先后在 56 个国家上市。由于其中枢神经系统的不良反应（如癫痫发作、失眠焦虑、攻击行为、抑郁以及自杀倾向），于 2008 年 10 月在全球范围内宣布停止临床使用。2007 年 7 月 8 日中国药物行政管理部门宣布，由于芬氟拉明（fenfluramine）和右芬氟拉明（dexfenfluramine）合用增加原发性肺动脉高压和心瓣膜损害的发病率，禁止在临床使用。2010 年 10 月 30 日宣布西布曲明（sibutramine）停止在中国大陆生产销售和临床使用，原因在于西布曲明增加心脑血管病的发生率。

尽管如此，肥胖症的药物治疗仍然取得了可喜的进展。参与脂肪代谢和食欲调节的基因发生缺陷，如瘦素受体（leptin receptor，LEPR）或前阿片黑素细胞皮质激素（pro-opiomelanocortin，POMC），可能导致遗传性肥胖症。脂肪细胞分泌的瘦素作用于 LEPR，促进 POMC 合成并分解为黑素皮质素 4（melanocortin 4，MC4），MC4 通过与饱腹中枢黑素皮质素 4 受体（melanocortin-4 receptor，MC4R）结合而产生饱腹感。瘦素调节外周脂肪代谢以保持机体正常脂肪含量。美国 Rhythm Pharmaceuticals 公司开发的减肥新药 setmelanotide 可以直接刺激中枢 MC4R，产生饱腹感，抑制进食，达到减肥的目的。2016 年 1 月，美国 FDA 公布 setmelanotide 为"罕见病药物"和"突破性药物"。此外，针对胆囊收缩素、神经肽 Y 等神经内分泌系统调节障碍的减肥新药尚在进一步研究之中。

美国 FDA 批准用于长期治疗肥胖症的药物包括奥利司他（orlistat）、氯卡色林（lorcaserin）、复方芬特明托吡酯缓释片、复方安非他酮纳曲酮缓释片、利拉鲁肽注射剂以及非处方型奥利司他。短期治疗肥胖症的药物包括芬特明（phentermine）、安非拉酮（amfepramone）、苄非他明（benzphetamine）和苯甲曲秦（phendimetrazine）。目前，奥利司他是唯一经中国药物行政管理部门批准而未禁止在临床使用的肥胖症治疗药物。

奥利司他（orlistat）

奥利司他化学名称为：(S)-2-甲酰氨 -4- 甲基 - 戊酸 -(S)-1-{[（2S,3S）-3- 己基 -4- 氧代 - 氧杂环丁基］甲基} 十二烷基酯。分子式：$C_{29}H_{53}NO_5$。1999 年美国 FDA 批准规格为 120 mg 的奥利司他为减肥处方药，2007 年美国 FDA 批准规格为 60 mg 的奥利司他为减肥非处方药。

【药理作用】奥利司他是一种胃肠道脂酶抑制药，可以竞争性抑制胃肠道脂肪的吸收，减轻体重，降低高血脂。

【作用机制】1987 年，Weibel 等从毒三素链霉菌中分离得到利普司他汀（lipstatin），并发现利普司他汀和四氢利普司他汀（tetrahydrolipstatin）具有抑制脂酶活性、阻止食物中脂肪吸收和减轻体重的作用。由于利普司他汀化学结构不稳定，因此，在其基础上开发了奥利司他。奥利司他是一种强效、专一、长效的胃肠道脂酶抑制药。药理学研究资料表明，胃脂酶和胰脂酶分别在胃和小肠腔内将食物中的脂肪水解为游离脂肪酸和单酰甘油，被机体吸收。奥利司他能够与胃脂酶和胰脂酶活性位点的丝氨酸残基共价键合，抑制胃肠中脂酶活性和脂肪水解过程，而未被水解的脂肪（三酰甘油）难以被机体吸收。口服常用剂量奥利司他，大约能够抑制食物中 30% 脂肪的水解和吸收，从而降低脂肪摄入和贮存，减轻体重。

【药动学】口服奥利司他极微量被吸收，分布容积等药动学参数难以测定。奥利司他主要在胃肠道壁代谢，代谢产物无药理活性。口服剂量的大约 97% 从粪便排泄，其中原型药占 83%，原型药和代谢产物累计经肾排泄量低于 2%。药物经粪便和尿液完全排出体外需要 3 ～ 5 天。体内吸收的奥利司他的 $t_{1/2}$ 为 1 ～ 2 h。

【临床应用】适用于：①"Ⅱ级超重"的肥胖症患者（BMI ≥ 30 kg/m²）；②"Ⅰ级超重"伴发高血压、糖尿病和高脂血症等肥胖症患者（BMI ≥ 27 kg/m²）。

【不良反应】由于奥利司他阻止食物中脂肪的吸收，因此，主要引起胃肠道不良反应，常见为排油样粪便、脂肪性腹泻、排便紧急感、带便性胃肠排气、排便次数增多和便失禁。过敏、严重肝损害、胰腺炎等严重不良事件较罕见。

【禁忌证】奥利司他过敏、慢性吸收不良综合征、胆汁淤积症和器质性肥胖（如甲状腺功能减退）的患者禁用。

【药物相互作用】

1. 奥利司他能够降低维生素 K 的吸收，故与华法林或其他抗凝血剂联用时，应密切监测患者血凝指标的变化。

2. 奥利司他可以减少维生素 D、E 和 β 胡萝卜素的吸收，故补充复合维生素时，不应该与奥利司他同时服用，可以在之前或之后至少 2 h 服用。

3. 奥利司他与环孢素 A 联合用药时，可降低后者血药浓度。因此，奥利司他与环孢素 A 不应同时使用。为了减少其相互作用，可以在之前或之后 2 h 服用，并监测环孢素 A 血浆浓度。

4. 奥利司他与左甲状腺素合用时可能引起甲状腺功能低下，故需要监测甲状腺功能变化。奥利司他与左甲状腺素给药间隔时间至少 4 h。

氯卡色林（lorcaserin）

氯卡色林化学名称为：（R）-8- 氯 -1- 甲基 -2，3，4，5- 四氢 -1 H-3- 苯并氮杂䓬。2012 年美国 FDA 批准盐酸氯卡色林作为减肥药上市。

口服 T_{max} 为 1.5 ～ 2 h，约 70% 与血浆蛋白结合，$t_{1/2}$ 约为 11 h。氯卡色林经肝代谢，代谢产物无药理活性，主要经尿排泄。氯卡色林是一种选择性 5-HT$_{2C}$ 受体激动剂，人 5-HT$_{2C}$ 受体 IC$_{50}$（K_i）为 15 nmol/L，大鼠为 29 nmol/L。氯卡色林 5-HT$_{2C}$ 受体的亲和力较 5- HT$_{2A}$ 和 5-HT$_{2B}$ 受体高 18 倍和 104 倍，对 5-HT$_{2C}$ 受体的选择性明显高于其他受体，如 5-HT$_{1A}$、5-HT$_3$、5-HT$_{4C}$、5-HT$_{5A}$、5-HT$_6$ 以及 5-HT$_7$ 受体。下丘脑是饥饿和摄食行为调节中枢。氯卡色林选择性激活下丘脑 5-HT$_{2C}$ 受体，促进神经元合成 POMC，增加黑素皮质素 4（melanocortin 4，MC4）释放，并作用于饱腹中枢黑素皮质素 4 受体（melanocortin-4 receptor，MC4R），产生饱腹感，抑制食物摄入和减少体重。氯卡色林对能量代谢无明显影响。

临床上适用于：① "Ⅱ级超重" 的肥胖症患者（BMI ≥ 30 kg/m^2）；② "Ⅰ级超重" 伴发高血压、糖尿病和高脂血症等肥胖症患者（BMI ≥ 27 kg/m^2）。常见不良反应为头痛、恶心、疲乏、眩晕、口干和便秘。糖尿病患者可能出现低血糖、背痛、咳嗽和疲乏等。

芬特明（phentermine）和托吡酯（topiramate）

芬特明为苯丙胺衍生物，属于拟交感神经药物，具有与苯丙胺相似的药理活性，通常被称为中枢性食欲抑制剂。芬特明通过刺激下丘脑儿茶酚胺神经递质释放，产生饱腹感，降低食欲，抑制进食行为，减少体重。根据我国《精神药品品种目录（2013 年版）》，芬特明属于第二类精神药品，为受国家管控药品。

托吡酯属于新型的抗癫痫药，其减肥的药理学作用机制尚不明确。托吡酯能够提高 GABA 激活 GABA$_A$ 受体的频率，增加氯离子内流，加强 GABA 的中枢抑制作用。对钠通道具有调节作用，可以拮抗谷氨酸受体（GluR$_5$）激动效应，抑制碳酸酐酶。这些作用可能与饱腹感、食欲降低有关。

研究资料表明，芬特明和托吡酯复方制剂的减肥效果是奥利司他的 2 倍。2012 年美国 FDA 批准由常释芬特明和控释托吡酯组成的复合胶囊剂（osymia）用于长期管理肥胖和超重患者体重。临床应用：① "Ⅱ级超重" 的肥胖症患者（BMI ≥ 30 kg/m^2）；② "Ⅰ级超重" 伴发高血压、2 型糖尿病和高脂血症或中心型肥胖等肥胖症患者（BMI 在 27 ～ 30 kg/m^2）。芬特明和托吡酯复合胶囊剂具有很好的耐受性。常见不良反应为口干、便秘和感觉异常（如发麻和针刺感）。增加服药剂量可能出现认知和精神障碍。

安非拉酮（amfepramone）

安非拉酮为中枢性食欲抑制药。中枢兴奋作用弱于苯丙胺，可以促进中枢神经系统释放 5-HT，并抑制 5-HT 再摄取，提高中枢神经系统 5-HT 的功能水平。作用于下丘脑饱食中枢和摄食中枢，产生饱腹感，抑制食物摄入，减少体重。口服易吸收，$t_{1/2}$ 为 2 h，代谢产物经尿排泄。可用于伴有轻度心血管疾病的肥胖症患者。一般耐受性好，对心血管系统影响较少。常见不良反应为口干、恶心、激动、失眠、便秘或腹泻等。甲状腺功能亢进者慎用。长期服用可能成瘾。根据我国《精神药品品种目录（2013 年版）》，安非拉酮属于第一类精神药品，受国家管控。

纳曲酮是阿片受体阻断药。研究资料表明，纳曲酮和安非拉酮可以共同作用于下丘脑饱食中枢和摄食中枢，产生协同药理效应。2014 年美国 FDA 批准复方安非他酮纳曲酮缓释片用于肥胖症治疗。

苄非他明（benzphetamine）

苄非他明属于苯丙胺衍生物，又被称之为苄甲苯丙胺和苄丙苯异丙胺。苄非他明能够抑制觅食行为，减少食物摄入量，降低体重，其药理学作用机制包括：①促进中枢多巴胺和去甲肾上腺素释放，抑制神经末梢去甲肾上腺素再摄取，增加突触间隙多巴胺和去甲肾上腺素的水平，兴奋中枢交感神经系统，抑制食欲和摄食行为；②刺激中枢神经系统，增加代谢，提高产热，消耗能量；③加强脂肪分解，增加血液三酰甘油和游离脂肪酸浓度。临床上适用于治疗肥胖症，或者伴有糖尿病的肥胖症患者。常见的不良反应为中枢兴奋作用，如易激动、紧张、不安、失眠等，也可以出现口干、多汗、眩晕、头痛、心悸、血压增高等。易感者偶可产生药物成瘾。根据我国《精神药品品种目录（2013 年版）》，苄非他明属于第二类精神药品，受国家管控。

苯甲曲秦（phendimetrazine）

苯甲曲秦又名苯二甲吗啉，属于拟交感神经药物。作用于下丘脑饥饿和摄食行为调节中枢，抑制食欲和进食行为。具有中枢神经系统兴奋作用，可产生欣快感，导致药物滥用和成瘾。因此，苯甲曲秦只作为二线药物治疗肥胖症。不良反应包括口舌炎、头痛、腹部痉挛、排尿困难等。轻度高血压患者慎用。中重度高血压、心血管疾病、甲状腺功能亢进、青光眼患者及孕妇禁用。根据我国《精神药品品种目录（2013 年版）》，苯甲曲秦属于第二类精神药品，受国家管控。

思考题

1. 阐述奥利司他的药理作用、作用机制、临床应用、不良反应以及药物相互作用。
2. 氯卡色林的体内过程、药理作用及其作用机制是什么？

（梁建辉）

第七篇
抗病原生物药理学

第三十六章　抗菌药物概论

学习要求：

1. 掌握抗菌药的作用机制
2. 熟悉化疗药和抗菌药的相关概念
3. 熟悉细菌的耐药机制
4. 了解合理应用抗菌药的原则

抗菌药物在防治微生物感染性疾病方面起着重要的作用，为人类的健康生存与发展提供了重要的保障。从磺胺类、青霉素 G 等药物的临床应用开始，抗菌药物得到了迅速发展，挽救了无数生命。但是，伴随着耐药性等问题的出现，抗菌药物又面临着新的挑战，一些原本已经得到控制的感染性疾病又有卷土重来的趋势。抗菌药物的不合理使用助长了耐药菌的产生，如不加以控制，人类将进入"后抗生素时代"，即面临药品无效，濒临以前没有抗生素的时代。与此同时，耐药性问题也为抗菌药物的新药开发带来了困难，自 20 世纪 80 年代以来，新型抗菌药物的上市速度明显减慢。目前，抗菌药物的开发方向主要包括拓宽药物的抗菌谱或提高药物的选择性、应对细菌的耐药性、改善药物的药动学特性、降低药物对人体的毒副作用等。

第一节　抗菌药物的相关概念

化学治疗（chemotherapy，简称化疗）是指用化学药物抑制或杀灭机体内的病原微生物、寄生虫及恶性肿瘤等，消除或缓解由它们所致疾病。

化学治疗药物（chemotherapeutic drug，简称化疗药物）是指对病原微生物感染、寄生虫病及恶性肿瘤有治疗作用的化学药物。理想的化疗药物应对病原微生物、寄生虫和肿瘤细胞具有高度的选择毒性，而对机体无毒或毒副作用小。

化疗指数（chemotherapeutic index，CI）是评价化疗药物安全性的指标。化疗指数愈大，表明使用药物的安全度愈大。但化疗指数高者并不是绝对安全，如青霉素是化疗指数最高的抗菌药，但可引起过敏性休克。化疗指数以动物半数致死量（LD_{50}）和治疗感染动物的半数有效量（ED_{50}）之比来衡量。

$$化疗指数 = \frac{LD_{50}}{ED_{50}}$$

抗菌药物（antibacterial drug）是对病原体具有抑制或杀灭作用，用于防治细菌性感染疾病的药物。仅有抑制病原菌生长繁殖而无杀灭作用的药物，称抑菌药，如四环素类；不仅能抑制病原菌的生长繁殖，且具有杀灭作用的药物，称杀菌药，如青霉素类。

抗菌谱是指抗菌药物的抗菌范围。某些抗菌药物仅对单一菌种或一属细菌有作用，称为窄谱抗菌药，如异烟肼只对抗酸分枝杆菌有作用。另一些药物抗菌范围广泛，不仅对革兰氏阳性、阴性细菌有抗菌作用，而且对衣原体、支原体、立克次体等病原体也有抑制作用，如四环素类和氯霉素，这类药物被称为广谱抗菌药。

　　抗菌活性是指抗菌药物抑制或杀灭病原菌的能力，一般可用体外和体内两种方法来测定。在体外试验中，能够抑制培养基内细菌生长的最低浓度称为最低抑菌浓度（minimal inhibitory concentration，MIC）；能够杀灭培养基内细菌的最低浓度称为最低杀菌浓度（minimal bactericidal concentration，MBC）。

　　抗生素后效应（postantibiotic effect，PAE）指细菌在暴露于高于 MIC 的某种抗菌药物后，虽然去除抗菌药物，但是药物对细菌的抑制作用依然维持一段时间的效应。可能与抗菌药物引起细菌非致死性损伤，从而使其靶位恢复正常功能及细菌恢复再生长时间延长有关。PAE 是近年来评价抗菌药物药效学的一项新指标，可为抗菌药物合理用药提供新的科学依据。

　　在应用化疗药物治疗感染性疾病的过程中，要注意机体、病原体与化疗药物三者之间的相互关系（图 36-1）。病原体在疾病的发生上起着重要的作用，但病原体并不能决定疾病的全过程，机体的反应性、免疫状态和防御功能等对疾病的发生、发展与转归也有重要作用。当机体防御功能占主导地位时，就能战胜病原体，使它不能致病或者发病后迅速康复。化疗药物的作用是阻止疾病的发展与促进康复的外来因素，为机体彻底消灭病原体和疾病痊愈创造有利条件。但在某种条件下病原体可产生耐药性，使药物失去抗菌效果；另外，化疗药物的不合理使用将会引起机体的不良反应，导致患者健康的损害和治疗的失败。

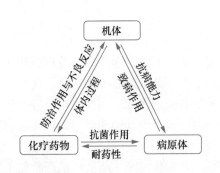

图 36-1　机体、化疗药物及病原体相互作用关系

第二节　抗菌药物的作用机制

　　抗菌药物主要通过干扰病原体的生化代谢过程，引起其结构与功能改变，使其失去生长繁殖的能力，从而达到抑制或杀灭病原体的作用（图 36-2）。

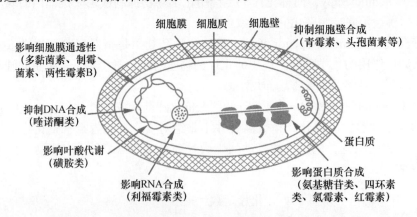

图 36-2　抗菌药物作用原理部位示意图

一、抑制细菌细胞壁的合成

　　细菌的细胞壁位于细菌的最外层，包绕在细胞膜的周围，其主要功能是保持细菌固有的形态，抵抗胞内外较大的渗透压差，使自身免受渗透压改变的损害，维持细菌的正常功能。细菌细

胞壁的基础成分是胞壁黏肽，由 *N*-乙酰葡萄糖胺和与十肽相连的 *N*-乙酰胞壁酸重复交叉联结而成。生物合成始于胞质内经细胞膜而终于细胞膜外。多种抗菌药物影响细菌细胞壁生物合成的不同环节，从而起到抑菌、杀菌的作用。

磷霉素和环丝氨酸可阻碍胞质内黏肽前体的形成，磷霉素主要阻止 *N*-乙酰胞壁酸的形成，而环丝氨酸是通过抑制 D-丙氨酸的消旋酶和合成酶而阻碍了 *N*-乙酰胞壁酸五肽的合成。万古霉素阻止细胞膜 *N*-乙酰葡萄糖胺和 *N*-乙酰胞壁酸五肽的聚合物与 5 个甘氨酸结合形成十肽聚合物，或阻止此十肽聚合物转运到细胞膜外与受体结合。杆菌肽则通过抑制焦磷酸酶，阻碍十肽聚合物的焦磷酸化合物的脱磷酸化反应，影响细胞膜中的磷脂循环。青霉素类和头孢菌素类抗生素作用于细胞膜上的青霉素结合蛋白（PBPs），抑制转肽酶的转肽作用，阻止了 *N*-乙酰葡萄糖胺和 *N*-乙酰胞壁酸十肽聚合物的交叉联结，阻碍黏肽的合成，引起细菌细胞壁的缺损，因菌体的高渗透压，水分由胞外不断渗入，使细胞膨胀、变形，在自溶酶的影响下，细胞破裂溶解而死亡。

二、影响细胞膜通透性

细菌细胞膜位于细胞壁内侧，其结构与真核细胞基本相同，由磷脂和多种蛋白质组成，但不含胆固醇，具有渗透屏障和运输物质的功能。

影响细菌细胞膜功能的抗菌药物包括作用于革兰氏阴性菌的多肽类（多黏菌素 B、E）、作用于革兰氏阳性菌的达托霉素以及抗真菌的多烯类（制霉菌素、两性霉素 B）。多肽类抗生素具有表面活性作用，选择性地与革兰氏阴性菌细胞膜中的磷脂结合；达托霉素结合到革兰氏阳性菌的细胞膜上起"离子通道"的作用，使细菌细胞内离子如 K^+ 大量外流，继而使细菌细胞迅速除极，并失去合成 DNA、RNA 及大分子蛋白质的能力，导致细菌死亡；而多烯类抗生素则与真菌细胞膜上的固醇类物质结合，从而使细胞膜的通透性增加，菌体内的主要成分如蛋白质、氨基酸、核苷酸、磷脂等外漏，可导致细菌死亡。

三、抑制蛋白质合成

细菌为原核细胞，其核糖体为 70S，由 30S 与 50S 亚基组成；而真核细胞的核糖体为 80S，由 40S 与 60S 亚基组成。细菌蛋白质的生物合成与人类基本相似，但由于它们的生理、生化功能不同，所以抗菌药物对细菌的核糖体有高度选择性，对人体的影响较小。多种抗生素能影响蛋白质合成的不同环节，如大环内酯类、氯霉素、林可霉素、利奈唑胺能与细菌核糖体 50S 亚基结合，抑制蛋白质合成；四环素类能与核糖体 30S 亚基结合，阻止氨基酰 tRNA 向 30S 亚基的 A 位结合，从而抑制蛋白质合成；氨基糖苷类抗生素可作用于蛋白质合成过程的多个环节，因而具有杀菌作用。

四、影响叶酸代谢

叶酸是合成核酸的前体物质，叶酸缺乏可阻碍核酸的合成，使细菌生长繁殖受到抑制。磺胺类与甲氧苄啶可分别抑制二氢叶酸合成酶与二氢叶酸还原酶，妨碍叶酸的代谢。

五、抑制核酸代谢

喹诺酮类抑制 DNA 回旋酶，阻止 DNA 复制和 mRNA 的转录，导致 DNA 降解及细菌死亡。而利福平能特异性地与依赖 DNA 的 RNA 多聚酶的 β 亚单位形成稳定的结合物，抑制其活性，使转录过程受阻，从而影响 mRNA 的形成。

第三节 细菌耐药性的产生

一、细菌的耐药性

细菌的耐药性（resistance）是指细菌和药物反复接触后，对药物敏感性下降或消失，使治疗作用减弱或无效的现象。自 1935 年发明了磺胺药，1940 年青霉素作为第一个抗生素问世，以后各类新的抗菌药不断被发现，使许多感染性疾病得到了有效治疗。但是，人类与细菌的竞赛从来没有停止过，新抗菌药物不断问世的同时，细菌的耐药性问题也日趋严重，波及全球。细菌耐药性不仅可通过基因水平在相同或不同种属细菌中传播，而且结构完整的耐药菌株还可以在医院之间乃至全球播散，严重威胁人类健康，已成为全球关注的热点问题。

细菌耐药性分为固有耐药性（intrinsic resistance）和获得耐药性（acquired resistance）。前者指细菌对某些抗菌药物的天然不敏感，也称为天然耐药性，如某些铜绿假单胞菌对多种抗菌药物不敏感；后者指由于细菌 DNA 的改变导致其获得了耐药性的表型，而多数细菌与药物反复接触后，对药物的敏感性下降或消失，引起抗菌药物对耐药菌感染的疗效降低或无效。

二、耐药性的产生机制

细菌耐药性的产生机制主要包括产生灭活酶、改变细胞膜通透性、靶位结构改变以及一些其他途径。

1. 细菌产生灭活酶 灭活酶分为水解酶和合成酶（钝化酶）两类。水解酶如 β- 内酰胺酶，能使青霉素类和头孢菌素类的 β- 内酰胺环水解而灭活。此酶是由染色体或质粒编码的，其产生可为体质性（组构酶）或诱导性（诱导酶），如葡萄球菌对 β- 内酰胺类抗生素的耐药、肠道细菌对氨苄西林的耐药；但 β- 内酰胺酶有青霉素型和头孢菌素型，青霉素型主要水解青霉素类抗菌药，对头孢菌素类抗菌药作用很微弱，因此产生此酶的葡萄球菌对青霉素类抗菌药耐药而对头孢菌素类抗菌药仍敏感；头孢菌素型主要水解头孢菌素类抗菌药，但对青霉素类抗菌药也能水解，故能产生此酶的葡萄球菌对青霉素类抗菌药与头孢菌素类抗菌药有交叉耐药性。

多数对氨基糖苷类抗菌药耐药的革兰氏阴性杆菌能经质粒产生合成酶，如庆大霉素乙酰基转移酶将乙酰基转移到庆大霉素的氨基上，而链霉素磷酸转移酶及链霉素腺苷转移酶分别将 ATP 的磷酸基和 AMP 转移到链霉素的羟基上，此类酶位于细胞膜间隙，氨基糖苷类抗菌药被这类酶钝化后不易与细菌内的核糖体结合，丧失其蛋白质合成的抑制作用，从而引起耐药性。

2. 改变细菌细胞膜通透性 细菌可通过各种方式阻止抗菌药物透过细胞膜进入菌体内，如革兰氏阴性杆菌的细胞外膜具有天然屏障作用，青霉素不能透过；铜绿假单胞菌和其他革兰氏阴性菌细胞壁水孔或外膜非特异性通道功能改变导致对某些广谱青霉素、头孢菌素类抗菌药产生耐药；对四环素类的耐药菌株是由其所带耐药质粒诱导产生的三种新的蛋白质阻塞了细胞壁的水孔，使药物无法通过；对氨基糖苷类耐药的革兰氏阴性杆菌除产生钝化酶外，也可因细胞壁水孔改变，药物不易渗透到菌体内而产生耐药。

3. 细菌体内靶位结构的改变 链霉素耐药菌株的核糖体 30 S 亚基上链霉素受体 P_{10} 蛋白发生了构象变化，使链霉素不能与之结合而产生耐药；利福平耐药菌的 RNA 多聚酶 β 亚基结构发生改变，使得与药物结合能力降低；由质粒介导的对林可霉素和红霉素的耐药，系细菌核糖体 23 S 亚基的腺嘌呤甲基化，使药物不能与细菌结合；某些肺炎球菌、淋球菌对青霉素 G 的耐药以及金葡菌对甲氧西林的耐药，是因突变引起青霉素结合蛋白改变，使药物不易与之结合，这种耐药株对其他青霉素类和头孢菌素类抗菌药也都耐药。

4.其他

（1）改变代谢途径：细菌对磺胺类药物的耐药，是由于对药物具有拮抗作用的底物对氨基苯甲酸（PABA）的产生增多，或可自行摄取外源性叶酸所引起的。

（2）主动流出系统：某些细菌能将进入菌体的药物泵出体外，这种泵因需能量，故称主动流出系统（active efflux system）。细菌的流出系统由蛋白质组成，主要为膜蛋白。由于这种主动流出系统的存在及它对抗菌药物选择性低的特点，使大肠埃希菌、金黄色葡萄球菌、表皮葡萄球菌、铜绿假单胞菌等对四环素类、氟喹诺酮类、大环内酯类、氯霉素、β-内酰胺类产生多重耐药。

（3）形成生物膜：细菌吸附到生物材料或者机体腔道表面，分泌含水的多糖蛋白复合物，并将自身包裹在其中形成的黏性层，称为细菌生物膜，其间细菌相互联结，包被在自身所分泌的胞外基质中。生物膜中包含了细菌所吸附的营养物质、代谢裂解产物和分泌的大分子多聚物等，形成一个结构齐全、功能完整的体系，使其中的细菌对抗外界环境变化或抵抗药物的能力增强。

三、耐药性产生的遗传学机制

细菌的耐药性可通过自身基因突变、染色体垂直传播、质粒或转座子水平传播、整合子捕获外源性耐药基因等多种途径获得和传播。

染色体介导耐药是由于细菌天然或基因突变导致的染色体代代相传的耐药性，通过染色体遗传基因发生突变，使突变后的变异株对抗菌药物产生耐药。此耐药性具有种属特异性，如铜绿假单胞菌对头孢噻肟、头孢哌酮、头孢曲松等耐药，肠球菌对头孢菌素耐药等。

质粒介导的耐药性由细菌核质以外的DNA——耐药质粒携带。耐药质粒可在菌体内部自行复制，也可以通过性菌毛或噬菌体等媒介在细菌间传播。耐药质粒通常是细菌后天获得的，因为传播途径多样化，这种机制介导的耐药在临床上占重要地位。如超广谱β-内酰胺酶就是通过耐药质粒在某些肠杆菌科之间垂直或种间传播产生的。

耐药整合子（integron）是细菌捕获外源性基因并使之转变为自身功能性基因的一种基因表达单位，是通过转座子和接合质粒在细菌之间进行传播的遗传物质。在大肠埃希菌、肺炎克雷伯菌、弗氏枸橼酸杆菌及铜绿假单胞菌等革兰氏阴性杆菌及革兰氏阳性棒状杆菌中都有发现。

四、避免细菌耐药的措施

1.合理使用抗菌药 加强细菌耐药性的监测，掌握致病菌对抗菌药物敏感性的资料，供临床选用抗菌药时参考。用药前应尽量进行病原学检测，并经药敏试验。用药疗程尽量缩短，一种抗菌药能控制的感染则不联合使用多种药物。严格掌握抗菌药的局部应用、预防应用和联合应用指征，避免滥用。

2.严格执行消毒隔离制度 对耐药菌感染的患者应予以隔离，以防止耐药菌的交叉感染。医务人员应定期检查带菌情况，以免传播医院内感染。

3.加强药政管理 规定抗菌药物必须凭处方供应。农牧业应尽量避免使用临床应用的抗菌药物。细菌耐药性一旦产生，在停用药物一段时期后敏感性有可能恢复。因此，根据细菌耐药性的变迁，有计划地将抗菌药分期分批交替使用，对细菌耐药性的控制可能有一定作用。

第四节 抗菌药物的应用原则

抗菌药物的应用使许多严重的感染性疾病得到控制，但随着抗菌药物的广泛应用，尤其是滥用，给感染性疾病治疗带来了许多新问题：如干扰和掩盖病情，延误正确的诊断和治疗；过敏反应和毒性反应给患者带来的损害；抗药菌株的增多；浪费药物和增加患者的经济负担；不恰当地联合用药，忽视药物间相互作用或配伍禁忌，导致药物抗菌活性下降或消失。因此，应十分重视合理应用抗菌药物。合理应用抗菌药物是指在临床正确诊断后选用适当的抗菌药，采用合适的药物剂量及疗程，以达到杀灭病原微生物及控制感染的目的。同时采取相应措施，以增强患者的免疫力和防止各种不良后果的产生。

一、抗菌药物治疗性应用的基本原则

1. 诊断为细菌性感染者方为应用抗菌药物的指征　根据患者的症状、体征、实验室检查或放射、超声等影像学结果，诊断为细菌、真菌感染者方有指征应用抗菌药物；由结核分枝杆菌、非结核分枝杆菌、支原体、衣原体、螺旋体、立克次体及部分原虫等病原生物所致的感染亦有指征应用抗菌药物。缺乏细菌及上述病原生物感染的临床或实验室证据，诊断不能成立者，以及病毒性感染者，均不是应用抗菌药物的指征。

2. 尽早查明感染病原，根据病原种类及药物敏感试验结果选用抗菌药物　抗菌药物品种的选用，原则上应根据病原菌种类及病原菌对抗菌药物敏感性，即细菌药物敏感试验（简称药敏试验）的结果而定。因此有条件的医疗机构，对临床诊断为细菌性感染的患者应在开始抗菌治疗前，及时留取相应合格标本（尤其血液等无菌部位标本）送病原学检测，以尽早明确病原菌和药敏结果，并据此调整抗菌药物治疗方案。

3. 抗菌药物的经验治疗　对于临床诊断为细菌性感染的患者，在未获知细菌培养及药敏结果前，或无法获取培养标本时，可根据患者的感染部位、基础疾病、发病情况、发病场所、既往抗菌药物用药史及其治疗反应等推测可能的病原体，并结合当地细菌耐药性监测数据，先给予抗菌药物经验治疗。待获知病原学检测及药敏结果后，结合先前的治疗反应调整用药方案；对培养结果阴性的患者，应根据经验治疗的效果和患者情况采取进一步诊疗措施。

4. 按照药物的抗菌作用及其体内过程特点选择用药　各种抗菌药物的药效学和人体药动学特点不同，因此各有不同的临床适应证。临床医师应根据各种抗菌药物的药学特点，按临床适应证正确选用抗菌药物。

5. 综合患者病情、病原菌种类及抗菌药物特点制订抗菌治疗方案　根据病原菌、感染部位、感染严重程度和患者的生理、病理情况及抗菌药物药效学和药动学证据制订抗菌治疗方案，包括抗菌药物的选用品种、剂量、给药次数、给药途径、疗程及联合用药等。

品种方面，应根据病原菌种类及药敏试验结果尽可能选择针对性强、窄谱、安全、价格适当的抗菌药物。进行经验治疗者可根据可能的病原菌及当地耐药状况选用抗菌药物。

剂量方面，一般按各种抗菌药物的治疗剂量范围给药。治疗重症感染（如血流感染、感染性心内膜炎等）和抗菌药物不易达到的部位的感染（如中枢神经系统感染等），抗菌药物剂量宜较大（治疗剂量范围高限）；而治疗单纯性下尿路感染时，由于多数药物尿药浓度远高于血药浓度，则可应用较小剂量（治疗剂量范围低限）。

给药途径方面，对于轻、中度感染的大多数患者，应予口服治疗，选取口服吸收良好的抗菌药物品种，不必采用静脉或肌内注射给药。接受注射用药的感染患者经初始注射治疗病情好转并能口服时，应及早转为口服给药。抗菌药物的局部应用宜尽量避免：皮肤黏膜局部应用抗菌药物后，很少被吸收，在感染部位不能达到有效浓度，反而易导致耐药菌产生。

给药次数方面，为保证药物在体内能发挥最大药效，杀灭感染灶病原菌，应根据药动学和药效学相结合的原则给药。

疗程方面，抗菌药物疗程因感染不同而异，一般宜用至体温正常、症状消退后 72 ～ 96 h，有局部病灶者需用药至感染灶得到控制或完全消散。但感染性心内膜炎、侵袭性真菌病、结核病等需较长的疗程方能彻底治愈，并减少或防止复发。

联合用药方面，单一药物可有效治疗的感染不需联合用药，仅在少数情况时有指征联合用药：

（1）病原菌尚未查明的严重感染，包括免疫缺陷者的严重感染。

（2）单一抗菌药物不能控制的严重感染，需氧菌及厌氧菌混合感染，2种及以上病原菌感染，以及多重耐药菌或泛耐药菌感染。

（3）需长疗程治疗，但病原菌易对某些抗菌药物产生耐药性的感染，如某些侵袭性真菌病，或病原菌含有不同生长特点的菌群，需要不同抗菌机制的药物联合使用，如结核和非结核分枝杆菌。

（4）毒性较大的抗菌药物，联合用药时剂量可适当减少，但需有临床资料证明其同样有效。如两性霉素 B 与氟胞嘧啶联合治疗隐球菌脑膜炎时，前者的剂量可适当减少，以减少其毒性反应。

抗菌药联合应用的结果有四种情况，即发生协同作用、相加作用、拮抗作用和无关作用。目前可将抗菌药物分为四类，第一类为细菌繁殖期杀菌药，如青霉素类和头孢菌素类；第二类为细菌静止期杀菌药，如氨基糖苷类和多黏菌素类，它们对繁殖期和静止期细菌均有杀灭作用；第三类为快效抑菌药如四环素类、氯霉素类和大环内酯类；第四类为慢效抑菌药如磺胺类药物。第一类与第二类合用常可获得协同作用，如青霉素与链霉素或庆大霉素合用治疗肠球菌心内膜炎，由于青霉素造成细菌细胞壁的缺损而利于链霉素、庆大霉素等氨基糖苷类抗菌药进入细菌细胞内作用于靶位。第三类可快速抑制细菌细胞内的蛋白质合成，使细菌处于静止状态，致使作用于细菌繁殖期的第一类杀菌药作用减弱，而出现拮抗作用，如青霉素类抗菌药与氯霉素或四环素类抗菌药的合用。第四类慢效抑菌药可与第一类杀菌药合用，不会影响第一类杀菌药的抗菌作用，有时还能产生相加作用，如青霉素与磺胺嘧啶合用治疗流行性脑膜炎时可提高疗效；第三类与第二类合用可获得相加或协同作用。第三类与第四类合用则产生相加作用。联合用药时宜选用具有协同或相加作用的药物联合，如青霉素类、头孢菌素类或其他 β - 内酰胺类与氨基糖苷类联合。联合用药通常采用 2 种药物，3 种及 3 种以上药物联合仅适用于个别情况，如结核病的治疗。此外，必须注意联合用药后药物不良反应亦可能增多。

二、抗菌药物预防性应用的基本原则

1. 非手术患者抗菌药物的预防性应用

（1）用于尚无细菌感染征象但暴露于致病菌感染的高危人群。

（2）预防用药适应证和抗菌药物选择应基于循证医学证据。

（3）应针对 1 种或 2 种最可能细菌的感染进行预防用药，不宜盲目地选用广谱抗菌药或多药联合预防多种细菌多部位感染。

（4）应限于针对某一段特定时间内可能发生的感染，而非任何时间可能发生的感染。

（5）应积极纠正导致感染风险增加的原发疾病或基础状况。可以治愈或纠正者，预防用药价值较大；原发疾病不能治愈或纠正者，药物预防效果有限，应权衡利弊决定是否预防用药。

（6）以下情况原则上不应预防性使用抗菌药物：普通感冒、麻疹、水痘等病毒性疾病；昏迷、休克、中毒、心力衰竭、肿瘤、应用肾上腺皮质激素等患者；留置导尿管、留置深静脉导管以及建立人工气道（包括气管插管或气管切口）患者。

2. 围术期抗菌药物的预防性应用 围术期抗菌药物预防用药，应根据手术切口类别、手术创伤程度、可能的污染细菌种类、手术持续时间、感染发生机会和后果严重程度、抗菌药物预防效果的循证医学证据、对细菌耐药性的影响和经济学评估等因素，综合考虑决定是否用抗菌药物预防。但抗菌药物的预防性应用并不能代替严格的消毒、灭菌技术和精细的无菌操作，也不能代替术中保温和血糖控制等其他预防措施。

三、抗菌药物在特殊病理、生理状况患者中应用的基本原则

1. 肾功能减退患者抗菌药物的应用 许多抗菌药物在人体内主要经肾排出，某些抗菌药物具有肾毒性，肾功能减退的感染患者应用抗菌药物的原则如下：

（1）尽量避免使用肾毒性抗菌药物，确有应用指征时，严密监测肾功能情况。

（2）根据感染的严重程度、病原菌种类及药敏试验结果等选用无肾毒性或肾毒性较低的抗菌药物。

（3）使用主要经肾排泄的药物，须根据患者肾功能减退程度以及抗菌药物在人体内清除途径调整给药剂量及方法。

2. 肝功能减退患者抗菌药物的应用 肝功能减退时，抗菌药物的选用及剂量调整需要考虑肝功能减退对该类药物体内过程的影响程度，以及肝功能减退时该类药物及其代谢物发生毒性反应的可能性。由于药物在肝代谢过程复杂，不少药物的体内代谢过程尚未完全阐明。根据现有资料，肝功能减退时抗菌药物的应用有以下几种情况：

（1）药物主要经肝或有相当量经肝清除或代谢，肝功能减退时清除减少，并可导致毒性反应的发生，肝功能减退患者应避免使用此类药物，如氯霉素、利福平、红霉素酯化物等。

（2）药物主要经肝清除，肝功能减退时清除明显减少，但并无明显毒性反应发生，肝病时仍可正常应用，但需谨慎，必要时减量给药，治疗过程中需严密监测肝功能。红霉素等大环内酯类（不包括酯化物）、克林霉素、林可霉素等属于此类。

（3）药物经肝、肾两条途径清除，肝功能减退者药物清除减少，血药浓度升高，同时伴有肾功能减退的患者血药浓度升高尤为明显，但药物本身的毒性不大。严重肝病患者，尤其肝、肾功能同时减退的患者在使用此类药物时需减量应用。经肾、肝两条途径排出的青霉素类、头孢菌素类等均属此种情况。

（4）药物主要由肾排泄，肝功能减退者不需调整剂量。氨基糖苷类、糖肽类抗菌药物等属此类。

3. 老年患者抗菌药物的应用 由于老年人组织器官呈生理性退行性变化，免疫功能下降，一旦罹患感染，在应用抗菌药物时需注意以下事项：

（1）老年人肾功能呈生理性减退，按一般常用量接受主要经肾排出的抗菌药物时，由于药物自肾排出减少，可导致药物在体内积蓄，血药浓度增高，易发生药物不良反应。因此老年患者，尤其是高龄患者接受主要自肾排出的抗菌药物时，可按轻度肾功能减退减量给药。青霉素类、头孢菌素类和其他 β - 内酰胺类的大多数品种即属此类情况。

（2）老年患者宜选用毒性低并具杀菌作用的抗菌药物，无用药禁忌者可首选青霉素类、头孢菌素类等 β - 内酰胺类抗菌药物。氨基糖苷类具有肾、耳毒性，应尽可能避免应用。万古霉素、去甲万古霉素、替考拉宁等药物应在有明确应用指征时慎用，必要时进行血药浓度监测，并据此调整剂量，使给药方案个体化，以达到用药安全、有效的目的。

4. 新生儿患者抗菌药物的应用 新生儿期一些重要器官尚未完全发育成熟，在此期间其生长发育随日龄增加而迅速变化，因此新生儿感染使用抗菌药物时需注意以下事项：

（1）新生儿期肝、肾均未发育成熟，肝代谢酶的产生不足或缺乏，肾清除功能较差，因此新生儿感染时应避免应用毒性大的抗菌药物，包括主要经肾排泄的氨基糖苷类、万古霉素、去甲万古霉素等，以及主要经肝代谢的氯霉素等。确有应用指征时，需进行血药浓度监测，据此调整给药方案，个体化给药，以使治疗安全有效。

（2）新生儿期避免应用可能发生严重不良反应的抗菌药物。可影响新生儿生长发育的四环素类、喹诺酮类应避免应用，可导致脑性核黄疸及溶血性贫血的磺胺类药和呋喃类药应避免应用。

（3）新生儿期由于肾功能尚不完善，主要经肾排出的青霉素类、头孢菌素类等 β - 内酰胺类药物需减量应用，以防止药物在体内蓄积导致严重中枢神经系统毒性反应的发生。

（4）新生儿的组织器官日益成熟，抗菌药物在新生儿的药动学亦随日龄增长而变化，因此使用抗菌药物时应按日龄调整给药方案。

5. 小儿患者抗菌药物的应用 小儿患者在应用抗菌药物时应注意以下几点。

（1）氨基糖苷类：该类药物有明显耳、肾毒性，小儿患者应避免应用。临床有明确应用指征且又无其他毒性低的抗菌药物可供选用时，方可选用该类药物，并在治疗过程中严密观察不良反应。有条件者应进行血药浓度监测，根据结果个体化给药。

（2）糖肽类：该类药有一定肾、耳毒性，小儿患者仅在有明确指征时方可选用。在治疗过程中应严密观察不良反应，有条件者应进行血药浓度监测，个体化给药。

（3）四环素类：可导致牙齿黄染及牙釉质发育不良，不可用于 8 岁以下小儿。

（4）喹诺酮类：由于对骨骼发育可能产生不良影响，该类药物避免用于 18 岁以下未成年人。

6. 妊娠期和哺乳期患者抗菌药物的应用

（1）妊娠期患者抗菌药物的应用：妊娠期抗菌药物的应用需考虑药物对母体和胎儿两方面的影响。

①对胎儿有致畸或明显毒性作用者，如利巴韦林，妊娠期禁用。

②对母体和胎儿均有毒性作用者，如氨基糖苷类、四环素类等，妊娠期避免应用；但在有明确应用指征，经权衡利弊，用药时患者的受益大于可能的风险时，也可在严密观察下慎用。氨基糖苷类等抗菌药物有条件时应进行血药浓度监测。

③药物毒性低，对胎儿及母体均无明显影响，也无致畸作用者，妊娠期感染时可选用，如青霉素类、头孢菌素类等 β - 内酰胺类抗菌药物。

（2）哺乳期患者抗菌药物的应用：哺乳期患者接受抗菌药物后，某些药物可自乳汁分泌，通常母乳中药物含量不高，不超过哺乳期患者每日用药量的 1%；少数药物乳汁中分泌量较高，如氟喹诺酮类、四环素类、大环内酯类、氯霉素、磺胺甲噁唑、甲氧苄啶、甲硝唑等。青霉素类、头孢菌素类等 β - 内酰胺类和氨基糖苷类等在乳汁中含量低。然而无论乳汁中药物浓度如何，均存在对乳儿潜在的影响，并可能出现不良反应，如氨基糖苷类可导致乳儿听力减退，氯霉素可致乳儿骨髓抑制，磺胺甲噁唑等可致核黄疸和溶血性贫血，四环素类可致乳齿黄染，青霉素类可致过敏反应等。因此治疗哺乳期患者时应避免用氨基糖苷类、喹诺酮类、四环素类、氯霉素、磺胺类药等。哺乳期患者应用任何抗菌药物时，均宜暂停哺乳。

思考题

1. 化学治疗药物在应用时需考虑哪些因素？
2. 抗菌药的作用机制有哪几类？
3. 细菌是通过什么方式产生耐药的？
4. 避免细菌耐药的措施有哪些？
5. 抗菌药的应用原则有哪些？

（蒲小平 赵 欣）

第三十七章　人工合成抗菌药

学习要求：

　　1. 掌握喹诺酮类、磺胺类抗菌药的药理作用、抗菌作用机制、临床应用及耐药机制
　　2. 掌握常用氟喹诺酮类和磺胺类药物的主要抗菌特点及应用
　　3. 熟悉喹诺酮类、磺胺类抗菌药的抗菌谱；熟悉甲氧苄啶及硝基呋喃类、硝基咪唑类、噁唑烷酮类抗菌药物的药理作用、临床应用和不良反应
　　4. 了解各类抗菌药物的结构
　　5. 了解各类抗菌药物的不良反应及体内代谢过程

　　人工合成抗菌药物目前主要包括喹诺酮类、磺胺类、硝基呋喃类、硝基咪唑类、噁唑烷酮类等。其中，磺胺类为最早问世的人工合成抗菌药物，而喹诺酮类的临床应用最为广泛，发展最为迅速，为临床细菌感染治疗的主力药物之一。20 世纪 80 年代逐步发展起来的噁唑烷酮类是一类新型的人工合成抗菌药物，具有全新的抗菌机制，临床主要用于治疗由耐药革兰氏阳性菌引起的感染性疾病。

第一节　喹诺酮类抗菌药

一、喹诺酮类抗菌药的共性

　　喹诺酮类（quinolones）是化学合成抗菌药，其基本结构以 4- 喹诺酮为母核。喹诺酮类药物发展迅速，已有许多新产品用于临床。根据药物的化学结构、抗菌作用等特点分为第一代、第二代和第三代等。1962 年合成的第一代喹诺酮类药物萘啶酸，由于抗菌谱窄，仅对部分大肠埃希菌等革兰氏阴性菌有效，且口服吸收差，不良反应多等原因，已被淘汰。1974 年合成了第二代的代表药吡哌酸，抗菌作用强于萘啶酸，口服后少量吸收，尿中浓度较高，不良反应较萘啶酸少，常用于尿路和肠道感染的治疗。1979 年合成了氟哌酸，随后又合成很多含氟的喹诺酮类衍生物（图 37-1），即第三代——氟喹诺酮类（fluoroquinolones）。第三代喹诺酮类药在化学结构上，基本母环的 3 位有一个羧基，6 位通常被氟取代，多数 7 位有一个哌嗪环，有的在 8 位引入第二个氟，可提高肠道吸收，延长半衰期。氟喹诺酮类口服易吸收，分布广，扩大和增强了抗菌活性，成为临床中重要的一类抗感染药。目前使用的药物有诺氟沙星（norfloxacin，氟哌酸）、依诺沙星（enoxacin，氟啶酸）、培氟沙星（pefloxacin，甲氟哌酸）、环丙沙星（ciprofloxacin，环丙氟哌酸）、氧氟沙星（ofloxacin，氟嗪酸）、左氧氟沙星（levofloxacin）、洛美沙星（lomefloxacin）、托氟沙星（tosufloxacin，多氟啶酸）、氟罗沙星（fleroxacin，多氟哌酸）、芦氟沙星（rufloxacin）、司氟沙星（sparfloxacin）、格帕沙星（grepafloxacin）、曲伐沙星（trovafloxacin）、那氟沙星（nadifloxacin）等。近年来，由于安全性和耐受性差，许多正在开发的、新的、更有效的喹诺酮类药物最终停止研发、退出市场或即使上市后市场亦受到限制。

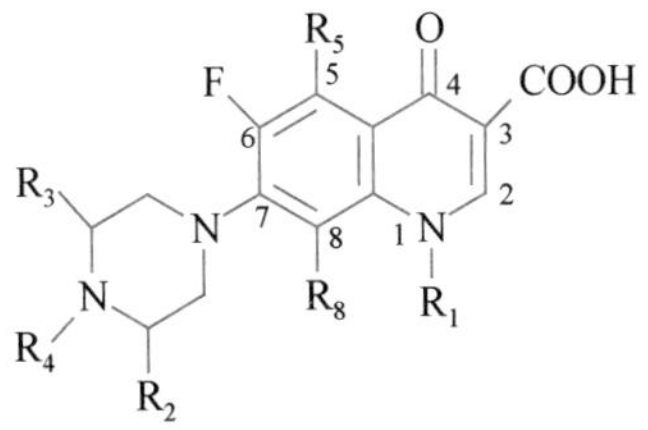

图 37-1 喹诺酮类抗菌药的化学结构

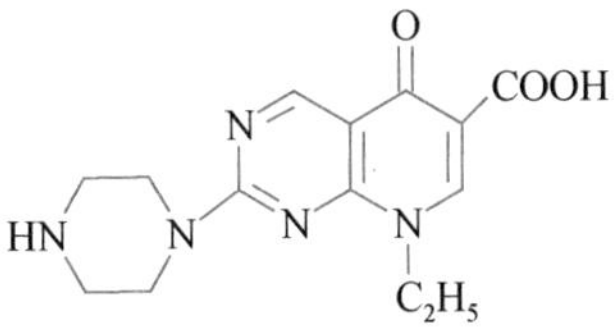

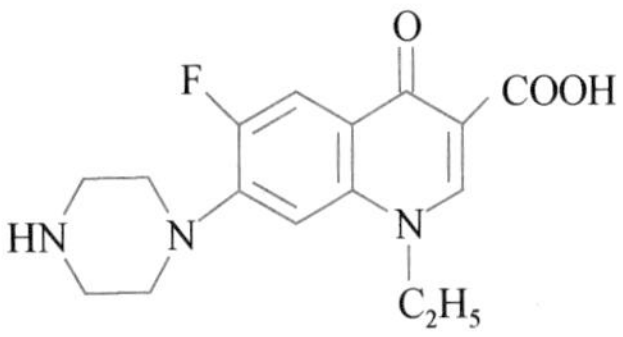

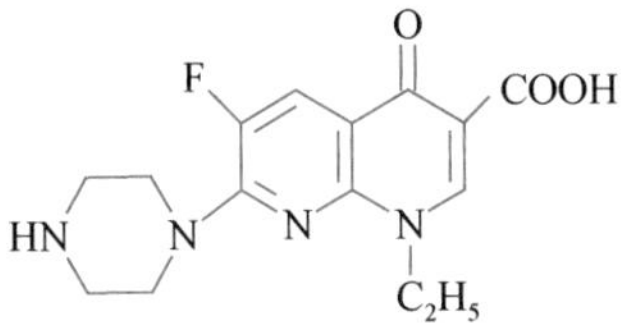

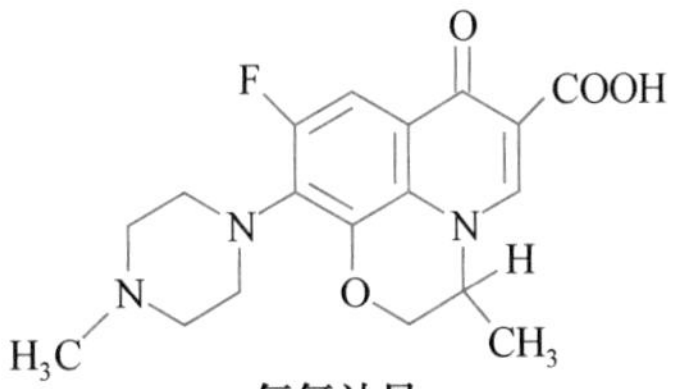

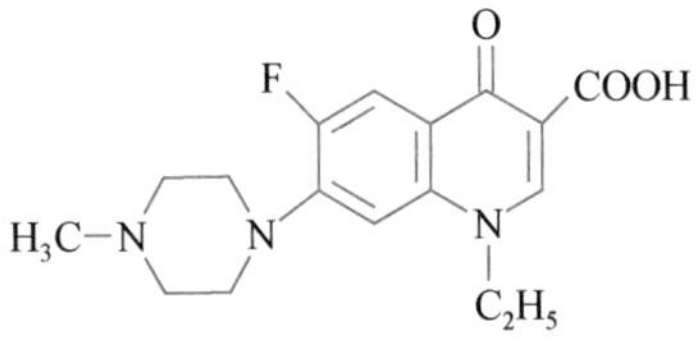

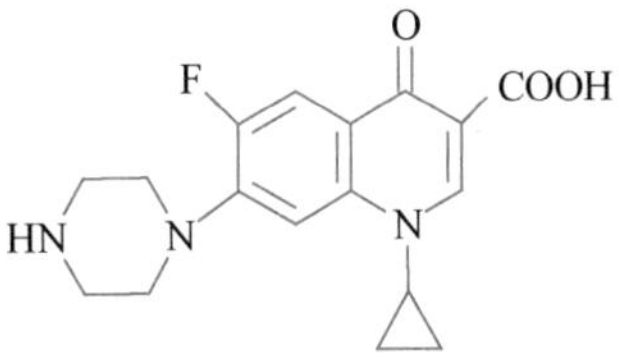

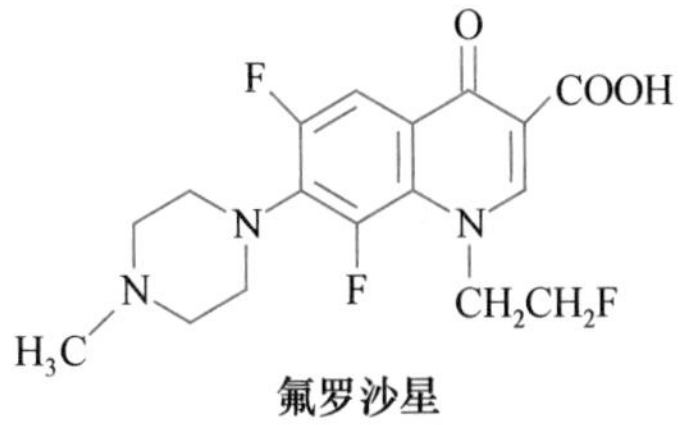

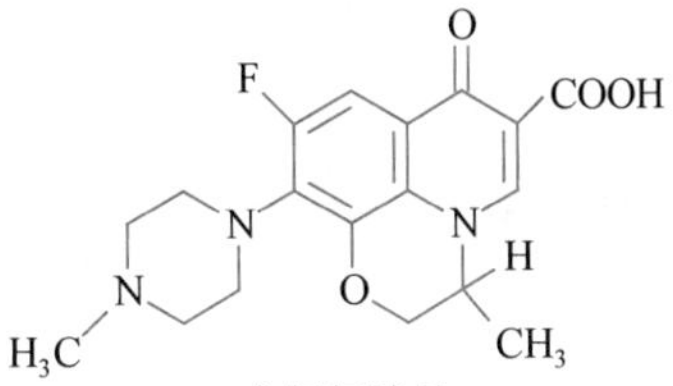

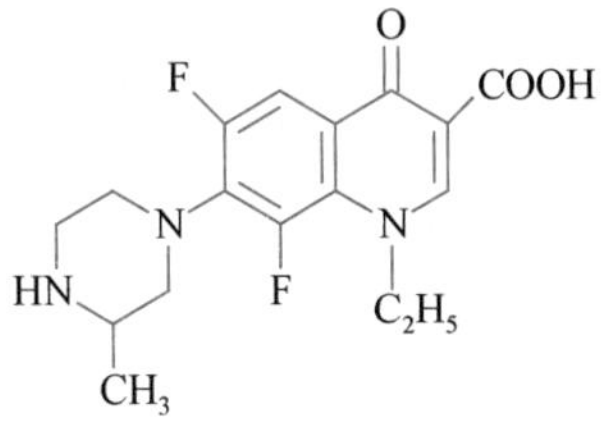

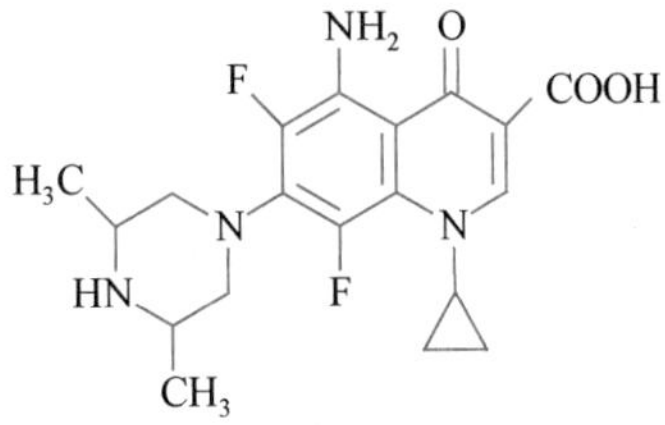

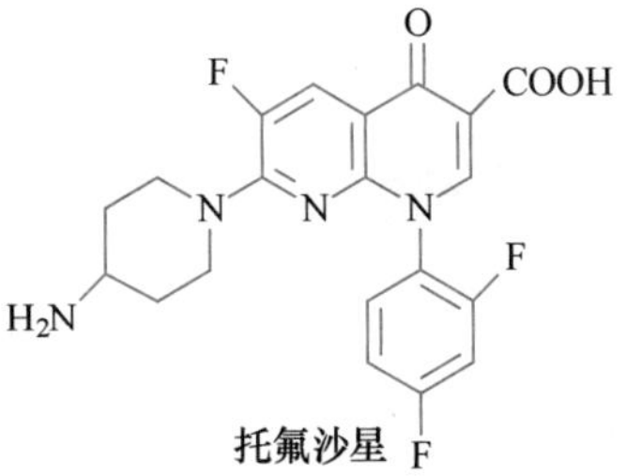

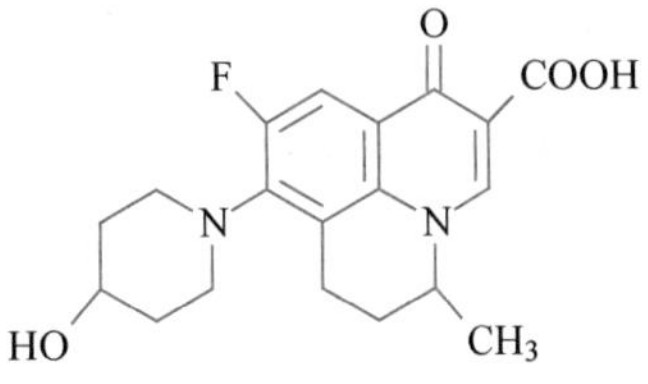

　　氟喹诺酮具有如下特点：①抗菌谱广，对革兰氏阴性杆菌作用强；②体内分布广，特别是在组织液中浓度高；③使用方便，多数为口服制剂，半衰期较长，可减少服药次数。因此，氟喹诺酮类是发展最为迅速的化学合成药。自1995年国内临床使用诺氟沙星以后，依诺沙星、环丙沙星、培氟沙星、洛美沙星、氟罗沙星、左氧氟沙星相继上市并广泛用于临床，对多重耐药革兰氏阴性杆菌感染有很好的作用。但近年来细菌对该类药物的耐药性明显升高，特别是大肠埃希菌。

　　【抗菌作用】第二代的吡哌酸对沙门菌属、志贺菌属等肠杆菌比萘啶酸的抗菌作用强。第三代喹诺酮类与第二代相比，抗菌谱广而强，对革兰氏阴性菌，如大肠埃希菌、痢疾沙门菌、伤寒沙门菌、产气荚膜梭菌、变形杆菌、流感嗜血杆菌、淋球菌等作用较强；对革兰氏阳性球菌，如金黄色葡萄球菌、链球菌等也有效。环丙沙星、托氟沙星、氧氟沙星对铜绿假单胞菌有效。托氟沙星、司氟沙星、环丙沙星抗革兰氏阳性菌作用强，托氟沙星、司氟沙星对厌氧菌作用强，司氟沙星对支原体、衣原体、分枝杆菌等作用最强。那氟沙星、曲伐沙星对革兰氏阴性、阳性及厌氧菌都有效，后者对军团菌、支原体、衣原体等也有较强作用。洛美沙星体内抗菌活性优于诺氟沙星。格帕沙星抗肺炎球菌作用强，对流感嗜血杆菌、卡他球菌优于环丙沙星。左氧氟沙星是氧氟沙星左旋异构体，作用强1倍，剂量为氧氟沙星一半。氧氟沙星和环丙沙星对结核分枝杆菌和其他分枝杆菌有抗菌作用，对沙眼衣原体、肺炎支原体等也有作用。

　　【作用机制】喹诺酮类主要是通过抑制细菌DNA回旋酶（DNA gyrase）和拓扑异构酶Ⅳ（topoisomerase Ⅳ），阻断DNA复制而导致细菌死亡。在革兰氏阴性菌中，喹诺酮类药物主要的作用机制是抑制细菌的DNA回旋酶。DNA回旋酶是由2个A亚单位与2个B亚单位组成的四聚体酶，酶的A亚单位使DNA的双链打开形成切口。该过程需具有ATP酶活性的B亚单位催化ATP水解，提供能量。继之在A亚单位参与下切口再重新连接形成负超螺旋，此酶的活性离不开这两种功能。DNA回旋酶和超螺旋状态与DNA复制等重要功能有关。喹诺酮类是A亚单位抑制药，通过形成药物-DNA-酶复合物而抑制酶反应，从而抑制DNA回旋酶对DNA的断裂和再连接的功能，阻碍DNA复制，使细菌死亡（图37-2）。在革兰氏阳性菌中，喹诺酮类药物主要的作用机制是抑制细菌的拓扑异构酶Ⅳ。拓扑异构酶Ⅳ由两个C亚基和两个E亚基组成，在DNA复制后期姊妹染色体的分离过程中起重要作用。其中C亚基负责DNA的断裂和重接；E

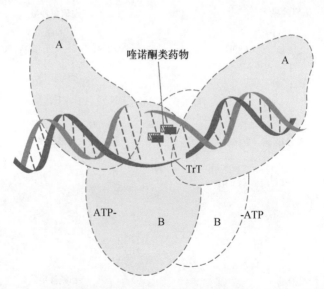

图37-2　DNA回旋酶结构模式与药物作用位点

图中实心和斜线长方形为喹诺酮类药物分子，A、B为DNA回旋酶的A、B亚单位。在DNA回旋酶作用下，
DNA双链打开，而药物分子嵌入双链，与非配对碱基结合，阻碍DNA双链封口

亚基催化 ATP 的水解。治疗浓度的喹诺酮类药物对人体细胞中类似功能的酶影响很小，不影响人体细胞的生长代谢。

【药动学】氟喹诺酮类体内过程特点是：①多数口服吸收良好，血药浓度相对较高；②半衰期较长，为 3～20 h；③与血浆蛋白结合率低，多数为 10%～30%，表观分布容积较大；④体内分布广，可进入骨、关节、前列腺等，组织药物浓度常等于或大于血药浓度。药物通过肝代谢，由肾排泄，差异较大。氧氟沙星和左氧氟沙星、洛美沙星、氟罗沙星主要由肾排泄；诺氟沙星、环丙沙星和依诺沙星等部分由肾和肝途径消除。培氟沙星和司氟沙星由肾排出较少。氟喹诺酮类药物的药动学参数见表 37-1。

表 37-1　第三代喹诺酮类药动学参数

药物	单次口服剂量（mg）	生物利用度（%）	半衰期（h）	最高峰浓度（mg/L）	表观分布容积（L/kg）	尿中原型药物的百分率（%）	蛋白结合率（%）
诺氟沙星	400	35～45	3～4	1.6	>100	30～39	10
环丙沙星	500	60～80	3.3～4.9	1.2～2.8	307	29～44	14～25
依诺沙星	400	80	3.3～5.8	2.8～3.6	175	52	35
氧氟沙星	400	85～95	5.0～7.0	3.5～5.3	90	70～90	25
左氧氟沙星	200	90～100	5.1～7.1	2.0	119	80～86	30～40
氟罗沙星	400	90～100	9.1～13	4.4～6.8	110	50～65	32
洛美沙星	400	90～100	6.3	3.7	127	70～86	14～25
培氟沙星	400	90～100	7.5～11	3.8～5.6	139	11	20～30
托氟沙星	300	—	4.7	1.9	69	45	37
司氟沙星	200	77	16～20.0	0.62	160	12	37～42

【细菌耐药机制】对喹诺酮产生耐药的菌株有：大肠埃希菌、铜绿假单胞菌、肺炎球菌、表皮葡萄球菌、金黄色葡萄球菌等。产生耐药的原因主要是细菌 DNA 回旋酶突变，使回旋酶基因的单核苷酸发生改变，而变异回旋酶的表达阻止了喹诺酮与回旋酶的结合。另外，细菌外膜脂多糖及外膜蛋白变异，可改变其通透性，使细菌对药物摄取减少，导致耐药；多药外排泵蛋白 NorA、PmrA 等，可以将喹诺酮类药物主动外排到菌体外，使得药物在菌体内蓄积水平下降，也可导致耐药。

【不良反应】常见的不良反应有胃肠道反应，如恶心、呕吐、食欲下降、腹痛、腹泻，与剂量相关，发生率为 3%～5%。少数发生中枢神经系统兴奋症状，如焦虑、烦躁、神经过敏、失眠、步态不稳，严重时出现惊厥，其原因是药物易透过血脑屏障进入脑组织，阻断 γ-氨基丁酸与受体结合。过敏反应，如药疹、瘙痒、红斑、光敏反应，用药期间应避免阳光直射皮肤，以免发生光敏性皮炎。对幼年动物可引起关节病，在儿童中引起关节痛及肿胀，因此儿童和孕妇不宜使用本类药物。第三代氟喹诺酮类药物在临床中应用最为广泛，但随着其大量应用，一些新的不良反应逐渐被认识到，包括不可逆周围神经病变、重症肌无力加重、肌腱炎和肌腱断裂、肝损伤、严重心律失常等，某些品种还可以导致糖尿病患者血糖控制异常。

【应用注意事项】①由于喹诺酮类可抑制细菌 DNA 回旋酶及损害幼年动物软骨，所以不宜用于孕妇和骨骼系统未发育完全的儿童。氟喹诺酮类可分泌至乳汁中，乳妇服用药物时需停止哺乳。②由于本类药对神经系统有不良反应，故神经系统疾病及有癫痫病史的患者不宜使用。③氟喹诺酮类可抑制茶碱类、咖啡因及抗凝药（华法林）在肝的代谢，使血药浓度升高而引起不良反应。特别是依诺沙星与上述其他类药物合并应用时，应监测茶碱血中浓度及凝血酶原时间。④含镁、钙、铝等金属离子的抗酸药可与氟喹诺酮类络合而减少肠道吸收，应避免合用。⑤氟喹诺酮类不宜与米帕林或 H_2 受体阻断药联合应用。⑥肾功能减退时，使用主要经肾排出的药物应注意剂量需酌减。⑦氟喹诺酮类有神经肌肉阻断活性并可能加剧重症肌无力患者肌无力症状，可能导致死亡或需要辅助呼吸，重症肌无力患者应慎用此类药品。⑧老年人及肾、心、肺移植者或者同时应用激素治疗者，应用氟喹诺酮类更容易发生肌腱炎或肌腱断裂，应尽量避免使用。⑨洛美沙星、莫西沙星、氧氟沙星等氟喹诺酮类药品有引起血糖异常的风险，糖尿病患者应避免使用。

二、常用喹诺酮类药物

诺氟沙星（norfloxacin）

其为第一个氟喹诺酮类药物，口服后部分被吸收，血药浓度低，但尿、肠道浓度高，对革兰氏阴性菌和阳性球菌引起的泌尿道感染疗效较好。另外，还可用于肠道感染，对急性淋病等有效。其抗菌谱广、抗菌作用强，对大肠埃希菌和各种沙门菌、志贺菌、肠杆菌属、弯曲菌和奈瑟菌极为有效；对衣原体、支原体、军团菌、布鲁菌和分枝杆菌也有抑制作用。

氧氟沙星（ofloxacin）

其口服吸收快而完全，血药浓度高且持久，在痰、尿液及胆汁中浓度高，抗菌谱较诺氟沙星、依诺沙星广，敏感菌有葡萄球菌、化脓性链球菌、溶血性链球菌、肺炎球菌、肠球菌、淋球菌、大肠埃希菌、肺炎杆菌、变形杆菌、铜绿假单胞菌等，对结核分枝杆菌也有抗菌作用。多数厌氧菌不敏感。用于泌尿生殖系、下呼吸道、软组织及肠道等感染。与抗结核药联合应用能有效治疗结核。先静滴后口服用药可治疗重症感染，如败血症和泌尿道感染。

左氧氟沙星（levofloxacin）

左氧氟沙星是氧氟沙星的左旋光学异构体，当二者剂量相同时，左氧氟沙星对大多数临床分离菌的抗菌活性为氧氟沙星的 2 倍。对多数肠杆菌科细菌，如大肠埃希菌、克雷伯菌属、变形杆菌属、沙门菌属、志贺菌属和流感嗜血杆菌、嗜肺军团菌、淋病奈瑟菌等革兰氏阴性菌有较强的抗菌活性。对金黄色葡萄球菌、肺炎链球菌、化脓性链球菌等革兰氏阳性菌和肺炎支原体、肺炎衣原体也有抗菌作用，但对厌氧菌和肠球菌的作用较差。目前临床常用于敏感菌引起的泌尿生殖系感染、呼吸道感染、胃肠道感染等，还可以用于伤寒、骨和关节感染、皮肤软组织感染以及败血症等全身感染。

环丙沙星（ciprofloxacin）

口服生物利用度高，血药浓度较低，抗菌谱广，是目前临床已使用的喹诺酮类中抗菌活性最高者。对革兰氏阴性菌作用强，对大肠埃希菌、痢疾杆菌、变形杆菌、流感嗜血杆菌、军团菌、弯曲菌、铜绿假单胞菌、产酶淋球菌及耐药金黄色葡萄球菌等有较好作用。但对多数厌氧菌无效。对氨基糖苷类、第三代头孢菌素耐药的革兰氏阴性和阳性氏菌对本药仍敏感。

氟罗沙星（fleroxacin）

口服吸收好，抗菌谱广，虽体外抗菌稍弱于环丙沙星，但体内抗菌活性强，口服生物利用度高，口服同剂量（400 mg）血浓度比环丙沙星高 2～3 倍，体内分布广，维持时间长。

莫西沙星（moxifloxacin）

莫西沙星对革兰氏阴性菌、革兰氏阳性菌、支原体、衣原体及军团菌等均具有良好的抗菌活性。口服吸收良好，具有抗菌性强、抗菌谱广、不易产生耐药并对常见耐药菌有效、半衰期长、不良反应少等优点。临床上用于治疗呼吸系统感染、生殖系统感染、皮肤软组织感染等。

吉米沙星（gemifloxacin）

吉米沙星口服吸收完全，易进入痰液或炎症体液，对耐甲氧西林金葡菌和流感嗜血杆菌、肺炎球菌等呼吸系统病原菌作用好，在对厌氧菌的感染上也显示良好的疗效。

非那沙星（finafloxacin）

非那沙星是最新批准上市的氟喹诺酮类药物，酸性环境下抗菌作用强。目前安全性研究中，未观察到氟喹诺酮类药物典型的不良反应，如心电图改变、神经毒性或低血糖。临床用于治疗铜绿假单胞菌和金黄色葡萄球菌导致的急性外耳炎。

第二节　磺胺类抗菌药

一、磺胺类抗菌药的共性

1933 年磺胺类（sulfonamides）药即已用于临床，由于许多高效、低毒抗菌药的出现，磺胺药的使用逐渐减少，但磺胺药对某些感染性疾病，如流行性脑脊髓膜炎、鼠疫等仍具有较好的疗效，且使用方便、价格低廉、性质稳定，故目前仍在使用。磺胺类分为三类：①口服易吸收的药物如磺胺甲噁唑、磺胺嘧啶、磺胺甲氧嗪；②口服不易吸收的药物如柳氮磺吡啶；③局部应用药物如磺胺嘧啶银、磺胺米隆、磺胺醋酰钠等。

【结构与活性关系】磺胺类药物的基本结构为对氨基苯磺酰胺。

$$\underset{R_2}{\overset{H}{N}} - \overset{4}{} \bigcirc \overset{1}{} SO_2 \overset{H}{\underset{R_1}{N}}$$

如磺酰胺基上的 R_1 被杂环取代，作用可增强，且口服易吸收，如磺胺嘧啶、磺胺异噁唑、磺胺甲噁唑等（表 37-2）。磺胺类基本化学结构中对位氨基为抗菌活性必需基团。R_2 部位被可在体内转换成游离氨基的基团所取代，得到口服难吸收的药物如柳氮磺吡啶，常用于肠道感染，磺胺米隆用于局部感染。

表 37-2　R_1 部位被取代的磺胺类药物

药名	R_1	药名	R_1
磺胺嘧啶		磺胺甲噁唑	
磺胺异噁唑		磺胺二甲噁唑	
磺胺噻唑		磺胺二甲嘧啶	
磺胺甲二氧异噁唑		磺胺甲氧嗪	

【抗菌作用】磺胺药抗菌谱广，革兰氏阳性菌中对其敏感的有溶血性链球菌、肺炎球菌；革兰氏阴性菌中对其敏感的有脑膜炎球菌、淋球菌、鼠疫耶尔森菌和流感嗜血杆菌等，其次是大肠埃希菌、痢疾杆菌、变形杆菌、肺炎杆菌及其他沙眼衣原体、放线菌、疟原虫等。此外，磺胺甲噁唑对伤寒沙门菌、磺胺米隆和磺胺嘧啶银对铜绿假单胞菌有抑制作用。

【作用机制】对磺胺类敏感的细菌在生长繁殖过程中需叶酸参与，由于不能直接利用周围环境中的叶酸，只能利用对氨基苯甲酸（*p*-aminobenzoic acid，PABA）和二氢蝶啶，在菌体内经二氢叶酸合成酶催化合成叶酸，再经二氢叶酸还原酶还原为四氢叶酸，进一步形成活化型四氢叶酸，后者作为一碳单位传递体，参与核酸合成。磺胺药与 PABA 化学结构相似，与 PABA 竞争二氢叶酸合成酶，使二氢叶酸合成受阻；甲氧苄啶（trimethoprim，TMP）可选择性抑制二氢叶酸还原酶的活性，使二氢叶酸还原为四氢叶酸受阻。因此两者均可影响核酸生成，从而抑制敏感细菌的生长繁殖（图 37-3）。

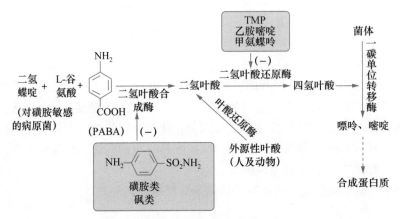

图 37-3　磺胺类及某些化疗药物作用机制图

肠道难吸收的磺胺药主要随粪便排出，柳氮磺吡啶在肠内释放出磺胺吡啶和 5- 氨基水杨酸，前者有抗菌作用，后者有抗炎作用。磺胺类药动学参数见表 37-3。

表 37-3　磺胺类药物药动学参数

药物	半衰期（h）	蛋白结合率（%）	表观分布容积（L/kg）	尿中原型药物百分率（%）
磺胺嘧啶	10 ～ 15	50	0.36	27 ～ 34
磺胺噻唑	4	82	0.18	73 ～ 87
磺胺异噁唑	4 ～ 6	84 ～ 90	0.16	67
磺胺二甲噁唑	10.6	73 ～ 87	/	73 ～ 87
磺胺甲噁唑	10 ～ 12	65	0.17	10 ～ 36[*]
磺胺二甲嘧啶	1.5（F）	90	0.35	1 ～ 13[*]
磺胺间二甲氧嘧啶	37.9	80 ～ 99	/	5 ～ 19[*]

[*] 与 pH 有关；F：快乙酰化物

大多数磺胺药及其代谢产物主要经肾消除，除肾小球滤过外，肾小管的主动转运对磺胺类的排泄也起作用，尤其对 N_4 乙酰化代谢物和结合物的排出，因此 N_4 乙酰化代谢产物的肾清除率比原型药物高。药物消除过程中，pH 对肾清除的影响是肾小管的重吸收作用。

【药动学】胃肠易吸收的磺胺药，吸收后分布于全身组织和体液中，以肝、肾中浓度较高，部分与血浆蛋白结合，结合率低者如磺胺嘧啶易透过血脑屏障，在脑脊液中浓度高。磺胺药主要经肝乙酰化代谢而失效。乙酰化物在尿中溶解度较小，尤其在酸性尿中易析出结晶而损害肾。

【耐药机制】细菌对磺胺药的耐药性可通过染色体或质粒介导。产生耐药性机制包括：①对氨基苯甲酸生成增多；②磺胺药对二氢叶酸合成酶的亲和性降低；③细菌对药物的通透性减弱。磺胺类药物之间有交叉耐药现象。

【不良反应与注意事项】

1.泌尿系统损害　主要反应如引起结晶尿、血尿、管型尿，以磺胺嘧啶较常见，大量长期使用磺胺甲噁唑也有发生。大量长期服用上述药物时，需加服等量碳酸氢钠提高尿液 pH，可增加磺胺药物及其乙酰化物的溶解度，同时多饮水可降低尿中药物浓度。

2.过敏反应　如皮疹、药热，偶见剥脱性皮炎和多形性红斑等。多数药疹在用药 1 周后出现，有过敏史者出现得早，同时伴有发热、不适、瘙痒。磺胺异噁唑发生药热的概率约 3%。局部用药易发生过敏反应，磺胺类药之间有交叉过敏反应，用药前需询问过敏史。

3.造血系统反应　偶见粒细胞减少、再生障碍性贫血及血小板减少症，对葡糖 -6- 磷酸脱氢酶缺乏者可致溶血性贫血。

4.其他　恶心、呕吐、头痛、头晕、全身乏力，因此驾驶员、高空作业者忌用。磺胺类药可将抗凝药、治疗糖尿病药和苯妥英钠从血浆蛋白结合部位置换出来，增加这些药物的效果。

二、常用磺胺类药物

磺胺嘧啶（sulfadiazine，SD）

口服易吸收，血浆蛋白结合率较低，易透过血脑屏障，以乙酰化形式由尿排出。碱性尿液，多饮水时可加速药物排泄。主要适用于流行性脑脊髓膜炎、奴卡菌病。目前因耐药株的出现，很少使用 SD 治疗细菌性脑膜炎。与乙胺嘧啶合用可治疗弓形体病。

磺胺甲噁唑（sulfamethoxazole，SMZ）

口服易从胃肠道吸收，吸收量为 90%，易透过血脑屏障，广泛分布于肝、肾、消化道、脑等组织。主要从肾小球滤过排泄。常用于葡萄球菌等敏感菌株引起的尿道感染、流感嗜血杆菌所致中耳炎等疾病治疗。还可用于由脑膜炎球菌所致的脑膜炎的预防。

柳氮磺吡啶（sulfasalazine）

口服吸收较少，由肠道细菌作用分解释出活性磺胺吡啶后被吸收，在尿中排泄。对肠道感染有效，用于溃疡性和局限性结肠炎。葡糖 -6- 磷酸脱氢酶缺乏者，磺胺吡啶易导致急性溶血性贫血、粒细胞缺乏症、药热、药疹等不良反应。

第三节　其他合成抗菌药

一、甲氧苄啶

甲氧苄啶（trimethoprim，TMP）

甲氧苄啶是一种抗菌增效剂，其化学结构为二氨基嘧啶类，结构如下：

TMP 对大肠埃希菌、奇异变形杆菌、肺炎杆菌、痢疾杆菌、伤寒沙门菌等革兰氏阳性和阴性细菌均有抗菌作用，对脑膜炎球菌、淋球菌、产碱杆菌属作用不明显，对铜绿假单胞菌无效。TMP 抗菌作用比 SMZ 强 20 ～ 100 倍。

TMP 抗菌机制是通过抑制二氢叶酸还原酶，使二氢叶酸不能被还原成四氢叶酸，阻止细菌核酸的合成（图 37-3）。TMP 与其他磺胺药合用时，可在两个部位阻断四氢叶酸合成，增强其药物的抗菌作用几倍至几十倍，可达杀菌作用。另外，TMP 还能增强多种抗菌药如四环素、庆大霉素的抗菌作用。因此本药适用于大肠埃希菌、奇异变形杆菌等敏感株引起的尿道感染、呼吸系统感染。由于单独应用易产生耐药性，常与其他磺胺类联合应用，扩大了临床应用范围。

口服吸收迅速而完全，吸收后广泛分布至全身各个组织和体液，在肾、肝、脾、肺、肌肉、支气管分泌物、唾液、前列腺组织及腺液中的浓度均超过血药浓度。TMP易透过血脑屏障到达脑脊液中。TMP主要经肾小球滤过，肾小管分泌排出，其中80%～90%以原药排出。

TMP的毒性较小，常出现的不良反应为胃肠道反应如恶心、呕吐、腹泻等及过敏性皮疹。大剂量或长期使用可引起粒细胞减少、血小板减少、巨幼细胞贫血。TMP可增加SMZ的造血系统的毒性。动物实验证实，TMP可致畸胎，乳汁中药物浓度高，所以妊娠期及哺乳期禁用。肝、肾及血液系统疾病患者慎用。

复方磺胺甲噁唑（compound sulfamethoxazole，复方新诺明）

其为复方制剂，由SMZ和TMP以5：1比例混合。临床主要用于大肠埃希菌、克雷伯菌属、肠杆菌属、奇异变形杆菌、普通变形杆菌和莫根菌属敏感菌株所致的尿路感染，肺炎链球菌或流感嗜血杆菌所致2岁以上小儿急性中耳炎，肺炎链球菌或流感嗜血杆菌所致的成人慢性支气管炎急性发作，由福氏或宋氏志贺菌敏感菌株所致的肠道感染，亦用于卡氏肺孢子菌肺炎等。新生儿、对磺胺过敏者禁用，肾功能损害者慎用。孕妇禁用，因本品可穿过血胎屏障，在胎儿血中与胆红素竞争结合部位，致游离胆红素增高，有发生高胆红素血症和核黄疸的可能。哺乳期妇女禁用。

二、硝基呋喃类

本类药物特点为抗菌谱广，可以抑制细菌乙酰辅酶A，干扰其糖类的代谢，从而起抗菌作用。细菌不易产生耐药性，口服后血药浓度低，常用于泌尿道感染治疗。常用药物有呋喃妥因和呋喃唑酮。

呋喃妥因（nitrofurantoin，呋喃坦啶，furadantin）

对多数革兰氏阳性和阴性菌有较强作用，对铜绿假单胞菌无效。口服迅速吸收，50%在体内破坏，其余部分以原型经肾排出，血药浓度很低，不适用于全身感染治疗；尿中浓度高，在酸性尿中抗菌作用可增强，主要适用于泌尿系统感染。常见不良反应为胃肠道反应，饭后服用可减轻。剂量大或肾功能不全者，可引起周围神经炎，偶见皮疹、胃肠道、药热等过敏反应。葡萄糖-6-磷酸脱氢酶缺乏者可引起溶血性贫血。

呋喃唑酮（furazolidone，痢特灵）

口服吸收少，肠内浓度高，主要用于肠炎、细菌性痢疾等肠道感染。也可用于伤寒、霍乱、幽门螺杆菌所致胃窦炎等，亦可取得较好效果。不良反应与呋喃妥因相似，但轻而少见。

三、硝基咪唑类

本类药物包括甲硝唑、替硝唑和奥硝唑等，对各种厌氧菌具有强大作用，对滴虫、阿米巴原虫也有效。其作用机制为：药物分子中的硝基可以被厌氧微生物特有的具有负性氧化还原作用的成分如铁氧还原蛋白还原，形成具有高度反应性的硝基自由阴离子，进而通过自由基介导使DNA或其他可能的具有致命性的生物大分子被破坏，以此发挥抗厌氧菌作用。

甲硝唑（metronidazole，灭滴灵）

甲硝唑主要用于抗滴虫和抗阿米巴原虫，后发现其具有强大的抗厌氧菌作用，近年来广泛用于抗厌氧菌感染，对需氧菌无效。甲硝唑主要对下述厌氧菌效果较佳：①梭状芽孢杆菌属，包括破伤风梭菌、产气荚膜梭菌（致气性坏疽）、肉毒杆菌、难辨梭状芽孢杆菌等；②拟杆菌属，包括常致病的脆弱拟杆菌等；③厌氧球菌。口服吸收良好，生物利用度80%以上；体内分布广，可进入唾液、乳汁、也可进入脑脊液；其代谢物大量由尿排泄，少量由粪便排出。$t_{1/2}$约8 h。临床除首选用于阴道滴虫病和阿米巴原虫病外，主要用于预防和治疗厌氧菌引起的感染，如呼吸道、消化道、腹腔及盆腔感染，皮肤软组织、骨和骨关节等部位的感染，也广泛应用于预防和治疗口腔厌氧菌感染。此外，甲硝唑还可用于幽门螺杆菌导致的消化道溃疡以及敏感菌引起的伪膜性肠炎的治疗。不良反应主要包括消化道反应或不适、泌尿系统刺激、中枢神经系统反应及白细胞减少等。动物实验显示甲硝唑有致畸作用，禁用于孕妇及哺乳期妇女。此外，甲硝唑可抑制乙醛脱氢酶而加强乙醇的作用，导致双硫仑样反应，所以在用药期间和停药后 1 周内，禁用含乙醇饮料或药品。

替硝唑（tinidazole）

替硝唑对阿米巴、阴道滴虫等原虫和脆弱类杆菌、梭杆菌属和费氏球菌属等革兰氏阴性厌氧菌有良好活性，作用优于甲硝唑。其药动学性质也优于甲硝唑，吸收快，$t_{1/2}$ 为 12 ~ 14 h，体内分布广，血脑屏障穿透性更高，不良反应也较甲硝唑轻微，偶有消化道症状、个别有眩晕感、口腔金属味、皮疹、头痛或白细胞减少。临床主要用于各种厌氧菌感染，如败血症、骨髓炎、腹腔感染、盆腔感染、肺支气管感染、肺炎、鼻窦炎、蜂窝织炎、牙周感染及术后伤口感染；也用于结肠直肠手术、妇产科手术及口腔手术等的术前预防用药，以及肠道、肠道外阿米巴病，阴道滴虫病，贾第虫病等的治疗。

奥硝唑（ornidazole）

奥硝唑是第三代硝基咪唑类抗菌药，与甲硝唑、替硝唑相比，药效持续时间长，$t_{1/2}$ 为 14.4 h；抗厌氧菌作用更强，最低抑菌浓度和最低杀菌浓度均小于甲硝唑和替硝唑；不良反应更小，致突变和致畸作用均低于甲硝唑和替硝唑，无双硫仑样反应。临床应用与甲硝唑、替硝唑相似。

四、噁唑烷酮类

噁唑烷酮类抗菌药是 20 世纪 80 年代逐步发展起来的一类新型的全合成抗菌药。该类药物在化学结构上均有一噁唑烷二酮母核，具有全新的抗菌机制，不影响肽基转移酶活性，只是作用于翻译系统的起始阶段，抑制 mRNA 与核糖体连接，阻止 70 S 起始复合物的形成，从而抑制细菌蛋白质的合成。噁唑烷酮类对革兰氏阳性球菌，特别是多重耐药的革兰氏阳性球菌具有较强的抗菌活性。由于其作用部位和方式独特，因此在具有本质性或获得性耐药特征的阳性细菌中，都不易与其他抑制蛋白合成的抗菌药发生交叉耐药，在体外也不易诱导细菌耐药性的产生。

利奈唑胺（linezolid）

利奈唑胺口服给药吸收快速而完全，绝对生物利用度约为 100%，临床用于治疗革兰氏阳性球菌引起的感染，包括由耐甲氧西林金黄色葡萄球菌引起的疑似或确诊院内获得性肺炎、社区获得性肺炎、复杂性皮肤或皮肤软组织感染以及耐万古霉素肠球菌感染。利奈唑胺不良反应包括胃肠道反应，用药时间过长可能导致骨髓抑制（包括贫血、白细胞减少、各类血细胞减少和血小板减少）、周围神经病和视神经病（有的进展至失明）、乳酸性酸中毒等。此外，利奈唑胺是神经系统两种主要单胺氧化酶的弱抑制药，对于服用选择性 5-HT 再吸收抑制药（SSRI）型抗抑郁药的 5-HT 综合征患者和心血管药物的高血压患者，都具有潜在的药物相互作用风险。

泰地唑胺（tedizolid）

泰地唑胺是第二个上市的噁唑烷酮类抗菌药，2014 年获得美国 FDA 批准用于治疗成人急性细菌性皮肤和皮肤组织感染。其抗菌谱主要包括：金黄色葡萄球菌（包括耐甲氧西林和甲氧西林敏感菌株）、酿脓链球菌、无乳链球菌、咽峡炎链球菌群（包括咽峡炎链球菌、中间型链球菌和星群链球菌），以及粪肠球菌等。其药效和不良反应均较利奈唑胺有明显改善，抗菌作用更强，胃肠道不良反应出现频率更低，且正常剂量情况下不会出现类似于利奈唑胺的药物相互作用现象。

喹诺酮类及其他合成抗菌药的比较见表 37-4。

表 37-4 喹诺酮类及其他合成抗菌药的比较

药物分类	作用机制	药理作用	临床应用	不良反应
喹诺酮类 环丙沙星 左氧氟沙星 诺氟沙星	抑制细菌 DNA 回旋酶（DNA gyrase）和拓扑异构酶 IV（topoisomerase IV），阻断 DNA 复制而导致细菌死亡	抗菌谱广，作用强，对革兰氏阴性菌作用较强；对铜绿假单胞菌（环丙、氧氟沙星）、革兰氏阳性球菌有效；对分枝杆菌（环丙、氧氟、左氧氟、司帕沙星）及支原体、衣原体、立克次体敏感	敏感菌所致泌尿生殖道感染、肠道感染、呼吸道感染等，也用于骨髓炎、关节感染、五官科感染、伤口感染等	胃肠道反应；中枢神经系统兴奋症状，严重时出现惊厥；过敏反应等；在儿童中引起关节痛及肿胀；大剂量应用可以出现结晶尿
磺胺类 磺胺嘧啶（SD） 甲氧苄啶 复方磺胺甲噁唑（SMZ + TMP）	磺胺类抗菌药干扰细菌叶酸代谢而抑制细菌的生长；甲氧苄啶抑制细菌二氢叶酸还原酶，干扰细菌叶酸代谢，从而抑制细菌生长	抗菌谱广，对多种 G^+ 和 G^- 均有抑制作用；对流脑、伤寒有显著效果	流行性脑脊髓膜炎（SD）、呼吸道感染（SD、SMZ + TMP）、尿路感染（SMZ + TMP），也可用于肠道感染、局部外用，疟疾的预防等	泌尿系统损害、过敏反应、造血系统反应、新生儿黄疸等
硝基呋喃类 呋喃妥因	抑制细菌乙酰辅酶 A，干扰其糖类的代谢，从而起抗菌作用	对多数革兰阳性和阴性菌有较强作用，对铜绿假单胞菌无效，不易产生交叉耐药	口服后血药浓度低，常用于泌尿道感染治疗	胃肠道反应，饭后服用可减轻。剂量大或肾功能不全者，可引起周围神经炎，偶见皮疹、胃肠道、药热等过敏反应
硝基咪唑类 甲硝唑 替硝唑	药物分子中的硝基可以被厌氧微生物特有的具有负性氧化还原作用的成分如铁氧还原蛋白还原，形成具有高度反应性的硝基自由阴离子，进而通过自由基介导使 DNA 或其他可能的具有致命性的生物大分子被破坏，以此发挥抗厌氧菌作用	对各种厌氧菌包括：梭状芽孢杆菌属、拟杆菌属及厌氧球菌具有强大作用，对滴虫、阿米巴原虫也有效	主要用于预防和治疗厌氧菌引起的感染，如呼吸道、消化道、腹腔及盆腔感染，皮肤软组织、骨和骨关节等部位的感染，也广泛应用于预防和治疗口腔厌氧菌感染	消化道反应，泌尿系统刺激，中枢神经系统及白细胞减少等。有致畸作用，可抑制乙醛脱氢酶而导致双硫仑样反应
噁唑烷酮类 利奈唑胺	作用于翻译系统的起始阶段，抑制 mRNA 与核糖体连接，阻止 70 S 起始复合物的形成，从而抑制细菌蛋白质的合成，起抗菌作用	对 G^+ 球菌，特别是多重耐药 G^+ 球菌，具有较强的抗菌活性且不易发生交叉耐药	利奈唑胺用于治疗 G^+ 球菌引起的感染，包括由耐甲氧西林金黄色葡萄球菌引起的疑似或确诊院内获得性肺炎、社区获得性肺炎、复杂性皮肤或皮肤软组织感染以及耐万古霉素肠球菌感染	胃肠道反应，用药时间过长可能导致骨髓抑制、周围神经病和视神经病、乳酸性酸中毒等

思考题

1. 第三代喹诺酮类的抗菌作用及作用机制是什么？
2. 使用喹诺酮类药物有哪些注意事项？
3. TMP 的抗菌作用特点及其机制是什么？
4. 甲硝唑的抗菌作用及临床应用是什么？
5. 利奈唑胺的抗菌作用及临床应用是什么？

（蒲小平　赵　欣）

第三十八章 β - 内酰胺类抗生素

学习要求：

1. 掌握青霉素 G 的抗菌作用、作用机制、临床应用及不良反应和防治
2. 熟悉不同的头孢菌素类的抗菌作用、作用机制、临床应用及不良反应
3. 了解头孢菌素类第三和四代的药理学特点变化规律及半合成青霉素的特点及研发思路

第一节　概　述

β - 内酰胺类抗生素（β -lactam antibiotics）是化学结构中具有内酰胺环的一类抗生素，包括青霉素类、头孢菌素类、非典型 β - 内酰胺类、头霉素类、单环内酰胺类、碳青霉烯类等。该类抗生素具有抗菌活性强、毒性低、临床疗效好的特点。

一、抗菌作用机制

各种 β - 内酰胺类药物都能抑制细菌细胞壁黏肽合成酶，阻止细胞壁黏肽的合成，使细菌细胞壁缺损，菌体膨胀裂解。如具有触发细菌自溶酶活性的作用，则可杀灭细菌。由于哺乳动物无细胞壁，β - 内酰胺类药物对机体的毒性小。细菌细胞壁黏肽合成酶系是位于细菌细胞膜上的特殊蛋白，称为青霉素结合蛋白（penicillin binding proteins，PBPs），它是 β - 内酰胺类药物的作用靶位。各种细菌细胞膜上的 PBPs 数目、分子量不同，对 β - 内酰胺类药物的敏感性也不同，但分类学上相近的细菌，其 PBPs 类型及生理功能则相似。如大肠埃希菌有 7 种 PBPs，PBP_{1A}、PBP_{1B} 与细菌细胞延伸有关，青霉素、氨苄西林、头孢噻吩等与其有高度亲和力，可抑制细菌生长繁殖和延伸。PBP_2 与维持细菌细胞外形有关，美西林、棒酸与亚胺培南能选择性地与其结合，使繁殖中的细菌从杆状形成圆形，最后停止分裂，引起肿胀溶菌。PBP_3 功能与 PBP_{1A} 相同，但量少，与中隔形成、细菌分裂有关，多数青霉素类或头孢菌素药物主要与 PBP_1 和（或）PBP_3 结合，使细菌形成丝状体和球形体，使菌体发生变形萎缩，逐渐溶解死亡。$PBP_{1、2、3}$ 是细菌存活、生长繁殖所必需，而 $PBP_{4、5、6}$ 与 D·D·丙氨酸羧肽酶的活性有关，不影响细菌生长繁殖，即使 β - 内酰胺类药物与其结合，对细菌也无明显影响。

二、细菌产生耐药性的机制

细菌对 β - 内酰胺类药物产生耐药性的机制有以下几种：

1. 产生水解酶　细菌产生的 β - 内酰胺酶（青霉素酶、头孢菌素酶等）能使 β - 内酰胺环水解而失去活性，产生耐药。

2. 酶与药物牢固结合　广谱青霉素及第二、三代头孢菌素对革兰氏阴性菌产生的 β - 内酰胺酶较稳定，不易被水解而裂环，耐药性的产生是由于 β - 内酰胺酶与此类药物迅速牢固地结合，使其滞留于细胞膜间隙中而不能到达靶位（PBPs），这种 β - 内酰胺酶的非水解屏障机制的耐药性又称为"牵制机制"（trapping mechanism）。

3. PBPs 靶位与药物亲和力降低　耐甲氧西林金黄色葡萄球菌（methicillin resistant staphylococcus aureus，MRSA）具多重耐药性是由于 PBPs 改变，PBP$_2$ 与 PBP$_3$ 之间产生一种新的 PBP$_{2\alpha}$ 而使其具高度耐药性，而且该细菌能使 PBPs 的合成量增多或与甲氧西林结合的亲和力降低而产生低、中度的耐药性。

4. 胞壁和外膜通透性改变　革兰氏阴性菌的脂蛋白外膜是限制 β - 内酰胺类药物进入菌体的屏障，药物通过外膜的非特异性与特异性两种通道进入菌体，通道由外膜孔道蛋白（outer membrane，OMP）组成。如大肠埃希菌 K$_{-12}$ 外膜是由 OmpF 与 OmpC 两个孔道蛋白组成的亲水性非特异孔道蛋白，是亲水性抗菌药物的通道。抗菌药分子越大，所带负电荷越多，疏水性越强则越不易通过细菌外膜（图38-1）。许多 β - 内酰胺类药物大多经直径仅 1 nm 的 OmpF 通道进入菌体，而仅含微量 OmpF 与 OmpC 的大肠埃希菌突变株，头孢噻吩、头孢唑啉的透入显著减少而出现耐药；缺少 OmpF 与 OmpC 的鼠伤寒沙门菌突变株，是由于头孢菌素的透入减少而产生耐药；铜绿假单胞菌外膜因缺少非特异性孔道蛋白而对 β - 内酰胺类药物产生耐药；铜绿假单胞菌外膜缺失特异性孔道蛋白 OprD 的突变株可对亚胺培南耐药。

5. 缺少自溶酶　青霉素类药物对某些金葡菌具有抑菌作用，但杀菌作用差，被认为细菌对青霉素类药物有耐受性，原因是细菌缺少自溶酶（autolysins）。

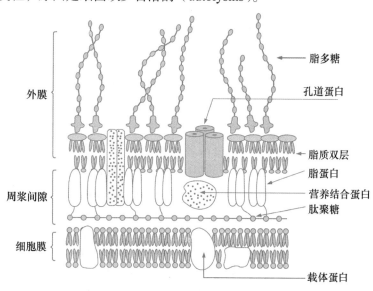

图 38-1　革兰氏阴性菌细菌壁结构图

第二节　青霉素类

一、青霉素类的基本结构

青霉素类的基本结构是由母核6-氨基青霉烷酸（6-aminopenicillanic acid，6-APA）和侧链（R—C—，O）组成的（图38-2），而6-APA是由一个噻唑环连接 β - 内酰胺环组成的，母核中的 β - 内酰胺环对抗菌活性起重要作用。侧链上R经化学结构修饰可形成各种半合成青霉素类药物。由于半合成青霉素类药物的侧链结构不同，所以抗菌活性有很大差别，可有耐酸、耐酶、广谱的特点。

图 38-2　青霉素类基本结构与作用位点

二、天然青霉素

青霉素 G（penicillin G）

从青霉菌培养液中提取，该培养液中至少含有 5 种青霉素，其中青霉素 G 性质较稳定，可在室温下保持数年，但溶解于水后极不稳定，易被酸、碱、醇、氧化剂、金属离子等分解破坏，不耐热，在室温下放置 24 h 后大部分降解。因此，临床应用前配制成水溶液。青霉素 G 作用较强，产量亦高，毒性低，价格低廉，故目前仍是治疗敏感菌引起的各种感染的首选治疗药物。临床常用其钠盐或钾盐。

【抗菌作用】青霉素 G 对革兰氏阳性球菌、革兰氏阳性杆菌、革兰氏阴性球菌以及各种螺旋体均有很强的杀菌作用。但对革兰氏阴性杆菌的抗菌作用较弱，需加大剂量才有效。对放线菌及部分拟杆菌也有作用。

青霉素 G 对革兰氏阳性球菌如溶血性链球菌、肺炎球菌、草绿色链球菌等作用强，但对肠球菌的作用较差，不产生 β - 内酰胺酶的金黄色葡萄球菌及多数表皮葡萄球菌对青霉素 G 亦敏感。革兰氏阳性杆菌如白喉棒状杆菌、炭疽杆菌及革兰氏阳性厌氧杆菌如产气荚膜梭菌、破伤风梭菌、难辨梭菌、丙酸杆菌、真杆菌、乳酸杆菌等均对青霉素 G 敏感。革兰氏阴性菌中脑膜炎球菌和淋球菌对青霉素 G 亦敏感。百日咳鲍特菌对青霉素 G 敏感。梅毒、钩端螺旋体对青霉素 G 高度敏感。大多数革兰氏阴性杆菌对青霉素 G 不敏感。青霉素对阿米巴原虫、真菌及病毒无效。

【作用机制】作用机制主要是抑制细菌细胞壁的黏肽合成。所有细菌（支原体除外）均具有细胞壁，以保持细菌外形并保护细菌抵抗低渗环境。细菌细胞壁主要成分是黏肽。细菌肽的基本组成单位是含有五肽的 N - 乙酰胞壁酸（NAC-Mur）和 N - 乙酰葡糖胺（NAC-GA）。其合成在细菌的胞质内完成；然后在细胞膜内以短的肽链相连，经细胞膜上的转肽酶和羧肽酶等的作用，上述各基本单位又由短的肽链交叉联结为网络状多聚体（图 38-3），掺入到细菌的细胞壁中。不同的细菌有不同形式的交叉联结，如葡萄球菌系由 5 个甘氨酸交联而成。在黏肽的交联合成过程中需要转肽酶和羧肽酶等参与。已发现几乎所有细菌以及衣原体等的细胞膜上均具有一些能与青霉素或其他 β - 内酰胺类抗生素结合的蛋白质（PBPs）。青霉素与这些蛋白质结合则使该酶失活，从而阻止黏肽形成，导致胞壁缺损，使水分易于向高渗的胞质内渗透，使菌体膨胀变形，裂解死亡。β - 内酰胺类能取消对自溶酶的抑制作用，导致细胞壁在自溶酶的作用下破裂溶解而死亡。

【药动学】口服青霉素易被胃酸分解，吸收少而不规则。肌内注射后吸收迅速，约 30 min 血浆浓度达高峰，主要分布在细胞外液，不易透过细胞膜与血脑屏障。脑脊液中浓度低，但脑膜炎时，透入量可明显增加。除少量从胆汁及其他途径排出外，大部分以原型迅速通过肾排泄，其中少量经肾小球滤过，90% 从肾小管分泌排出。血浆半衰期为 0.5 ～ 1.0 h。有效浓度可维持4 ～ 6 h。青霉素自肾小管分泌，可被丙磺舒（probenecid）竞争性抑制，从而延缓青霉素的排泄，提高其血药浓度。

为了延长青霉素的作用时间，曾采用难溶制剂普鲁卡因青霉素（procaine benzyl penicillin）和苄星青霉素（benzathine benzyl penicillin）。由于它们是水悬剂或油悬剂，从注射部位吸收缓慢，达到的血药浓度低，但可维持较长时间。普鲁卡因青霉素 40 万单位肌注一次可维持 24 h，而苄星青霉素一次肌内注射 120 万单位可维持 15 天。因血药浓度低，此类制剂只适用于轻症患者，或急性发作已控制的维持治疗。

【临床应用】主要用于溶血性链球菌感染、咽炎、扁桃体炎、败血症等，对敏感葡萄球菌感染，草绿色链球菌感染，心内膜炎，肺炎球菌感染，大叶性肺炎及革兰氏阳性杆菌引起的白喉、破伤风、炭疽、鼠咬热、钩端螺旋体病等治疗均为首选药。青霉素 G 对脑膜炎双球菌所致的脑膜炎有效。与抗毒素合用治疗破伤风、白喉。

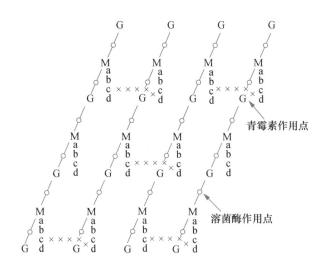

图 38-3　金黄色葡萄球菌细胞壁的肽聚糖结构

M: *N*-乙酰胞壁酸；G: *N*-乙酰葡糖胺；O: β-1，4 糖苷键　a: L-丙氨酸；b: D-谷氨酸　c: L-赖氨酸

d: D-丙氨酸；x: 甘氨酸

由于革兰氏阳性菌和革兰氏阴性菌细胞壁结构有很大的不同，因此二者对青霉素的敏感性是不同的。革兰氏阳性菌细胞壁黏肽含量高（占细胞壁重量的 60% ～ 95%），外层为胞壁酸，青霉素易透过，胞质的渗透压很高，所以青霉素对其具有很强的杀菌作用。革兰氏阴性菌细胞壁黏肽含量只有 10%，其外层是脂蛋白、磷脂和脂多糖，青霉素不易通过，胞质渗透压也低，因此对青霉素敏感性较低。另外，繁殖期细菌需要合成大量的细胞壁黏肽，而对非繁殖期细胞胞壁黏肽已形成，青霉素对繁殖旺盛的细菌作用强，而对非繁殖期细菌影响较小。

【不良反应与防治】青霉素 G 毒性很低，除钾、钠盐大量静注易引起高血钾、高血钠和钾盐肌注引起的局部疼痛外，最常见的不良反应为过敏反应，有过敏性休克、药疹、血清病型反应、溶血性贫血及粒细胞减少等，是由降解产物青霉噻唑蛋白、青霉烯酸、青霉素 G 或 6-APA 高分子聚合物所致。为防止各种过敏反应，应做到：①详细询问病史、用药史、药物过敏史及家属过敏史，并进行青霉素 G 皮肤过敏试验；②用青霉素 G 及皮试时应做好急救准备，如肾上腺素注射液、氢化可的松等药物，如发生过敏性休克，应及时抢救。另外，青霉素 G 在治疗梅毒或钩端螺旋体病时，如有症状加剧现象，称赫氏反应（Herxheimer's reaction），常发生于开始治疗后的 6 ～ 8 h，于 12 ～ 24 h 消失，主要表现为全身不适、寒战、发热、咽痛、肋痛、心搏加快等，可危及生命，这可能与螺旋体抗原与相应抗体形成免疫复合物或螺旋体释放内毒素致热原有关。青霉素 G 肌注局部可发生周围神经炎。

三、半合成青霉素

利用青霉素母核 6-APA 为原料，在 R 位连接不同侧链合成了许多半合成青霉素。这些药物各有不同特点，可分为耐酸、耐酶、广谱青霉素等（表 38-1）。

表 38-1　青霉素类侧链化学结构与药动学

侧链（R₁）	药名	蛋白结合率（%）	尿排出量（%）	$t_{1/2}$（h）	
				正常	无尿
⬡—CH₂—	青霉素 G	46 ～ 67	60 ～ 80	0.5	6 ～ 12

续表

侧链（R₁）	药名	蛋白结合率（%）	尿排出量（%）	$t_{1/2}$（h）正常	$t_{1/2}$（h）无尿
结构式	青霉素 V	80	20～40	1～2	6～10
结构式	甲氧西林	40	50～70	0.5	4～6
结构式	苯唑西林	90	40～55	0.4～0.7	1～2
结构式	氯唑西林	95	55～62	0.6	0.8～3
结构式	双氯西林	96	60	0.8	1～2
结构式	氟氯西林	95	55	0.4～0.75	
结构式	氨苄西林	20	60～80	1～1.3	8～12
结构式	阿莫西林	20	45～68	1～1.3	5～7
结构式	羧苄西林	50	76～90	1.0	12～16
结构式	磺苄西林		60～80		
结构式	呋布西林	90	25	1.2	
结构式	替卡西林	45	92	1.3	
结构式	阿洛西林	16～42	8～22	1.3	
结构式	哌拉西林	16	50～70	1.3	3.3
结构式	美西林	27	70		

1. 耐酸青霉素 包括青霉素 V（penicillin V）和非奈西林（phenethicillin）。口服吸收好、耐酸、不耐酶。抗菌谱与青霉素 G 相同，但抗菌活性比青霉素 G 弱，对大多数金黄色葡萄球菌无效，不适用于严重感染。

2. 耐酶青霉素 包括苯唑青霉素类（苯唑西林，oxacillin；氯唑西林，cloxacillin；双氯西林，dicloxacillin；氟氯西林，flucloxacillin）和萘夫西林类。苯唑青霉素类对革兰氏阳性细菌作用不如青霉素 G，对革兰氏阴性肠杆菌或肠道球菌无明显作用。主要用于耐青霉素 G 的金黄色葡萄球菌感染的治疗，双氯西林作用最强，其次为氟氯西林、氯唑西林和苯唑西林。这些药物除耐酶，还耐酸，可口服，胃肠吸收较好，吸收以双氯西林最好，苯唑西林最差。萘夫西林（nafcillin）抗菌作用与苯唑青霉素类相似，但对草绿色链球菌和溶血性链球菌作用较强，耐酶、耐酸较差，口服吸收不规则。

3. 广谱青霉素 主要是氨基青霉素，对革兰氏阳性和阴性细菌均有杀菌作用。耐酸，可口服，但不耐酶，不能用于葡萄球菌感染。

氨苄西林（ampicillin）

口服、肌注给药，肌注后血药浓度和尿药浓度均较口服高 1 倍，与血清蛋白结合率较低（约 24%）；除分布于肝、肾外，其他组织的浓度均低于血药浓度；经肾排泄快，对革兰氏阳性菌的作用略低于青霉素 G，对革兰氏阴性菌，如伤寒沙门菌、大肠埃希菌、变形杆菌感染均有效。临床主要用于伤寒、副伤寒的治疗，也用于尿路和呼吸道感染。有轻微的胃肠反应，皮疹发生率高，与青霉素 G 有交叉过敏反应。

阿莫西林（amoxicillin）

耐酸力强、口服吸收较好，其抗菌谱和抗菌活性与氨苄西林相似，对肺炎双球菌、变形杆菌的杀菌作用较氨苄西林强，由于血药浓度较高和易进入支气管分泌液，对慢性支气管炎的疗效强于氨苄西林。

匹氨西林（pivampicillin）

其为氨苄西林的双酯，口服吸收较氨苄西林好，吸收后迅速水解为氨苄西林发挥抗菌作用。除对志贺菌所致细菌性痢疾作用比氨苄西林差外，其他作用与氨苄西林相似。

4. 抗铜绿假单胞菌广谱青霉素类

羧苄西林（carbenicillin）

不耐酸，不耐酶，肌注 1.0 h 后达血药峰浓度，与血浆蛋白的结合率约为 50%，分布与青霉素 G 相近，80% 经肾排泄。抗菌谱与氨苄西林相似；但对铜绿假单胞菌及变形杆菌作用较强，对肾的毒性较小。适用于烧伤患者铜绿假单胞菌感染的治疗，也用于大肠埃希菌、变形杆菌引起的各种感染。

磺苄西林（sulbenicillin）

抗菌谱与羧苄西林相似，抗菌活性较强。对铜绿假单胞菌有一定的抑制作用，但所需浓度高。口服无效，肌注后 0.5 h 到达血药峰浓度，胆汁中药物浓度为血药浓度的 3 倍，尿中浓度高。用于治疗泌尿道及呼吸道感染。不良反应为胃肠道反应，偶有皮疹、发热等。

替卡西林（ticarcillin）

口服不吸收，肌内注射后 0.5 ～ 1.0 h 达血药浓度高峰，分布较广，胆汁中药物浓度高，大部分经肾排泄。抗菌谱与羧苄西林相似，但抗铜绿假单胞菌活性较其强 2 ～ 4 倍，对革兰阳性球菌的作用不及青霉素 G，主要用于铜绿假单胞菌所致的各种感染。

呋布西林（furbenicillin）

抗铜绿假单胞菌作用较羧苄西林强 6 ～ 10 倍；对金黄色葡萄球菌、链球菌、痢疾志贺菌也有较强的抗菌作用。主要用于铜绿假单胞菌感染。不良反应与羧苄西林基本相似。

阿洛西林（azlocillin）

抗菌谱与羧苄西林相似，抗菌作用强于羧苄西林。对铜绿假单胞菌、多数肠杆菌科细菌及肠球菌均有较强的抗菌作用，对耐羧苄西林和庆大霉素的铜绿假单胞菌也有较好的作用。用于治疗铜绿假单胞菌、大肠埃希菌及其他肠杆菌科细菌所致的感染。

哌拉西林（piperacillin）

抗菌谱与羧苄西林相似，抗菌作用较强，对各种厌氧菌也有抗菌作用。对铜绿假单胞菌和某些脆弱拟杆菌科细菌，与氨基糖苷类抗菌药合用具协同作用。除产酶金黄色葡萄球菌外，对其他革兰氏阴性球菌和炭疽杆菌等均敏感，不良反应少，又可供肌注和静注，广泛应用于临床。

美洛西林（mezlocillin）

抗菌谱与阿洛西林基本相似，对包括铜绿假单胞菌的大多数革兰氏阴性菌、阳性菌和厌氧菌均有抗菌作用，对多数肠杆菌科细菌作用强于阿洛西林，但对铜绿假单胞菌的作用较阿洛西林弱 $1/4 \sim 1/2$ 倍。对脑膜炎球菌、淋球菌、流感嗜血杆菌、部分脆弱拟杆菌也有较好的抗菌作用。用于治疗铜绿假单胞菌、多数肠杆菌科细菌、嗜血杆菌、奈瑟菌、厌氧杆菌和球菌感染。不良反应以变态反应为多见，少数患者有胃肠道反应。

5. 作用于革兰氏阴性菌的青霉素类

美西林（mecillinam）和匹美西林（pivmecillinam）

匹美西林是美西林双酯化合物，口服吸收好，在体内迅速水解为具有抗菌活性的美西林。主要用于革兰氏阴性菌，对一些肠杆菌科细菌也有较强作用。对大肠埃希菌的抗菌作用比氨苄西林强 10 倍以上。临床主要用于尿道感染，治疗肺炎、败血症、脑膜炎等疾病常与其他抗菌药联合应用。少数患者可出现胃肠不良反应，个别患者出现皮疹、嗜酸性粒细胞增多等。

替莫西林（temocillin）

对多数大肠埃希菌、克雷伯菌属、肠杆菌属、变形杆菌、沙雷菌属等均有抗菌作用。对产酶流感嗜血杆菌、淋球菌、脑膜炎球菌和卡他莫拉菌也有作用。主要用于尿道感染，特别对女性生殖系统感染有很高疗效。不良反应较少，偶有过敏反应。

第三节　头孢菌素类

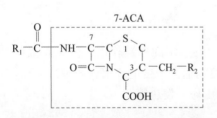

图 38-4　头孢菌素的基本结构

【化学结构】头孢菌素类（cephalosporins）是由支顶头孢菌培养液中的有效成分头孢菌素 C，经水解得到活性母核 7- 氨基头孢烯酸（7-aminocephalosporanic acid，7-ACA）（图 38-4）。

用化学方法在 3 位和 7 位接不同侧链结构，得到了一系列半合成头孢菌素。这些药物对 β - 内酰胺酶稳定，抗菌谱广，抗菌作用强，毒副作用小，过敏反应轻。从 20 世纪 80 年代初以来，头孢菌素类的发展较快，进入临床的新品种最多。根据合成时间前后及抗菌特点分为四代头孢菌素。第三代品种不断增加，第四代产品也已用于临床。主要头孢菌素的化学结构和特点见表 38-2。

表 38-2　半合成头孢菌素侧链结构及特点

药名	R$_1$	R$_2$	酶稳定性 G$^+$	酶稳定性 G$^-$	血清 $t_{1/2}$（h）	严重感染成人剂量
第一代						
头孢噻吩 cefalotin	噻吩-CH$_2$—	—CH$_2$OC(=O)CH$_3$	+++	—	0.6	1～2 g/4 h
头孢唑林 cefazolin	四氮唑-CH$_2$—	—CH$_2$S-噻二唑-CH$_2$	+++	—	1.8	1～1.5 g/6 h
头孢氨苄 cephalexin	苯基-CH(NH$_2$)—	—CH$_3$	+++	—	0.9	1 g/6 h
头孢羟氨苄 cefadroxil	HO-苯基-CH(NH$_2$)—	—CH$_3$	+++	—	1.1	1 g/12 h
第二代						
头孢孟多 cefamandole	苯基-CH(OH)—	—CH$_2$S-四氮唑-CH$_3$	+++	+	0.8	2 g/4～6 h
头孢西丁 cefoxitin（属头霉素类，7 位上有—OCH$_3$）	噻吩-CH$_2$—	—CH$_2$OC(=O)NH$_2$	+++	+++	0.7	2 g/4 h 或 3 g/6 h
头孢克洛 cefaclor	苯基-CH(NH$_2$)—	—Cl	+++	+++	0.7	1 g/8 h
头孢呋辛 cefuroxime	呋喃-C(=N-OCH$_3$)—	—CH$_2$OC(=O)NH$_2$	+++	+++	0.7	3 g/8 h
头孢呋辛酯（新菌灵）cefuroxime						500 mg/12 h
罗纳卡比 loracarbef（罗拉碳头孢，为碳头孢烯类，1 位 C 取代 S）	苯基-CH(NH$_2$)—	—Cl	+++	+++	1.1	200～400 mg/12 h
头孢尼西 cefonicid	苯基-CH(OH)—	—CH$_2$S-四氮唑-CH$_2$SO$_3$	+++	+++	4.4	2 g/d
第三代						
头孢噻肟 cefotaxime	氨基噻唑-C(=N-OCH$_3$)—	—CH$_2$OC(=O)NH$_2$	+++	+++	1.1	2 g/4～8 h
头孢泊肟酯 cefpodoxime proxetil	氨基噻唑-C(=N-OCH$_3$)—	—CH$_2$OCH$_3$	+++	+++	2.2	200～400 mg/12 h

药名	R₁	R₂	特点			
			酶稳定性		血清 $t_{1/2}$（h）	严重感染成人剂量
			G⁺	G⁻		
头孢唑肟 ceftizoxime	（2-氨基噻唑，=N—OCH₃）	—H	+++	+++	1.1	2 g/12～24 h
头孢曲松 ceftriaxone	（2-氨基噻唑，=N—OCH₃）	—CH₂S— (三嗪酮环 H₃C、OH、O)	+++	+++	8	2 g/12～24 h
头孢哌酮 cefoperazone	（苯基—CH—NHCO—哌嗪二酮 N—C₂H₅）	—CH₂S— (四氮唑 N—CH₃)	+++	+++	2.1	1.5～4 g/6～8 h
头孢他啶 ceftazidime	（2-氨基噻唑，=N—OC(CH₃)₂COOH）	—CH₂—N⁺（吡啶）	+++	+++	1.8	2 g/8 h
第四代						
头孢吡肟 cefepime	（2-氨基噻唑，=N—OCH₃）	H₃C—CH₂—N⁺	+++	+++	2.0	2 g/12 h

【药动学】头孢氨苄、头孢羟氨苄、头孢克洛、头孢呋辛酯、头孢泊肟酯可经肠道吸收，多数头孢菌素均需注射给药。吸收后分布较广，可通过胸膜及心包膜，也能进入胎盘和关节腔。头孢呋辛、头孢噻肟、头孢哌酮、头孢曲松以及拉氧头孢可透过血脑屏障。第三代头孢菌素多能进入前列腺及眼房水。多数经肾排泄，但头孢哌酮主要从胆汁排出（80%），头孢曲松和头孢他啶也有部分从胆汁排泄，故胆汁中浓度较高，第一代的头孢唑林及第二代的头孢孟多胆汁中浓度也比较高。第一代的半衰期一般较短，第二、第三代的半衰期有延长趋势，较突出的是第三代中的头孢曲松，半衰期长达 8 h，故有"长效头孢"之称。

【抗菌作用】头孢菌素的抗菌作用机制与青霉素相似，也是与细胞膜上不同的青霉素结合蛋白（PBPs）结合，抑制黏肽链的交叉联结，阻碍细胞壁的合成，从而起到杀菌作用。

第一代头孢菌素的抗菌范围与青霉素 G 相似，对革兰氏阳性菌作用比第二代、第三代强，对某些革兰氏阴性菌，如大肠埃希菌和克雷伯菌属有作用，但较弱，对螺旋体也有效。对金黄色葡萄球菌产生的 β-内酰胺酶（青霉素酶）较稳定，但对其他 β-内酰胺酶的稳定性不如第二、第三代，可用于耐青霉素金黄色葡萄球菌所引起的感染及一些敏感阴性杆菌感染。较常用的是头孢噻吩、头孢氨苄、头孢唑林和头孢拉定等。主要用于轻、中度呼吸道和尿道感染。

第二代头孢菌素的抗菌谱比第一代广，对部分厌氧菌也有效，除对革兰氏阳性菌有作用外，对革兰氏阴性菌的作用也较强。如对大肠埃希菌、克雷伯菌、变形杆菌、流感嗜血杆菌、卡他菌属有效。用于治疗大肠埃希菌、克雷伯菌属及部分变形杆菌所致的肺炎、胆道感染、尿道感染、败血症及其他组织感染。常用的有头孢呋辛和头孢孟多。头孢呋辛毒性较低，为相对安全的药物。头孢西丁抗厌氧菌作用较好。

第三代头孢菌素对革兰氏阳性细菌的抗菌活性不及第一、第二代，但对各种 β-内酰胺酶的稳定性高，抗菌谱比第二代扩大。头孢他啶抗铜绿假单胞菌的作用最强，也可用头孢哌酮。拉氧头孢对肠杆菌科细菌及厌氧菌的作用很强，对酶稳定，但对铜绿假单胞菌作用较差。头孢噻肟对金黄色葡萄球菌、化脓性链球菌作用最强。主要用于耐药菌引起的尿道或胆道感染、铜绿假单胞菌感染及一些严重的肺炎、败血症或脑膜炎等，现在常用头孢噻肟、头孢哌酮、头孢曲松和头孢他啶等。

第四代头孢菌素如头孢吡肟、头孢匹罗，特点为抗菌谱更广，对革兰氏阳性球菌的作用增强，对革兰氏阴性菌作用优于第三代，对细菌细胞膜的穿透性更强，对第二代头孢菌素耐药的革兰氏阴性杆菌仍有效，对多种 β-内酰胺酶稳定。临床用于治疗敏感菌所致的败血症、肺炎和脑膜炎等严重感染。

【不良反应与禁忌证】口服的头孢菌素可引起恶心、呕吐及腹泻等胃肠道反应。头孢哌酮与头孢曲松虽注射给药，也有患者发生腹泻，可能为从胆汁排泄较多之故。因抗菌谱广，可引起二重感染，较严重的是肠道白念珠菌感染。第一代头孢菌素有一定肾毒性，可使血尿素氮和肌酐升高，与氨基糖苷类抗菌药或强利尿药合用则更为显著。头孢噻啶最重，现已少用，头孢噻吩与头孢氨苄次之，头孢拉定最轻。第二代肾毒性较轻，第三代则基本无毒，但当肾功能不全时，仍应注意体内蓄积。某些头孢菌素使用剂量过大，伴有肾功能不全或有出血倾向的患者可引起出血并发症，其原因是药物引起的凝血酶原减少或血小板减少所致。老年人、营养不良或肾功能不全者使用拉氧头孢时需慎用。

头孢菌素可引起过敏反应，但发生率及严重程度低于青霉药，一般为药热、哮喘、皮疹或血清病样反应，偶见过敏性休克。头孢菌素之间及它与青霉素之间可能发生交叉过敏反应，故应重视其过敏试验。第四代头孢菌素如头孢吡肟，以皮疹、药热等过敏反应多见。

第四节 非典型 β-内酰胺类

一、β-内酰胺酶抑制药

β-内酰胺酶的产生是细菌对 β-内酰胺类产生耐药的主要原因。通过抑制 β-内酰胺酶的作用，消除了细菌对该类药物产生的耐药性。目前已使用的 β-内酰胺酶抑制药包括克拉维酸、舒巴坦和三唑巴坦等。

克拉维酸（clavulanic acid）

克拉维酸是从链霉菌的培养液中分离得到的，为广谱抗菌药。对金黄色葡萄球菌产生的 β-内酰胺酶和肠杆菌科细菌、流感嗜血杆菌、奇异变形杆菌、普通变形杆菌和脆弱拟杆菌所产生的 β-内酰胺酶有抑制作用。通过对 β-内酰胺酶的抑制作用，可使氨苄西林、阿莫西林、替卡西林、头孢噻啶等不耐酶抗菌药的抗菌范围增大，抗菌作用加强。主要用于尿道感染和呼吸道感染，有效率分别为 88% 和 74%。对产生 β-内酰胺酶金黄色葡萄球菌和表皮葡萄球菌以及肠球菌属所致的感染有效。也可用于妇产科、耳鼻喉科、眼科和口腔科感染性疾病。不良反应主要表现在胃肠道，如恶心、腹泻。

舒巴坦（sulbactam，青霉烷砜）

舒巴坦为半合成 β-内酰胺酶抑制药。对淋球菌和脑膜炎奈瑟菌有较强抗菌作用，对金黄色葡萄球菌和多数革兰氏阴性菌产生的 β-内酰胺酶有很强的抑制作用。对 Ⅱ、Ⅲ、Ⅳ和 Ⅴ 型 β-内酰胺酶的抑制作用极强，但对 Ⅰ 型 β-内酰胺酶无作用。用于临床的舒巴坦制剂有三种，即氨苄西林舒巴坦、头孢哌酮舒巴坦和舒他西林。氨苄西林舒巴坦用于产 β-内酰胺酶的流感嗜血杆菌、淋球菌、卡他莫拉菌、肠杆菌科细菌、金黄色葡萄球菌、表皮葡萄球菌、肠球菌属等感染。

头孢哌酮舒巴坦可增强头孢哌酮对葡萄球菌属、假单胞菌属、脆弱拟杆菌的抗菌活性。舒他西林对呼吸道、耳、尿路、皮肤软组织感染及淋病、妇产科等感染均有效，有效率达 80%。

二、头霉素类

头霉素（cephamycin）

其是从链霉菌获得的 β-内酰胺类抗生素，有 A、B、C 三型，C 型作用最强，抗菌谱广，对革兰氏阴性菌作用较强，对头孢噻吩耐药的革兰氏阴性菌也有作用，对多种 β-内酰胺酶稳定。头霉素基本化学结构与头孢菌素相仿，在母核 7 位上多一个氧甲基。头霉素类包括头孢西丁、头孢美唑、头孢替坦。目前广泛使用的是头孢西丁，抗菌谱广，对革兰氏阴性菌产生的 β-内酰胺酶有较高的耐受性，故对革兰氏阴性菌作用较强，对革兰氏阳性菌的作用较头孢噻吩弱，对厌氧菌包括脆弱拟杆菌有良好的作用，适用于盆腔感染、妇科感染及腹腔等需氧与厌氧菌混合感染。不良反应与头孢菌素类抗菌药相仿。

三、碳青霉烯类

碳青霉烯类是一类新型 β-内酰胺类抗菌药。优点：抗菌谱广，对革兰氏阳性菌和阴性菌、需氧菌、厌氧菌有很强的抗菌作用，对 β-内酰胺酶稳定。缺点：易受肾脱氢肽酶水解灭活，半衰期短。本类包括甲砜霉素、亚胺培南、帕尼培南和美罗培南。

甲砜霉素（thienamycin）

甲砜霉素是从链霉菌的发酵液中分离到的新 β-内酰胺抗菌药，母核为碳青霉烯。甲砜霉素的脒基衍生物为亚胺培南。本品的抗菌谱很广，抗菌活性较强，对革兰氏阴性及阳性需氧菌、厌氧菌及多重耐药或产生 β-内酰胺酶的细菌均有较好的抗菌活性。临床用于败血症、尿路感染、妇科感染、呼吸道感染、腹腔内感染等疾病的治疗。常见的不良反应有恶心、呕吐等胃肠道反应、药疹、静脉炎、血清转氨酶暂时升高、血小板增多等。

亚胺培南（imipenem）

亚胺培南抗菌作用和稳定性优于甲砜霉素，抗菌谱广、抗菌作用强，对革兰氏阳性、阴性需氧和厌氧菌具有抗菌作用。临床主要用于革兰氏阳性菌、阴性菌、厌氧菌所致的呼吸道感染、胆道感染、泌尿系统和腹腔感染、皮肤软组织感染、骨和关节感染、妇科感染等，特别适用于多种病原体所致和需氧、厌氧菌引起的混合感染，以及在病原菌未确定前的早期治疗。但其单独应用时，在体内稳定性差，约 80% 被肾细胞膜产生的肾脱氢肽酶 I（DHP-I）分解破坏。西司他丁是 DHP-I 抑制药，其本身无抗菌作用，但可保护亚胺培南在肾免遭破坏，并可阻止亚胺培南进入肾小管上皮组织，减轻其肾毒性。临床上将亚胺培南和西司他丁钠作为复方制剂使用。

四、氧头孢烯类

拉氧头孢（latamoxef，羟羧氧酰胺菌素，moxalactam）

抗菌谱广，对革兰氏阳性、阴性菌及厌氧菌，尤其是脆弱拟杆菌的作用强，对多种 β-内酰胺酶稳定，半衰期长，有效血药浓度维持较久，用于尿路、呼吸道、妇科、胆道感染及脑膜炎、败血症等的治疗；不良反应发生率 2%～3%，以皮疹多见，尚有药物热、嗜酸性粒细胞增多、肝药酶活性升高。

五、单环素

氨曲南（aztreonam）

其具有对革兰氏阴性菌作用强、对多种 β-内酰胺酶稳定、不良反应少等特点。氨曲南对大肠埃希菌、变形杆菌属、伤寒沙门菌、副伤寒沙门菌、鼠伤寒沙门菌、志贺菌属等肠杆菌科细菌均有抗菌活性。主要用于败血症、呼吸道感染、腹腔内感染、妇科感染、皮肤软组织感染。不良反应少而轻，主要表现在皮疹、胃肠道反应、肌内注射局部疼痛。极少患者出现血清转氨酶升高、嗜酸性粒细胞及血小板增多。

思考题

1. 青霉素 G 的抗菌作用、作用机制、临床应用及不良反应和防治是什么？
2. 半合成青霉素类药物具有什么特点？
3. 头孢菌素类在化学结构、抗菌作用等方面与青霉素类有什么不同？
4. 头孢菌素类第三至第四代的药理学特点变化规律是什么？
5. 非典型 β-内酰胺类有哪些药物？它们的特点如何？

（蒲小平　赵　欣）

第三十九章 大环内酯类、林可霉素类

学习要求：

1. 掌握红霉素的抗菌作用、作用机制、临床应用及不良反应
2. 熟悉新型大环内酯类及克林霉素的药理学特点
3. 了解红霉素的药动学特点

第一节 大环内酯类抗生素

一、概述

大环内酯类（macrolides）抗生素的基本结构由一个多元内酯大环附着一个或多个脱氧糖组成，代表药物为红霉素。根据大环内酯类的化学结构，分为十四元环，如红霉素、克拉霉素、罗红霉素、地红霉素等；十五元环，如阿奇霉素；十六元环，如麦迪霉素、螺旋霉素、乙酰螺旋霉素、交沙霉素、醋酸麦迪霉素等（图39-1）。主要对需氧革兰氏阳性菌、革兰氏阴性球菌、厌氧

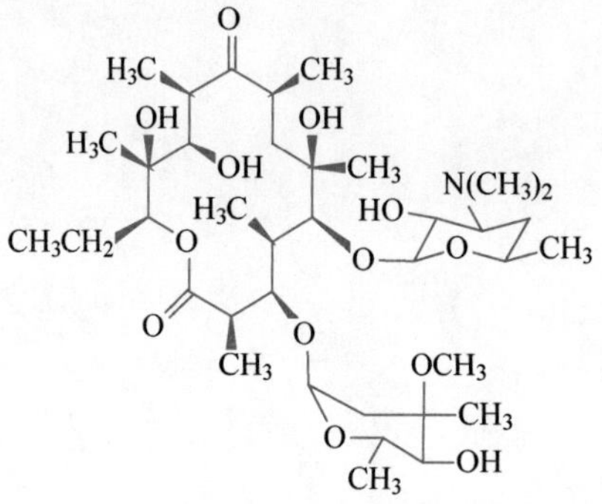

红霉素

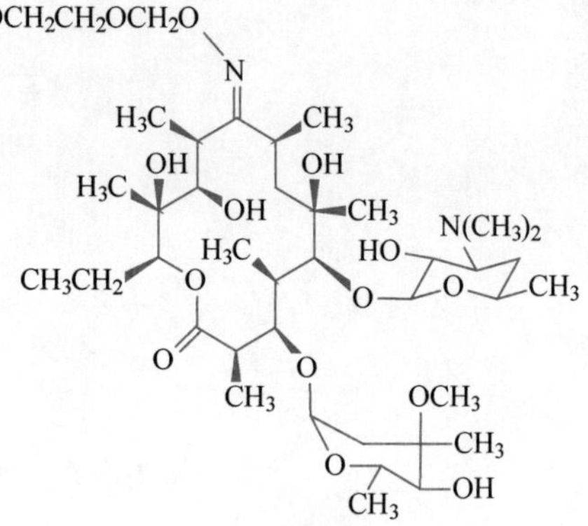

罗红霉素

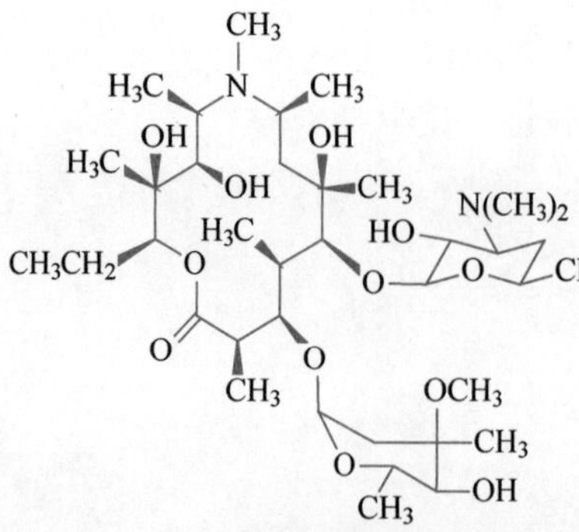

阿奇霉素

图 39-1 大环内酯类化学结构

球菌、支原体属、衣原体属、军团菌属等有较好的作用。用于治疗呼吸道、皮肤软组织等感染，但由于抗菌谱相对较窄，生物利用度低，应用剂量较大而不良反应亦多见，因此临床应用受到一定限制。新大环内酯类抗生素如克拉霉素、阿奇霉素和罗红霉素等对流感嗜血杆菌、卡他莫拉菌和淋球菌的抗菌活性增高，对支原体属、衣原体属等病原体的作用也明显增强。大环内酯类主要不良反应为胃肠道反应，而新大环内酯类不易被胃酸破坏，生物利用度高，血药浓度高，半衰期延长，给药次数与给药剂量降低而不良反应也相应减少。

大环内酯类抗菌作用机制是能与细菌核糖体的 50 S 亚基结合，抑制转肽作用和抑制 mRNA 的移位，从而阻碍了细菌的蛋白质合成而达到抑菌的作用。

由于大环内酯类抗生素化学结构有相似性，细菌对本类各种药相互间亦存在着密切不完全的交叉耐药性。

二、临床常用药物

红霉素（erythromycin）

1952 年从红链霉菌代谢产物中发现了红霉素。其性状稳定，易溶于有机溶剂，盐类易溶于水，在酸性环境下易被破坏，碱性条件下抗菌作用增强，为避免口服时受胃酸的破坏，而制成肠溶片或包肠溶膜或制成酯类及酯化合物的盐类，如红霉素肠溶片、硬脂酸红霉素（erythromycin stearate）、琥乙红霉素（erythromycin ethylsuccinate）、依托红霉素（无味红霉素）和乳糖酸红霉素（erythromycin lactobionate），可供静脉滴注。

【抗菌作用与作用机制】红霉素的抗菌作用主要表现在对革兰氏阳性菌，如金黄色葡萄球菌、肺炎球菌、白喉棒状杆菌、梭状芽孢杆菌等有强大的抗菌作用；对革兰氏阴性菌如脑膜炎球菌、淋球菌、流感嗜血杆菌、百日咳鲍特菌、布鲁菌及军团菌等也有很强的作用；对除脆弱拟杆菌和梭杆菌属以外的各种厌氧菌亦具相当的抗菌作用；对螺旋体、肺炎支原体及螺杆菌、立克次体属、衣原体属也有抑制作用。但大部分金黄色葡萄球菌对红霉素可产生耐药性。其抗菌作用机制是作用于细菌 50 S 核糖体亚单位，阻断转肽作用和 mRNA 移位，从而抑制细菌蛋白质合成。大部分金黄色葡萄球菌对红霉素可产生耐药性，耐药原因为：①临床分离菌常因 23 S 核糖体 RNA 上的腺嘌呤残基转录后的甲基化，而造成对红霉素的耐药；②细菌可能阻止红霉素透过细胞膜或某些菌株能灭活红霉素而发生耐药。

【药动学】红霉素经肠道吸收但不耐酸，口服其肠溶片和依托红霉素后，药物在十二指肠内溶解，在小肠上部吸收，前者为 4 h，后者 2 h 达血药峰浓度，可维持 6 ～ 12 h，半衰期约 2 h。食物可增加胃肠道酸度，延长吸收时间。其硬脂酸盐在十二指肠水解出具有活性的红霉素，口服后 3 ～ 4 h 达血药峰浓度；而琥乙红霉素吸收后在体内释出红霉素，服后 0.5 ～ 2.5 h 达血药峰浓度；乳糖酸红霉素静脉滴注 1.0 h 达血药峰浓度。

红霉素可广泛分布至各种组织和体液中，如扁桃体、唾液、乳汁、胸腔积液、腹水、前列腺和精液等，可达有效浓度，还可透过胎盘，但难进入脑脊液；主要在肝代谢、胆汁分泌排泄，胆汁浓度高可形成肝肠循环，肝功能不全者药物排泄较慢，仅少量（2.5% ～ 15%）由尿排泄。

【临床应用】主要用于耐青霉素金黄色葡萄球菌感染及对青霉素过敏的患者，其作用比青霉素差，且易产生耐药性，但停药数月后，细菌又可恢复敏感性；也可用于肺炎球菌所致的大叶肺炎，溶血性链球菌引起的扁桃体炎、猩红热、咽炎、丹毒、急性中耳炎或鼻窦炎，军团菌病，弯曲杆菌所致败血症或肠炎，支原体肺炎、沙眼衣原体所致的婴儿肺炎及结肠炎，白喉带菌者的首选药；还可替代青霉素治疗炭疽、气性坏疽、放线菌病、梅毒等。

红霉素还可用于非典型病原菌如肺炎支原体、肺炎衣原体、溶脲脲原体导致的呼吸道、泌尿生殖系感染及其他非典型病原菌所引起的回归热、鹦鹉热、结膜炎等。治疗厌氧菌引起的口腔感染等。

【不良反应】口服红霉素后消化道反应多见，其他不良反应较少。大剂量可引起胃肠道反应，如恶心、呕吐、腹痛或腹泻。静脉注射给乳糖酸盐可发生血栓性静脉炎。服依托红霉素或琥乙红霉素可引起肝损害，如氨基转移酶升高、肝大及胆汁淤积性黄疸等，一般于停药数日后即可恢复。口服红霉素也可引起伪膜性肠炎。红霉素及其酯化物对药物代谢酶有抑制作用，使茶碱、华法林等药物清除率下降，地高辛还原减少，增加其生物利用度，因此，与上述药物联合应用时要注意剂量。

乙酰螺旋霉素（acetylspiramycin）

乙酰螺旋霉素是十六元环螺旋霉素的乙酰化衍生物，耐酸，口服吸收后脱乙酰基成为具有抗菌活性的螺旋霉素。对金黄色葡萄球菌、表皮葡萄球菌和链球菌属的抗菌活性与红霉素相近，对李斯特菌属、淋球菌、弯曲菌、流感嗜血杆菌和百日咳鲍特菌、消化球菌和消化链球菌、支原体、衣原体、弓形体等也有较强的抑制作用。

口服生物利用度较红霉素低，约 2 h 达血药峰浓度，但胆汁、尿液、支气管分泌物、肺组织及前列腺中的浓度较血药浓度高，能透过胎盘进入胎儿；半衰期约 3.8 h。主要用于防治革兰氏阳性菌所致的呼吸道和软组织感染，亦可用于军团菌病、弓形体病的治疗。不良反应较红霉素轻，大剂量可产生胃肠道反应，停药后可自行恢复。变态反应少，主要表现为皮疹。

麦迪霉素（medecamycin）和麦白霉素（meleumycin）

麦迪霉素是十六元环大环内酯类，含有麦迪霉素 A1、A2 和少量的 A3、A4 等组分，我国生产产品含较多量的柱晶白霉素，称麦白霉素。抗菌谱与红霉素相仿，但抗菌作用略差，主要对革兰氏阳性、阴性球菌有抗菌作用，支原体对其亦敏感，对耐红霉素葡萄球菌、链球菌仍有抗菌作用。口服吸收后血药浓度较低，可分布于全身各组织，以肝、肺、脾、肾、胆汁浓度较高；大部分在体内代谢灭活并经胆汁随粪排出。仅少量（2%～3%）以原型药由尿排泄；主要用于敏感菌引起的咽部、呼吸道、皮肤和软组织、胆道、五官等部位的感染。不良反应较红霉素轻微，口服有胃肠道反应。

克拉霉素（clarithromycin，甲红霉素）

其为十四元环半合成新大环内酯类。由于内酯环的 6 位羟基被甲氧基取代，所以增加了对酸的稳定性及抗菌活性。克拉霉素对革兰氏阳性菌的作用比红霉素略强，是大环内酯类中的最强者。对嗜肺军团菌、肺炎衣原体、沙眼衣原体、肺炎支原体的抗菌活性为红霉素的数倍。口服吸收完全，食物不影响吸收。在扁桃体、鼻黏膜、肺、皮肤中浓度高，为同期血药浓度的 2～6 倍。主要用于呼吸道感染、皮肤软组织感染、泌尿生殖系统感染的治疗，对呼吸道感染的治疗有效率达 90% 以上。与阿莫西林、奥美拉唑联合应用于幽门螺杆菌感染，有效率为 90% 以上。不良反应为胃肠道反应。偶见神经系统不良反应如头痛、耳鸣和皮疹。也可引起血清转氨酶一过性增高。

罗红霉素（roxithromycin）

其为十四元环半合成大环内酯类抗生素。对革兰氏阳性菌和厌氧菌的作用与红霉素相仿，对肺炎支原体、衣原体有较强的作用，但对流感嗜血杆菌的作用较红霉素弱。对嗜肺军团菌的作用略强于红霉素，口服生物利用度较高（72%～85%），分布较广，扁桃体、中耳、肺、前列腺及泌尿生殖道组织中可达有效治疗浓度；原型及代谢产物自胆道、肺及尿排出。半衰期较长，为 8.4～15.5 h。适用于上、下呼吸道感染及皮肤软组织感染的治疗，也可用作非淋球菌性尿道炎的治疗。不良反应发生率较低，偶见皮疹、皮肤瘙痒、头晕、头痛等。少数患者出现肝功能异常。

阿奇霉素（azithromycin）

其为十五元环半合成大环内酯类抗生素，在十四元环上插入一个氮原子形成十五元环。抗菌谱与红霉素相仿。对金黄色葡萄球菌、肺炎球菌、链球菌属抗菌活性比红霉素略差。对肺炎支原体的作用是大环内酯类中最强的，对流感嗜血杆菌和淋球菌、弯曲菌的作用也较强，对包柔螺旋体作用比红霉素强，口服吸收分布广泛，扁桃体、肺及前列腺、泌尿生殖系统组织的药物浓度远高于血药浓度而达有效浓度，在组织中消除缓慢，半衰期可长达 2～3 天。大部分以原型自胆汁排泄，小部分（12%）由尿排出。用于呼吸道感染及沙眼衣原体、脲原体引起的泌尿道感染和单纯性淋病的治疗。不良反应发生率较红霉素低，有胃肠道反应，偶见肝功能异常与外周白细胞下降等。

罗他霉素（rokitamycin）

其为十六元环半合成大环内酯类抗生素。抗菌谱与红霉素相近，对厌氧菌、嗜肺军团菌的作用比红霉素强 2～4 倍，对肺炎支原体也有效。口服吸收，主要分布于肝、肾、脾、肺、心、扁桃体及皮肤，以肝组织中药物浓度最高。主要从胆管排泄，尿排出极少。临床应用与红霉素相同。不良反应发生率比红霉素低。

替利霉素（telithromycin）

其为半合成大环内酯类药物，是第一个上市的酮内酯类药物。酮内酯类药物为大环内酯类抗生素衍生而来，在 3 位引入酮基，代替中性糖基，提高了弱酸环境的稳定性。结构的改变使得该类药物的抗菌作用增强，尤其对呼吸道感染病原菌耐药者的抗菌活性明显增高。替利霉素具有广谱抗菌活性、较低的选择性耐药性等特点，在目前社区获得性呼吸道致病菌对 β - 内酰胺类、大多数大环内酯类抗生素耐药性日益增多的情况下，其应用开辟了一个新的、重要的治疗途径。临床主要用于治疗呼吸道感染，包括社区获得性肺炎、急性细菌性鼻窦炎、18 岁以上慢性支气管炎患者的急性细菌感染恶化以及 12 岁以上患者的扁桃腺炎、咽炎。

第二节　林可霉素与克林霉素

其化学结构与大环内酯类不同（图 39-2）。林可霉素由链丝菌中分离获得，第 7 位羟基被氯离子取代而衍生出克林霉素。

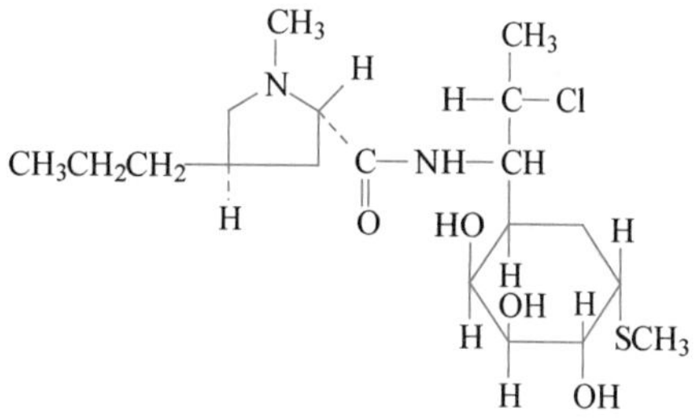

林可霉素（lincomycin）与克林霉素（clindamycin）

林可霉素与克林霉素抗菌谱相似，对革兰氏阳性菌有较强的抗菌作用，如耐青霉素革兰氏阳性金黄色葡萄球菌、各型链球菌、肺炎球菌和白喉棒状杆菌等均对两药

图 39-2　克林霉素化学结构

敏感，对各种厌氧菌包括脆弱拟杆菌有良好抗菌作用，人型支原体、沙眼衣原体对两药敏感，它们对恶性疟原虫和弓形体亦有一定作用，但革兰氏阴性菌对两药耐药。两药的抗菌作用机制相同，能与核糖体 50 S 亚基结合，抑制肽酰转移酶的活性，使肽链延伸受阻而抑制细菌蛋白质合成。因红霉素与此类药相互竞争同一结合部位，且红霉素结合的亲和力强，而呈拮抗作用，故不宜合用。克林霉素口服吸收迅速完全，而林可霉素口服吸收差，易受进食的影响。克林霉素半衰期是 2～2.5 h，林可霉素是 4～6 h。药物在体内分布较广，大多数组织、胸腔积液、腹水、唾液、痰液中均可达有效浓度，骨组织中浓度最高，在胆汁中的药物浓度也高，乳汁中的浓度与血液中浓度相等。能透过胎盘，不能透过正常血脑屏障，脑膜炎时克林霉素渗入脑脊液，其浓度约为血药浓度的40%。在肝代谢，经胆汁和粪便排泄；口服 24 h 内，小部分（30%）经肾排泄。

主要用于各种厌氧菌及金黄色葡萄球菌等革兰氏阳性菌感染。克林霉素对各种肺炎包括小儿吸入性肺炎、腹腔和女性盆腔厌氧菌感染、压疮引起的败血症均有效。克林霉素与庆大霉素合用对肠穿孔导致的腹腔内感染有疗效。

两药口服或肌注均可引起胃肠反应，口服较常见，主要表现是纳差、恶心、呕吐、胃部不适和腹泻。也可发生严重的伪膜性肠炎，这与难辨梭状芽孢杆菌大量繁殖和产生外毒素有关，主要表现为发热、腹痛、腹胀、腹泻，可用万古霉素与甲硝唑治疗。两药还可引起中性粒细胞减少、血小板减少和嗜酸性粒细胞增多、转氨酶升高。可发生轻度皮疹和药热。林可霉素大剂量快速静脉给药可引起血压下降和心电图改变。

思考题

1. 大环内酯类的抗菌作用特点是什么？
2. 红霉素的抗菌作用机制是什么？
3. 本类药的主要不良反应是什么？
4. 克林霉素的抗菌作用与红霉素比有什么不同？

（蒲小平　赵　欣）

第四十章 氨基糖苷类与肽类抗生素

学习要求：

1. 掌握氨基糖苷类抗生素的共性：抗菌作用、作用机制、临床应用及不良反应
2. 熟悉肽类抗生素及其代表药物的抗菌作用和作用机制；熟悉链霉素、庆大霉素、达巴凡星及达托霉素的作用特点和临床应用

第一节 氨基糖苷类抗生素

一、概述

【化学结构】氨基糖苷类（aminoglycosides）抗生素的结构中都有一个氨基环醇和多个氨基糖分子，通过配糖链相连接。从链霉菌属培养液中分离得到的有链霉素、新霉素、卡那霉素、妥布霉素、核糖霉素等，从小单孢菌属的滤液中得到的有庆大霉素、西索米星、小诺米星等，半合成的氨基糖苷类抗生素有阿米卡星、奈替米星等（图40-1）。

【共同特点】

1. 水溶性好，性质稳定。
2. 抗菌谱广泛，对葡萄糖球菌属、需氧革兰氏阴性杆菌、结核分枝杆菌及其他分枝杆菌有很好的抗菌活性，特别是在碱性环境中作用较强。
3. 抗菌作用机制主要是抑制细菌蛋白质合成。
4. 不良反应主要表现在不同程度的肾毒性、耳毒性及神经肌肉接头的阻断作用。
5. 细菌对不同药物之间有部分或完全性交叉耐药。
6. 胃肠道吸收差，血浆蛋白结合率低（＜10%），大部分由肾以原型药排出。

【药动学】氨基糖苷类抗生素是强极性化合物，水溶性大而脂溶性小，在胃肠不吸收或很少被吸收（＜1%），因此口服后血药浓度很低，在肾功能损害时，多次口服或直肠给药，血药浓度可蓄积至中毒水平。肌内注射吸收迅速而完全，给药后的 $30 \sim 90$ min 达峰浓度。除链霉素外，与血浆蛋白结合很少，结合率多小于10%。主要分布于细胞外液，如胸、腹腔液及心包液等，由于它们极性强而在组织细胞内药物浓度较低，如肺中浓度不到血药浓度的50%，脑脊液则不到1%；在胆汁、痰液、房水中浓度较低；胎儿血药浓度相当母体血药浓度的25%，肾皮质部内药物浓度可超过血药浓度的 $10 \sim 50$ 倍。该类药物约90%以原型经肾小球滤过排泄，故尿药液浓度高，为血药峰浓度的 $25 \sim 100$ 倍，停药后，尿药浓度仍可维持有效水平数天，肾皮质内蓄积的药物半衰期长达 $112 \sim 693$ h，蓄积浓度越高，对肾的毒性越大。此类抗生素可进入内耳外淋巴液，浓度与用药量呈正比，其半衰期较血浆半衰期长 $5 \sim 6$ 倍，肾功能减退时其半衰期还将延长。氨基糖苷类抗生素的药动学参数见表40-1。

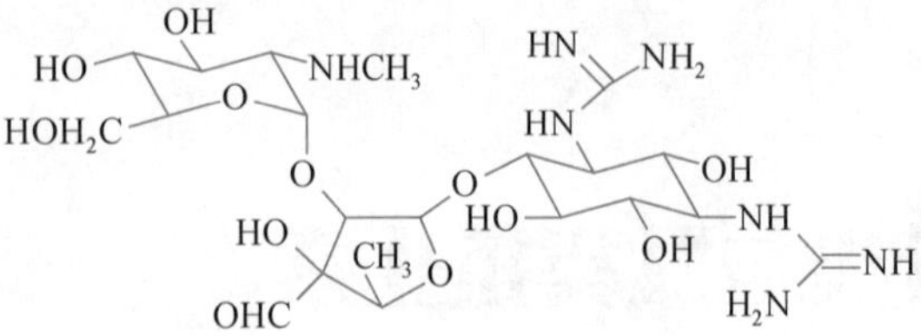

链霉素

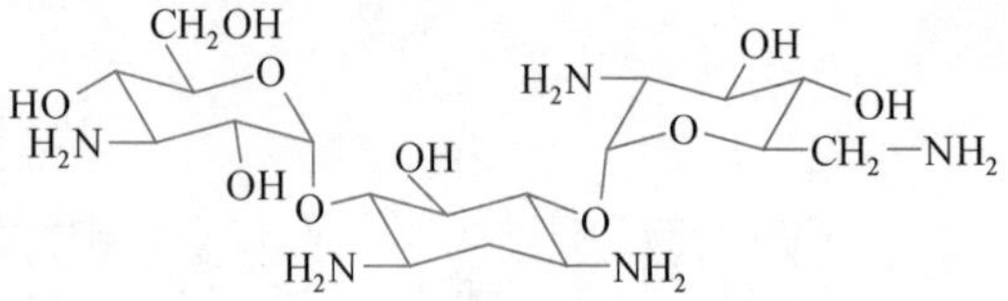

妥布霉素

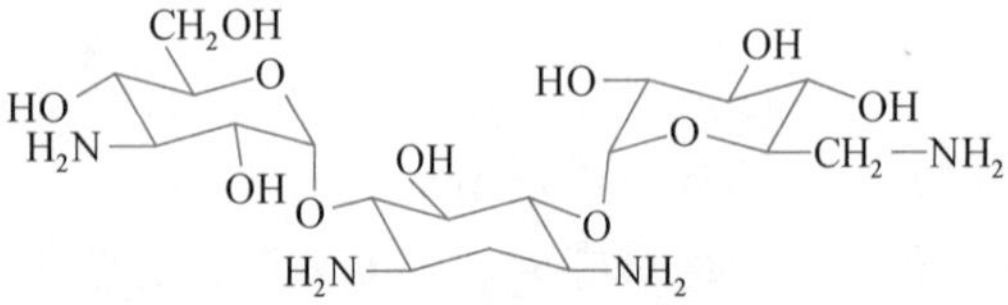

卡那霉素

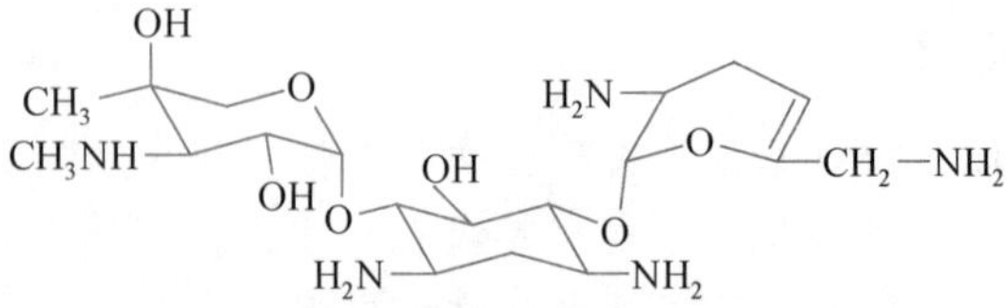

西索米星

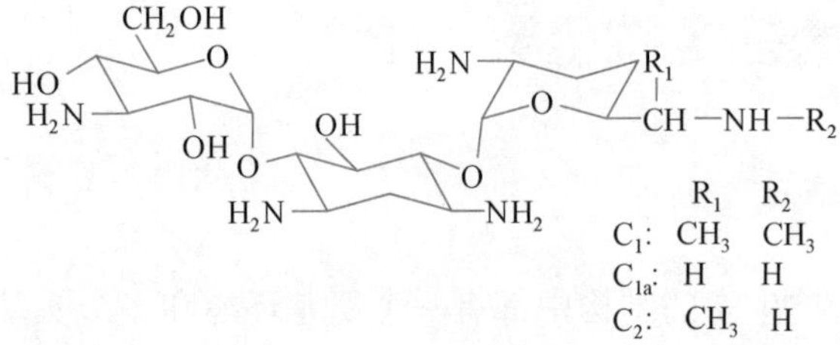

庆大霉素

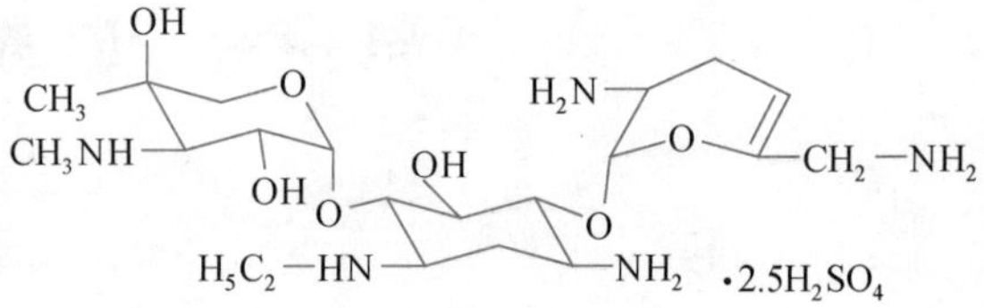

奈替米星

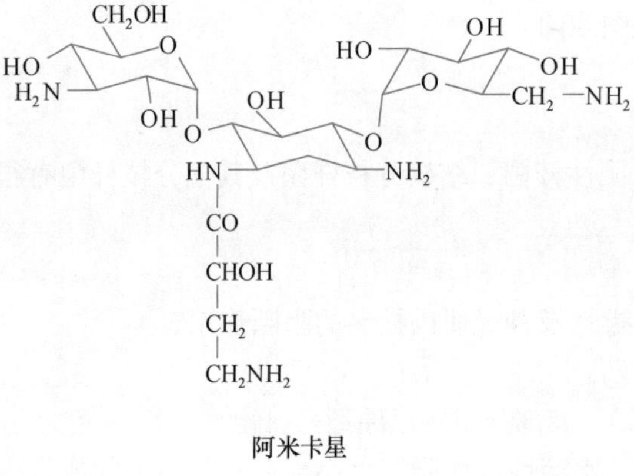

阿米卡星

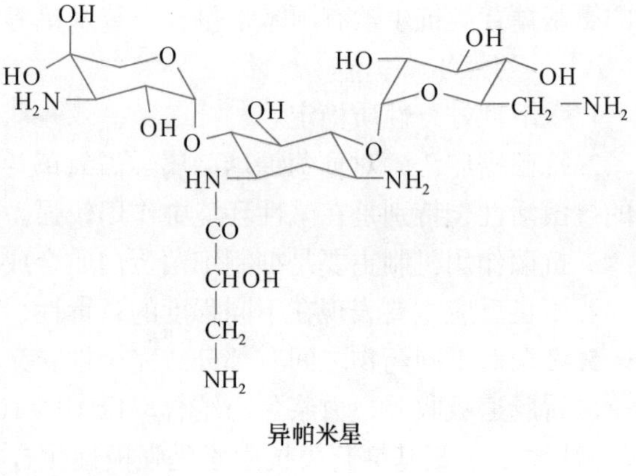

异帕米星

图 40-1　氨基糖苷类抗生素的化学结构

表 40-1　常用氨基苷类抗生素的药动学参数

抗生素	肌注血药浓度达峰时间（h）	半衰期（h）		24 h 尿排出率（%）	蛋白结合率（%）
		正常	少尿		
链霉素	0.5 ～ 1.5	2.0 ～ 3.0	50 ～ 110	80	35
庆大霉素	0.75 ～ 1.0	1.7 ～ 2.3	48 ～ 72	70 ～ 80	很少
妥布霉素	0.33 ～ 0.75	2.0 ～ 2.8	56 ～ 60	80 ～ 90	很少
卡那霉素	0.75 ～ 1.0	2.1 ～ 2.4	60 ～ 96	84 ～ 90	0
阿米卡星	0.75 ～ 2.0	2.2 ～ 2.5	56 ～ 150	81 ～ 98	0 ～ 0.35
西索米星	0.75 ～ 1.0	2.0 ～ 2.3	35 ～ 37	85 ～ 87	/
奈替米星	0.5 ～ 1.0	2.2	33	80 ～ 90	很少
异帕米星	0.2	2.5	/	100	/

【抗菌作用】氨基糖苷类抗生素对需氧革兰氏阴性杆菌有很强的抗菌作用，对结核分枝杆菌作用较强，但对其他革兰氏阴性杆菌作用较差。本类中庆大霉素和西索米星的抗菌活性稍强。主要对革兰氏阴性杆菌，如大肠埃希菌、克雷伯菌属、肠杆菌属、变形杆菌属等有很强的抗菌作用；对流感嗜血杆菌和肺炎支原体感染有中等作用；对沙雷菌属、产碱杆菌属、布鲁菌、沙门菌、痢疾志贺菌、嗜血杆菌及分枝杆菌也有抗菌作用。铜绿假单胞菌、产青霉素酶的耐青霉素金黄色葡萄球菌对其中某些品种亦敏感；对革兰氏阴性球菌如淋球菌、脑膜炎奈瑟菌的作用较差。各型链球菌、肠球菌及各种厌氧菌对这些药物易产生耐药。氨基糖苷类抗生素对甲氧西林敏感的葡萄球菌（产青霉素酶株）如金黄色葡萄球菌和表皮葡萄球菌有较好的抗菌作用。

【作用机制】氨基糖苷类抗生素是速效杀菌剂，对繁殖期和静止期细菌都有较强作用。

氨基糖苷类抗生素主要作用在细菌胞内的核糖体，抑制细菌蛋白质合成，破坏细菌细胞膜的完整性，导致通透性改变。

细菌蛋白质的合成过程与哺乳动物相似，分为始动阶段、肽链延伸阶段和终止阶段（图40-2）。

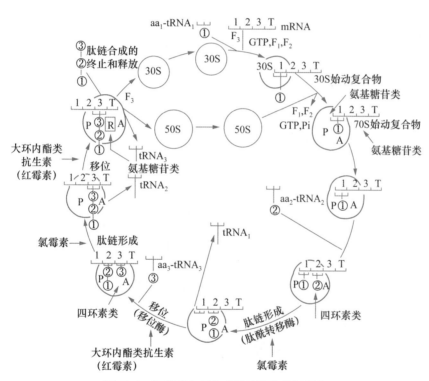

图 40-2　细菌蛋白质合成及抗菌药作用靶位

30 S、50 S 表示组成核糖体的两个亚基；A、P 分别表示 A 位、P 位；F_1、F_2、F_3 为始动因子，R 表示释放因子；aa_1、aa_2、aa_3-tRNA 表示 $tRNA_{1,2,3}$ 携带三种不同的活化氨基酸；⊤ 表示 tRNA，上面三个小点表示反密码子，它能翻译 mRNA 上相应的密码；mRNA 上的 1、2、3、T 表示四个密码子，T 为终止密码子，T 前可能有许多密码子，为图示简便，仅顺序标出在 T 前的三个密码子。每个密码子包括三个核苷酸，称为三联密码子

1. 始动阶段　由 DNA 转录成的 mRNA 与核糖体的 30 S 亚基被作为"运输工具"tRNA 上的反密码子"阅读"或"翻译"，然后 tRNA 运入相应的活化氨基酸 aa_1-$tRNA_1$，形成核糖体 30 S 亚基始动复合物。在 F_1、F_2 因子参与 GTP 供能下，再与核糖体 50 S 亚基组成核糖体 70 S 亚基的始动复合物。

2. 肽链延伸阶段　在 GTP 延伸因子参与下先由处于相当于"装配机"的核糖体 70 S 亚基中的 30 S 亚基 A 位上的 mRNA 在移位酶的作用下移至 P 位，A 位上的活化氨基酸 aa_1-tRNA 亦移至 P 位，空出的 A 位可再接受新的活化氨基酸 aa_2-$tRNA_2$，然后在肽酰转移酶的作用下，将 P 位的 aa$_1$ 转移到 A 位的 aa$_2$-tRNA$_2$ 上，形成肽链，并释放出 tRNA$_1$，A 位上的肽链再在移位酶的作用下移位至 P 位，如此反复，使肽链不断延长。

3. 终止阶段　当 mRNA 上出现终止密码（T）时，则肽链释放因子（R）进入 A 位，使肽链释放，核糖体 70 S 亚基解离，进入新的肽链合成的核糖体循环。

氨基糖苷类抗生素影响细菌蛋白质合成的几个环节：①抑制核糖体 70 S 亚基始动复合物的形成；②选择性地与核糖体 30 S 亚基上的靶蛋白（P10 蛋白）结合，造成 A 位歪曲，从而使 mRNA 的密码错译，导致异常的无功能的蛋白质合成；③阻止肽链释放因子（R）进入 A 位，使已合成的肽链不能释放，并阻止核糖体 70 S 亚基的解离，导致核糖体循环受阻，最终蛋白质合成受到抑制。另外，氨基糖苷类抗生素通过影响细菌合成异常蛋白质，使异常蛋白质结合进入细菌胞膜，细胞膜通透性改变，细胞内钾离子、腺嘌呤、核苷酸等物质外漏，导致细菌迅速死亡。

【耐药机制】细菌对氨基糖苷类药物可呈自然或获得性耐药，产生耐药机制主要有：

1. 细菌产生钝化酶　许多革兰氏阴性杆菌、金黄色葡萄球菌和肠球菌属对氨基糖苷类抗生素都可产生耐药。产生耐药的最重要原因是细菌产生钝化酶，如磷酸转移酶使抗菌药结构中的游离羟基磷酸化；核苷酸转移酶使药物结构中的游离羟基核苷化。不同氨基糖苷类抗生素可被同一种酶所钝化，而同一种抗生素又可被多种钝化酶所钝化。如庆大霉素和妥布霉素分别被 5 种或 6 种酶所钝化。目前已存在 12 种氨基糖苷类钝化酶，每种酶中又有多种异构酶，共计有 20 余种。

2. 细菌细胞壁通透性的改变和细菌细胞内的转运功能的异常　如铜绿假单胞菌对链霉素的耐药，是因链霉素不能与细菌的细胞外膜结合而不能进入细菌细胞内发挥作用。而细菌对阿米卡星的耐药，是因细菌细胞壁屏障的作用，使阿米卡星不能通过细胞壁进入胞内。由于细菌对氨基糖苷类抗生素的摄取是一个需氧耗能的主动转运过程，氨基糖苷类抗生素对厌氧菌无抗菌作用。

3. 作用靶位的改变　链霉素产生耐药的原因是肠球菌属和结核分枝杆菌的突变株可引起链霉素作用靶位的改变。这种耐药机制在氨基糖苷类其他抗菌药中很少出现。

【不良反应】

1. 耳毒性　本类抗生素能在内耳外淋巴液中蓄积，且半衰期长，故可引起前庭功能与蜗神经的损害，前庭功能损害表现为眩晕、恶心、呕吐、眼球震颤和平衡障碍，其发生率依次为新霉素＞卡那霉素＞链霉素＞西索米星＞庆大霉素＞妥布霉素＞奈替米星。对蜗神经的损害主要表现为听力减退或耳聋，其发生率依次为新霉素＞卡那霉素＞阿米卡星＞西索米星＞庆大霉素＞妥布霉素＞链霉素。为防止和减少耳毒性的发生，使用本类抗生素时应经常询问患者有无耳鸣、眩晕等早期症状，并进行听力监测和根据肾功能情况调整用药剂量，应避免与增加其耳毒性的万古霉素、镇吐药、呋塞米、依他尼酸及甘露醇等合用，以及与能掩盖其耳毒性的苯海拉明、美克洛嗪、布可立嗪等抗组胺药合用。

2. 肾毒性　本类药物主要经肾排泄并在肾皮质内蓄积，中毒初期表现为尿浓缩障碍，随后出现蛋白尿、管型尿，严重者可发生氮质血症及无尿等，其发生率依次为新霉素＞卡那霉素＞妥布霉素＞链霉素，奈替米星肾毒性很低。年老、剂量过高以及与两性霉素 B、杆菌肽、头孢噻吩、环丝氨酸、黏菌素、多黏菌素 B 或万古霉素联合应用时可增加肾毒性的发生。

3. 神经肌肉接头阻滞　这种作用可引起心肌抑制、周围血管性血压下降和呼吸衰竭，与剂量及给药途径有关，如静滴速度过快或同时使用肌肉松弛剂、全身麻醉药时易发生，重症肌无力患者易发生，可致呼吸停止。药物能与突触前膜钙结合部位结合，阻止钙离子参与乙酰胆碱的释放。如发生此类毒性反应，采用新斯的明静注治疗。

4. 过敏反应　本类抗生素可引起嗜酸性粒细胞增多及各种皮疹、发热等过敏症状，也可引起严重过敏性休克，尤其是链霉素，其发生率仅次于青霉素 G，故注射前也应先做皮试，阴性者方可使用。一旦发生严重过敏反应可皮下或肌内注射肾上腺素或静注葡萄糖酸钙进行治疗。

【药物相互作用】

（1）氨基糖苷类与强利尿药如呋塞米、依他尼酸联合用药可使耳毒性增强。

（2）本类药与其他有耳毒性的药物如红霉素联合使用，可加强耳毒性。

（3）与头孢菌素类抗菌药及右旋糖酐合用均可使肾毒性增强。

（4）氨基糖苷类抗菌药与肌肉松弛药或有此种作用的药物，如地西泮等合用可加强神经肌肉阻滞作用。新斯的明和其他抗胆碱酯酶药均可拮抗神经肌肉阻滞作用。

（5）与碱性药物如碳酸氢钠、氨茶碱联合使用，可增强抗菌作用，同时毒性反应也增强。

（6）与青霉素类联合使用对某些链球菌的抗菌作用加强，如对草绿色链球菌性心内膜炎和肠球菌感染的治疗。

二、常用氨基糖苷类抗生素

链霉素（streptomycin）

链霉素 1944 年由放线菌属的培养滤液中提取得到。所用制剂为硫酸盐，易溶于水，链霉素遇酸碱后水解失去抗菌活性，钙、镁及磷酸盐、乳酸盐、枸橼酸盐等都可使链霉素的抗菌活性降低或消失。

链霉素对结核分枝杆菌有很强的作用，对许多革兰氏阴性杆菌如大肠埃希菌、肺炎杆菌、肠杆菌属、沙门菌属、志贺菌属、布鲁菌属等也有抗菌作用。脑膜炎奈瑟菌、淋球菌对链霉素也敏感。主要用于鼠疫与兔热病的治疗；与青霉素合用治疗草绿色链球菌、肠球菌引起的感染性心内膜炎；与氨苄西林合用预防常发的细菌性心内膜炎及呼吸、胃肠及泌尿系统手术后感染；结核病的治疗必须与其他抗结核药联合应用，以延缓耐药性的产生；与四环素合用治疗布鲁菌病，疗效较好。链霉素主要不良反应是对第 8 对脑神经的损害，以前庭功能损害为常见。少数患者可引起迟发性的蜗神经损害，主要症状为耳鸣、听力下降，严重者可导致永久性耳聋。链霉素还可引起过敏反应如皮疹、荨麻疹、血管性水肿等，过敏性休克发生率比青霉素 G 少，但死亡率高。对肾的毒性比其他氨基糖苷类药物少而轻。

庆大霉素（gentamicin）

庆大霉素从放线菌属的发酵液中提取，1969 年始用于临床，常用其盐酸盐，粉末状，易溶于水，对温度和酸、碱均稳定。

庆大霉素抗菌范围广，革兰氏阳性菌的金黄色葡萄球菌、表皮葡萄球菌、炭疽芽孢杆菌、白喉棒状杆菌、放线菌属对庆大霉素敏感，对溶血性链球菌、草绿色链球菌和肺炎球菌作用较差。对革兰氏阴性菌的肠道杆菌及铜绿假单胞菌有良好的抗菌作用，对奈瑟菌和流感嗜血杆菌、布鲁菌、肺炎支原体等也有抗菌作用；但普鲁威登菌、沙雷菌属和大多数假单胞菌属对其耐药。对结核分枝杆菌、真菌、阿米巴原虫无作用。主要用于严重的革兰氏阴性杆菌感染，如败血症、骨髓炎、肺炎、脑膜炎的治疗为首选；与羧苄西林合用治疗铜绿假单胞菌感染，如铜绿假单胞菌心内膜炎，不宜混合滴注，否则药物抗菌活力下降；与羧苄西林、头孢菌素联合用可治疗革兰氏阴性杆菌混合感染；本品口服作肠道术前准备与治疗肠道感染。

耳毒性主要表现在对前庭的影响较大，对耳蜗的损害较小。少数患者可引起肾毒性，表现为管型、蛋白尿，血尿素氮增高。庆大霉素还可引起胃肠道反应如恶心、食欲减退、呕吐、腹胀。

卡那霉素（kanamycin）

卡那霉素由链丝菌培养液中提取，用其硫酸盐，易溶于水，性质稳定。抗菌谱与链霉素相似，对多数肠杆菌科细菌如大肠埃希菌、肺炎杆菌、肠杆菌属、变形杆菌属等病原菌有很好的抗菌作用。因毒性及耐药性较多见，已不作为细菌性感染治疗的首选药，其应用已为庆大霉素、妥布霉素、阿米卡星所替代，不良反应以蜗神经损害为多见，比链霉素、庆大霉素和妥布霉素大，但低于新霉素；肾毒性次于新霉素。

阿米卡星（amikacin）

阿米卡星为卡那霉素半合成衍生物，常用硫酸盐。对各种革兰氏阴性菌、阳性菌、铜绿假单胞菌等具有较强的抗菌作用。抗菌谱较广，常用于对其他氨基糖苷类抗生素耐药菌株所引起的感染，如对庆大霉素、卡那霉素耐药菌所致的尿路、肺部感染，以及铜绿假单胞菌、变形杆菌所造成的败血症。与羧苄西林或头孢噻吩合用，治疗中性粒细胞减少或其他免疫缺陷者感染，产生耐药的原因是革兰氏阴性菌产生的乙酰转移酶使其钝化，也可因细胞壁屏障作用，影响其透入菌体内而发生耐药。

不良反应为耳毒性，主要引起蜗神经损害，也可在少数患者中出现前庭功能损害。对肾的毒性与庆大霉素相似。

第二节　肽类抗生素

一、糖肽类抗生素

糖肽类抗生素在结构上有高度修饰的七肽骨架，作用靶点在细菌胞壁成分 D- 丙氨酰 -D- 丙氨酸上。作用机制与 β- 内酰胺类抗生素相同，都是通过干扰细菌细胞壁肽聚糖的交联，从而使细菌发生溶解。所有的糖肽类抗生素都对革兰氏阳性细菌有活性，包括耐药葡萄球菌（MRSA、MRSE 等）、JK 棒状杆菌、肠球菌、李斯特菌、耐药链球菌、梭状芽孢杆菌等致病菌。目前临床上应用比较广泛的有万古霉素、去甲万古霉素和 20 世纪 80 年代后期上市的替考拉宁，后者在抗菌活性、药动学特性及安全性方面均优于前两者。2014 年在美国上市的达巴万星和奥利万星是第二代半合成新型糖肽类抗生素，具有独特的药动学性质和优良的体内抗菌活性及安全性，具有良好的临床应用前景。

万古霉素（vancomycin）和去甲万古霉素（norvancomycin）

二者是化学结构相似的糖肽类抗生素。去甲万古霉素是我国生产的抗生素，比万古霉素少一个甲基。对青霉素 G 和多种抗生素耐药的金黄色葡萄球菌、表皮葡萄球菌以及溶血性链球菌、草绿色链球菌及肠球菌等均有强大的抗菌作用，对厌氧的难辨梭状芽孢杆菌活性有较好抗菌活性。对炭疽芽孢杆菌、白喉棒状杆菌等敏感，属速效杀菌药，多数革兰氏阴性菌对本品耐药。抗菌作用机制是与细菌细胞壁黏肽侧链形成复合物，阻碍细菌细胞壁的合成，对胞质中的 RNA 合成也有抑制作用。

主要用于治疗耐青霉素金黄色葡萄球菌引起的严重感染和对 β- 内酰胺类抗生素过敏的严重感染，如败血症、肺炎、心内膜炎、骨髓炎、结肠炎及其他抗生素尤其是克林霉素引起的伪膜性肠炎。

不良反应有：①耳毒性，如听力减退，严重时耳聋，及时停药后听力减退可恢复；②肾毒性，如肾小管的损害，少数患者出现间质性肾炎；③过敏反应，如发热、皮疹等。

达巴凡星（dalbavancin）

这是一种新型注射用半合成糖肽抗生素，与万古霉素、替考拉宁相比，抗菌活性相当或更强，适用于复杂感染及多重耐药菌造成感染的抗菌治疗。其对革兰氏阳性菌有抗菌活性，且对耐甲氧西林金黄色葡萄球菌具有特别强力的活性，对革兰氏阳性厌氧菌也具有活性。临床用于治疗敏感革兰氏阳性菌，包括金黄色葡萄球菌（耐甲氧西林菌株）、化脓性链球菌、无乳链球菌和咽峡炎链球菌群等，所致急性细菌性皮肤和皮肤结构感染成年患者；为减低耐药性的发生和维持药物的有效性，达巴凡星只应被用于证明或强烈怀疑由治疗敏感细菌所致的感染。达巴凡星的不良反应主要有口腔念珠菌病、腹泻、便秘、发热等，多为轻、中度且没有影响听力方面的不良反应。此外，达巴凡星具有独特的药动学性质，半衰期超过 300 h，可每周间隔用药。目前，达巴凡星在治疗导管相关的血源性感染以及皮肤和软组织感染方面已取得了良好的效果，其具有优良的体内抗菌活性和安全性，是理想的第二代糖肽抗生素。

二、多黏菌素类抗生素

本类药物属于多肽类抗生素，特点为抗菌谱窄，抗菌作用强，属杀菌剂，常用于敏感菌感染的治疗。毒性较大，特别是对肾的毒性，因此不作首选药物使用，主要用于对其他抗生素耐药而难以控制的铜绿假单胞菌感染和局部用药。

多黏菌素 B（polymyxin B）和多黏菌素 E（polymyxin E）

多黏菌素类是从多黏杆菌培养液中分离出的一类抗生素。两药对大肠埃希菌、肺炎克雷伯菌、嗜血杆菌、肠杆菌属、沙门菌、志贺菌、百日咳鲍特菌、铜绿假单胞菌等有强大的抗菌作用，特别是对铜绿假单胞菌作用最强，多黏菌素 B 的抗菌活性较多黏菌素 E 略强；两者具有表面活性作用，带阳电荷的游离氨基，能与革兰氏阴性菌细胞膜的磷脂中带负电荷的磷酸根结合，使细菌细胞膜通透性增加，细胞内的磷酸盐、核苷酸等成分外漏，导致细菌死亡，对生长繁殖期和静止期的细菌都有作用。属慢效杀菌药。

目前主要局部用于敏感菌的眼、耳、皮肤、黏膜感染，烧伤后铜绿假单胞菌感染。与磺胺药、TMP、利福平等药物联合使用，治疗多重耐药革兰氏阴性杆菌引起的院内感染。

本品毒性较大，主要是对肾的损害，表现为蛋白尿、血尿等，肾功能不全患者应减量使用；可发生神经系统方面的损害，如眩晕、乏力、共济失调等，停药后可消失，大剂量、快速静脉滴注时由于神经肌肉阻滞，导致呼吸抑制，还可发生变态反应如瘙痒、皮疹、药热，少数患者出现白细胞减少与肝毒性等。

三、环脂肽类抗生素

环脂肽类抗生素是一类分子中具有环状结构的脂肽类化合物，其结构特征为：分子中包括一个十肽环和一个 1～3 个氨基酸组成的尾链，在尾链的 N 末端还连有脂肪酸。环脂肽类抗生素对于革兰氏阳性菌有很好的抗菌效果。2003 年达托霉素的上市，使环脂肽类化合物成为药物研发的热点。

达托霉素（daptomycin）

达托霉素是获准上市的首个环脂肽类抗生素。

达托霉素具有独特的抗菌机制，即"分步作用"模式。第 1 步：当有游离钙离子存在时，达托霉素结合到革兰氏阳性菌的细胞膜上，其亲脂尾不可逆地插入细胞膜中；第 2 步：通过寡聚化作用，达托霉素的亲脂尾在细菌细胞膜上起"离子通道"的作用；第 3 步：细菌细胞内的钾离子（可能还有其他离子）通过该"离子通道"大量外流，因而细菌细胞迅速除极，继而失去合成 DNA、RNA 及大分子蛋白质的能力，导致细菌死亡。虽然细菌被杀死，但并未溶菌，因此引起炎性反应的活性最小。由于其独特的作用机制，使其与其他抗生素无交叉耐药性。

达托霉素对绝大多数革兰氏阳性菌具抗菌活性，对革兰氏阴性菌无作用，对已呈现甲氧西林、万古霉素和利奈唑烷等耐药的分离菌株（包括耐甲氧西林金黄色葡萄球菌、耐万古霉素粪肠球菌、耐青霉素肺炎链球菌和耐糖肽类金黄色葡萄球菌等）具有强力活性。临床用于治疗由革兰氏阳性敏感菌引起的复杂性皮肤及皮肤结构感染，如脓肿、手术切口感染和皮肤溃疡，由耐药金黄色葡萄球菌引起的心膜炎及与上述感染并发的由金黄色葡萄球菌引起的菌血症。

达托霉素的常见不良反应包括便秘、注射点的局部反应、恶心、头痛、腹泻与呕吐。胃肠道反应是由于药物对肠道菌群的影响。另外，健康志愿者接受该药多剂量静脉给药后出现一过性肌无力、肌痛及磷酸肌酸激酶升高，不良反应在中止用药后自行消失或部分逆转。此外，达托霉素不能用于肺炎治疗。2010年FDA警告达托霉素可能导致嗜酸性粒细胞肺炎。

思考题

1. 氨基糖苷类有哪些共同特点？
2. 链霉素抗菌作用特点及不良反应是什么？
3. 万古霉素的抗菌作用特点及临床应用是什么？
4. 达托霉素的抗菌作用特点及临床应用是什么？

（蒲小平　赵　欣）

第四十一章　四环素类与氯霉素类抗生素

学习要求：

1. 掌握四环素及氯霉素类抗生素的抗菌作用机制
2. 熟悉四环素及氯霉素类抗生素的临床应用和不良反应

第一节　四环素类抗生素

四环素类（tetracyclines）抗生素包括从链霉菌发酵物中提取的四环素、金霉素、土霉素、地美环素及半合成的多西环素、美他环素和米诺环素。这些抗生素都具有氢化并四苯母核，只是在5、6、7位上的取代基不同（表41-1）。半合成四环素抗菌作用优于四环素，其特点为口服吸收好，半衰期长，用药次数少，不良反应轻、耐药菌株较少。目前，由于耐药菌株日益增多，不良反应较大，临床应用已经减少。

表 41-1　四环素类的化学结构

四环素母核

	R_1	R_2	R_3	R_4
天然品				
四环素	H	OH	CH_3	H
土霉素	OH	OH	CH_3	H
地美环素	H	OH	H	Cl
半合成品				
美他环素	OH		$= CH_2$	H
多西环素	OH	H	CH_3	H
米诺环素	H	H	H	$N(CH_3)_2$

一、天然四环素类

四环素（tetracycline）和土霉素（tetramycin，氧四环素）

【抗菌作用与作用机制】本类药抗菌谱较广，如革兰氏阳性菌中的肺炎球菌、溶血性链球菌、草绿色链球菌及部分葡萄球菌、破伤风梭菌和炭疽芽孢杆菌等；对革兰氏阴性菌中的脑膜炎奈瑟菌、痢疾志贺菌、大肠埃希菌、流感嗜血杆菌、巴氏杆菌属、布鲁菌等均有抗菌活性，对厌氧菌如拟杆菌、梭形杆菌也有作用，对肺炎支原体、衣原体、立克次体、螺旋体、放线菌具有抑制作用，能间接地抑制阿米巴原虫。对天然四环素类耐药的金黄色葡萄球菌、大肠埃希菌、痢疾志贺菌、溶血性链球菌、肺炎球菌等逐渐增多，而且相互间有交叉耐药性。大肠埃希菌和其他肠杆菌科细菌的耐药性主要通过耐药质粒介导，而且可传递、诱导其他敏感菌耐药，带有耐药质粒的细菌胞膜对四环素类抗生素摄入量减少或泵出量增加。

　　本类药物能快速抑制细菌生长，高浓度时也有杀菌作用，其抗菌作用机制是药物能与细菌和核糖体 30 S 亚基结合，组织蛋白质合成始动复合物的形成，并且能抑制 aa-tRNA 进入 A 位，从而阻止肽链延伸，最终细菌蛋白质的合成被抑制。四环素还可引起细菌细胞膜通透性的改变，使胞内的核苷酸及其他重要成分外漏，从而抑制 DNA 的复制。

　　【药动学】天然四环素类药物经胃和小肠吸收，四环素的吸收率比土霉素好，为 60% ~ 80%，口服后 2 ~ 4 h 可达血药峰浓度，半衰期为 8.5 h。四环素能与多价阳离子如 Mg^{2+}、Ca^{2+}、Fe^{2+}、Al^{3+} 等形成难吸收的络合物，因此含有阳离子的药物如抗酸药、抗贫血药及牛奶制品等均可影响吸收，另外胃内 pH 增加，也会使药物吸收减少。天然四环素吸收后可广泛分布于体内各种组织内，药物能贮存在肝、脾、骨、骨髓、牙齿的釉质与牙质中，易进入胸腔、腹腔、胎儿循环及乳汁中，不易通过血脑屏障。药物经肝排入胆汁形成肝肠循环。胆汁药物浓度为血中浓度的 10 ~ 20 倍，以原型药物由肾小球滤过排出，尿中药物浓度高，在粪便中的浓度也较高。

　　【临床应用】主要用于立克次体感染、斑疹伤寒、支原体肺炎、衣原体引起的鹦鹉热、性病性淋巴肉芽肿、回归热、霍乱等疾病的治疗，作为首选疗效较好。也用于革兰氏阴性杆菌如百日咳鲍特菌、痢疾志贺菌、流感嗜血杆菌的感染治疗。对革兰氏阳性球菌、杆菌的感染治疗，疗效不如青霉素。对耐青霉素的金黄色葡萄球菌感染和对青霉素过敏的葡萄球菌感染也有效。

　　【不良反应】

　　1. 胃肠道反应　如恶心、呕吐、上腹不适、腹胀、腹泻等，土霉素多见，四环素反应较轻，饭后或与食物同服可减轻反应，继续用药后恶心、呕吐可消失。

　　2. 肝、肾损害　长期大量口服或静脉给予大剂量，可引起严重肝损害。肾功能正常者使用四环素较安全，对肾功能下降者可加剧原有的肾功能不全，影响氨基酸代谢，从而增加氮血症，大多数严重病例发生于孕妇，故孕妇尤其伴有肾功能不全者应禁用四环素。

　　3. 对骨、牙生长的影响　由于四环素类抗生素能与新形成的骨、牙中所沉积的钙相结合。妊娠 5 个月以上的孕妇服用这类药，出生的幼儿乳牙可出现荧光、变色、牙釉质发育不全、畸形或生长抑制。2 个月 ~ 8 岁的幼儿服用四环素可能造成恒牙黄染。四环素也能沉积在胚胎和幼儿的骨骼中。早产儿使用四环素类抗生素可抑制腓骨生长速度，但停药后可迅速恢复。

　　4. 过敏反应　本类可引起药热和皮疹等过敏反应，但不多见，过敏反应中较多见的是荨麻疹、多形性红斑、湿疹样红斑等；血管神经性水肿、丘疱疹、固定性红斑及轻度剥脱性皮炎少见。

　　5. 二重感染　多见于老年人、幼儿和体质衰弱、抵抗力低的患者。另外，合并使用肾上腺糖皮质激素、抗代谢药或抗肿瘤药时也易诱发二重感染。常见的二重感染有：①真菌病，以白念珠菌病居多，表现为鹅口疮、肠炎。②难辨梭菌引起的伪膜性肠炎，由于厌氧的耐四环素的难辨梭菌产生毒性较强的外毒素，引起肠壁坏死，体液渗出，剧烈腹泻，导致失水或休克症状，有死亡危险。

二、半合成四环素类

多西环素（doxycycline，强力霉素）

多西环素为半合成的长效抗生素，其结构是在土霉素的 6 位碳上去氧，为土霉素脱氧物。水溶性好，遇光不稳定。

多西环素具有强效、速效、长效的特点，抗菌谱与四环素相近，但作用比四环素强 2 ～ 10 倍。对四环素、土霉素耐药的金黄色葡萄球菌及脆弱拟杆菌也有抗菌作用。抗菌作用机制与四环素相同。临床主要用于慢性支气管炎、肺炎、麻疹、泌尿系统感染、胆道感染等疾病的治疗。对肾功能不全的肾外感染也可应用。

常见不良反应有恶心、呕吐、腹泻、舌炎、口腔炎等胃肠道反应，饭后服用症状可减轻。皮疹和二重感染很少见。静注给药可引起舌麻木和口腔内特殊气味。

口服吸收快而完全，不受食物的影响。口服后 2 h 达血药峰浓度，半衰期为 16 ～ 18 h。血浆蛋白结合率为 80% ～ 95%，药物经胆汁排入肠道形成肝肠循环，小部分由肾排泄，大部分代谢产物由粪便排出，对肠道菌群影响较小。

米诺环素（minocycline，二甲胺四环素）

米诺环素是在四环素结构的 7 位碳上加一个二甲胺基。该药水溶性好，但不稳定，金属离子可影响其抗菌作用，脂溶性高，口服吸收完全，不受牛奶、食物的影响。口服后 2 ～ 3 h 达血药峰浓度、半衰期 14 h。体内分布广，脑和脑脊液中的药物浓度比四环素高，胆汁和尿中药物浓度比血中高 10 ～ 20 倍。排泄特点为尿中排出少，粪便排出多，而且排泄慢。

抗菌谱与四环素相近，抗菌活性强，属长效、高效的半合成四环素类抗生素。对耐四环素和耐青霉素类、半合成青霉素类抗菌药的金黄色葡萄球菌、化脓性链球菌、粪链球菌和大肠埃希菌有抗菌作用。米诺环素的抗菌作用机制与四环素相同。主要用于尿路感染、呼吸道感染、胃肠道感染、骨髓炎、脑膜炎、胆囊炎、乳腺炎等疾病的治疗，对疟疾也有疗效。不良反应主要为前庭功能障碍，表现为恶心、呕吐、眩晕、眼花及运动失调，女性多见，停药后可消失。

第二节　氯霉素类抗生素

氯霉素类（chloramphenicols）也被称为酰胺醇类（amphenicols），包括氯霉素、甲砜霉素、琥珀氯霉素和棕榈氯霉素。1947 年由委内瑞拉链球菌培养液中得到氯霉素。结构简单（图 41-1），目前使用的氯霉素类抗菌药均为化学合成品。化学性质为水中溶解度小，易溶于有机溶媒，在酸性和中性溶液中稳定，在碱性溶液中易分解。

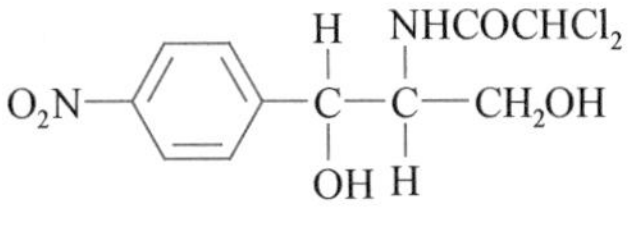

$$O_2N-\!\!\left\langle\;\right\rangle\!\!-\overset{H}{\underset{OH}{C}}-\overset{NHCOCHCl_2}{\underset{H}{C}}-CH_2OH$$

图 41-1　氯霉素化学结构

氯霉素（chloramphenicol）

【抗菌作用】氯霉素为广谱抗生素，低浓度时抑制细菌生长，高浓度有杀菌作用，对革兰氏阴性菌的作用比对革兰氏阳性菌的作用强，对革兰氏阴性菌中淋球菌、脑膜炎奈瑟菌、流感嗜血杆菌、百日咳鲍特菌、大肠埃希菌、肺炎杆菌、产气荚膜梭菌、痢疾志贺菌，包括沙门菌属、布鲁菌和霍乱弧菌及革兰氏阳性菌的葡萄球菌、溶血性链球菌、肺炎球菌、草绿色链球菌及肠球菌、白喉棒状杆菌、炭疽芽孢杆菌、破伤风梭菌、产气荚膜梭菌、放线杆菌属、乳酸杆菌等均有抗菌作用。厌氧菌如拟杆菌属特别是脆弱拟杆菌、梭形杆菌及梅毒螺旋体、钩端螺旋体、衣原体、肺炎支原体、立克次体等也敏感。对革兰氏阳性菌的作用不及青霉素和四环素。氯霉素可以进入细胞内发挥作用，对伤寒杆菌等胞内菌有抗菌作用。氯霉素是通过与细菌核糖体 50 S 亚基结合，抑制肽酰转移酶，阻止肽链延伸，从而使蛋白质合成受到抑制。

很多细菌对氯霉素可产生耐药，多见于大肠埃希菌、痢疾志贺菌、变形杆菌，产生耐药的原因为：①基因突变，过程缓慢，可自动消失；②耐药因子的转移，获得耐药因子的细菌产生乙酰转移酶使氯霉素钝化而失效。铜绿假单胞菌的耐药是因为细菌胞壁通透性改变而使药物不能进入胞内而产生。

【药动学】氯霉素口服吸收迅速而完全，1～2 h 可达血药峰浓度，半衰期为 3.5 h，有效血浓度可维持 6～8 h。广泛分布于体内各组织和体液中，脑脊液药浓度较高，为同期血药浓度的35%～65%。对眼组织如房水、晶体、角膜、巩膜、泪腺等通透性好。可进入乳汁、唾液腺，通过胎盘进入胎儿体内。以原型物迅速由尿排泄。

【临床应用】氯霉素于 20 世纪 40 年代末应用于临床，由于抗菌谱广、作用强而被广泛使用。20 世纪 50 年代时发现氯霉素可引起再生障碍性贫血及灰婴综合征，使氯霉素的应用受到限制。但因氯霉素的脂溶性强，易透入血脑屏障和血眼屏障，所以氯霉素还用于特殊的严重感染，如治疗伤寒、副伤寒为首选药物；对立克次体感染如 Q 热的治疗也有较好疗效；对多种细菌性脑膜炎、脑脓肿有效，用于治疗敏感菌引起的眼内炎及全眼球炎症。

【不良反应】

1. 骨髓造血功能抑制　是氯霉素最严重的毒性反应，如血细胞减少、白细胞或粒细胞下降、血小板减少等，这些症状的出现与剂量和疗程有关，一旦出现应及时停药，可以恢复。另外，还可出现与剂量和疗程无直接关系的不可逆的再生障碍性贫血，虽然发生率低，但死亡率高。因此在必须使用氯霉素时应注意患者血象的变化。

2. 灰婴综合征　主要发生在早产儿和新生儿中，因氯霉素超高浓度所引起。新生儿的肝发育不完全，排泄能力又差，使氯霉素的代谢和解毒过程差，导致药物在体内蓄积引起中毒。主要表现为用药 24 h 内出现呕吐、呼吸不规则而快、发绀、腹部膨胀，以后又出现患儿软弱、皮肤苍白、体温降低、休克，死亡率为 40%，因此婴幼儿使用氯霉素时应进行血药浓度监测。

3. 神经系统反应　少数患者可出现末梢神经炎、视神经炎、失眠、幻听、幻视等症状。

4. 过敏反应　极少，少数出现皮疹、药热等症状。

5. 胃肠道反应　少见，口服氯霉素后可引起恶心、腹泻、口角炎等症状。

琥珀氯霉素（chloramphenicol succinate）

琥珀氯霉素为氯霉素琥珀酸酯，注射后在体内分解成氯霉素起抗菌作用。其抗菌谱、临床应用、不良反应与氯霉素相近。

思考题

1. 四环素类的天然四环素与半合成四环素的抗菌作用有何不同？
2. 四环素与氯霉素的抗菌作用机制有什么不同？
3. 四环素的临床应用及主要不良反应有哪些？
4. 氯霉素的临床应用及主要不良反应有哪些？

（蒲小平　赵　欣）

第四十二章　抗真菌药与抗病毒药

学习要求：

1. 掌握代表性抗真菌药与抗病毒药的药理作用和作用特点
2. 熟悉代表性抗真菌药与抗病毒药的临床应用及不良反应
3. 了解各类药物的作用机制

第一节　抗真菌药

真菌（fungus）有 20 万种之多，包括霉菌、酵母、食用菌等。真菌感染（fungal infections）包括浅部感染和深部感染。浅部感染是由各种癣菌引起的，常侵犯皮肤、毛发、指（趾）甲等部位，引起手足癣、体癣、黄癣、头癣等，发病率高、危险性小。深部感染常由白念珠菌、新型隐球菌、荚膜组织胞浆菌和皮炎芽生菌等引起，主要侵犯深部组织和内脏器官，发生率低，但危害性大，甚至可危及生命。真菌深部感染性疾病的发生率近年来呈上升趋势，这可能与全身性疾病（如恶性肿瘤）日益增多、广谱抗生素或免疫抑制药等被广泛使用导致人群机体免疫功能下降有关。

抗真菌药（antifungal agents）是指抑制真菌生长、繁殖或杀死真菌，从而治疗真菌感染性疾病的药物。对于真菌浅部感染性疾病，治疗药物有灰黄霉素、制霉菌素或局部应用咪康唑和克霉唑等；而两性霉素 B 和咪唑类抗真菌药等多用于真菌深部感染性疾病。目前仍缺乏高效、安全的抗真菌药，治疗深部真菌感染仍较困难。

根据药物的作用机制，可以把抗真菌药分为三大类：①影响真菌细胞膜的药物：此类药物根据化学结构的特征可以分为四类，即多烯类（两性霉素 B、制霉菌素）、唑类（酮康唑、咪康唑、克霉唑等）、丙烯胺类（特比萘芬）、吗啉类（阿莫罗芬）；②影响真菌细胞壁的药物：此类药物可以抑制真菌细胞壁的主要成分 β - 葡聚糖、几丁质、甘露聚糖等的生物合成，从而抑制真菌的繁殖等，代表性药物如卡泊芬净；③影响真菌的其他组成的药物：氟胞嘧啶（抑制 DNA 和 RNA 聚合酶）、灰黄霉素（影响微观蛋白聚合）。

一、抗生素类抗真菌药

（一）两性霉素 B

两性霉素 B（amphotericin B）为一种多烯类抗生素，从链霉菌属需氧型放线菌培养液中提取，无臭无味，有吸湿性，受光照易失效；不溶于水或乙醇，其脱氧胆酸钠盐或脂质体剂型可用于静脉注射。国产庐山霉素即为两性霉素 B。

【药理作用】两性霉素 B 是广谱抗真菌药，对多种真菌如白念珠菌、新型隐球菌、组织胞浆菌、皮炎芽生菌、孢子丝菌、曲霉菌、毛霉菌等有强大的抑制作用，高浓度有杀菌作用。

【作用机制】药物的多烯侧链能与真菌细胞膜的类固醇（麦角固醇）结合，增加细胞膜通透性，导致胞质内的电解质、氨基酸等物质外漏，引起真菌死亡。细菌细胞膜不含类固醇，故该药物对细菌无作用。近期的研究表明，该药物还可以引起真菌细胞的氧化损伤。

【药动学】口服、肌注很难吸收，必须静脉滴注。一次静脉滴注，有效浓度可维持 24 h 以上，蛋白结合率在 90% 以上。体液中药物浓度较低，如胸腔积液、腹水、滑膜腔液中浓度比同期血药浓度低一半，不易通过血脑屏障。消除缓慢，消除半衰期 24 ～ 48 h，由肾排泄，在碱性尿中药物排泄增多，停药后药物自尿中排泄至少持续 7 周。

【临床应用】本药是治疗深部真菌感染首选药，用于各种真菌性肺炎、心内膜炎、脑膜炎及尿路感染等，治疗真菌性脑膜炎时，须加用小剂量鞘内注射。两性霉素 B 也可局部外用于眼科、皮肤科和妇科的真菌感染。口服可用于胃肠内念珠菌感染。

【不良反应】毒性较大，不良反应多见，主要有：①静滴给药后出现高热、寒战、头痛、恶心、呕吐等，并可有血压下降、眩晕。②大多数患者都出现肾功能损害，如尿中有白细胞、红细胞、蛋白质和管型，血尿素氮和肌酐升高，引起肾小管酸中毒。因此治疗期间需定期检查血尿，肝、肾功能变化。③由于大量钾离子排出，造成低血钾症。④少数患者出现重型肝炎、急性肝衰竭。⑤鞘内注射可引起头痛、发热、呕吐、颈项强直、下肢疼痛等，重者下肢截瘫。⑥偶见过敏性休克、皮疹等变态反应。

（二）制霉菌素

制霉菌素（nystatin）是多烯类抗菌药，化学结构与两性霉素 B 类似，不稳定，不易提纯。其体内过程和抗菌作用机制与两性霉素 B 基本相同，但其毒性更大，通常不作注射用。

【药理作用】具有广谱抗真菌作用，对念珠菌属、隐球菌等均有抑制作用，以念珠菌的抗菌活性最高。

【作用机制】本品的抗菌作用机制与两性霉素 B 相同。

【药动学】口服不易吸收，常用剂量口服后血药浓度极低，对深部真菌感染无作用。药物由粪便排出，皮肤黏膜用药不吸收。

【临床应用】主要用于消化道和皮肤黏膜念珠菌属感染的治疗，如以局部用药治疗皮肤、口腔、阴道念珠菌感染；或口服用药治疗易感患者的肠道假丝酵母菌病。

【不良反应】口服后出现恶心、呕吐、腹泻等症状，停药后可消失。对皮肤黏膜的影响比较小，阴道用药可使白带增多。

（三）灰黄霉素

灰黄霉素（griseofulvin）属浅部抗真菌药物。

【药理作用】对浅部皮肤真菌如小孢子菌属、表皮癣菌属、毛癣菌属等都有较强的抑菌作用，但对深部真菌无效。

【作用机制】通过干扰敏感菌的有丝分裂，抑制真菌的生长。

【药动学】口服吸收少，油脂食物及超微粒制剂可增加吸收量。血浆蛋白结合率为 80%，血清半衰期为 14 ～ 24 h。吸收后分布较广，以皮肤、肝、脂肪和骨骼肌含量较高，能沉积于皮肤角质层，与角蛋白结合，阻止癣菌继续侵入。本品可由肝代谢灭活，巴比妥类使药物灭活增快，血药浓度降低。由肾排出较少，大部从粪便排出。

【临床应用】其常作用于头癣，有效率可达 90%，对体癣、腹癣均有很好的治疗效果，但易复发，需与其他局部抗真菌药联合应用或者延长治疗时间。也可用于手足癣的治疗，但疗效差。

【不良反应】①可引起消化系统反应，如上腹不适、恶心、腹泻等症状。②少数患者可出现嗜睡、眩晕、失眠等神经系统症状。③偶尔发生白细胞减少、蛋白尿、管型尿。④少数患者出现皮疹和血管神经性水肿、荨麻疹、剥脱性皮炎和光敏性皮炎。

二、唑类抗真菌药

唑类（azoles）抗真菌药物根据母核五元唑环包含氮原子的数目，可分成咪唑类（imidazoles）和三唑类（triazoles）。咪唑类有酮康唑、咪康唑、益康唑和克霉唑，前三者为局部用药。三唑类有伊曲康唑和氟康唑，后者常用于深部真菌感染。这些唑类抗真菌药物具有广谱抗真菌作用，有类似的作用机制：通过抑制真菌羊毛固醇 14α- 去甲基化酶（属于细胞色素 P450 酶系），阻止细胞膜麦角固醇的生物合成，导致羊毛固醇或其他甲基化固醇大量累积，从而改变膜的通透性，使胞内物质外漏，引起真菌死亡。相对于咪唑类，三唑类对真菌的细胞色素 P450 酶表现出更好的选择性，对人固醇合成的影响较小，在体内代谢较慢，因此毒性更低。

（一）酮康唑（ketoconazole）

【药理作用】酮康唑为广谱抗真菌药，对深部或浅部感染的真菌如念珠菌属、着色真菌属、球孢子菌属、孢子丝菌属等均有抗菌活性。对毛癣菌等也有作用。

【药动学】口服易吸收，进食后可使吸收增加。吸收后广泛分布，不易透过血脑屏障。血清蛋白结合率为80%以上，药物经肝代谢为无活性物质。主要从胆汁排泄，少量由肾排出，半衰期为 6.5 ～ 9.0 h。药物可分泌到乳汁中。

【临床应用】治疗各种浅部和深部真菌感染都有效，如用于皮肤黏膜念珠菌感染、阴道念珠菌感染、芽生菌病、组织胞浆菌病、类球孢子菌感染的治疗。对花斑癣、皮肤真菌感染及发癣也有很好的疗效。

【不良反应】常见不良反应有恶心、呕吐和纳差等胃肠反应，可引起血清转氨酶升高，偶见重型肝炎。还可引起皮疹、头晕、嗜睡、畏光等。因抑制肾上腺皮质激素和睾酮的合成，在女性患者可引起月经紊乱，男性患者可以引起乳房发育。鉴于其毒性，目前已经不再用作口服用药。

（二）克霉唑

克霉唑（clotrimazole）对大多数真菌均有抗菌作用。口服吸收差，半衰期为 4.5 ～ 6.0 h。主要用于浅部真菌疾病和皮肤黏膜的念珠菌感染，对深部真菌感染疗效差。不良反应主要表现为口服后出现恶心、呕吐、腹泻等胃肠道反应。也有肝毒性和神经系统反应，如抑郁、幻觉、定向力差等。

（三）咪康唑

咪康唑（miconazole）为广谱抗菌药，抗菌谱和抗菌强度与克霉唑相近。口服吸收差，血浆蛋白结合率为90%，主要在肝代谢灭活，由粪便排出多、尿排泄少，半衰期为 20 ～ 24 h。临床主要用于深部真菌感染，治疗肺念珠菌病、全身念珠菌病和隐球菌脑膜炎时采用静脉滴注。对肠道念珠菌感染常用口服治疗。主要不良反应为胃肠道反应和变态反应，静脉滴注时可发生静脉炎、畏寒发热、贫血、高脂血症等。

（四）益康唑（econazole）

益康唑的抗菌谱、抗菌活性与咪康唑相近，主要局部用于治疗皮肤和阴道念珠菌感染、皮肤癣、发癣等。对体癣、股癣及皮肤念珠菌感染治疗效果好，对手足癣疗效较差。

（五）伊曲康唑（itraconazole）

伊曲康唑为广谱抗真菌药，对浅部和深部真菌感染均有抗菌作用。本品脂溶性高，与食物同时服用增加药物的吸收，血浆蛋白结合率高达99%，在肝内代谢灭活，由肾排泄，半衰期为 15 ～ 20 h。用于浅部真菌病的治疗，如念珠菌阴道炎、口腔及皮肤真菌感染；对深部真菌病如芽生菌病、球孢子菌病、荚膜组织胞浆菌病、副球孢子菌病等治疗效果较好。不良反应主要表现为胃肠道反应、头痛、头晕、皮肤瘙痒、血管神经性水肿等。

（六）氟康唑（fluconazole）

氟康唑为广谱抗真菌药，抗菌谱与酮康唑相近，如念珠菌属、隐球菌属、球孢子菌属，体内抗菌作用比酮康唑强。本品口服吸收完全，血浆蛋白结合率较低，吸收后广泛分布于体内，在皮肤、腹腔液、痰液、脑脊液中药物浓度较高。经肾小球滤过由尿排出，半衰期为 27～37 h。临床主要用于念珠菌病、隐球菌病及各种真菌引起的脑膜炎，艾滋病患者的口咽部及食管念珠菌感染。对地区流行性真菌病，如皮炎芽生菌病、组织胞浆菌病和孢子丝菌病也有效，疗效低于伊曲康唑。不良反应发生率低，主要表现为恶心、头痛、皮疹、腹痛、呕吐、腹泻等，可引起肝功能异常，如血清转氨酶、血清碱性磷酸酶和血总胆红素升高。

三、丙烯胺类抗真菌药

特比萘芬（terbinafine）和萘替芬（naftifine）是丙烯胺类抗真菌药的主要代表。萘替芬先用于临床，仅供局部外用，口服无效；而特比萘芬口服有效，这主要归因于萘替芬的苯基被替换成叔丁乙炔基。现将特比萘芬的药理作用等分述如下。

【药理作用】可明显地抑制各种浅表真菌如小孢子菌属、表皮癣菌属、毛癣菌属等，且体外抗真菌活性比酮康唑等唑类抗真菌药物活性高 10～30 倍。对酵母菌、白念珠菌也有抑菌活性。

【作用机制】抑制真菌细胞膜生物合成所需的角鲨烯环氧酶，导致麦角固醇合成不足、角鲨烯累积，从而影响细胞膜的通透性，且角鲨烯对真菌细胞有直接的毒性作用。

【药动学】口服吸收良好，生物利用度高于 70%；分布广泛，在皮肤、甲板、毛发等聚集并可达高浓度。口服 2 h 后，血药浓度可达峰值；半衰期为 17 h 左右；停药后，可留于甲板处数月。药物主要经肝代谢，并经肾排出。

【临床应用】口服和外用可治愈体癣、股癣、手足癣、甲癣等大部分癣病。

【不良反应】少且轻微，见于胃肠道反应；还可出现皮疹等过敏反应。

四、棘球白素类抗真菌药

棘球白素类（echinocandines）抗真菌药是最新发展的一类半合成的环脂肽类药物，它们主要通过干扰或抑制真菌细胞壁的生物合成而杀灭真菌。由于人体细胞没有细胞壁，此类药物安全性较高。代表药物有卡泊芬净（caspofungin）、米卡芬净（micafungin）、阿尼芬净（anidulafungin）。现将卡泊芬净的药理作用等简述如下。

【药理作用】可抑制对其他抗真菌药物不敏感或耐药的念珠菌、曲霉菌、假丝酵母菌。

【作用机制】通过非竞争性地抑制 β-1,3- 葡聚糖合成酶而抑制真菌细胞壁的合成，从而增加真菌细胞的通透性，导致真菌溶解。

【药动学】口服生物利用度低，常静脉滴注。蛋白结合率高达 97%，不易透过血脑屏障。半衰期为 9～10 h。主要在肝内通过水解和 N- 乙酰化作用被代谢为非活性产物，对肝细胞色素 P450 酶无影响，少量以原型从尿中排出。

【临床应用】多被用于深部真菌感染疾病的治疗，如腹膜炎、胸膜腔感染等。被推荐为治疗念珠菌血症、侵入性念珠菌感染、粒细胞减少并持续高热者抗真菌治疗的一线用药。

【不良反应】常见发热、头痛、腹泻、恶心、呕吐等。还可能出现静脉炎、皮疹、瘙痒等。

五、嘧啶类抗真菌药

嘧啶类抗真菌药的典型代表为氟胞嘧啶（flucytosine），又称 5- 氟胞嘧啶，为化学合成的抗真菌药物。

【药理作用】为抑菌剂，高浓度时有杀菌作用，对隐球菌属、念珠菌属和球拟酵母菌有很强的抗菌作用，对着色真菌、部分曲霉菌属也有抗菌活性。

【作用机制】药物可以通过真菌的胞嘧啶渗透酶（cytosine permease）进入细胞内，在胞嘧啶脱氨酶作用下，转变为 5- 氟尿嘧啶，再经酶催化，生成 5- 氟脱氧尿苷酸（5-fluorodeoxyuridine monophosphate，FdUMP）和尿嘧啶三磷酸（fluorouridine triphosphate，FUTP），从而抑制真菌的 DNA 和 RNA 合成。哺乳动物细胞内缺乏胞嘧啶脱氨酶，不能将氟胞嘧啶转化成 5- 氟尿嘧啶，这意味着该药物对真菌具有选择性作用。

【药动学】口服吸收快而完全，生物利用度达 80% 以上，与血清蛋白结合率低，广泛分布，可透过血脑屏障，脑脊液中浓度高；也可进入深部感染的腹腔、关节腔和房水中。口服后，1～2 h 血药浓度达到峰值；半衰期为 8～12 h，主要由尿排出。

【临床应用】临床主要用于念珠菌败血症及肺、尿路、消化道真菌感染，也可用于曲霉菌属引起的肺部感染和脑膜炎的治疗。

【不良反应】主要包括胃肠道反应、血清转氨酶升高；白细胞和血小板减少；偶发骨髓抑制和再生障碍性贫血；精神异常如幻觉、定向力差等症状，发生率较低。

第二节　抗病毒药

一、概述

病毒（virus）是体积最小、结构最简单的非细胞型病原体，主要由核酸核心（core）和蛋白质外壳（capsid）构成。根据病毒基因组不同可分为双链 DNA 病毒、单链 DNA 病毒、单股正链 RNA 病毒、单股负链 RNA 病毒、双链 RNA 病毒及逆转录病毒。病毒缺乏完整的酶系统，只能借助宿主细胞提供的酶系统、能量以及营养物质才能复制增殖。病毒在复制过程中阻断或抑制宿主细胞的正常代谢，导致细胞损伤，裂解并释放出大量子代病毒。从病毒进入宿主细胞，经基因组复制到子代病毒的释放，称为一个复制周期（replication cycle），包括吸附、穿入、脱壳、生物合成、组装成熟和释放六个步骤（图 42-1）。

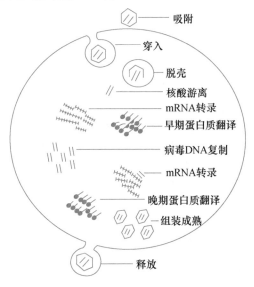

图 42-1　病毒复制周期图

1. 病毒吸附和穿入　病毒先吸附于易感宿主细胞膜上，通过病毒体表面的配体位点与易感细胞表面的特异受体结合，经过数种方式穿入细胞。

2. 病毒脱壳进入　宿主细胞的病毒必须脱去蛋白质衣壳，释放出病毒核酸。但有些病毒在脱壳前，病毒基因组就开始 mRNA 的转录，如流感病毒和痘病毒。

3. 病毒生物合成　病毒基因组释放到细胞中，开始病毒的生物合成（biosynthesis）。生物合成分两个阶段，首先病毒基因组中的早期基因开始转录、翻译，产生必需的复制酶、抑制或阻断细胞生物合成和正常代谢的非结构蛋白。然后再根据病毒基因组指令，开始病毒核酸的复制，进行病毒基因的转录、翻译以产生病毒结构蛋白。在生物合成阶段，因病毒基因组的类型不同，其基因组复制、mRNA 转录和蛋白质翻译方式也不同。

4. 病毒的装配　是将生物合成的蛋白质和核酸组装成子代核衣壳的过程。病毒的种类不同，装配的部位也不同。大多数 RNA 病毒在胞质内装配。装配时发生蛋白质与蛋白质、蛋白质与核酸的相互作用，蛋白质分子先形成结构亚单位，然后组成形态亚单位和衣壳：无包膜病毒和疱疹病毒先形成 20 面体的空心衣壳，病毒核酸从衣壳的裂缝中进入壳内，最后形成核衣壳。螺旋对称病毒的核衣壳装配，是衣壳围绕病毒基因组装配成核衣壳，如流感病毒、逆转录病毒。病毒核衣壳装配好后，无包膜病毒的核衣壳即为成熟病毒体。有包膜的病毒，装配好的核衣壳需获得包膜才能成熟。成熟的病毒体以不同方式从宿主细胞中释放出去。有包膜病毒多通过芽生方式，从细胞膜系（核膜或细胞膜）获得包膜而释放。

病毒性疾病是目前世界上发病率最高的一类感染性疾病。由病毒引起的感染性疾病有流感、麻疹、传染性腮腺炎、脊髓灰质炎、疱疹性角膜炎、肝炎、艾滋病、某些肿瘤等。早期的病毒性疾病如天花、脊髓灰质炎等，已通过疫苗的应用得到控制。但由于病毒极易进化和变异，新的病毒或新的病毒亚型不断涌现，耐药性问题也十分普遍，为此，发现抗病毒药物治疗病毒性疾病极富挑战性。

抗病毒药物是指抑制病毒复制增殖并能治疗病毒性疾病的药物。多数抗病毒药物对宿主细胞都产生毒性作用，其原因是药物特异性不强。近年来人们试图寻找特异性针对病毒的药物，以避免对宿主细胞的损害。临床常用的抗病毒药有阿昔洛韦、利巴韦林、金刚烷胺、代昔洛韦、阿糖腺苷、干扰素等，可用于治疗流感病毒、人类免疫缺陷病毒（human immunodeficiency virus，HIV）、疱疹病毒（herpes virus）、肝炎病毒（hepatitis virus）以及乳头瘤病毒（papilloma virus）等引起的感染。

二、抗流感病毒药物

流感病毒是流行性感冒病毒（influenza virus）的简称，包括人流感病毒和动物流感病毒，属于单股负链 RNA 病毒。从里到外，流感病毒由核心、基质蛋白、包膜三部分构成。基质蛋白构成病毒的外壳骨架，与包膜结合，保护病毒核心和维持病毒空间结构。基质蛋白包括基质蛋白 M1 以及具有离子通道和调节膜内 pH 作用的膜蛋白 M2。包膜除了含有磷脂分子层之外，其外表面还含有血凝素（hemagglutinin，HA）和神经氨酸酶（neuraminidase，NA）这两种可构成病毒"刺突"的糖蛋白，它们也是流感病毒抗原的主要成分。根据核蛋白的抗原性，可以将人流感病毒分为甲（A）、乙（B）、丙（C）三种类型；根据包膜糖蛋白 HA 和 NA 的抗原性差异，可以将人流感病毒进一步分为不同的亚型，如 H1N1 型等。

抗流感病毒药物，根据其作用靶标主要分成两大类：膜蛋白 M2 的抑制药，如金刚烷胺；神经氨酸酶抑制药，如奥司他韦和扎那米韦。还有一些广谱抗病毒药物也用于治疗流感，比如利巴韦林。

（一）金刚烷胺（amantadine）

金刚烷胺是化学合成的饱和三环癸烷的氨基衍生物，是最早用于流感的抗病毒药物。

【药理作用】抑制甲型流感病毒的复制。

【作用机制】通过作用于 M2 蛋白的 TM 结构域而阻断离子通道来抑制病毒的复制。流感病毒容易对金刚烷胺产生耐药性，主要原因是其 M2 蛋白的疏水区氨基酸残基发生突变而削弱离子通道与药物的相互作用。

【药动学】口服吸收良好，2 ～ 4 h 血药浓度达峰值；体内分布广，可通过血脑屏障和胎盘；

血浆半衰期为 11 ~ 15 h；主要通过肾排泄。

【临床应用】主要用于甲型流感的预防和治疗。高危人群服用金刚烷胺，对甲型流感预防有效率为 70% ~ 80%；对于已发病者，发病初期服用，可加快症状消退。

【不良反应与禁忌证】长期使用本品可引起视网膜炎、周围水肿、直立性低血压、充血性心力衰竭、视力丧失等，还可引起中枢神经系统和胃肠道反应，如头晕目眩、焦虑、失眠、共济失调、恶心等症状。精神病患者、癫痫患者、孕妇和肾功能下降者应慎用。

（二）奥司他韦（oseltamivir）

奥司他韦，又名达菲，是在另一种神经氨酸酶抑制药扎那米韦的基础上发展而来的，两者都是唾液酸类似物。

【药理作用】可抑制甲型或乙型流感病毒的释放和扩散。

【作用机制】流感病毒在宿主细胞内复制、组装成熟后，需要神经氨酸酶解除病毒颗粒与宿主细胞之间的联系，促使其释放和扩散。奥司他韦作为神经氨酸酶底物的类似物，可以有效抑制该酶的活性，从而抑制流感病毒的释放。

【药动学】口服易被吸收，2 ~ 3 h 血药浓度达到峰值，半衰期 6 ~ 10 h；有 75% 的药物被肝、肠酯酶转化成为活性代谢产物，多分布于肺部、支气管等部位。经肾排泄。

【临床应用】用于治疗和预防甲型或乙型流感病毒引起的流行性感冒。对于病毒感染者，从症状开始的 48 h，连续服用 5 天，可有较好的疗效。

【不良反应】主要表现为消化道不适，包括恶心、呕吐、腹泻、腹痛等。亦可见眩晕、头痛、失眠和疲劳等神经系统症状。

（三）利巴韦林（ribavirin）

利巴韦林是嘌呤三氮唑化合物，对多种 RNA 和 DNA 病毒有抑制作用，其机制是药物进入细胞后磷酸化成为三氮唑核苷单磷酸，竞争性抑制肌苷单磷酸脱氢酶，阻断鸟苷—磷酸的合成，从而抑制 RNA、DNA 病毒的复制。体外实验证实，对甲乙流感病毒、仙台病毒、呼吸道合胞病毒、水疱性口炎病毒、麻疹病毒、乙脑病毒、灰髓炎病毒、腺病毒等多种病毒有抑制作用。主要用于流行性出血热、甲乙型流感、疱疹、麻疹、腺病毒肺炎等疾病的治疗。不良反应有：胃肠道出血、胆红素增加、血尿酸升高、头痛、失眠、情绪改变等，大量长期应用可引起骨髓抑制，停药后可恢复。妊娠妇女禁用本品。

三、抗肝炎病毒药物

肝炎病毒有 6 种类型：甲型（HAV）、乙型（HBV）、丙型（HCV）、丁型（HDV）、戊型（HEV）、庚型（HGV）。它们的组成和结构不同：甲型肝炎病毒是一种单链 RNA 病毒，无包膜；乙型肝炎病毒为双链 DNA 病毒，其表面抗原复杂；丙型肝炎病毒是一种具有外壳的 RNA 病毒。我国主要流行乙型病毒性肝炎，而西方国家多见丙型病毒性肝炎。乙型、丙型和丁型病毒性肝炎多为慢性，有可能发展为肝硬化和肝癌，目前的治疗药物主要是免疫调节药物干扰素和以拉米夫定为代表的核苷类药物。

（一）干扰素（interferon）

干扰素有 α、β、γ 三种类型，其中 α 型干扰素经过基因重组制备以及 PEG 化修饰，已成为公认疗效较好的抗肝炎病毒药物。

【药理作用】干扰素是动物细胞受到病毒感染后分泌的一类具有抗病毒作用的糖蛋白，能抑制乙型、丙型和丁型肝炎病毒以及疱疹病毒等的入侵和复制等过程。

【作用机制】结合到细胞表面受体后，引发下游信号转导，进而抑制病毒的入侵、蛋白质合成、组装和释放等过程。另外，可提高人体细胞主要组织相容性复合体抗原（major histocompatibility complex antigens）的表达水平以及巨噬细胞等免疫细胞的活力，从而起到免疫调节作用，增加人体抗病毒的能力。

【药动学】口服无效，可以皮下或者肌内注射，半衰期为 2～5 h。经过肾小管重吸收时，可被蛋白酶快速降解。

【临床应用】用于治疗慢性乙型和丙型病毒性肝炎；也可以作为一种广谱抗病毒药物，用于乳头瘤病毒引起的尖锐湿疣或者疱疹病毒引起的疾病等。

【不良反应】常见发热、低血压、恶心、腹泻、肌肉乏力等流感样症状；也可见粒细胞减少、血小板减少、贫血等症状，但停药后可迅速恢复。

（二）拉米夫定（lamivudine）

拉米夫定是第一个口服的抗 HBV 病毒药物，属于核苷类抗病毒药物。

【药理作用】能有效抑制 HBV 的复制，减少血液和肝内病毒的载量。

【作用机制】在细胞内被活化的拉米夫定可选择性地抑制 HBV 聚合酶，但对哺乳动物的 DNA 聚合酶作用小。

【药动学】口服可被迅速吸收，生物利用度高。主要以药物原型经肾排泄，肾排泄量约占总量的 70%。肌酐清除率低的患者，不建议使用。

【临床应用】用于治疗乙型肝炎，可显著改善肝炎反应，能减轻或阻止肝纤维化进程，改善肝功能。长期使用，病毒可能出现变异而产生耐药性，并与恩曲他滨和恩替卡韦交叉耐药。

【不良反应】常见的不良反应有头痛、恶心、腹痛和腹泻。首次接受治疗者，可见严重的过敏反应。

（三）阿德福韦（adefovir）和阿德福韦酯（adefovir dipivoxil）

阿德福韦为腺嘌呤核苷类似物。阿德福韦酯是阿德福韦的前药，口服后在体内转化为阿德福韦发挥抗病毒作用。阿德福韦在细胞内的激酶作用下，被磷酸化成为阿德福韦二磷酸盐，可抑制病毒的逆转录酶和 DNA 多聚酶。

单剂口服阿德福韦的生物利用度约为 60%，血浆蛋白结合率低，在细胞内半衰期可长达 18 h。主要通过肾排泄。

在临床上，阿德福韦主要用于 HBV 感染的治疗；对单纯疱疹病毒、巨细胞病毒和乙型肝炎病毒均有抑制活性；对拉米夫定耐药的乙型病毒性肝炎患者有效。

不良反应主要包括乏力、头痛、腹痛和消化不良。严重者可产生肾毒性。

（四）恩替卡韦（entecavir）

恩替卡韦为鸟嘌呤核苷类似物，可以竞争性抑制 HBV 的 DNA 多聚酶，从而抑制乙型肝炎病毒的复制。2005 年，被批准用于治疗慢性乙肝；抗病毒作用强，不易引起耐药性（4 年内少于 1% 患者出现耐药现象），抗病毒效率优于拉米夫定。

口服生物利用度可达 100%，但会受食物影响，为此服药前后 2 h 内需禁食。血浆蛋白结合率低，半衰期可延至 6 天。主要通过肾清除。不良反应可见头痛、疲劳、眩晕、恶心、皮疹等。

四、抗艾滋病病毒药物

艾滋病病毒又称人类免疫缺陷病毒（HIV），属于逆转录病毒。获得性免疫缺陷综合征，又称艾滋病，是由 HIV 感染引起的一种严重疾病。HIV 感染人体后，由宿主细胞表面受体（如 CD4、CXCR4、CXCR5）介导入侵宿主细胞，造成机体免疫功能破坏，引起严重的机会性感染。目前抗 HIV 病毒药物主要以病毒入侵、复制、整合、释放等不同阶段重要受体、酶为靶标开发而成，包括抗病毒入侵抑制药、核苷类逆转录酶抑制药、非核苷类逆转录酶抑制药、整合酶抑制药、蛋白酶抑制药五大类型。对艾滋病的治疗，首推联合用药疗法，一般选取不同类型的抗 HIV 病毒药物联合使用。

（一）抗病毒入侵抑制药

HIV 病毒入侵宿主细胞时，需要宿主细胞表面受体 CD4、CXCR5、CXCR4 参与，以这些受体或者它们与相关蛋白的相互作用为靶标，可发现抗病毒入侵抑制药。现在临床上该类型的代表药物有恩夫韦肽、马拉维若。

恩夫韦肽（enfuvirtide）源于 HIV 跨膜蛋白 gp140 第 643 ～ 678 位氨基酸的多肽类物质，可与 HIV 病毒包膜蛋白 gp41 糖蛋白结合，从而影响 HIV 病毒的外膜糖蛋白复合物（gp140/gp41）与宿主细胞的 CD4 受体相互作用，进而抑制病毒对宿主细胞的入侵。恩夫韦肽对 HIV-1 亚型有明显活性，但对 HIV-2 无效。在临床上，主要与其他类型的抗逆转录病毒药联合使用，用于 HIV-1 病毒感染者。经皮下给药后，4 ～ 8 h 达到血液浓度的峰值，生物利用度 80%。血浆蛋白结合率 92%，主要在肝代谢。多数患者出现注射部位疼痛、红斑、硬结等反应；全身不良反应可见皮疹、发热、恶心和呕吐等。

马拉维若（maraviroc）是人细胞表面受体 CXCR5、CXCR4 的特异性、非竞争性阻断药。HIV 病毒入侵宿主时，CXCR5、CXCR4 是外膜糖蛋白复合物与 CD40 作用的辅助受体；马拉维若可抑制这些受体之间的相互作用，从而阻止 HIV 病毒进入宿主细胞。马拉维若主要用于抗 HIV-1 感染；毒性低，不良反应有咳嗽、发热、皮疹、腹痛等。

（二）核苷类逆转录酶抑制药（nucleoside reverse transcriptase inhibitors，NRTIs）

该类抑制药是第一类用于治疗艾滋病的药物，代表性药物有齐多夫定（zidovudine）、拉米夫定（lamivudine）、阿巴卡韦（abacavir）。下面简介齐多夫定的药理作用等特征。

【药理作用】可抑制 HIV 病毒的两种亚型 HIV-1、HIV-2 的复制。宿主细胞线粒体内的 DNA 多聚酶对齐多夫定较为敏感，可能是导致不良反应的原因。

【作用机制】被宿主细胞内的激酶磷酸化成为三磷酸代谢物，可与内源性的核苷三磷酸盐竞争逆转录酶，并抑制其活性；也可抑制病毒的 DNA 多聚酶。

【药动学】可口服或静脉注射。口服吸收迅速，生物利用度为 52% ～ 75%，血浆蛋白结合率为 35%，可分布到大多数组织和体液，血浆半衰期为 1 h。主要在肝内被葡糖醛酸化而失活，仅 20% 药物以原药的形式经肾排出。

【临床应用】是"鸡尾酒疗法"最基本的组成成分。用于治疗成人和儿童的 HIV 感染、预防母婴传播，可降低 HIV 感染者的发病率，并延长其存活期。齐多夫定长期使用可引发 HIV 病毒逆转录酶产生变异而产生耐药，因而一般推荐与其他类型的抗 HIV 病毒药物联合使用。

【不良反应】常见头痛、恶心、呕吐和肌痛；有骨髓抑制作用，可出现白细胞减少、血小板减少和贫血等症状。肝功能不全者易见不良反应。

（三）非核苷类逆转录酶抑制药（non-nucleoside reverse transcriptase inhibitors，NNRTIs）

该类抗 HIV 病毒药物不同于核苷类逆转录酶抑制药，无需在宿主细胞内被激活，本身具有抗病毒的活性。该类药物属于逆转录酶的非竞争性抑制药，选择性强，具有高效、低毒的特点。代表性药物有奈韦拉平（nevirapine）、依法韦仑（efavirenz）、地拉韦定（delavirdine）和依曲韦林（etravirine）。

奈韦拉平可变构调节 HIV 逆转录酶的构象，抑制该酶的活性，从而阻止病毒的复制。因其亲脂性强，口服后可广泛分布，如 CNS、胎盘等。临床上，一般与其他抗 HIV 药物联合使用，用于治疗成人和儿童的 HIV-1 感染；也可单独使用预防 HIV-1 的母婴传播。不良反应有恶心、呕吐、腹泻、疲劳、发热、头痛、嗜睡和肌痛等。

（四）整合酶抑制药

HIV 病毒的 DNA 整合到宿主 DNA 的过程是病毒复制的重要步骤，而 HIV 整合酶是该步骤不可或缺的酶。以 HIV 整合酶为靶标的代表性药物有雷特格韦（raltegravir）。

雷特格韦为首个整合酶抑制药，抗病毒效力强。在临床上，可与其他抗逆转录病毒药物联合使用，用于治疗成人患者的 HIV-1 感染。不良反应常见于失眠、头痛、恶心、腹泻、乏力等。

（五）蛋白酶抑制药

HIV 蛋白酶可以促使其多聚蛋白（polyprotein）的裂解生成必需的功能蛋白（如逆转录酶和整合酶等）以及结构蛋白，从而有助于病毒在宿主细胞内的复制、组装成具有感染能力的病毒颗粒。HIV 蛋白酶抑制药则可以阻止这一进程，从而抑制 HIV 病毒的感染。目前，美国 FDA 批准的该类型药物有沙奎那韦（saquinavir）、利托那韦（ritonavir）、英地那韦（indinavir）、奈非那韦（nelfinavir）、安普那韦（amprenavir）、洛匹那韦（lopinavir）、阿扎那韦（atazanavir）等。

沙奎那韦是第一个是 HIV 蛋白酶抑制药，常与其他抗 HIV 药物联合使用，以提高其疗效。若与小剂量的利托那韦共同给药，可提高其生物利用度；高脂肪饮食有助于药物的吸收；主要在肝代谢，血浆半衰期为 7～12 h。主要不良反应有发热、腹痛、腹泻、头痛、肌肉痛、淋巴结肿大、瘙痒等。

五、抗疱疹病毒药物

疱疹病毒是具有包膜的 DNA 病毒。已知可感染人类细胞并引起疾病的疱疹病毒有 5 大类：Ⅰ型单纯疱疹病毒（herpes simplex virus-1，HSV-1），可引起口唇疱疹、口腔溃疡、疱疹性角膜炎；Ⅱ型单纯疱疹病毒（HSV-2），可引起外生殖器等部位的皮肤疱疹、宫颈癌；水痘—带状疱疹病毒（varicella-zoster virus，VZV），可导致水痘、带状疱疹的发生；巨细胞病毒（cytomegalovirus，CMV），可导致新生儿毒血症、胎儿畸形；爱泼斯坦–巴尔病毒（Epstein-Barr virus，EBV），可引发传染性单核细胞增多症、鼻咽癌等。代表性抗疱疹病毒药物有碘苷、阿昔洛韦、伐昔洛韦、更昔洛韦等。

（一）碘苷（idoxuridine）

碘苷是碘化胸苷嘧啶衍生物，对疱疹病毒和水痘病毒有抗病毒作用，其机制是通过竞争性抑制 DNA 和 DNA 合成酶，阻止病毒的复制而抑制病毒的生长。本品对 RNA 病毒无作用。临床用于单纯疱疹病毒引起的急性角膜炎，对浅层上皮角膜炎疗效好，对深层感染无作用。碘苷对宿主毒性大，其原因是可抑制宿主细胞的 DNA。口服后可引起脱发、脱甲、骨髓抑制、致畸、致突变等，局部用药可产生眼部疼痛、眼睑水肿，皮肤可有轻度烧灼感、皮疹等。

（二）阿昔洛韦（acyclovir）

阿昔洛韦属于去氧鸟苷类化合物，对Ⅰ型和Ⅱ型单纯疱疹病毒作用较强，比碘苷强 10 倍；对带状疱疹病毒和乙型肝炎病毒也有抗病毒作用。其机制是抑制病毒 DNA 多聚酶，阻止 DNA 的合成，对宿主细胞影响较小。临床主要用于单纯疱疹病毒的皮肤和黏膜感染、带状疱疹病毒感染、乙型肝炎的治疗和预防。不良反应比其他抗病毒药少，口服后可引起胃肠道反应，如恶心、呕吐、腹泻。静脉给药后可发生静脉炎和局部疼痛，大剂量静滴可引结晶尿、尿素氮和肌酐升高。偶见头痛、恶心、出汗、低血压，停药后可恢复。

（三）伐昔洛韦（valaciclovir）

伐昔洛韦是阿昔洛韦的 L- 异戊氨酰酯。口服后可转化成阿昔洛韦，使阿昔洛韦生物利用度增加，提高血药浓度，是阿昔洛韦的前药。

（四）更昔洛韦（ganciclovir）

更昔洛韦的化学结构与阿昔洛韦相似，在侧链上多一个羟基。抗病毒作用与阿昔洛韦相同，抑制Ⅰ型、Ⅱ型单纯疱疹病毒和水痘–带状疱疹病毒复制，特异性差。对巨细胞病毒的作用比阿昔洛韦强 50 倍，其原因是更昔洛韦三磷酸盐在巨细胞病毒感染细胞内浓度高于未被感染的细胞。常见不良反应为骨髓抑制。可引起神经系统症状，如头痛、精神错乱，少数患者可出现昏迷、抽搐。也可引起皮疹、发热及肝功能异常等。

六、抗人乳头状瘤病毒药物

人乳头状瘤病毒（human papillomavirus，HPV）是 DNA 病毒，能引起人体皮肤黏膜的鳞状上皮增殖。HPV 已发现有 100 多种亚型。HPV-1、HPV-2 等亚型可引起寻常疣、扁平疣等低度危险的皮肤病；HPV-6、HPV-11、HPV-42 等亚型，可引起高度传染性的外生殖器皮肤病，如尖锐湿疣等；HPV-16、HPV-18 等亚型，是引起宫颈癌、阴茎癌等发生的重要原因。

对于寻常疣和尖锐湿疣等，可以用微波、激光、冷冻、手术切除等物理方法予以治疗；也可以用细胞毒类药物，如鬼臼毒素、氟尿嘧啶。还可以用免疫调节剂辅以治疗：咪喹莫特（imiquimod），是一种属咪唑喹啉类化合物，属于小分子免疫调节剂，可用于治疗由 HPV 引起的外生殖器和肛周疣。咪喹莫特本身不具有直接抗病毒活性，但可通过诱导体内产生包括 INF-α 在内的细胞因子而起抗病毒活性。

为了预防 HPV 引起的宫颈癌等癌症，美国 FDA 批准了葛兰素史克生产的 Cervarix 和默沙东公司生产的 Gardasil 两种疫苗。Cervarix 为二价疫苗，主要用于预防 HPV-16 和 HPV-18 两种亚型引起的宫颈癌以及宫颈上皮肉瘤样病变（cervical intraepithelial neoplasia）。Gardasil 属于四价疫苗，可接种于 9～26 岁人群，用以预防 HPV-6、11、16、18 四种亚型引起的宫颈癌、生殖器疣或肛门癌。两种疫苗引起的不良反应主要有注射部位出现红疹、肿胀及疼痛，或发生过敏反应。我国食品药物管理部门在 2016 年 7 月批准了葛兰素史克（GSK）公司的人乳头状瘤病毒疫苗的进口注册申请，这是首次申请在我国上市的宫颈癌疫苗。

思考题

1. 两性霉素 B 抗菌作用的特点及作用机制是什么？
2. 酮康唑与克霉唑抗真菌作用有何不同？
3. 常用抗病毒药分哪几类？
4. 金刚烷胺与碘苷抗病毒有何差异？
5. 齐多夫定抗 HIV 病毒的机制是什么？

（刘合力）

第四十三章　抗结核药与抗麻风药

学习要求：

　　1. 掌握一线抗结核药的作用特点
　　2. 熟悉二线抗结核药的作用特点
　　3. 了解抗结核药的应用原则

第一节　抗结核药

　　结核病是由结核分枝杆菌（*Mycobacterium tuberculosis*，结核杆菌）引起的慢性传染病，可侵犯全身各器官，以肺结核最为多见，其次为肺外结核，如淋巴结核、肾结核、结核性脑膜炎和骨结核。临床常用的抗结核药（antituberculosis）可分为两大类。一线抗结核药物有异烟肼、利福平、乙胺丁醇、链霉素和吡嗪酰胺，这类药物疗效高，不良反应少，大多数结核病患者均能治愈。二线抗结核药有对氨水杨酸、乙硫异烟胺、卷曲霉素、卡那霉素、利福喷汀、司帕沙星等，这类药物疗效低，毒性大，常用于对一线抗结核药产生耐药或与其他抗结核药配伍使用。

一、常用抗结核药

（一）异烟肼（isoniazid）

　　异烟肼是异烟酸的酰肼类化合物。其性质稳定、易溶于水、疗效高、毒性小、口服方便、价格低廉。

　　【药理作用】异烟肼对结核杆菌有高度选择性，抗菌作用较强，对静止期结核杆菌有抑制作用，高浓度时对繁殖期的结核杆菌有杀菌作用。对细胞内结核杆菌也有杀灭作用，其作用比链霉素大500倍。

　　【作用机制】异烟肼的抗菌作用机制可能是通过干扰菌体蛋白、叶酸、糖类、脂质的代谢，抑制细胞壁中分枝菌酸的生物合成，使菌体丧失耐酸性、疏水性而引起增殖抑制或死亡。

　　【药动学】口服吸收快而完全，1～2 h后血浆浓度达峰值。药物穿透力强，易于扩散入全身的组织细胞和体液中。主要分布于肝、皮肤、肺、脑和肾中，能渗入纤维化或干酪样病灶及淋巴结，也能进入吞噬细胞内。在关节腔、胸腔积液和腹水内的浓度高，脑脊液中的浓度约为血浆浓度的20%。脑膜炎时，脑脊液中的浓度可与血浆中的浓度相似。主要在肝内代谢成无效的乙酰异烟肼和异烟酸，代谢物与少量原型药物均由尿中排出。代谢分为两种，快代谢型半衰期约70 min，慢代谢型半衰期为3 h。白色和黑色人种慢代谢型者占50%以上，黄种人慢代谢型者较少，为10%～20%。中国人中慢代谢型约占25%，快代谢型约占49%。每日给本品对两种代谢型的疗效一般无明显差异，采用间歇给药时，快代谢型的疗效明显低于慢代谢型。慢乙酰化者（慢代谢型）易引起周围神经炎，快乙酰化者（快代谢型）则易引起肝毒性。

　　【临床应用】是防治各种结核病的首选药物。单独使用时，常用于结核病的预防和早期肺结核的治疗，但单用时结核杆菌易产生耐药性，与其他抗结核药无交叉抗药性。耐药机制可能是影响细胞壁中分枝菌酸的合成，诱导结构分枝杆菌成为 L 型。治疗粟粒性肺结核及结核性脑膜炎时需增大给药量和延长疗程。

【不良反应】

1. 神经系统毒性　常见周围神经炎，多见于慢乙酰化者，表现为手或脚麻木、震颤、步态不稳、反射减弱等，其发生原因可能是异烟肼与维生素 B_6 结构相似，增加维生素 B_6 排泄，造成维生素 B_6 缺乏，导致头痛、头晕、神经兴奋，甚至惊厥、神经错乱等。维生素 B_6 缺乏，导致中枢 γ-氨基丁酸减少，引起兴奋、神经异常甚至惊厥。用维生素 B_6 可治疗及预防周围神经炎及神经功能异常。嗜酒、精神病及癫痫者应慎用。

2. 轻度肝损害　如血清转氨酶升高、黄疸等，产生肝损害的原因与异烟肼的代谢物乙酰肼有关，快乙酰化者乙酰肼在肝积聚较多，易发肝损害。

3. 变态反应　有发热、皮疹、脉管炎等。

4. 其他　包括胃肠道反应如恶心、呕吐、口干、上腹不适等，血液系统如粒细胞减少、嗜酸性粒细胞增多、血小板减少、高铁血红蛋白血症等，维生素 B_6 缺乏症，代谢性酸中毒，内分泌功能障碍。

【注意事项】异烟肼对肝代谢酶有抑制作用，对抗凝血药、苯妥英钠等药物的代谢有影响，与降压药肼屈嗪联合使用可影响异烟肼的代谢，使毒性增加。

（二）利福平（rifampicin）

利福平是利福霉素的半合成衍生物，为橘红色结晶粉末。

【药理作用】为广谱抗菌药，对结核杆菌和麻风杆菌作用较强。低浓度抑菌，高浓度杀菌。对静止期和繁殖期细菌均有效，抗结核作用与异烟肼相当。此外，对多种革兰氏阴性菌和阳性球菌如金黄色葡萄球菌等有很强的抗菌作用。

【作用机制】抗菌机制是特异性与细菌 RNA 多聚酶的 β 亚单位结合，阻止 mRNA 合成。对人和动物细胞的 RNA 多聚酶无影响。

【药动学】空腹口服吸收快而完全，1～2 h 达高峰，个体差异大。吸收后广泛分布于体内各组织体液，胸腔渗出液、腹水，包括脑脊液可达有效浓度。半衰期约 4 h，维持 8～12 h，穿透力强，能进入细胞、结核空洞、痰液及胎儿内。在肝代谢为去乙酰基利福平，从胆汁排泄，形成肝肠循环。因药物及其代谢物是橘红色，患者尿、粪、泪液、痰等均染成橘红色。连续用药可诱导肝药酶，加快自身及其他药物代谢。食物和对氨水杨酸可干扰利福平的吸收。

【临床应用】主要与其他抗结核药联合使用治疗各种结核病。对麻风病及耐药金黄色葡萄球菌感染也有效。常用于预防脑膜炎双球菌感染及流感嗜血杆菌引起的脑膜炎。也用于严重胆道感染的治疗。

【不良反应与禁忌证】常见恶心、呕吐、腹痛、腹泻等胃肠反应。少数出现药热、皮疹，重者出现肝损害，如黄疸、肝大。对慢性肝病患者、嗜酒者及老年患者，与异烟肼合用易引起肝损害。大剂量间歇疗法偶见流感综合征，表现为发热、寒战、头痛、嗜睡、肌肉酸痛，发生频率与剂量大小及间歇时间有关，应避免这种给药方式。利福平有诱导肝药酶作用，可加速皮质激素和雌激素等药的代谢，能降低肾上腺糖皮质激素、雌激素、口服避孕药、双香豆素、甲苯磺丁脲、洋地黄毒苷、奎尼丁、普萘洛尔等的作用。孕妇禁用。肝功能不良者慎用。

（三）乙胺丁醇（ethambutol）

【药理作用】对各种分枝杆菌有很强的抗菌作用，对繁殖期病原体有较强活性，并有杀菌作用，对静止期细菌无作用。

【作用机制】抗菌机制可能是抑制细菌 RNA 的合成，或通过抑制阿拉伯糖基转移酶而影响细胞壁的合成。

【药动学】口服吸收迅速，不受食物的影响，2～4 h 血药浓度达高峰，体内分布较广泛，红细胞、肾、肺、唾液中药物浓度高，胸腔积液、腹水、脑脊液中含量低，但在脑膜炎时药物浓度可达血药浓度的 30%～50%。可透过血脑屏障，乳汁中药物浓度与母血中浓度相近。在肝中代谢为醛及二羧酸产物由尿排出，少数药物由粪便排出。

【临床应用】乙胺丁醇是治疗结核病的有效、安全药物，对肺结核及肺外结核均有较好疗效。与利福平、异烟肼合用疗效更显著。由于毒性低，疗效好，患者容易接受，基本取代了对基水杨酸作为治疗结核病的一线药物。单用易产生耐药，但较缓慢，与其他抗结核药合用无交叉耐药。

【不良反应与禁忌证】不良反应较少，最严重的副作用为视神经炎，表现为视力下降、视野缩小、红绿色盲，发生率与剂量成正比，停药后可恢复。偶尔发生胃肠道反应、外周神经炎、高尿酸血症。痛风患者、老年人、孕妇慎用。

（四）吡嗪酰胺（pyrazinamide）

吡嗪酰胺为烟酰胺的衍生物，微溶于水，性质稳定。

【药理作用】在酸性环境中抗结核分枝杆菌作用较强，主要杀灭巨噬细胞和单核细胞内的缓慢繁殖菌群。对结核杆菌有抑制和杀灭作用，与利福平和异烟肼合用有明显协同作用，对异烟肼、链霉素耐药的结核菌也有抗菌活性，单用时易产生耐药性，与其他抗结核药无交叉耐药。

【作用机制】吡嗪酰胺被巨噬细胞和单核细胞摄取后，被吡嗪酰胺酶转化成吡嗪酸。经多途径或多靶点，吡嗪酸可抑制能量产生或细菌持续生长所依赖的泛酸盐和辅酶 A 等，而发挥抗菌作用。

【药动学】口服易吸收，2 h 达血药浓度高峰。分布广泛，肝、肺、脑脊液中浓度较高，与血中浓度相近，半衰期为 6 h，主要在肝中代谢为吡嗪酸，经羟化成为无活性代谢物，经肾排出。

【临床应用】本品为二线药物，常用于其他抗结核药治疗效果差的结核病，为短期联合治疗方案中不可缺少的药物，可防止或减少停药后复发。

【不良反应】较多，主要为对肝毒性，表现为肝大、转氨酶升高、清蛋白减少等。可引起高尿酸血症，导致非痛风性多关节炎。偶见变态反应如发热、皮疹。

（五）利福喷汀（rifapentine）和利福定（rifandin）

利福喷汀和利福定为利福霉素衍生物，抗菌谱与利福平相同，对结核分枝杆菌作用比利福平强，与其他抗结核药，如异烟肼、乙胺丁醇、链霉素等有协同作用。对革兰氏阳性菌和阴性菌也有较强作用。利福喷汀和利福定的半衰期分别是 26 h 和 6 h。利福定的治疗剂量为利福平的 1/3。利福喷汀服药 2 次和利福平每日服药的治疗效果相同，不良反应同利福平。

（六）链霉素（streptomycin）

链霉素是临床上使用最早的有效抗结核药。体外可抑制结核杆菌生长，高浓度时有杀菌作用，体内只有抑菌作用。因不易通过血脑屏障和细胞膜，对结核性脑膜炎和巨噬细胞内细胞作用弱。单独使用易产生耐药，长期大量使用易造成耳毒性。为了避免产生耐药性，提高疗效，降低毒性，链霉素常与其他抗结核药联合使用治疗严重的结核病，如播散性结核病和结核性脑膜炎。

（七）对氨水杨酸（para-aminosalicylic acid，PAS）

对氨水杨酸常用其钠盐或钙盐，口服易吸收，体内分布广泛，不易进入细胞内和脑脊液，主要在肝内代谢，由肾排出。对结核杆菌有抑菌作用，单独疗效较弱，弱于异烟肼、利福平、乙胺丁醇、链霉素等。与其他抗结核药联合使用抗菌活性增强。PAS 属于二线抗结核药，与其他抗结核药联合应用治疗结核病。不良反应有恶心、呕吐、腹痛、腹泻、皮疹、发热、关节痛、白细胞减少、血小板减少，偶见贫血等。

（八）丙硫异烟肼（prothionamide）

丙硫异烟肼为异烟肼酸衍生物，化学结构、作用机制与异烟肼相近，抗菌作用弱。对耐异烟肼、链霉素菌株仍有抗菌作用。丙硫异烟肼作为二线抗结核药，常与其他抗结核药联合应用治疗结核病。不良反应较多，常见有胃肠道反应、周围神经炎及肝损害，偶见精神障碍。

二、抗结核药的应用原则

1. 早期用药 早期病灶结核杆菌生长旺盛，对药物敏感，疗效较好。病灶局部血液循环无明显障碍，有利于药物渗入病灶内达高浓度，机体防御功能强，也可达到很好的疗效。

2. 联合用药 联合使用药物的数量取决于疾病的严重程度、以前用药情况及结核杆菌对药物的敏感性。联合用药可提高疗效，降低毒性，延缓耐药性产生。至少应 2～3 种药合用。多药联用中至少有 2 种药物应是敏感的。

3. 短程疗法 结核病为慢性病，需长期服药治疗。首先采用短程疗法进行强化治疗，能达到较好的疗效，一般疗程为 6～9 个月，适用于单纯性结核病的初治。目前常用的联合用药方案如利福平、异烟肼和吡嗪酰胺合用治疗 2 个月，以后继续用利福平和异烟肼治疗 4 个月。对于结核性脑膜炎、肾结核等严重疾病，可采用三种药或四种药联合应用。短程疗法的优点为近期疗效好，毒性反应轻，减少耐药性的发生，用药量少，服药顺应性好，恢复快。

4. 长程疗法 联合用药治疗 6～9 个月后，症状消失，结核空洞关闭，痰菌为阴性，还要继续用药 12 个月进行强化治疗，减少复发。在巩固阶段可用间歇疗法。采用间歇疗法（每周用药 2 次）可减少用药次数，能达到与每日用药长疗程法相同的疗效。间歇疗法时药物剂量应加大，如利福平、异烟肼、乙胺丁醇都可加大剂量使用，虽然总量减少，单次剂量增加，不良反应也会增加，因此在强化阶段治疗时需注意药物的选择和剂量，以及注意观察患者对药物的不良反应。

5. 选择合适的剂量 用药剂量过大，易出现不良反应，剂量过小，疗效不显著，易使细菌产生耐药性而导致治疗失败。

第二节 抗麻风药

由麻风分枝杆菌（*Mycobacterium leprae*）引起的麻风病（leprosy）是一种慢性传染性疾病。麻风分枝杆菌主要通过破损皮肤、黏膜进入体内，可损害皮肤、周围神经、淋巴结、眼球、生殖器、肝、脾、骨髓等。近年来发现在流行性麻风患者的鼻黏膜分泌物、痰、泪、乳汁、精液、阴道分泌物中均含有大量的麻风分枝杆菌，因此通过接触可传播。目前使用的抗麻风药有氨苯砜、醋氨苯砜、利福平、氯法齐明等。

一、氨苯砜和醋氨苯砜

氨苯砜（dapsone，DDS）1943 用于治疗人类麻风病，是治疗麻风病最有效的药物。此外，苯丙砜、醋氨苯砜（acedapsone）也属砜类药物，是氨苯砜的衍生物，在体内经肝转化为氨苯砜或乙酰氨砜而产生抗麻风作用。

【药理作用】氨苯砜为抑菌剂，大剂量时可有杀菌作用，对麻风杆菌有较强的抑制作用，对革兰氏阳性和阴性细菌无抗菌作用。

【作用机制】可竞争性抑制细菌二氢叶酸合成酶，干扰细菌的叶酸合成，从而抑制细菌的生长。

【药动学】口服吸收缓慢而完全，4～8 h 达血药峰浓度，可分布于全身组织和体液中，血浆蛋白结合率为 70%，以肝、肾中浓度最高。病变皮肤部位药物浓度远高于正常皮肤。经肝乙酰化，可分为慢乙酰化型和快乙酰化型，前者较易出现不良反应。部分游离药经肝肠循环而吸收，半衰期为 10～50 h，70%～80% 以代谢物从尿中排出，其余部分由汗液、唾液和粪便中排出，排泄较缓慢，易蓄积，常采用周期性间歇给药治疗，避免蓄积中毒。

【临床应用】作为麻风病首选药物，可单独使用或与其他抗麻风药联合应用。单独使用易产生耐药，长期使用时需与其他抗麻风药物联合以减少耐药性的产生。近年来本类药试用于痤疮、银屑病、红斑狼疮、带状疱疹等疾病的治疗。

【不良反应与禁忌证】砜类药物的不良反应相似，常见溶血性贫血，葡糖 -6- 磷酸脱氢酶（G-6-PD）缺乏者易出现。有时出现胃肠刺激症状，大剂量可致发热、肝损害和剥脱性皮炎。治疗早期或增量过快，可发生麻风症状加重反应，称为"砜综合征"。表现为发热、全身不适、剥脱性皮炎、重型肝炎伴黄疸、淋巴结肿大、贫血等，认为是机体对菌体破裂后的磷脂类颗粒的免疫反应。应及时减量或停药，或改用其他抗麻风药，并以酞咪哌啶酮、雷公藤、糖皮质激素类对症治疗。用药期间需定期查血象及肝肾功能。严重贫血、精神病麻风患者、有过敏史患者、G-6-PD 缺乏及肝肾功能减退者禁用。

二、利福平

利福平（rifampicin）为抗结核药，但对麻风杆菌有很强的杀菌作用，杀菌作用比其他抗麻风药强而迅速，对氨苯砜耐药株也有作用。常与其他抗麻风药联合使用治疗麻风病。

三、氯法齐明

氯法齐明（clofazimine）是一种吩嗪染料。口服吸收，可分布于体内各组织中，肝、胆汁、脾、肺、肾上腺、皮下脂肪、网状内皮系统中含量高。排泄缓慢，50% 由粪便中排出，半衰期达 70 天以上。对细胞麻风杆菌有杀菌作用，其强度在利福平与氨苯砜之间。作用机制主要是干扰麻风杆菌的核酸代谢，抑制菌体蛋白质合成。氯法齐明也有抗炎作用，能抑制麻风结节红斑反应。常与其他抗麻风药联合应用治疗麻风病，也用于麻风杆菌引起的慢性皮肤溃疡。不良反应有色素沉着、胃肠道反应，少数患者可出现眩晕。

四、沙利度胺

沙利度胺（thalidomide）是一种谷氨酸衍生物，曾用于治疗失眠和妊娠反应，因致胎儿"海豹畸形"而停用。1998 年，被美国 FDA 正式批准用于麻风病的治疗。沙利度胺对麻风分枝杆菌没有直接作用，但具有免疫调节、抑制炎症等作用，能快速缓解麻风反应时的皮肤结节性红斑等症状，是抗麻风反应的首选药物。该药口服易被吸收，2 h 达到峰值，半衰期为 5 h。沙利度胺及其代谢产物有致畸作用，孕妇禁用；还可引起食欲减退、头晕、嗜睡、白细胞减少等不良反应。

思考题

1. 一线抗结核药如异烟肼的抗菌作用特点是什么？
2. 异烟肼与利福平的抗菌作用及原理有何不同？
3. 简述抗结核药的使用原则。

（刘合力）

第四十四章　抗疟药

学习要求：

1.掌握抗疟药的分类及其代表药（氯喹、青蒿素、奎宁、伯胺喹、乙胺嘧啶）的药理作用、作用机制和临床应用
2.熟悉其他抗疟药物的作用特点
3.了解疟原虫的生活史

第一节　疟原虫的分类与生命周期

疟疾是一种重要的人寄生虫病，使人致病的疟原虫主要有四种：恶性疟原虫（*Plasmodium falciparum*）、间日疟原虫（*Plasmodium vivax*）、三日疟原虫（*Plasmodium malariae*）和卵形疟原虫（*Plasmodium ovale*），分别引起恶性疟、间日疟、三日疟和卵形疟。最近在亚洲人群中发现了第五种致病疟原虫——诺氏疟原虫（*Plasmodium knowlesi*）。尽管这些类型的疟原虫都能致病，但大多数严重并发症或死亡是由恶性疟原虫感染引起的。

疟原虫在人体内的过程包括肝细胞期（hepatic stage）和红细胞期（erythrocytic stage）。蚊叮咬人皮肤，其唾液中的疟原虫子孢子（sporozoites）进入人体血液，随后入侵肝细胞进行裂殖体（schizont）增殖。裂殖体成熟后使肝细胞破裂，大量裂殖子（merozoites）被释放入血，并可进入红细胞再次复制（图44-1）。红细胞中发育后释放大量裂殖子，引起临床症状。只有红细胞中

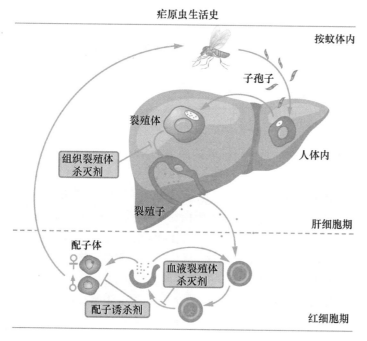

图 44-1　疟原虫的生活史及抗疟药物的作用环节示意图

的疟原虫才能引起临床疾病，裂殖子进入红细胞之前不发生症状，为疟疾的潜伏期。一些裂殖体可再次进入肝细胞内，此期原虫可形成处于休眠状态的休眠子（hypnozoites），经长短不同的间隔时间后，可再次增殖，释放裂殖子。

第二节　常用抗疟药

将抗疟药按照作用的阶段分为三类：组织裂殖体杀灭剂、血液裂殖体杀灭剂、配子诱杀剂。将抗疟药按照临床用途也可分为三类：控制临床症状的药物、用于根治的药物和主要用于预防的药物。

最简单有效的预防疟疾的方法是防止蚊叮咬（用驱虫剂、杀虫剂和蚊帐）。当人前往疟疾流行的地区时，应携带抗疟药。由于多重耐药性的增加，没有一种药物能对所有类型的疟疾完全有效，应根据疾病预防控制中心的指南携带药物。

一、主要控制疟疾症状的药物

氯喹（chloroquine）

氯喹是人工合成的 4- 氨基奎宁衍生物。

【药理作用】氯喹对各种疟原虫的红细胞内期裂殖体均有杀灭作用。对间日疟、卵形疟、三日疟原虫的配子体和未成熟的恶性疟原虫的配子体也有杀灭作用，但对肝细胞期的疟原虫无效。

【作用机制】氯喹的抗疟作用机制与下列效应相关。

1. 碱化效应　氯喹可大量积聚于受感染的红细胞，并浓集于原虫的食物泡和溶酶体。氯喹呈弱碱性，可使食物泡的 pH 升高，通过影响原虫的血红蛋白酶活性而使原虫不能消化摄入的血红蛋白，进而引起氨基酸的缺乏和核糖核酸崩解。红细胞内期的疟原虫滋养体需要大量氨基酸，因此对氯喹特别敏感。而红细胞外期的疟原虫均寄生于肝细胞内，不以消化血红蛋白为生，所以对本类药物不敏感。

2. 溶解疟原虫细胞　氯喹的抗疟作用与疟原虫的疟色素有关。疟色素是血红蛋白在疟原虫食物泡内降解释放出氨基酸后的剩余产物，主要为高铁原卟啉（ferriprotoporphyrin，FP），而 FP 对氯喹具有很高的亲和性，被认为是抗疟药的高亲和性受体。FP 可破坏疟原虫细胞膜，使细胞肿胀破裂，溶解疟原虫。正常情况下，疟原虫的 FP 与胞质中的血色素螯合成无毒性的复合物，阻止 FP 对疟原虫细胞膜的损害。氯喹可使复合物中的 FP 游离并与之形成氯喹 -FP 复合物，发挥对疟原虫的溶解作用。

3. 影响疟原虫的铁代谢　疟原虫的生长需要其食物泡利用血红蛋白所提供的铁。氯喹可阻止红细胞释放铁，影响原虫的生长发育。

4. 干扰疟原虫的 DNA 复制　氯喹可插入疟原虫 DNA 双螺旋结构中，形成稳定的氯喹 -DNA 复合物，影响 DNA 复制和 RNA 转录，并使 RNA 断裂，抑制疟原虫的分裂与繁殖。

【药动学】口服吸收迅速而完全，血药浓度达峰时间为 1～2 h，广泛分布于全身，以脾、肾、肺、心、肝等组织的含药量较高。血浆蛋白结合率约为 55%。氯喹在红细胞内的浓度为血浆浓度的 10～20 倍，而被疟原虫感染的红细胞内的浓度又比正常红细胞内高 25 倍，有利于氯喹杀灭红细胞内的裂殖体。氯喹在肝代谢转化，主要代谢产物去乙基氯喹仍具有抗疟活性。10%～15% 的氯喹以原型经肾排出，其排泄速度可因尿液酸化而加快；另有约 8% 的氯喹随粪便排泄；部分也可经乳汁排泄。氯喹在体内排泄缓慢，贮存于组织中的氯喹可逐渐释放入血，因此作用持久，$t_{1/2}$ 3～5 天，从体内完全消除需 1～2 个月。

【临床应用】

1.氯喹是目前治疗间日疟、三日疟、卵形疟和敏感的恶性疟的首选药物。主要用于治疗疟疾的急性发作，可迅速控制临床症状，24～48 h 内解除发热症状，48～72 h 内消除寄生虫血症。也可用于疟疾症状的预防。

2.抗阿米巴原虫　氯喹对肠外阿米巴有效，可用于治疗阿米巴脓肿。

3.免疫抑制作用　大剂量氯喹有免疫抑制作用，可用于多种自身免疫性疾病如红斑狼疮、肾病综合征和类风湿关节炎等结缔组织疾病。

【不良反应与禁忌证】氯喹用于治疗、预防疟疾时，不良反应少或轻微，长期应用时也不增加。典型反应有头晕、头痛、眼花、食欲缺乏、恶心、呕吐、荨麻疹等，停药后可自行恢复。严重的不良反应较少，有听力下降、精神病、癫痫、粒细胞缺乏症、剥脱性皮炎、脱发、低血压和心电图改变等。长期大剂量用于风湿性疾病治疗时，会引起不可逆的耳毒性、视网膜病变、肌病和周围神经病变。肌内注射或静脉注射盐酸氯喹可导致严重低血压和心脏骤停，应避免。视力异常、肌病、精神病、肝肾功能不全、血液病患者慎用或禁用。

青蒿素（artemisinin）及其衍生物

青蒿素是从菊科植物黄花蒿中分离出的一种倍半萜内酯过氧化物，是以屠呦呦为代表的我国科学家根据中医药筛选发现的新型抗疟药，屠呦呦因此获得 2015 年诺贝尔生理学或医学奖。其合成衍生物有青蒿琥酯（artesunate）、蒿甲醚（artemether）和双氢青蒿素（dihydroartemisinin）。

【药理作用】

1.抗疟疾作用　青蒿素及衍生物具有很强的抗疟作用，对疟原虫红细胞内期有快速高效的杀灭作用，而对红细胞外期和红细胞前期无效。青蒿素具有快速抑制原虫成熟的作用。青蒿素能抑制血红素的内化，从而阻断疟原虫对铁离子和蛋白质的利用。

2.抗肿瘤作用　青蒿素诱导肿瘤细胞凋亡，而不是坏死。在铁转运蛋白的协助下，青蒿素的诱导凋亡作用更显著。青蒿素衍生物青蒿琥酯不但能抑制人肝癌细胞 H22 和 BEL-7402 的增殖，而且能诱导肿瘤细胞凋亡。

3.治疗寄生虫病　青蒿素衍生物蒿甲醚和青蒿琥酯可用于治疗血吸虫病。

【作用机制】在疟原虫破坏红细胞并吞噬血红蛋白后，疟原虫体内的血红蛋白酶，主要是天冬氨酸蛋白酶、半胱氨酸蛋白酶将吸收的血红蛋白催化降解成游离氨基酸，同时释放出血红素和游离的二价铁离子；二价铁离子再催化青蒿素类物质中的过氧桥裂解，产生大量以青蒿素碳原子为中心的自由基和活性氧。自由基和活性氧抑制疟原虫生长所需要的大分子物质或破坏疟原虫生物膜结构，最终导致疟原虫死亡。

【药动学】青蒿素是不溶性的，只能口服。其衍生物增加了溶解度，提高了抗疟药疗效。青蒿素及其衍生物吸收迅速，迅速达到血浆峰浓度，可通过血脑屏障进入脑组织。青蒿琥酯、双氢青蒿素的 $t_{1/2}$ 为 30～60 min，蒿甲醚的 $t_{1/2}$ 为 2～3 h。青蒿素、青蒿琥酯、蒿甲醚在体内迅速代谢为活性形式双氢青蒿素。代谢产物大部分经肾排泄，部分经胆汁排入肠道。

【临床应用】由于青蒿素高效、速效并能进入脑组织等特点，适用于间日疟与恶性疟的症状控制和耐氯喹疟原虫感染的治疗，也可治疗脑型和黄疸型疟疾。青蒿素的半衰期较短，作用不持久，治疗后复发率也较高，可与伯氨喹合用降低复发率。在疟疾流行的所有地区，以青蒿素为基础的联合疗法是恶性疟的标准治疗方案。静脉注射青蒿琥酯是治疗严重恶性疟的首选药物。

【不良反应】青蒿素毒性低，使用安全，不良反应主要为恶心、呕吐、腹泻等胃肠道反应，偶见四肢麻木感和心动过速。

奎宁（quinine）

奎宁是茜草科植物金鸡纳（原产于南美）树皮所含生物碱之一，是奎尼丁的立体异构体，与氯喹的化学结构近似。

【药理作用】奎宁与氯喹药理作用相近，对各种疟原虫的红细胞期裂殖体有杀灭作用，对处于肝细胞期的疟原虫无效。

【作用机制】奎宁不仅能与疟原虫 DNA 结合，形成复合物抑制 DNA 的复制与 RNA 的转录，还能降低疟原虫的氧耗量，抑制疟原虫内的磷酸化酶，导致疟原虫死亡。此外，奎宁还有解热镇痛、抑制心肌及兴奋子宫等作用。

【药动学】奎宁口服吸收迅速，在 1～3 h 内达到血浆峰浓度，并广泛分布在体内组织。一般采用口服给药，仅在抢救脑型疟患者时采用静脉给药。奎宁 $t_{1/2}$ 为 11～18 h，主要在肝代谢，从尿中排出。

【临床应用】1820 年用于临床，曾是治疗疟疾的主要药物，但由于不良反应较多，已不作为抗疟疾首选药。奎宁的抗疟谱与氯喹相同，但疗效不及氯喹且毒性较大。临床主要用于耐氯喹或耐多药的恶性疟，尤其是严重的脑型疟。奎宁还是巴贝斯虫病的一线药物。

【不良反应与禁忌证】不良反应较多，主要有金鸡纳反应，表现为恶心、呕吐、耳鸣、头痛、听力和视力减退。大剂量奎宁可致低血压、心律失常和严重的中枢神经紊乱。某些过敏患者可出现皮疹、瘙痒和哮喘。奎宁还能刺激胰岛释放引起高胰岛素血症和低血糖。对妊娠子宫具有兴奋作用，故禁用于孕妇。

甲氟喹（mefloquine）

该药为 4- 氨基奎宁甲醇类衍生物，抗疟机制、抗疟谱与氯喹相似，但抗疟作用比氯喹大 5 倍。与长效磺胺和乙胺嘧啶合用可增加疗效，延缓耐药性的发生；对氯喹、奎宁、磺胺和乙胺嘧啶耐药的疟原虫有效。口服给药，血浆 $t_{1/2}$ 约 20 天，有长效抑制疟原虫的作用；甲氟喹及其代谢物主要从粪便中排出，所需时间长。临床主要用于对氯喹耐药的疟原虫感染，症状性预防，每 2 周给药一次；也可用于治疗无并发症的恶性疟，采用青蒿琥酯＋甲氟喹联合疗法是恶性疟的一线治疗方案（亚洲和南美地区）。

不良反应有恶心、呕吐、厌食、头晕等，重复大剂量用药可损害视网膜和听觉，妇女和儿童不宜服用。

咯萘啶（malaridine）

该药为苯并萘啶的衍生物，我国 20 世纪 70 年代研制，对红细胞期疟原虫有效，与氯喹无交叉耐药性。作用机制尚不完全清楚，目前研究表明其主要包括两方面：一是通过对疟原虫的复合膜起作用，使膜发生肿胀；二是通过对疟原虫的食物泡结构起作用，能够使食物泡融合并增大，代谢活力受到抑制，从而使疟色素发生凝集。咯萘啶口服、肌内注射和静注均有效，毒性较低。临床用于治疗耐氯喹的恶性疟，尤其适用于脑型和凶险型疟疾的救治。与伯氨喹合用时，对良性疟的根治率可达 98%。不良反应为及头痛、头晕、恶心、呕吐等症状轻度胃肠道反应。

本芴醇（lumefantrine）

该药为我国研制，对红细胞期的疟原虫有杀灭作用，对肝细胞期的裂殖体和配子体无效。口服吸收慢，4～5 h 达血浆峰值，组织分布广泛，体内半衰期长，为 3～4 天。现在仅用于与蒿甲醚联合用药，是无并发症的恶性疟的一线治疗方案。

二、主要控制疟疾传播和复发的药物

伯氨喹（primaquine）

该药为 8- 氨基奎宁类衍生物。

【药理作用】伯氨喹能杀灭肝细胞期的疟原虫裂殖体，并对间日疟和卵形疟在肝内的休眠子有杀灭作用，对这两种疟原虫有根治作用。此外，伯氨喹对配子体也有较强的杀灭作用，而对红细胞期的疟原虫作用较弱。

【作用机制】伯氨喹抗疟作用与其能够大量浓集于疟原虫的线粒体，并使之肿胀变性，抑制线粒体的氧化作用有关。伯氨喹在体内可代谢转变为具有较强氧化性能的奎宁醌衍生物，干扰还原型辅酶Ⅱ（NADPH）的还原过程，进而破坏疟原虫的糖代谢及氧化过程。

【药动学】口服后吸收快而完全，$1 \sim 2\ h$ 达到血浆峰值，主要分布于肝组织中，其次为肺、脑、心等组织。血浆 $t_{1/2}$ 为 $3 \sim 8\ h$，很快从体内代谢并由尿液排出。由于有效血药浓度维持时间较短，临床使用时需要反复多次用药才有较好的疗效。

【临床应用】

1. 根治急性间日疟和卵形疟 这些感染的标准治疗方案为氯喹消除红细胞期原虫、伯氨喹根除肝细胞期原虫并防止复发。

2. 间日疟和卵形疟的终端预防 标准预防并不能防止间日疟或卵形疟的复发，因为这些寄生虫的休眠子用氯喹或其他血液裂殖体杀灭剂不能得到根除。为了显著减少复发的可能性，建议去往疟疾流行区后常规使用伯氨喹。

3. 预防疟疾 伯氨喹已作为一种日常的疟疾预防剂。每日用量 30 mg（0.5 mg/kg）能够很好地预防恶性疟和间日疟。但长期服用可能会有毒性，因此建议只有在甲氟喹、多西环素（doxycycline）和马拉隆（malarone）不能使用时才使用伯氨喹。

4. 杀配子作用 其对各种疟原虫配子体有效，用于防止疟原虫配子体在蚊中的传播。

5. 治疗卡氏肺孢子菌感染 克林霉素和伯氨喹联合疗法是卡氏肺孢子菌病的一种替代治疗方案，特别是在轻度、中度感染的情况下。

【不良反应】治疗剂量的伯氨喹无明显毒副作用，但大剂量使用时可出现食欲减退、恶心、腹痛、腹部痉挛和头痛等。更严重但罕见的不良反应为白细胞减少、粒细胞缺乏症、白细胞增多与心律失常。对缺乏葡糖 -6- 磷酸脱氢酶（G-6-PD）或有其他遗传性代谢缺陷的患者，则易发生急性溶血性贫血和高铁血红蛋白血症。

三、主要用于疟疾病因性预防的药物

乙胺嘧啶（pyrimethamine）

【药理作用】乙胺嘧啶对人恶性疟和间日疟某些株的原发性肝细胞期裂殖体具有较强的杀灭作用，是目前用于病因性预防的首选药。对红细胞期的疟原虫有一定的抑制作用，但仅限于未成熟的裂殖体阶段，能抑制裂殖体的核分裂；当疟原虫发育成熟时，则不能阻止其分裂，需待下一周期才能起作用，所以奏效缓慢，不能用于控制临床症状。乙胺嘧啶虽然对配子体无杀灭作用，但能抑制配子体在蚊体内的孢子增殖，起到阻断疟疾传播的作用。

【作用机制】疟原虫不能直接利用环境中的叶酸，必须自身合成叶酸并转换为四氢叶酸。乙胺嘧啶是二氢叶酸还原酶抑制药，使二氢叶酸不能还原成四氢叶酸，干扰嘧啶和嘌呤核苷酸的合成，进而抑制 DNA 合成。乙胺嘧啶对疟原虫二氢叶酸还原酶的抑制作用比对哺乳动物同一酶的抑制作用大 100 倍，由于成熟裂殖体中的 DNA 合成很少，所以对乙胺嘧啶不敏感。

【药动学】口服吸收慢但较为完全，$4 \sim 6\ h$ 达到血浆峰值，主要分布于肾、肝、肺、脾、红细胞和白细胞内，经肾缓慢排泄，$t_{1/2}$ 为 $80 \sim 95\ h$。

【临床应用】主要用于疟疾的病因性预防，控制疟疾的流行。与其他抗疟药或磺胺类药物合用可增强其抗疟疗效。

【不良反应】治疗剂量较安全，长期大量应用可出现叶酸缺乏，产生巨幼细胞贫血或白细胞减少症。儿童误服所致急性中毒或超大剂量使用时可引起惊厥、抽搐，甚至死亡。

其他叶酸合成抑制药

氯胍（proguanil），一种双胍衍生物，口服吸收 5 h 达峰值，$t_{1/2}$ 约为 16 h。氯胍是前药，其活性形式为其体内的代谢产物环氯胍。其对肝细胞期和红细胞期的原虫均有抑制作用，作用机制为抑制二氢叶酸还原酶。

主要抗疟药总结如表 44-1。

表 44-1　主要的抗疟药

药物	药理作用	作用机制	临床应用
氯喹	杀各类型疟原虫的红细胞期裂殖体	机制复杂，包括影响疟原虫血红蛋白酶活性、膜结构、铁代谢和 DNA 复制	敏感疟原虫感染的预防和治疗
青蒿素及衍生物	杀各类型疟原虫的红细胞期裂殖体	产生自由基，破坏疟原虫的膜结构	恶性疟原虫感染的治疗；静脉注射青蒿琥酯治疗重症感染
奎宁	杀各类型疟原虫的红细胞期裂殖体	抑制疟原虫 DNA 复制与转录	治疗恶性疟原虫感染
甲氟喹	4- 氨基奎宁甲醇类衍生物，作用与氯喹类似，但药效更强	机制尚不完全清楚，已报道的与氯喹相似	恶性疟原虫感染的预防和治疗
咯萘啶	杀各类型疟原虫的红细胞期裂殖体	影响疟原虫的膜和食物泡	治疗耐氯喹的恶性疟
本芴醇	杀各类型疟原虫的红细胞期裂殖体	机制不明	与蒿甲醚合用治疗无并发症的恶性疟
伯氨喹	杀肝细胞期的裂殖体和休眠子；杀配子体	干扰线粒体功能	根治急性间日疟和卵形疟；常规性预防所有类型疟疾感染
乙胺嘧啶	杀肝细胞期裂殖体，抑制配子体在蚊体内的孢子增殖	抑制疟原虫的二氢叶酸还原酶	疟疾的病因性预防，控制疟疾的流行

思考题

1. 怎样根据药物不同的抗疟作用机制选用抗疟药与联合用药？并举例说明。
2. 如何根据疟原虫的生活史的不同环节合理选用抗疟药物？
3. 去往疟疾流行的地区应如何进行疟疾的预防、治疗？
4. 简述青蒿素的药理作用、机制和临床应用。

（朱元军）

第四十五章　抗阿米巴药和抗滴虫药

学习要求：

1. 掌握甲硝唑的药理作用、作用机制与临床应用
2. 熟悉依米丁和喹碘方的药理作用、作用机制与临床应用
3. 了解阿米巴原虫和滴虫的致病因素
4. 了解其他药物的作用特点

第一节　抗阿米巴药

阿米巴病（amebiasis）是由溶组织阿米巴原虫（*Entamoeba histolytica*）所致。寄生于人体肠道的阿米巴原虫有活动性滋养体（trophozoites）和包囊（cysts）两种形式，前者为致病因子，后者为传播因子。受包囊污染的食物经口进入肠腔，包囊在小肠下段脱囊形成小滋养体，并以二分裂方式不断繁殖，在肠腔内与肠道菌群共生。当宿主抵抗力降低时，小滋养体可侵入结肠黏膜下层形成大滋养体，使黏膜坏死，产生溃疡，引起急性阿米巴痢疾或肠炎。大滋养体还可随血流进入肝、肺、脑组织，引起肠外阿米巴病如肝脓肿、肺脓肿和脑脓肿。当机体抵抗力强时，小滋养体则转变为包囊，随粪便排出体外，宿主无任何临床症状，称为无症状排包囊者，是传播阿米巴病的根源。

目前已有的抗阿米巴药（anti-amebic）主要作用于滋养体，对包囊几乎没有作用。按照药物的治疗效果，抗阿米巴药可被分为三类：抗肠内阿米巴药、抗肠外阿米巴药和兼有抗肠内外阿米巴感染的药物。

一、抗肠道内、外阿米巴药

甲硝唑（metronidazole）

该药又名灭滴灵，为5-硝基咪唑类衍生物。

【药理作用】甲硝唑对溶组织阿米巴滋养体具有强大的杀灭作用。1～2 μg/ml的药液在24 h内可杀灭培养基内的滋养体。对包囊形式的没有作用。此外，甲硝唑对阴道滴虫、贾第鞭毛虫和厌氧菌有抗菌作用。

【作用机制】甲硝唑能够抑制阿米巴原虫的氧化还原反应，使原虫氮链发生断裂。对厌氧微生物也有杀灭作用。它在人体中还原生成的代谢产物能够抑制细菌DNA合成，致使细菌死亡。

【药动学】口服后吸收迅速完全，生物利用度可达100%。广泛分布于全身组织与体液中，并能通过血脑屏障，对各部位的阿米巴感染均有效，特别是对重症阿米巴痢疾和阿米巴脓肿疗效明显。血浆蛋白结合率为10%～20%，$t_{1/2}$为8～10 h。主要通过肝代谢，代谢产物和少量原型药物经肾排出，其代谢产物的水溶性色素可使尿液呈棕红色。

【临床应用】

1. 抗阿米巴作用　甲硝唑不仅可治疗阿米巴肝脓肿等肠外阿米巴感染，也对急、慢性阿米巴痢疾和带虫者有效，是目前临床治疗阿米巴病的首选药。由于甲硝唑在肠腔内的浓度较低，对小滋养体的包囊作用较弱，所以在治疗阿米巴痢疾时应与其他抗肠内阿米巴药物交替使用，以提高疗效，降低复发率。在治疗阿米巴肝脓肿时，与氯喹交替使用可增强疗效。

2. 抗贾第鞭毛虫作用　甲硝唑是目前治疗贾第鞭毛虫病最有效的药物。

3. 抗滴虫作用　对阴道滴虫有直接杀灭作用，是治疗滴虫病的首选药。

4. 抗厌氧菌作用　对厌氧菌引起的消化道、呼吸道、腹腔、盆腔感染，皮肤软组织、骨与骨关节感染以及脆弱拟杆菌所致的心内膜炎、败血症和脑膜炎等有效。

【不良反应与禁忌证】较轻微，主要为恶心、食欲缺乏、腹痛、腹泻等消化道症状。少数患者可出现头晕、皮疹和白细胞减少等。对出现头痛、神经衰弱和运动失调的患者应立即停药。妊娠 3 个月以内以及哺乳期妇女禁用。甲硝唑干扰乙醛代谢，服药期间应禁酒，以免出现急性乙醛中毒。

【药物相互作用】甲硝唑可加强华法林和其他香豆素类药物的抗凝血作用，使凝血酶原时间延长，有出血危险。苯巴比妥和苯妥英钠能加速甲硝唑代谢，用药时应调整剂量。

替硝唑（tinidazole）

其为甲硝唑衍生物，体内 $t_{1/2}$ 增加，为 12～14 h，口服一次有效浓度可维持 72 h，和甲硝唑有类似的活性和作用机制，而毒性降低。

依米丁（emetine）

其为自茜草科吐根属植物根中提取的一种生物碱。

【药理作用】依米丁对组织内阿米巴滋养体有直接杀灭作用，但只能杀灭肠壁的滋养体，而对肠腔中的小滋养体和包囊无效，所以能迅速控制急性阿米巴痢疾的症状，但达不到根治的目的。

【作用机制】依米丁通过抑制阿米巴原虫核糖体上肽酰 -tRNA 的移位而阻止蛋白质的合成。

【药动学】口服刺激性大，且吸收不规则，只能采用深部皮下注射或肌内注射。药物吸收后在肝内浓度最高，其次为肺、脾、肾和肠壁。依米丁主要经肾排出，连续用药易致蓄积中毒。

【临床应用】用于治疗急性阿米巴痢疾急需控制症状者以及肠外阿米巴病，宜与抗肠内阿米巴药物合用达到根治目的。由于该药毒性较大，仅用于甲硝唑无效或禁用甲硝唑的患者。

【不良反应与禁忌证】依米丁对心脏毒性较大，用药初期可出现心前区疼痛、心律失常，重者出现心肌炎甚至心室颤动而死亡；此外，还可见明显的胃肠道刺激症状、骨骼肌无力等。心脏病、肾功能不全、血压过低者或孕妇应禁用。

去氢依米丁（dehydroemetine）

其为一种合成的依米丁类似物，毒性较依米丁降低，药效和临床使用范围同依米丁。

二、抗肠内阿米巴药

喹碘方（chiniofon）

其属卤化奎宁类，本类药物还包括氯碘奎宁（clioquinol）和双碘奎宁（diiodohydroxyquin）等。

【药理作用】喹碘方通过其广谱抗菌作用，抑制肠道内阿米巴共生菌，妨碍阿米巴的生长繁殖而发挥抗阿米巴作用。只对滋养体有效，而对包囊无杀灭作用。

【药动学】口服后只有少部分经肠黏膜吸收，绝大部分直接由粪便排出，肠腔内可达较高的药物浓度。在组织器官中分布较少，进入血液的药物大部分以原型经尿液排出。

【临床应用】用于无症状或轻型阿米巴痢疾，临床常与甲硝唑或依米丁合用。对急性阿米巴痢疾或较顽固的病例宜与其他抗肠内阿米巴药物合用以达到根治目的。对肠外阿米巴病无效。

【不良反应与禁忌证】腹泻较常见，多出现于用药的第 2～3 天，一般不需停药，数日后可自动消失。所以，在开始治疗的 3～4 天内应使用小剂量以减少不良反应的发生。对碘过敏、甲状腺肿大以及严重肝肾功能不全者禁用。

二氯尼特（diloxanide）

其为一种二氯乙酰胺衍生物，是肠内抗阿米巴药，对组织滋养体无效。口服后约 90% 被吸收，未吸收的部分为其抗阿米巴成分。对急性阿米巴痢疾单独应用二氯尼特疗效不佳，通常与组织抗阿米巴药如甲硝唑合用治疗严重的肠内和肠外感染。为治疗无症状带阿米巴包囊者的首选药，作用机制可能与阻断虫体蛋白质合成有关。无严重的不良反应，常见胀气，偶见恶心、腹痛和皮疹，孕妇禁用。

巴龙霉素（paromomycin）

其是一种氨基糖苷类抗生素，可抑制与溶组织阿米巴共生的肠道菌群，间接发挥抗阿米巴的作用。巴龙霉素口服不易吸收，在肠腔内可达较高浓度，有利于直接杀灭滋养体，其强度约为依米丁的 2 倍。一般用于治疗阿米巴痢疾、菌痢和肠炎。不良反应有头晕、食欲减退、恶心、呕吐、腹部不适和皮疹。长期口服者也可出现肾功能和听力损害。肾功能不良者禁用。

此外，四环素、红霉素等亦有相似作用。

三、抗肠外阿米巴药

氯喹（chloroquine）

其为一种抗疟药，但对阿米巴大滋养体有杀灭作用。口服吸收完全，主要分布于肝、肺、脾、肾等组织内，组织中的药物浓度高于血浆浓度数百倍，以肝内浓度最高，对阿米巴肝脓肿、肺脓肿疗效好。但氯喹在肠壁组织中分布较少，所以对阿米巴痢疾无效。氯喹起效快，可使阿米巴病的症状迅速消失。对疑有阿米巴肝病的患者，可用氯喹作为诊断用药。由于肠内感染为肠外阿米巴病的根源，为防止复发，应加用抗肠内阿米巴药物，如卤化奎宁，也可与甲硝唑、依米丁交替使用，但不宜同时合用，以免增加毒性。治疗量的氯喹毒性较低，偶可出现心搏骤停和严重的视网膜病变。

第二节　抗滴虫药

阴道毛滴虫（*Trichomonas vaginalis*）是引起人类滴虫感染的寄生虫之一，可引起女性滴虫性阴道炎，也可寄生于男性尿道和前列腺等部位，一般经性接触传播，治疗时必须男女双方同时用药方能根治。

甲硝唑（metronidazole）

甲硝唑除具有抗阿米巴作用外，还有强大的杀灭滴虫作用，是治疗阴道滴虫病的首选药。口服可杀死精液和尿液中的阴道毛滴虫，而不影响阴道内的正常菌群。不能耐受口服药物或不适宜全身用药者可选择阴道局部用药。

乙酰胂胺（acetarsol）

其为五价胂剂，毒性较大。阴道内给药可直接杀灭阴道滴虫，但该药有轻度局部刺激作用，可致阴道分泌物增多。

曲古霉素（trichomycin）

其对阴道滴虫、肠道滴虫和白念珠菌均有抑制作用，所以该药对阴道滴虫病合并阴道念珠菌感染者疗效较好，与甲硝唑合用能提高疗效，防止复发。

思考题

1. 简述甲硝唑的药理作用、作用机制与临床应用。
2. 简述抗肠内阿米巴药和抗肠外阿米巴药的显著区别。
3. 临床上如何选用合适的抗阿米巴药和抗滴虫药？

（朱元军）

第四十六章 抗血吸虫药和抗丝虫药

学习要求：

1. 熟悉吡喹酮、乙胺嗪的药理作用、作用机制和临床应用
2. 了解其他药物的作用特点

第一节 抗血吸虫药

血吸虫病（schistosomiasis）是由血吸虫所致的危害人类健康的严重寄生虫病之一，主要病原体有日本血吸虫（*Schistosoma japonicum*）、曼氏血吸虫（*Schistosoma mansoni*）、埃及血吸虫（*Schistosoma haematobium*）、间插血吸虫（*Schistosoma intercalatum*）和湄公血吸虫（*Schistosoma mekongi*）等。我国仅有日本血吸虫，主要分布于长江流域和长江以南。药物治疗是消灭血吸虫病的重要措施之一，酒石酸锑钾是最早用于治疗血吸虫病的药物，但由于需要静脉注射并对心、肝毒性大，目前已被新一代疗效高、疗程短、毒副作用小、可口服的广谱抗血吸虫药吡喹酮所取代。

吡喹酮（praziquantel）

【药理作用】吡喹酮为广谱抗吸虫和绦虫药物。对血吸虫成虫具有强大迅速的杀灭作用，但杀童虫的作用较弱；对其他吸虫如华支睾吸虫、肺吸虫、姜片虫、绦虫也有明显的杀灭作用。

【作用机制】

1. 兴奋与痉挛作用 吡喹酮能使血吸虫迅速兴奋继而活动减弱、抑制而出现痉挛。虫体发生痉挛性麻痹后，失去附着于血管壁的能力，易被血流冲入肝内，继而被吞噬细胞所消灭。吡喹酮挛缩虫体作用有赖于 Ca^{2+} 的存在，能使虫体皮层 Ca^{2+} 减少而肌层 Ca^{2+} 增加，导致虫体兴奋与痉挛。

2. 损害虫体皮层 吡喹酮能使虫体皮层广泛损害，表现为皮层空泡形成与肿胀。

3. 影响血吸虫代谢 吡喹酮作用于血吸虫 $2 \sim 3\ h$ 后，可使其糖原含量减少，摄入葡萄糖以及糖原渗入虫体量均减少。

4. 宿主的免疫攻击 吡喹酮不仅直接影响血吸虫的吸收与排泄功能，还能使虫体表面抗原暴露，失去免疫伪装，使血吸虫易受宿主的攻击而死亡。

【药动学】口服后经肠黏膜吸收迅速，吸收率大于80%，$1 \sim 3\ h$ 血药浓度达峰值。可分布于肝、肾、胰、脾等组织，可通过血脑屏障，脑脊液中吡喹酮浓度达到药物血浆浓度的 $14\% \sim 20\%$。药物很快在肝内代谢为无活性形式，$t_{1/2}$ 为 $0.8 \sim 1.5\ h$。代谢产物主要经肾（$60\% \sim 80\%$）和胆汁（$15\% \sim 35\%$）排出，24 h 内可排出72%。由于本药具有吸收快、降解快和排泄快等特点，多次给药无蓄积性。

【临床应用】

1. 血吸虫病 吡喹酮是治疗血吸虫病的首选药，对所有血吸虫均有效。治愈率高，3～6个

月内可达 75%～95%；未完全治愈的患者血吸虫虫卵数也明显减少。

2. 绦虫病　吡喹酮对猪肉和牛肉绦虫病治愈率可达 100%，对其他绦虫病也有效。

3. 囊虫病　阿苯达唑是治疗囊虫病的首选药物，但当其使用受限时，可用吡喹酮替代用于治疗各型囊虫病，有效率可达 82%～98%。

4. 微小膜壳绦虫病　吡喹酮是治疗其感染的首选药物。

5. 包虫病　吡喹酮能杀原头蚴；还能作为阿苯达唑的辅助药物，提高阿苯达唑的血浆浓度。

6. 对姜片虫病、后殖吸虫病以及其他形式的异形吸虫病也有作用。

【不良反应与禁忌证】吡喹酮毒性小，不良反应轻且短暂。神经系统以头晕、头痛、乏力、肢体麻木等多见，个别患者可出现癫痫样发作。消化系统以腹痛、腹胀较常见，也可见恶心、呕吐与腹泻，偶见中毒性肝炎。心血管系统不良反应有心悸和心律失常，部分患者出现心电图改变，T 波低平、双向，房性或室性期前收缩等，一般停药后可消失。严重心律失常、肝肾功能不全、精神病和癫痫患者应慎用。

蒿甲醚（artemether）

其为青蒿素的衍生物之一，除抗疟作用外，还能预防血吸虫感染。蒿甲醚对血吸虫的童虫具有明显的杀灭作用。蒿甲醚能干扰虫体的糖代谢，并使虫皮层的碱性磷酸酶活力受抑制，引起童虫和成虫皮层肿胀、融合、糜烂和剥脱、空泡形成和盘状感觉器破溃。适用于在血吸虫病流行区预防血吸虫，也可用于短期接触疫水的人群，如旅游者、防洪抢险者以及水上作业人员等。蒿甲醚无明显不良反应，少数患者出现一过性恶心、头晕、低热等。

第二节　抗丝虫药

丝虫病（filariasis）是由于丝虫寄生于人体淋巴系统所致，早期症状主要为淋巴管炎和淋巴结炎，晚期则出现乳糜尿、象皮肿等淋巴管阻塞症状。

乙胺嗪（diethylcarbamazine）

其为一种合成哌嗪衍生物。

【药理作用与作用机制】乙胺嗪在体外对任何种类的丝虫微丝蚴均无杀灭作用，但在体内能使微丝蚴组织发生超极化，失去活动能力，不能停留在宿主血循环中，而聚集于肝，并在肝窦状隙内被吞噬和溃溶，类似调理素的作用。此外乙胺嗪可改变微丝蚴体表膜，使其更易遭受宿主防御功能的攻击和破坏。较大剂量的乙胺嗪对体内的丝虫成虫也有杀灭作用，作用机制不详。

【药动学】口服易吸收，1～2 h 后血药浓度达峰值。在体内分布均匀，大部分在体内氧化失活，给药后 48 h 内以代谢产物或原药形式经肾排出。

【临床应用】是治疗丝虫病的首选药，对班氏丝虫、马来丝虫、帝汶丝虫和罗阿丝虫均有效。所有种属的微丝蚴迅速被乙胺嗪杀死，成年的寄生虫被杀死的速度较慢，通常需要几个疗程。

【不良反应】一般可见发热、头痛、全身软弱、心率加快、食欲减退、恶心、呕吐等症状，反应程度与用药剂量、血中微丝蚴的多少以及寄生部位有关。偶见过敏性喉头水肿、支气管痉挛，多由大量微丝蚴和成虫被杀灭后释放出的异种蛋白所致。活动性肺结核、严重的心肝肾疾病、急性传染病患者以及孕妇、哺乳期妇女应暂缓治疗。

伊维菌素（ivermectin）

其为来自放线菌素的半合成大环内酯化合物，是阿维菌素 B1a 和 B1b 的混合物。通过阻断 γ - 氨基丁酸介导的神经信息传导，使虫体麻痹。伊维菌素不能有效地杀死成虫，但能影响盘尾微丝蚴在雌虫子宫内正常发育，并抑制微丝蚴从子宫内释放。主要用于治疗盘尾丝虫病和粪类圆线虫病。伊维菌素还可以杀死马来丝虫和奥氏曼森线虫的微丝蚴，也能用于控制疥疮、虱及皮肤幼虫移行症和消除大量蛔虫。口服使用，4 h达血浆峰浓度，组织分布广，原型药物及代谢产物主要经粪便排出。不良反应少见，大剂量时可引起瞳孔扩大、嗜睡、肌肉活动受抑制、震颤和共济失调等。

思考题

1. 去往血吸虫病和丝虫病流行地区前后应注意如何进行疾病的预防、治疗？
2. 简述吡喹酮、乙胺嗪的药理作用和作用机制。

（朱元军）

第四十七章　抗肠虫药

学习要求：

    1. 掌握广谱抗肠虫药甲苯咪唑和阿苯达唑的药理作用、机制和临床应用

    2. 熟悉噻嘧啶的药理作用、机制和临床应用

    3. 了解其他药物的作用特点

    肠道内寄生的蠕虫（helminths）主要为肠道线虫（nematodes/roundworms）、肠道绦虫（cestodes/tapeworms）和肠道吸虫（trematodes/flucks）三大类，引起人的肠蠕虫病；其中肠线虫（蛔虫、钩虫、蛲虫、鞭虫和姜片虫）病和肠绦虫（猪肉绦虫、牛肉绦虫、短膜壳绦虫和长膜壳绦虫）病是我国常见的肠蠕虫病。驱肠虫药（anthelmintic drugs）主要通过干扰蠕虫活动，引起虫体麻痹或痉挛，将其排出体外。

    甲苯咪唑（mebendazole）

    甲苯咪唑又名甲苯达唑，为一种合成的苯并咪唑类化合物，属广谱驱虫药。

    【药理作用】经甲苯咪唑作用后的虫体活动减弱，虫体经肠道排出。对蛔虫、钩虫、鞭虫的卵及幼虫也有杀灭和抑制发育作用，可控制传播。

    【作用机制】甲苯咪唑对虫体的 β- 微管蛋白有很强的亲和力和特异性，在很低浓度下即可与其结合，抑制微管聚集，从而抑制分泌颗粒的转运和其他亚细胞器运动，但不影响人体的微管系统。甲苯咪唑能抑制虫体的线粒体延胡索酸还原酶系统，减少葡萄糖转运，并使氧化磷酸化脱偶联，减少 ATP 生成。其还能抑制虫体对葡萄糖的摄取，导致糖原耗竭，从而干扰虫体生存及繁殖。

    【药动学】口服吸收少，血浆中药物总量仅为口服剂量的 0.3% ～ 0.5%，但血浆蛋白结合率达 95%。$t_{1/2}$ 为 2 ～ 9 h，肝功能不全者的 $t_{1/2}$ 较长。90% 以上以原型随胆汁和粪便排出体外，仅 2% 的原型及代谢产物随尿排出，故药物在肠腔内的浓度很高，有利于驱除肠道蠕虫，但不利于杀灭组织内的寄生虫。如同时进食脂肪类食物可增加药物吸收量。

    【临床应用】甲苯咪唑是治疗蛔虫、钩虫、蛲虫、鞭虫感染的一线药物，具有安全、高效的特点，也可以治疗部分肠道绦虫病和棘球蚴病。儿童剂量与成人相同。

    【不良反应与禁忌证】不良反应少，少数患者可出现短暂腹痛、腹泻。大剂量时偶见过敏反应、转氨酶升高、粒细胞减少、血尿、脱发等。动物实验有胚胎毒性和致畸作用，孕妇禁用。2岁以下儿童不宜用。肝、肾功能不全者禁用。

    阿苯达唑（albendazole）

    其又名肠虫清、丙硫咪唑，是另一种苯并咪唑类化合物，为广谱驱虫药。

    【药理作用】阿苯达唑对包虫病、囊虫病、蛔虫病和钩虫感染有杀虫作用，并对蛔虫、钩虫和鞭虫的卵有杀伤作用。

    【作用机制】阿苯达唑与虫体的 β- 微管蛋白结合，使其变性、分泌物积蓄、运输障碍。阻断成虫和幼虫对葡萄糖的摄取，使糖原耗竭，ATP 减少，使虫体失去运动能力而死亡。

    【药动学】口服吸收很少，血浆蛋白结合率约为 70%。$t_{1/2}$ 为 8 ～ 9 h。阿苯达唑在肝内可代

谢成阿苯达唑亚砜，后者有很强的驱虫活性。该药吸收后主要分布于肝、肾、肌肉，也可穿透血脑屏障到脑组织，还可进入棘球蚴的包囊。代谢产物随尿排出，未吸收的原药和部分代谢产物随粪便排出，在人体内无蓄积。

【临床应用】主要用于治疗绦虫感染（如猪囊尾蚴病和包虫病），也可治疗蛔虫、钩虫、蛲虫、鞭虫感染和粪类圆线虫病，还可用于治疗微孢子虫病、皮肤幼虫移行症、内脏幼虫移行症、肠毛细线虫病、颚口线虫病、猪带绦虫病、弓蛔虫病、罗阿丝虫病和淋巴丝虫病。

【不良反应与禁忌证】短期治疗（1～3天）肠线虫病，可产生腹痛、腹泻、恶心、头痛、失眠、无力等症状。长期治疗（3个月）棘球蚴病时，有肝毒性的风险，并偶发粒细胞缺乏症或全血细胞减少。治疗脑囊尾蚴病时死亡的虫体可能引起脑内炎症反应，包括头痛、呕吐、发热和癫痫发作。对动物有致畸和致突变作用。孕妇、2岁以下儿童和肝硬化患者禁用。

噻嘧啶（pyrantel）

其又名抗虫灵，为广谱驱肠虫药，常用其双羟萘酸盐（pyrantel pamoate）。

【药理作用】噻嘧啶能有效地驱除对其敏感的成熟及不成熟的肠道蠕虫，对迁移阶段的虫体无效，不具有杀虫卵作用。

【作用机制】属神经肌肉阻断药，可引起乙酰胆碱释放，还能抑制胆碱酯酶，使虫体肌张力增加，产生痉挛性麻痹，而被排出宿主肠道。

【药动学】噻嘧啶在肠道难吸收，肠腔内浓度高，口服后1～3 h血药浓度达峰值，7%的原型及代谢产物随尿排出，其余大部分随粪便排出。

【临床应用】主要用于治疗蛔虫和蛲虫感染，疗效良好，对钩虫感染也有效。

【不良反应与禁忌证】本品毒性较低，偶见头痛、眩晕、皮疹等全身反应，恶心、呕吐、腹痛等胃肠道症状。肝功能不全者慎用，孕妇及2岁以下儿童禁用。由于哌嗪与噻嘧啶对肠线虫的神经肌肉有拮抗作用，两药禁止合用。

左旋咪唑（levamisole）

该药为四咪唑的左旋异构体，为广谱驱肠虫药，对多种肠线虫有作用，驱蛔虫效果最好，对钩虫和微丝蚴也有效，对鞭虫、蛲虫略有效。本品可兴奋虫体神经节，产生去极化型神经肌肉阻断作用，使线虫先兴奋后麻痹，随粪便排出体外。本品还能抑制线虫肌肉中的琥珀酸脱氢酶，减少ATP的产生，使虫体麻痹。此外，左旋咪唑还有增强或调节免疫功能的作用。适用于治疗蛔虫、钩虫单独感染或混合感染。左旋咪唑不良反应轻微而短暂，可出现恶心、呕吐、腹泻、头痛、失眠等。长时间用药，可出现发热、粒细胞缺乏、视神经炎等。妊娠早期、肝功能减退者慎用，活动性肝炎患者禁用。

哌嗪（piperazine）

哌嗪能在神经肌肉接头处阻断乙酰胆碱对蛔虫肌肉的兴奋作用；也能使肌肉发生超极化，减少自发电位的发放，使虫体产生松弛性麻痹，不能附着在宿主肠壁，随肠蠕动排出体外。临床主要用于驱除肠道蛔虫，对蛔虫所致不完全性肠梗阻和早期胆道蛔虫病，于痛后应用哌嗪，常可得良效。对蛲虫感染有一定的疗效，但因用药时间较长，现少用。偶尔有恶心、呕吐和腹痛等胃肠道反应。过量可引起嗜睡、眩晕、肌震颤、共济失调、乏力甚至癫痫小发作等神经症状，偶发溶血性贫血。孕妇，肝、肾功能不全者，有癫痫病史、神经系统疾病患者禁用。

吡喹酮（praziquantel）

其是环吡异奎宁立体异构体的一种，为广谱驱肠虫药，但对线虫和原虫感染无效，对血吸虫也有作用。较低浓度的吡喹酮可使易感蠕虫肌肉收缩，继而出现痉挛性麻痹，致虫体排出体外；在稍高浓度时，其可使虫体皮层受损，抗原暴露，激活宿主的防御机制，虫体受宿主吞噬细胞侵袭而死亡。蠕虫的细胞膜是吡喹酮作用的主要靶点，吡喹酮可使单价或二价阳离子通透性增加，尤其对钙离子，进而引起虫体瘫痪、移动障碍或死亡。临床可用于治疗绦虫、囊虫、姜片虫和包虫等感染。

氯硝柳胺（niclosamide）

其又名灭绦灵，曾为杀钉螺药，用于血吸虫防治，现为高效驱绦虫药。氯硝柳胺对猪绦虫、牛绦虫、短膜壳绦虫及阔节裂头绦虫有很强的杀灭作用，对蛲虫也有效。其作用机制是抑制虫体线粒体 ADP 的磷酸化，使 ATP 生成减少；对蠕虫的厌氧代谢也有抑制作用。使绦虫的头节和邻近节片均变质，虫体从肠壁脱落，随粪便排出，但对虫卵没有作用。临床用于治疗绦虫病，使用时先服镇吐药以防虫卵因呕吐流入胃及十二指肠引起囊虫病，在服用氯硝柳胺后 1～2 h 内必须给予泻药（如硫酸镁），以便将死节片在消化前全部清除。不良反应很少，偶有胃肠道不适、头晕、发热等。服药 1 天内应禁止饮酒。

硫氯酚（bithionol）

其代替氯苯咪唑用于治疗片形吸虫病，并代替吡喹酮用于治疗并殖吸虫病。

噻苯唑（thiabendazole）

其又名噻菌灵，代替伊维菌素和阿苯达唑用于治疗粪类圆线虫病和皮肤幼虫移行症，作用机制与其他苯并咪唑类相同。

思考题

1. 如何预防肠道蠕虫感染和合理使用驱虫药？
2. 驱虫药对成虫和虫卵的药理作用有何不同？机制是什么？举例说明。
3. 简述甲苯咪唑的药理作用和作用机制。
4. 比较甲苯咪唑、阿苯达唑、噻嘧啶、左旋咪唑、哌嗪和氯硝柳胺的抗虫作用。

（朱元军）

第八篇

肿瘤与免疫系统药理学

第四十八章 抗恶性肿瘤药物

学习要求：

1. 掌握抗恶性肿瘤药物的药理学基础以及分类原则
2. 熟悉常用细胞毒类抗肿瘤药物的作用机制
3. 熟悉分子靶向药物的作用机制
4. 了解抗肿瘤药物联合使用的基本原则

恶性肿瘤又称癌症（cancer），是一类严重威胁人类生命的疾病。国际癌症控制联合会（Union for International Cancer Control）倡议每年的 2 月 4 日为世界癌症日（World Cancer Day），旨在唤起人们对该类疾病的重视，并加以预防、诊断和治疗。我国是肿瘤大国，近年来每年新发肿瘤病例超过 300 万例，平均每分钟有 6 人被确诊为恶性肿瘤。在我国，致死率最高的癌症依次为肺癌、肝癌、胃癌、食管癌，这可能与环境恶化、人口老龄化、食品安全问题等有关系。

目前对癌症的治疗主要有三大手段：手术切除、放射疗法及化学药物治疗。化学药物在治疗恶性肿瘤中起着重要的作用。这些化学药物大多属于细胞毒类抗癌药物，虽然在临床上取得了一定疗效，但它们的严重毒副作用及癌细胞的耐药等问题，限制了化学药物在临床中的应用。随着分子生物学和肿瘤生物学的交叉发展，人们逐渐在分子水平上深刻地认识到癌症具有区别于正常细胞的特征行为：持续激活增殖信号通路，规避生长抑制，逃逸免疫监控，保持无限复制的能力，诱发炎症、浸润和转移，诱导血管新生，引发基因组的不稳定性或突变，对抗细胞程序性死亡，促使能量代谢失调。针对这些特征过程的关键受体、酶等蛋白质分子或蛋白-蛋白之间的相互作用，可以开发出分子靶向抗肿瘤药物。2001 年，伊马替尼（imatinib）的成功上市，标志着癌症分子靶向治疗时代的来临。伊马替尼可以选择性地抑制由费城（Ph）染色体编码的、可持续激活的激酶 Bcr-Abl 或第三类受体酪氨酸激酶 Kit 的活性，从而能选择性地治疗 Ph 染色体阳性的慢性粒细胞白血病或用于致癌基因 *c-kit* 高表达的胃肠道间质瘤或黑色素瘤。与传统的、直接的细胞毒类抗肿瘤药物相比，分子靶向药物可以相对特异性地干预调节癌症细胞的生物学行为，从而具有高选择性、高治疗指数的特点，甚至在某种程度上可以克服传统细胞毒类药物毒副作用大、易产生耐药性的问题。

尽管分子靶向抗肿瘤药物较传统的细胞毒类药物具有一定优势，但临床实践证明在相当长一段时间内靶向药物尚不能完全取代细胞毒类抗肿瘤药物，更常见的情形是两者联合使用。肿瘤的异质性意味着同一药物靶标在不同患者的癌症组织中的表达水平可能存在差异；且在用药过程中，药物靶标表达水平的变化以及药物压力引发的突变，将导致药物靶标的结构和功能变化，从而让分子靶向药物可能失去药效。这些都是分子靶向药物面临的挑战。不过，组学技术的兴起和结构生物学技术的运用，将有助于人们发现和确证新的抗肿瘤药物靶标、开发出更好的分子靶向药物，终让癌症的"精准医疗"成为可能。

第一节 抗肿瘤药与细胞周期的关系及其分类

一、肿瘤细胞增殖周期与药物治疗的关系

恶性肿瘤的特点之一是细胞无限制地增殖，肿瘤的生长速度取决于肿瘤细胞的分裂速度。肿瘤细胞从一次有丝分裂结束到下一次有丝分裂完成所经历的连续过程，称为细胞周期。按细胞内 DNA 含量的变化，将细胞周期分为四个时期：G_1 期→ S 期→ G_2 期→ M 期。

G_1 期为 DNA 合成前期，是从上次细胞分裂结束至开始合成 DNA，此期时间较长，可占细胞周期的 1/2。G_1 期所占时间的长短决定了细胞增殖的快慢，如 G_1 期较短则增殖快，G_1 期长时细胞增殖则慢；增殖过快者，则无 G_1 期。在 G_1 期能与 DNA 形成复合物的烷化剂和干扰转录的抗生素如放线菌素 D，对 G_1 期细胞均有作用。抗代谢药物可影响核酸的合成，对 G_1 期也有作用。能影响 G_1 期的药物，则使肿瘤细胞处于 G_1 期而不能进入 S 期，从而干扰细胞的增殖。S 期为 DNA 合成期，要完成染色体 DNA 分子的半保留复制和组蛋白合成并与 DNA 包装成染色质。S 期占细胞增殖周期的 1/4 ~ 1/3。DNA 合成结束后将进入 G_2 期。G_2 期为有丝分裂准备阶段，DNA 合成停止，但还有少量的 RNA 和蛋白质的合成，此期较短，约占周期的 1/5。M 期为有丝分裂期，此期 RNA 和蛋白质合成停止，将复制的遗传物质平均分配到两个子细胞中，这一过程包括染色质的浓集、有丝分裂、胞质分裂、染色体解螺旋。此期完成时，增殖细胞分裂为两个子细胞。

根据肿瘤细胞在细胞周期的不同阶段对药物的敏感性差异，可将抗癌药物分为两类。

第一类为细胞周期非特异性药物。此类药物可作用于增殖细胞群的各期，对非增殖细胞 G_0 期均有作用。如烷化剂（环磷酰胺、氮芥、塞替派、硝卡芥、亚胺醌等）、抗生素类（放线菌素 D、博来霉素、柔红霉素、多柔比星等）、其他（丙卡巴肼、顺铂、泼尼松等）。

第二类为细胞周期特异性药物，指对细胞周期群中的某一期有作用。如抗代谢药（甲氨蝶呤、巯嘌呤、氟尿嘧啶、阿糖胞苷等）对 S 期细胞作用显著，属于 S 期特异性药物；植物药（长春碱、长春新碱、秋水仙碱）主要作用于 M 期，属于 M 期特异性药物。新型抗微管蛋白药物紫杉醇除了对 M 期细胞有作用外，对 G_2 期细胞也有作用。

根据肿瘤细胞生长繁殖的特点，可将细胞群分为增殖细胞群、非增殖细胞群和无增殖能力细胞（图 48-1）：①增殖细胞群为指数增殖的细胞，这部分细胞在全部肿瘤细胞中所占的比率，称

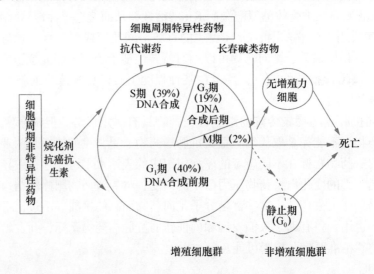

图 48-1   细胞增殖周期和药物作用的关系

为生长比率（growth fraction，GF），增长迅速肿瘤 GF 值较大（接近 1.0），对药物敏感，如急性白血病、绒毛膜上皮细胞癌、霍奇金病等。生长缓慢的肿瘤 GF 值较小，这类肿瘤对药物不敏感，如慢性白血病和多数实体瘤等。早期癌症的 GF 值较大，因此对化疗药较敏感，疗效也好。②非增殖周期如 G_0 期细胞，处于停止分裂阶段，对抗癌药不敏感。在适当时期可进入细胞周期，仍有增殖能力，是肿瘤复发的根源。某些生长缓慢的恶性肿瘤，有许多细胞长期停留在 G_0 期。③无增殖能力细胞群，这类细胞不进行分裂，通过分化、老化最后死亡。

二、抗恶性肿瘤药的分类

抗肿瘤药物的分类方法较多。若按照引起细胞毒的直接程度，可以分成细胞毒类药物和非细胞毒类药物。若按照药物的化学本质可以分为小分子抗肿瘤药物和蛋白质类（包括单克隆抗体）抗肿瘤药物，其中小分子药物按照其化学结构特点或来源又可以分成烷化剂、抗代谢、抗生素、植物药和激素药等几类。

细胞毒类抗肿瘤药物，又可以根据抗恶性肿瘤的作用机制分为以下几类：

1. 干扰核酸（RNA 和 DNA）生物合成的药物　核苷酸是核酸的基本结构单位，核酸的合成需嘧啶、嘌呤前体。本类抗肿瘤药物分别在不同环节影响核酸的合成而抑制细胞的分裂增殖。①抗叶酸药：如甲氨蝶呤等，主要抑制二氢叶酸还原酶。②抗嘌呤药：如巯嘌呤、硫鸟嘌呤（6-TG）、喷司他丁等，主要抑制嘌呤核苷酸的合成。③抗嘧啶药：如氟尿嘧啶，主要阻止嘧啶核苷酸的合成。④核苷酸还原酶抑制药：如羟基脲。⑤ DNA 多聚酶抑制药：如阿糖胞苷。

2. 破坏 DNA 结构并阻止其复制的药物　通过与 DNA 交叉联结使 DNA 链断裂，影响 DNA 复制的药有烷化剂、丝裂霉素、顺铂、丙卡巴肼等。通过产生氧自由基，使 DNA 单链断裂，影响细胞的分裂增殖的药是博来霉素。

3. 干扰转录过程、阻止 RNA 合成的药物　如放线菌素、柔红霉素、多柔比星等。

4. 影响蛋白质合成的药物　如门冬酰胺酶、紫杉醇、秋水仙碱、长春碱类。

非细胞毒类药物包括分子靶向药物以及其他通过调节体内激素平衡的药物如雌激素、孕激素、雄激素和肾上腺糖皮质激素等。

第二节　细胞毒类抗恶性肿瘤药

一、干扰核酸合成的药物

这类药物通过抑制细胞核酸生物合成，阻止癌细胞增殖。大多抗代谢药物的化学结构与机体代谢物质如嘌呤碱、嘧啶碱、叶酸等相似，它们能够与酶竞争性结合，从而干扰核酸的合成，特别是 DNA 的生物合成（图 48-2）。本类药物为细胞周期特异性药物，主要作用于 S 期细胞。

（一）甲氨蝶呤（methotrexate，MTX）

【药理作用】甲氨蝶呤为二氢叶酸还原酶抑制药，与二氢叶酸还原酶亲和力高，竞争性地与酶结合，阻断二氢叶酸还原成四氢叶酸，进一步影响 5,10- 甲酰四氢叶酸的生成，使脱氧胸苷酸合成障碍，抑制 DNA 的合成，使肿瘤细胞增殖减慢或停止。

【药动学】口服吸收良好，血浆蛋白结合率约为 50%，1 ～ 4 h 血浆药物浓度达高峰，不易通过血脑屏障，大部分由肾排出，小部分由粪便排泄，血浆半衰期为 6 ～ 9 h。

【临床应用】常用于急性白血病治疗，对儿童急性淋巴细胞白血病疗效好，与长春新碱、泼尼松、巯嘌呤合用，完全缓解率达 90%，对绒毛膜上皮细胞癌、恶性葡萄胎、头颈部肿瘤、消化道癌、卵巢癌、骨肉瘤、乳腺癌等也有疗效。

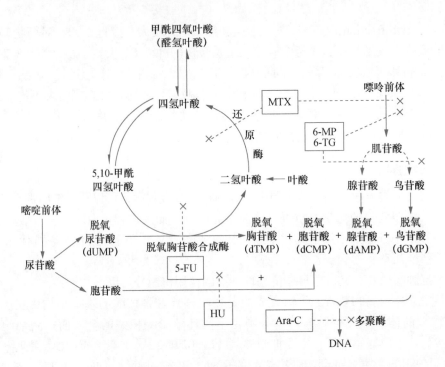

图 48-2 抗代谢类药物阻断 DNA 合成的作用位点

【不良反应】主要为骨髓和胃肠道毒性，常见胃肠道反应有口腔炎、胃炎、腹泻、便血等，对骨髓抑制较明显，常出现白细胞、血小板减少，严重时全血象下降。也可出现肝肾功能损害、脱发、皮炎、间质性肺炎等。因此在用药期间应注意检查血象。

（二）巯嘌呤（mercaptopurine，6-MP）

【药理作用】本品为嘌呤核苷酸合成抑制药，在体内转变成硫代肌苷酸（TIMP）后才有活性。TIMP 可竞争性抑制肌苷酸转变为腺苷酸和鸟苷酸，干扰嘌呤代谢，从而阻碍 DNA 和 RNA 的合成。

【药动学】口服吸收不完全，吸收后广泛分布于全身各组织，血浆蛋白结合率约 20%，一次静脉给药后的儿童半衰期约为 21 min，成人为 47 min。在肝内代谢，由肾排出。

【临床应用】对急性白血病、绒毛膜上皮细胞癌和恶性葡萄胎有效，对恶性淋巴瘤和多发性骨髓瘤也有一定疗效。

【不良反应】主要表现为骨髓抑制、胃肠道反应如恶心、呕吐、厌食、脱发、致畸胎等，少数出现黄疸、肝功能损害。

（三）氟尿嘧啶（fluorouracil）和替加氟（tegafur）

氟尿嘧啶又称为 5- 氟尿嘧啶（5-FU），其药理作用等特征简述如下：

【药理作用】5- 氟尿嘧啶在体内转变成 5- 氟尿嘧啶脱氧核苷酸，与胸苷酸合成酶结合，使酶活性丧失，导致脱氧胸苷酸生成受阻，影响 DNA 的合成。其次，5- 氟尿嘧啶的代谢物可阻碍 RNA 和蛋白质合成，因此，对细胞各期均有作用。

【药动学】口服不易吸收，常采用静脉注射给药，静注后迅速分布于全身各组织，不易进入脑脊液，在肝中代谢灭活，由肾排泄。

【临床应用】常用于消化道癌、乳腺癌、宫颈癌、卵巢癌、绒毛膜上皮癌、膀胱癌、头颈部等手术后和非手术的治疗，特别是对消化道癌、乳腺癌疗效较好。

【不良反应】静脉注射局部刺激可导致静脉炎，对骨髓有抑制作用，可发生胃肠道反应如厌食、恶心、胃炎、腹泻，还可出现脱发、皮炎、皮肤色素沉着和萎缩等。

替加氟，又名呋喃氟尿嘧啶，在体内经肝代谢酶作用转变为氟尿嘧啶产生抗肿瘤作用。因此其抗癌作用、作用机制、不良反应同 5- 氟尿嘧啶。临床主要用于乳腺癌、胃肠道肿瘤的治疗。神经毒性反应较大，如精神状态改变，小脑共济失调等。

（四）羟基脲（hydroxyurea，HU）

羟基脲为核苷酸还原酶抑制药。

【药理作用】为核苷酸还原酶抑制药，能抑制核苷酸还原酶，阻止胞苷酸生成脱氧胞苷酸，从而抑制 DNA 的合成。

【药动学】本品可供口服或静脉注射给药，口服吸收良好，1～2 h 达血药峰浓度，半衰期为 1.5～5 h；在肝肾中代谢，由尿排出。

【临床应用】临床主要用于慢性粒细胞白血病和黑色素瘤，本品也可与放疗合并治疗脑瘤。

【不良反应】主要表现为骨髓抑制、胃肠道反应、肾功能损害、中枢神经系统紊乱、致畸胎，孕妇禁用。

（五）阿糖胞苷（cytarabine，Ara-C）

【药理作用】为 DNA 多聚酶抑制药，进入体内后经脱氧胞苷酶催化磷酸化，转变为阿糖胞苷酸，再转变成二磷酸及三磷酸阿糖胞苷而起作用。主要通过与三磷酸脱氧胞苷竞争，抑制 DNA 多聚酶，干扰核苷酸掺入 DNA。对 G_1/S 和 S/G_2 转换点也有作用。

【药动学】口服吸收少，易在消化道内脱氨失活。静注后从血中消失迅速，半衰期为 3～15 min，消除半衰期为 2～3 h。在肝中代谢灭活（转变为阿糖尿苷），由尿中排出。易通过血脑屏障。

【临床应用】主要用于各类型白血病，与其他抗癌药联合使用效果较好，对大多数实体瘤无效，对眼部带状疱疹、单纯疱疹性结膜炎也有疗效。

【不良反应】主要不良反应为骨髓抑制和胃肠道反应、血栓性静脉炎、肝功能损害。用药期间应注意检查血象。

（六）喷司他丁（pentostatin）

喷司他丁为腺苷脱氨酶抑制药，与腺苷脱氨酶结合，抑制该酶活性，使脱氧腺苷三磷酸水平增高，脱氧腺苷酸三磷酸又可抑制核糖苷酸还原酶，并阻止 DNA 的合成，从而抑制细胞的增殖。临床主要用于白血病的治疗。不良反应有骨髓抑制、嗜睡、恶心、呕吐、皮疹，对肝肾功能有损害。

二、破坏 DNA 结构和功能的药物

该类药物按照化学构成分为四类：①烷化剂：环磷酰胺、卡莫司汀、噻替派、白消安；②抗生素类：丝裂霉素、博来霉素；③铂类化合物：顺铂、卡铂、奥沙利铂（第三代铂类抗肿瘤药物）；④拓扑异构酶抑制药：依托泊苷、替尼泊苷、喜树碱类。

（一）环磷酰胺（cyclophosphamide）

【药理作用】环磷酰胺为烷化剂，在体内经肝微粒体酶代谢为醛磷酰胺，进一步裂解为磷酰氮芥（图 48-3），能与 DNA 发生交叉联结，而抑制 DNA 的合成。本品在体外未经肝代谢，没有抗癌活性。另外环磷酰胺对免疫功能有抑制作用。

【药动学】口服后易吸收，生物利用度高，1 h 后达血药峰浓度，与血浆蛋白结合少，半衰期为 4～6 h，需要在肝内代谢灭活，由肾排泄。

【临床应用】环磷酰胺广泛应用于临床，抗癌谱广，用于恶性淋巴瘤、急性淋巴细胞白血病、儿童神经母细胞瘤的治疗，有较好的疗效。对肺癌、多发性骨髓瘤、乳腺癌、卵巢癌、鼻咽癌、神经母细胞瘤、骨肉瘤等也有疗效。还用于自身免疫性疾病和器官移植排斥反应等疾病的治疗。

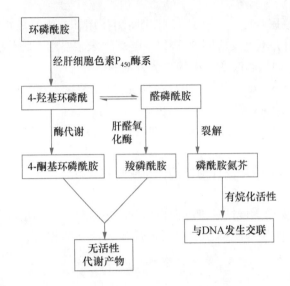

图 48-3　环磷酰胺的代谢

【不良反应】比氮芥轻，主要表现有骨髓抑制，如白细胞、血小板减少；胃肠道反应，如恶心、呕吐、胃肠黏膜出血；膀胱炎，如尿频、尿急、血尿和蛋白尿；以及脱发、皮肤色素沉着等。引起膀胱炎的原因是环磷酰胺代谢物丙烯醛对膀胱的刺激，可通过大量饮水和服用美司钠减少膀胱炎的发生，用药期间应定期检查血象。

（二）卡莫司汀（carmustine）

【药理作用】卡莫司汀为亚硝脲类烷化剂，进入体内后生成异氰酸盐和重氮氢氧化物。异氰酸盐可使蛋白质氨甲酰化，也可抑制 DNA 多聚酶；产生 DNA 交叉联结；抑制 DNA 修复和 RNA 的合成；活性代谢物对细胞周期各期均有作用。

【药动学】静脉给药后能通过血脑屏障，血浆半衰期为 1.5 h，大部分代谢物由肾排泄。

【临床应用】对脑瘤、恶性淋巴瘤、小细胞肺癌、黑色素瘤、多发性骨髓瘤、头颈部癌及胃肠道肿瘤均有效。

【不良反应】主要有骨髓抑制和胃肠道反应，对肝、肾功能也有影响，用药期间定期检查血象。

（三）塞替派（thiotepa）

【药理作用】为乙烯亚胺类烷化剂，能与细胞中 DNA 的碱基结合，抑制细胞的有丝分裂，对细胞各期均有作用。

【药动学】在酸性环境中不稳定，不能用于口服，常用静脉注射给药，静注后 1～4 h 在血中消失，大部分以原型由尿排出。

【临床应用】塞替派选择性高、抗瘤谱广，主要用于卵巢癌、乳腺癌、膀胱癌和消化道肿瘤。

【不良反应】较轻，表现为骨髓抑制、胃肠道反应，少数出现发热、皮疹。

（四）白消安（busulfan）

【药理作用】为甲烷磺酸类烷化剂，在体内解离出的丁烷基团可与 DNA 的鸟嘌呤联结，影响 DNA 的功能。

【药动学】口服吸收，可分布于体内各组织中，在肝内代谢，由尿排出，半衰期为 2～3 h。

【临床应用】主要用于慢性粒细胞白血病的治疗，对急性白血病无效。属于细胞周期非特异性药，主要为对 G_1 和 G_0 期的作用。

【不良反应】主要表现为骨髓抑制、肺纤维化、闭经、睾丸萎缩、头昏、面红等。

（五）丝裂霉素（mitomycin）

【药理作用】本品能与 DNA 双链中腺嘌呤上 O-6 位和鸟嘌呤上 N-7 位交叉联结，抑制 DNA 的复制，也可使 DNA 单链断裂，属于细胞周期非特异性药物。

【药动学】口服吸收少，常用于静脉注射，在肝中代谢，由尿排出，半衰期为 1 h。

【临床应用】丝裂霉素抗瘤谱广，主要用于各种实体瘤的治疗，常与博来霉素、长春新碱合用治疗子宫颈癌，与氟尿嘧啶、多柔比星联合使用治疗胃癌和肺癌，还可用于慢性粒细胞白血病、恶性淋巴瘤等。

【不良反应】主要为骨髓抑制和胃肠道反应，少数可出现肝肾功能损害、发热、乏力、肌肉痛、脱发等，用药期间应注意检查血象。

（六）博来霉素（bleomycin，争光霉素、平阳霉素）

【药理作用】主要是抑制胸腺嘧啶核苷掺入 DNA，抑制 DNA、RNA 和蛋白质合成，也可使 DNA 链断裂，阻止 DNA 的复制，属于细胞周期非特异性药物。

【药动学】静脉注射后 30 min 达血药峰浓度，迅速下降，半衰期为 1.3 ～ 8.9 h。主要由尿排出。

【临床应用】对头颈部鳞癌、淋巴瘤、鼻咽癌、食管癌、乳腺癌、睾丸癌、鳞状上皮癌等均有效。

【不良反应】对骨髓抑制较轻，可引起肺毒性、胃肠道反应及变态反应。

（七）顺铂（cisplatin）和卡铂（carboplatin）

两者都为金属铂的配位化合物。

【药理作用】顺铂在体内先将氯解离后，二价铂与细胞中 DNA 的碱基鸟嘌呤、腺嘌呤和胞嘧啶连接，形成交叉联结后破坏了 DNA 的结构与功能，导致 DNA 断裂，抑制细胞的有丝分裂。高浓度时也可抑制 RNA 及蛋白质的合成，属于细胞周期非特异性药物。

【药动学】静脉注射后，血浆蛋白结合率高，约 90%，主要分布在肝、肾、膀胱。血中消失呈双相，快相半衰期为 41 ～ 49 min，慢相半衰期为 57 ～ 73 h。由尿中缓慢排出。

【临床应用】顺铂抗瘤谱较广，对多种实体肿瘤均有效，如乳腺癌、卵巢癌、睾丸癌、膀胱癌、肺癌、头颈部癌、骨肉瘤、黑色素瘤等。在临床中常与其他抗癌药联合应用，如长春碱、博来霉素等药物。

【不良反应】主要不良反应有肾毒性、骨髓抑制、听神经毒性及胃肠道反应。

卡铂为第二代铂类抗癌药，抗癌作用及其机制与顺铂相似，但不良反应比顺铂低。半衰期较长，为 29 h，在体内存留时间比顺铂短。

（八）依托泊苷（etoposide）和替尼泊苷（teniposide）

依托泊苷为植物西藏鬼臼的有效成分鬼臼毒素的衍生物。

【药理作用】依托泊苷与 DNA 拓扑异构酶 II、DNA 形成复合物，从而干扰 DNA 的结构与功能，也可作用于 S 期和 G_2 期细胞，使细胞周期阻滞在 G_2 期，以及抑制微管的组装，引起细胞死亡。

【药动学】可口服和静脉注射，口服后 0.5 ～ 4 h 可达血药峰浓度；半衰期为 4 ～ 9 h。静脉注射后血浆蛋白结合率为 74% ～ 90%，快相半衰期为 1 ～ 4 h，慢相半衰期为 5 ～ 7 h，主要由尿排出。

【临床应用】本品抗瘤谱广，主要用于急性粒细胞白血病、乳腺癌、小细胞肺癌、淋巴瘤、卵巢癌、睾丸癌、神经母细胞瘤、膀胱癌、肝癌等，常与环磷酰胺、多柔比星、长春新碱联合使用。

【不良反应】常见有骨髓抑制、胃肠道反应、脱发，滴注速度快时可引起直立性低血压，对局部血管有刺激。

替尼泊苷的抗癌作用及机制与依托泊苷相似，抗癌作用较依托泊苷强，并与依托泊苷交叉耐药。本品易通过血脑屏障，常用于小细胞肺癌、急性淋巴细胞白血病、淋巴瘤和神经母细胞瘤。常见不良反应有骨髓抑制、胃肠道反应、皮疹、发热、静脉炎、脱发等，偶见血清转氨酶升高。

三、干扰 DNA 转录和 RNA 合成的药物

（一）放线菌素 D（actinomycin D）

从我国桂林土壤中的放线菌发酵液中得到的抗生素被命名为更生霉素，与放线菌素 D 结构相同。

【药理作用】本品能嵌入到 DNA 链中的鸟嘌呤和胞嘧啶碱基对之间，形成复合体，阻止 RNA 多聚酶的作用，从而抑制 RNA 的合成，还影响 mRNA 的转录；阻碍蛋白质合成，使肿瘤细胞生长抑制。属于细胞周期非特异性药物。

【药动学】静注后可分布于全身各组织，肝肾中浓度较高。大部分由胆汁排泄，少部分由肾清除，半衰期为 36 h。

【临床应用】主要用于肾母细胞瘤、横纹肌肉瘤、神经母细胞瘤、绒毛膜上皮癌、睾丸癌等恶性肿瘤的治疗。

【不良反应】常见不良反应有胃肠道反应，如恶心、呕吐、口腔炎，骨髓抑制等。少数可出现皮疹、发热、脱发、肝功能损伤。

（二）柔红霉素（daunorubicin，正定霉素）和多柔比星（doxorubicin，阿霉素）

柔红霉素是从 *Streptomyces peucetins* 培养液中获得的蒽环类化合物。从河北省正定的土壤中同类放线菌菌株培养液中提取分离的化合物被命名为正定霉素。

【药理作用】本品能与 DNA 碱基结合，干扰转录过程抑制 DNA 复制和 RNA 合成，还可抑制 DNA 拓扑异构酶 II 功能，从而阻止了肿瘤细胞的增殖。属于细胞周期非特异性药物，对 S 期细胞较敏感。

【药动学】静脉注射后可分布到全身各组织，心、肝、脾、肾中较多，不易通过血脑屏障，在肝中代谢，由尿和胆汁排泄，半衰期为 30 ～ 50 h。

【临床应用】主要用于急性粒细胞白血病和急性淋巴细胞白血病的治疗。常与长春新碱、阿糖胞苷、硫鸟嘌呤、泼尼松等药联合使用。

【不良反应】本品对骨髓抑制毒性较大，还可引起恶心、呕吐、腹痛、口腔溃疡、心肌损害、心电图异常、心律失常及脱发等。

多柔比星是从 *Streptomyces peucetium* var *caesius* 的发酵液中得到的糖苷类抗生素。抗肿瘤作用及其机制与柔红霉素相同，其特点是抗肿瘤作用比柔红霉素强，抗瘤谱广，毒性低。属细胞周期非特异性药物，对 M 期和 S 期的细胞较敏感。主要用于急性白血病、淋巴瘤、乳腺癌、肺癌及多种其他实体瘤的治疗，与其他抗癌药联合使用可提高疗效。不良反应有骨髓抑制、心脏毒性、胃肠道反应、脱发等。

（三）米托蒽醌（mitoxantrone）

本品能嵌入 DNA 链中，形成交叉联结，从而抑制 DNA 和 RNA 的合成，使细胞周期中的 G_2 期被阻断。主要用于急慢性白血病、淋巴瘤、乳腺癌等的治疗，对急性淋巴细胞白血病疗效好，与环磷酰胺、氟尿嘧啶联合使用治疗效果更佳。不良反应有骨髓抑制、胃肠道反应，心脏毒性较低，少数患者可出现脱发。

四、影响蛋白质合成和细胞分裂的药物

（一）门冬酰胺酶（asparaginase）

有些肿瘤细胞缺乏门冬酰胺合成酶，不能合成生长必需的门冬酰胺，需依赖宿主供给。门冬

酰胺酶可使血中的门冬酰胺水解，使肿瘤细胞缺乏门冬酰胺，从而抑制细胞的生长。正常细胞能够合成门冬酰胺，因此受影响较小。主要用于急性淋巴细胞白血病、急性粒细胞白血病和急性单核细胞白血病、恶性淋巴瘤的治疗，对急性淋巴细胞白血病疗效最好。不良反应有胃肠道反应，如恶心、呕吐、腹泻、食欲不振；过敏反应，如发热、荨麻疹、过敏性休克；少数患者出现骨髓抑制；以及精神症状，如头痛、头昏、嗜睡、精神错乱等。妊娠早期禁用，肝肾功能损害者禁用。

（二）紫杉醇（paclitaxel，taxol）

【药理作用】紫杉醇可选择性促进微管蛋白的聚合，抑制微管蛋白的解聚，从而引起微管束的异常排列，影响纺锤体的正常功能，抑制细胞的有丝分裂，导致细胞死亡。

【药动学】静脉滴注给药。静脉注射后血浆半衰期为 5.3～17.4 h。血浆蛋白结合率高。大部分由粪便排出，小部分由尿中排出。

【临床应用】主要用于乳腺癌、卵巢癌、肺癌、大肠癌、黑色素瘤、头颈部癌、淋巴瘤、脑瘤，对卵巢癌和乳腺癌疗效较好。常与顺铂、异环磷酰胺、氟尿嘧啶、多柔比星等药联合使用。

【不良反应】主要表现有：①骨髓抑制；②过敏反应，轻者出现面红、皮疹、心率略快，重者出现为血压低、血管神经性水肿、呼吸困难；③神经系统症状，如麻木、感觉和运动障碍等；④心脏毒性，常见心动过速、低血压；⑤关节肌肉疼痛。

（三）长春碱（vinblastine）和长春新碱（vincristine）

【药理作用】长春碱通过影响微管蛋白聚合，阻止了纺锤体微管的形成，使细胞的有丝分裂停止在 M 期。属于 M 期特异的药物。

【药动学】静脉注射后，可与血中的血浆、血小板、红细胞和白细胞结合，血浆药物消除为双相过程，快相半衰期 4～5 min，慢相半衰期为 190 min，代谢物由胆汁中排出，原型由尿中排出。

【临床应用】临床主要用于淋巴瘤、绒毛膜上皮癌、睾丸癌、肺癌、乳腺癌、卵巢癌、单核细胞白血病等肿瘤的治疗，对儿童急性淋巴细胞白血病疗效较好，常与顺铂、博来霉素、泼尼松等联合应用。

【不良反应】主要表现有骨髓抑制、胃肠道反应、外周神经炎，如手足麻木、四肢疼痛、反射消失等，少数患者出现直立性低血压、脱发等。

长春新碱对微管的作用机制与长春碱相同，还可以抑制 RNA 多聚酶活性和影响蛋白质的代谢，对 G_1 期细胞也有作用。主要用于急性和慢性白血病、恶性淋巴瘤、小细胞肺癌、乳腺癌、卵巢癌、恶性黑色素瘤及消化系统肿瘤等。不良反应与长春碱相同，但骨髓抑制及胃肠道反应比长春碱轻。

（四）秋水仙碱（colchicine）

本品与微管蛋白结合，阻止纺锤丝的形成，使有丝分裂停止在中期，导致细胞死亡。属于 M 期细胞特异性药物，对乳腺癌、宫颈癌、肺癌、食管癌、皮肤癌有一定疗效。由于疗效不如其他抗癌药，毒性大，现临床已不用。

（五）三尖杉酯碱（harringtonine）和高三尖杉酯碱（homoharringtonine）

它们是从三尖杉科植物中分离提取得到的生物碱。酯碱有四种：三尖杉酯碱、高三尖杉酯碱、异三尖杉酯碱和脱氧三尖杉酯碱。其中三尖杉酯碱和高三尖杉酯碱疗效较好。这类药物属细胞周期非特异性药物，可抑制蛋白质合成的起始阶段，使多聚核糖体分解，释放出新生肽链，抑制细胞有丝分裂。高三尖杉酯碱还能诱导肿瘤细胞分化，使 cAMP 含量升高，抑制糖蛋白的合成。临床主要用于急性粒细胞白血病、恶性淋巴瘤、肺癌、绒毛膜上皮细胞癌、恶性葡萄胎等肿瘤的治疗。不良反应主要有骨髓抑制、胃肠道反应，对少数患者可引起心肌损害。心、肝肾功能不全者应慎用。

（六）丙卡巴肼（procarbazine）

【药理作用】本品能够抑制 DNA 和蛋白质的合成。进入体内后自身氧化可形成 H_2O_2 和羟自由基，促使 DNA 断裂。还能抑制有丝分裂等，属于细胞周期非特异性药物。

【药动学】口服吸收好，主要分布于肝、肾，能渗入脑脊液，在肝和红细胞中代谢，大部分由尿中排出，只有 10% 由肺排出，半衰期为 7 ~ 10 min。

【临床应用】临床主要应用于霍奇金病。对恶性淋巴瘤、多发性骨髓瘤、肺癌也有一定疗效。

【不良反应】可引起骨髓抑制，表现为白细胞和血小板减少，多在用药后 4 ~ 6 周时出现，停药后可恢复；有轻微的胃肠道反应；少数患者可出现神经系统毒性反应，如眩晕、嗜睡、精神错乱等；也可出现皮炎、脱发、下肢感觉异常等。

第三节 分子靶向抗肿瘤药

分子靶向抗肿瘤药物主要包括小分子化合物和单克隆抗体两大类，其中小分子类药物居多。小分子药物主要以酪氨酸激酶、mTOR 等激酶为靶标；单克隆抗体药物主要以受体酪氨酸激酶（receptor tyrosine kinases，RTKs）、CD20、PD-1 等细胞表面受体或它们的配体为靶标。

一、Bcr-Abl 和 KIT 抑制药

Bcr-Abl 是由 9 和 22 号染色体易位而成的费城染色体所编码的融合蛋白，具有持续的酪氨酸激酶活性而使细胞持续增殖；Bcr-Abl 可见于 95% 的慢性髓细胞性白血病以及部分急性淋巴细胞白血病患者。以 Bcr-Abl 为靶向的治疗白血病药物有伊马替尼（imatinib）、达沙替尼（dasatinib）和尼罗替尼（nilotinib）。其中伊马替尼也可相对选择性地抑制干细胞生长因子受体 KIT 和血小板源生长因子受体 PDGFR 两类受体酪氨酸激酶。伊马替尼的药理作用以及药动学性质等特征如下。

【药理作用】伊马替尼可选择性抑制 Bcr-Abl 阳性细胞、费城染色体阳性的白血病细胞的增殖并诱导其凋亡；或者抑制 KIT 高表达的胃肠道间质瘤细胞的增殖。

【作用机制】伊马替尼作用于 Bcr-Abl 和 KIT 的酪氨酸激酶结构域的 ATP 结合位点，竞争性抑制它们的激酶活性。如图 48-4 所示，伊马替尼与 KIT 激酶区的 ATP 结合口袋的多个氨基酸残基形成氢键和范德华相互作用，维系"活化环"的"DFG-out"构象，属于 II 型酪氨酸激酶抑制药。

【药动学】口服吸收迅速，生物利用度高。高脂肪饮食不利于本药吸收。血浆蛋白结合率约为 95%，血浆半衰期为 18 h，其主要代谢物的半衰期为 40 h。

【临床应用】主要用于慢性髓细胞性白血病以及恶性胃肠道间质瘤的治疗。

【不良反应】主要有恶心、呕吐、腹泻、肌肉痉挛、水肿、头痛和头晕等。

二、表皮生长因子受体家族靶向药

表皮生长因子受体（epidermal growth factor receptor，EGFR）家族包括 EGFR（ErbB-1）、HER2（ErbB-2）、HER3（ErbB-3）和 HER4（ErbB-4）四个成员。其中 EGFR 的靶向药物主要有吉非替尼（gefitinib）、埃罗替尼（erlotinib）、埃克替尼（icotinib）、尼妥珠单抗（nimotuzumab）和西妥昔单抗（cetuximab）；HER2 的靶向药物有曲妥珠单抗（trastuzumab）。

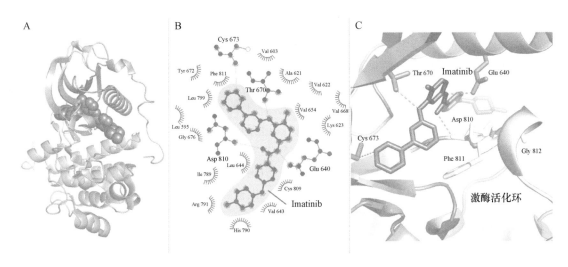

图 48-4　伊马替尼（imatinib）与受体酪氨酸激酶 KIT 相互作用的结构示意图（彩图见后）

两者复合物的原子坐标文件源于蛋白质数据库（protein data bank，PDB），代号为 1T46。**A.** 图中灰色飘带模型代表 KIT 的胞内激酶结构域；蓝色空间填充模型代指伊马替尼。**B.** 伊马替尼（浅紫色阴影中的分子）与 KIT 活性中心的氨基酸残基形成氢键和范德华力。绿色虚线代指氢键，氨基酸残基名称与编号周围的红色光环代表范德华力。**C.** 伊马替尼（蓝色分子）与 KIT（灰色飘带模型）中"活化环"（activation loop，绿色部分）的 DFG 模体（Asp-Phe-Gly 序列基元）结合

1. 吉非替尼

【药理作用与作用机制】吉非替尼为喹唑啉衍生物，可结合 EGFR 的酪氨酸激酶结构域，抑制其激酶活性，阻断由 EGFR 介导的下游信号通路，从而抑制肿瘤细胞的增殖。

【药动学】口服后 3～7 h 可至峰浓度；血浆半衰期为 6～49 h。主要在肝代谢，主要经粪便排泄。

【临床应用】主要用于晚期或转移的非小细胞肺癌，可与铂类抗肿瘤药物联用。

【不良反应】常见胃肠道不适、皮肤瘙痒等症状。

2. 埃克替尼　埃克替尼于 2011 年被我国食品药物管理部门批准用于治疗晚期或者转移性的非小细胞肺癌。可选择性抑制 EGFR 野生型以及突变体的激酶活性，从而可抑制 EGFR 阳性的非小细胞肺癌细胞的增殖。口服易被吸收，峰时间为 0.5～4 h，主要通过肝代谢。不良反应多见皮疹、腹泻。

3. 尼妥珠单抗　尼妥珠单抗能特异性地结合 EGFR 的胞外区，阻断 EGFR 与配体的相互作用，抑制 EGFR 的酶活性，从而削弱 EGFR 信号介导的肿瘤细胞增殖。静脉给药。临床上主要用于治疗鼻咽癌以及头颈部鳞状细胞癌。不良反应有发热、头晕、恶心、皮疹、呕吐、吞咽困难、口干、嗜睡、肌痛、血尿等。

4. 西妥昔单抗　可结合 EGFR 的胞外区，抑制受体的跨膜信号转导过程，从而抑制 EGFR 阳性肿瘤细胞的增殖和转移。静脉给药，血浆半衰期为 3～7 d。临床上用于结直肠癌、晚期非小细胞肺癌和转移性头颈部鳞状细胞癌。主要不良反应为头痛、结膜炎、呼吸系统反应、胃肠道反应、皮疹等。

三、血管内皮生长因子及其受体靶向药

血管内皮生长因子（vascular endothelial growth factor，VEGF）作用于其受体 VEGFR1 和 VEGFR2 的胞外区，引起受体的跨膜信号转导，促进血管新生。VEGF 的靶向药物有贝伐单抗；其受体的靶向药物有舒尼替尼（sunitinib）。

1. 贝伐珠单抗　贝伐珠单抗为可选择性作用于 VEGF 的重组人源化单克隆抗体，可阻止

VEGF 与其受体的相互作用，抑制 VEGFR1、VEGFR2 的信号转导，从而直接抑制肿瘤的生长和转移，或抑制肿瘤的血管新生而间接地抑制肿瘤的生长。

贝伐珠单抗具有广谱的抗肿瘤活性，对结肠癌、乳腺癌、胰腺癌等多种肿瘤具有抑制效果。在临床上，主要与细胞毒类药物联合使用治疗转移性结肠癌（与氟尿嘧啶联用）、非鳞状非小细胞肺癌（与卡铂和紫杉醇联用）、肾癌或胶质瘤（与干扰素联用）。常见的不良反应有高血压、疲劳、乏力、腹泻、腹痛；严重的不良反应有胃肠道穿孔和出血。

2. 舒尼替尼 舒尼替尼可选择性地结合 VEGFR2 胞内酪氨酸激酶结构域的 ATP 口袋，从而竞争性地抑制 VEGFR2 的激酶活性，从而抑制肿瘤的生长或转移。临床上用于治疗胃肠基质细胞癌、晚期或转移性肾细胞癌。不良反应包括疲倦、出血、高血压、蛋白尿、胃肠穿孔等。

四、mTOR 抑制药

mTOR 是丝氨酸 / 苏氨酸蛋白激酶，可以整合 RTK、wnt 等多个信号通路，调节细胞生长、增殖、运动等行为；其功能失调与癌症的发生密切相关。以 mTOR 为靶标的抗肿瘤药物有依维莫司（everolimus）。

【药理作用】可相对选择性地结合 mTOR 的激酶区，并抑制其蛋白激酶活性，从而抑制肿瘤细胞增殖、代谢以及血管生长。

【药动学】口服易吸收，1 ~ 2 h 可至峰浓度。脂肪类食物会影响其吸收。血浆蛋白结合率约为 74%，平均消除半衰期约为 30 h。

【临床应用】临床上主要用来治疗晚期肾癌、伴结节硬化的室管膜下巨细胞型星形细胞瘤、晚期胰腺神经内分泌肿瘤、晚期激素受体阳性而 HER-2 阴性的乳腺癌。

【不良反应】常见口腔炎、肺炎、呼吸困难，严重不良反应有急性呼吸衰竭等。

五、CD20 靶向药

CD20 是一种 B 细胞分化抗原，在 95% 以上的 B 淋巴细胞型的非霍奇金淋巴瘤中表达。

利妥昔单抗（rituximab）是一种人鼠嵌合性单克隆抗体，能特异性识别 B 淋巴细胞表面的 CD20，引起补体依赖性细胞毒性（complement-dependent cytotoxicity，CDC）、抗体依赖性细胞毒性（antibody-dependent cell-mediatedcytotoxicity，ADCC），或诱导程序性死亡（凋亡），从而抑制肿瘤细胞的增殖。

利妥昔单抗主要用于治疗复发或化疗耐药的 B 淋巴细胞非霍奇金淋巴瘤；与其他化疗药物联合使用，治疗慢性淋巴细胞白血病。静脉注射，单次注射后血浆半衰期约为 68 h；若每周注射一次，连续注射 4 次，6 个月后在患者血清中仍然能检测到本品。不良反应包括贫血、血小板减少、皮疹、肠道功能紊乱、发热和疲劳。

六、PD-1 及其配体靶向药

PD-1 是一类表达于 T 细胞表面的免疫球蛋白超家族受体，是最重要的免疫检查点（immune checkpoints）之一；当与其配体 PD-L1 或 PD-L2 结合，可导致 T 细胞功能下调，人体以此调节免疫系统，避免过度免疫反应。肿瘤细胞表达 PD-L1 或 PD-L2，可抑制 T 细胞活性，从而逃避免疫细胞攻击。PD-1 及其配体的靶向单克隆抗体药物，可以阻断两者之间的相互作用，恢复 T 细胞对肿瘤细胞的攻击，从而具有抗肿瘤活性。

Nivolumab 是 PD-1 的人源化单克隆抗体，自 2014 年 12 月起，先后被 FDA 批准用于治疗黑色素瘤、鳞状非小细胞肺癌、肾细胞癌、复发性霍奇金淋巴瘤。每 2 周给药一次（剂量按照 3 mg/kg 计算），12 周后可至稳态浓度；半衰期约为 27d。不良反应有皮疹、皮肤瘙痒、上呼吸道感染、外周水肿、疲劳、发热、食欲减退等。

Atezolizumab 是 PD-L1 的完全人源化单克隆抗体，2016 年 5 月被 FDA 批准用于治疗膀胱癌。一般的不良反应有疲劳、食欲减退、恶心；严重者可见尿道感染。

第四节　其他非细胞毒类抗恶性肿瘤药

一、影响体内激素平衡的药物

已知乳腺癌、卵巢癌、宫颈癌、前列腺癌、睾丸癌、甲状腺癌的发生与相应激素失调有关，因此采用激素类药物调节体内激素平衡，可影响肿瘤细胞的增殖。

（一）雄激素类

临床上用于治疗恶性肿瘤的雄激素类药物有甲睾酮、丙酸睾酮和氟羟甲基睾丸酮，它们能抑制垂体促卵泡激素的分泌，减少雌激素产生，从而阻断雌激素对乳腺生长的促进作用。通过负反馈抑制黄体激素的分泌，使催乳素水平下降，也会影响乳腺癌的生长。主要用于晚期乳腺癌和乳腺癌骨转移治疗。

（二）雌激素类

雌激素类药物己烯雌酚和炔雌醇，可抑制下丘脑及垂体，减少促间质细胞激素的分泌，从而减少睾丸间质细胞和肾上腺皮质分泌雄激素；也可直接对抗雄激素对前列腺癌生长的作用。主要用于前列腺癌及绝经期乳腺癌伴有内脏或软组织转移的患者。

（三）孕激素类

孕激素类药物甲地孕酮和甲羟孕酮能够促进子宫内膜分化成熟，阻止癌细胞核酸合成，抑制垂体催乳素，促进卵泡素的分泌，从而抑制肿瘤组织的生长。主要用于乳腺癌、对雌激素无效的晚期乳腺癌伴有软组织转移的患者。

（四）抗雌激素类药物

他莫昔芬（tamoxifen），又名三苯氧胺（nolvadex），是雌激素受体的部分激动剂，有雌激素样作用。能够与雌二醇竞争与雌激素受体的结合；阻断雌激素对乳腺癌的促进作用，从而抑制乳腺癌组织的生长。主要用于晚期转移性乳腺癌、停经后的晚期乳腺癌、卵巢癌、子宫体癌。其疗效与雄激素相同，但没有雄激素男性化的副作用。

（五）肾上腺皮质激素（adrenocortical hormones）

糖皮质激素类药物如泼尼松、泼尼松龙、地塞米松等能抑制淋巴组织，使淋巴细胞溶解。主要用于急性淋巴细胞白血病和恶性淋巴瘤的治疗，其特点为疗效好、作用快、作用持久，易产生耐药。对慢性淋巴细胞白血病也有效，可减少淋巴细胞的数量，对并发的自身免疫性贫血和血小板减少症有缓解作用。对其他肿瘤无效。对肿瘤引起的发热不退、明显的毒血症也有疗效，以短时间少量应用可以改善症状。在治疗肿瘤时常与其他抗癌药和抗菌药联合应用。

二、细胞分化诱导剂

（一）维甲酸（tretinoin，retinoic acid）

维甲酸又称维 A 酸，可抑制多种致癌物的致癌过程，诱导白血病细胞分化，使白血病细胞增殖受到抑制。临床主要用于急性早幼粒细胞白血病，对癌前病变，如光化性角化病、色素沉着性干皮症及子宫颈不典型增生等有一定的治疗作用。常见的不良反应有皮肤黏膜、肝毒性及胚胎发育异常等。

（二）三氧化二砷

三氧化二砷通过降解过度表达的 PML-RARα 融合蛋白、下调 *bcl-2* 基因表达等诱导白血病细胞凋亡。静脉给药，组织分布广。临床上用于治疗急性早幼粒细胞白血病。不良反应有疲劳、可逆性高血糖、心电图 Q-T 间歇期延长等，治疗期间需要密切观察，以防止晕厥或猝死。

三、蛋白酶体抑制药

硼替佐米（bortezomib）属于蛋白酶体抑制药类抗肿瘤药物。它与 26 S 蛋白酶体结合，抑制其酶活性，阻止促凋亡通路相关蛋白的降解，从而促进肿瘤细胞的凋亡。皮下给药，血浆峰浓度可维持 1～2 h。血浆半衰期为 9～15 h。药物主要在肝代谢。临床上主要用来治疗多发性骨髓瘤或套细胞淋巴瘤。不良反应包括外周神经病变、虚弱、消化道症状等。

第五节 抗恶性肿瘤药的联合应用

根据抗癌药物的作用机制和肿瘤细胞增殖动力学，合理设计联合用药方案，可使药物的抗癌作用增强，治愈率提高，不良反应减少。常用的联合使用抗癌的原则有：

1. 根据肿瘤细胞增殖动力学选择药物 对于生长缓慢的实体瘤，因 G_0 期细胞较多，可先选择细胞周期非特异性药物，杀灭增殖期和部分 G_0 期细胞，这样可使肿瘤体缩小，又可驱动 G_0 期细胞进入增殖周期，此时再选用细胞周期特异性药物。对于生长快、生长比率高的肿瘤如急性白血病，应先选择针对 S 期和 M 期细胞特异性药物，作用后再选择周期非特异性药物杀灭其他期的细胞，G_0 期细胞进入周期后，可重复上述的给药方式。

2. 根据抗癌药物的作用机制选择药物 不同作用机制的抗癌药物联合使用可增强疗效，如甲氨蝶呤和巯嘌呤的合用、环磷酰胺和甲氨蝶呤的合用。

3. 根据抗瘤谱选择药物 目前使用的抗癌药物其抗瘤谱有所不同，如胃肠道肿瘤可选用氟尿嘧啶、塞替派、环磷酰胺、丝裂霉素等；鳞癌可选用博来霉素、甲氨蝶呤、硝卡芥等；肉瘤可选用环磷酰胺、顺铂、多柔比星等。

4. 根据抗瘤药的毒性选择药物 大多数的抗癌药物都有抑制骨髓的不良反应，而某些药物如长春新碱、博来霉素、泼尼松对骨髓抑制作用较小，联合使用后可减小毒性反应，提高疗效。

5. 给药方法 可采用一次大剂量用药和小剂量多次给药，前者好于后者。因为前者大剂量一次用药可杀灭更多的癌细胞，在停药期间有利于造血系统、胃肠道系统等组织的修复，也有利于提高机体的抗瘤能力及减少耐药性。因此，对于联合用药或单药使用，常采用机体能耐受的最大剂量，尤其对早期癌症、体质较好的肿瘤患者应采用此种疗法。临床应用证实，环磷酰胺、多柔比星、甲氨蝶呤、卡莫司汀等药物，大剂量间歇用药比小剂量连续使用的疗效更好。

思考题

1. 目前临床使用的抗癌药物根据作用机制可以分成哪几类？
2. 细胞周期特异性药物是如何抑制肿瘤组织生长的？
3. 烷化剂类抗肿瘤药的作用机制是什么？举例说明。
4. 非细胞毒类抗癌药物可以分为哪几类？举例说明。
5. 抗癌药物联合应用原则是什么？
6. 分子靶向抗肿瘤药物的作用机制有哪几种？举例说明。

（刘合力）

第四十九章　影响免疫功能药

学习要求：

1. 掌握免疫抑制药的分类
2. 掌握代表性免疫抑制药的药理作用和机制
3. 熟悉影响免疫功能药物的类型
4. 了解免疫增强药的作用

第一节　免疫反应

一、免疫应答

机体免疫系统（immune system）由免疫器官、免疫细胞和免疫分子组成。该系统具有识别和排斥抗原性异物、维持机体内环境稳定和生理平衡的功能，是执行免疫应答（immune response）的基础。

免疫应答可分为两类，即天然免疫应答（innate immune system，非特异性免疫）和获得性免疫应答（adaptive immune system，特异性免疫）。天然免疫应答是机体抵御外来病原体感染的第一道防线，是由白细胞（例如中性粒细胞、单核巨噬细胞、肥大细胞、自然杀伤细胞）、补体系统、抗菌肽（如防御素）、酶（例如溶菌酶、酸性水解酶）、干扰素、酸性 pH、自由基（例如过氧化氢、超氧阴离子）等多种成分参与的反应。获得性免疫包括两种，由 T、B 淋巴细胞，抗原呈递细胞及各种与免疫系统功能有关的细胞因子参与，是在天然免疫应答之后发挥作用的免疫反应，其过程包括三个阶段：

（1）感应阶段（inductive stage）：巨噬细胞和其他免疫活性细胞处理和识别抗原的阶段。

（2）增殖分化阶段（proliferative and differentiation stage）：淋巴细胞被抗原激活后分化增殖并产生免疫活性物质的阶段。T 或 B 细胞与抗原特异性结合后，分别转变为淋巴母细胞和浆母细胞。淋巴母细胞增殖分化为效应 T 细胞，后者还可产生各种因子调节免疫应答。浆母细胞增殖分化为浆细胞，后者合成与分泌多种抗体免疫球蛋白（IgM、IgG、IgA、IgD 或 IgE）。

（3）效应阶段（effective stage）：效应 T 细胞或抗体再次接触抗原，分别产生细胞免疫（cellular immunity）和体液免疫（humoral immunity）。细胞免疫是效应 T 细胞再受抗原刺激时可直接杀伤或释放细胞因子等免疫活性物质，使抗原受到破坏。体液免疫反应则是抗原与抗体结合，直接或在补体协调下破坏抗原（图 49-1）。

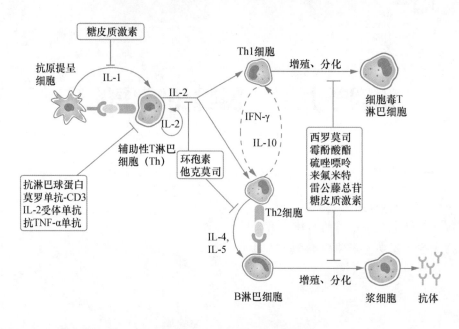

图 49-1　细胞和体液免疫应答的产生与免疫抑制药物的作用环节

二、异常免疫反应

正常功能的免疫反应可以成功中和毒素、灭活病毒和消除病原体,而当免疫功能异常时,出现异常免疫反应(abnormal immune responses)。

超敏反应(hypersensitivity),又称变态反应,即异常的、过高的免疫应答,可导致机体生理功能紊乱和自身组织的损伤。

自身免疫(autoimmunity),即机体对对自身组织成分产生免疫反应,造成自身组织损伤。常见疾病有系统性红斑狼疮、1 型糖尿病和类风湿关节炎等。

免疫缺陷(immunodeficiency),是由于免疫系统发育不全或遭受损害所致的免疫功能缺陷。疾病类型有两种,即先天性免疫缺陷病和获得性免疫缺陷病,前者多由免疫系统遗传基因异常产生,后者可由病毒感染或肿瘤等严重疾病导致。

免疫增殖病(immunoproliferative disease)是因产生免疫球蛋白的细胞异常增生,免疫球蛋白过度产生所致的一些疾病,如巨球蛋白血症和多发性骨髓瘤等。

影响免疫功能的药物可调节免疫应答过程中的一个或多个环节,从而发挥免疫抑制或增强的作用。

第二节　免疫抑制药

免疫抑制药(immunosuppressive agents)抑制过度的免疫反应,能有效减少过度、不当的免疫反应造成的损害。这些药也有可能引起疾病,增加感染与恶性肿瘤的风险。

免疫抑制药物的作用特点:

(1)多数药物的免疫抑制作用缺乏选择性,对正常和异常的免疫反应均有抑制作用:如长期应用,除各药特有的毒副作用外,还易导致机体抵抗力降低而诱发感染,增加肿瘤的发生率,并影响生殖系统功能等。

（2）对初次免疫应答反应的抑制作用较强，而对再次免疫应答反应的抑制作用较弱。该特性可能与正在增殖、分化的免疫细胞对免疫抑制比较敏感有关。

（3）药物的免疫抑制作用很大程度上取决于给药时间、抗原刺激的时间间隔和先后顺序。糖皮质激素在抗原刺激前 24～48 h 给药免疫抑制作用最强，可能与其干扰免疫应答反应的感应期有关。又如硫唑嘌呤、巯嘌呤等药物在抗原刺激后 24～48 h 给药，免疫抑制作用最强，这与其主要影响增殖的淋巴细胞有关。

（4）多数免疫抑制药物尚有非特异性抗炎作用。

一、糖皮质激素类药物

糖皮质激素药物（glucocorticoids）作用广泛，本节主要介绍其免疫抑制作用相关内容。

【药理作用】糖皮质激素具有明显的抗炎和免疫抑制作用，对免疫反应的多个环节都有抑制作用。

【作用机制】抑制巨噬细胞吞噬和处理抗原，阻碍淋巴细胞 DNA 合成和有丝分裂，破坏淋巴细胞，使外周淋巴细胞数量减少；抑制辅助性 T 细胞和 B 细胞，使抗体生成减少；抑制多种细胞因子如 IL-2、IL-6 的生成，减轻效应期的免疫炎性反应等。

【临床应用】临床常用的药物有泼尼松、泼尼松龙和地塞米松等，主要用于器官移植的排斥反应和自身免疫疾病。

二、钙调神经磷酸酶抑制药

环孢素（cyclosporin，Cs）

其是由真菌 *Beauveria nivea* 代谢产物中提取的由 11 个氨基酸组成的环肽，现已人工合成。

【药理作用】主要抑制 T 细胞介导的细胞免疫，不显著影响机体的体液免疫。

【作用机制】环孢素可选择性地作用于 T 淋巴细胞分化的初期，阻断辅助性 T 细胞的激活。环孢素与细胞内的蛋白质——亲免素（immunophilins）相结合而形成一个复合物，抑制细胞质磷酸酶、钙调神经磷酸酶（calcineurin），这两个酶是 T 细胞特异性转录因子 NFAT（nuclear factor of activated T-cells）激活所必需的。抑制 NFAT 进入细胞核，进而抑制细胞因子如 IL-2、IL-3、IL-4 以及干扰素的产生，减少 T 淋巴细胞的数量。但它不能阻断这些细胞因子对激活的 T 细胞的作用，也不能阻断激活的 T 细胞与抗原的相互作用。

【药动学】可口服和静脉注射，主要在肝进行代谢，代谢产物通过胆道途径排入肠腔并随粪便排出体外。

【临床应用】环孢素在临床上主要用于防止异体器官或骨髓移植时的排斥反应，对肝、肾和心脏移植有效，常与糖皮质激素、抗代谢药物如霉酚酸酯合用。也试用于一些对其他药物无效的难治性自身免疫性疾病的治疗，如类风湿关节炎、系统性红斑狼疮和顽固性银屑病等。

【不良反应】常见肾毒性反应，其次为肝损害和继发感染、神经系统紊乱和胃肠道反应等。其他不良反应包括高血压、高脂血症、高钾血症、震颤、多毛症、葡萄糖耐受不良和牙龈增生。多数不良反应和使用剂量相关，因此应监测药物血浆浓度。

他克莫司（tacrolimus）

其又名 FK-506 或 fujimycin，是从筑波链霉菌（*Streptomyces tsukubaensis*）中提取的大环内酯类抗生素。该药优于环孢素，它增加了效能，免疫抑制作用较环孢素强 10～100 倍，并减少了类固醇相关的不良反应发生率。

【药理作用】抑制淋巴细胞增殖，抑制 Ca^{2+} 依赖性 T 和 B 淋巴细胞的活化。

【作用机制】在 T 细胞中，T 细胞受体的激活会增加细胞内 Ca^{2+}，Ca^{2+} 作用于钙调蛋白进而激活钙调神经磷酸酶，该酶使激活的 T 细胞的核转录因子（NFAT）进行去磷酸化，并移动到 T

细胞的细胞核，提高 IL-2 及相关细胞因子基因的表达。

他克莫司作用机制与环孢素相似，但其与胞质中的另外一个亲免素——FK 结合蛋白 12（FK-binding protein 12，FKBP-12）形成 FK506-FKBP 复合物。该复合物抑制 Ca^{2+} 依赖性丝氨酸 / 苏氨酸磷酸酶（calcineurin）的活性，阻断对早期淋巴细胞基因表达必需的去磷酸化过程，进而抑制 NFAT 的活化及白介素类（ILs）细胞因子的合成。

【临床应用】他克莫司主要用于器官（肝、肾、心脏和胰腺）移植，预防排斥反应，常与糖皮质激素合用。也用于治疗中度、重度特应性皮炎。

【不良反应】常见不良反应为肾毒性和神经毒性、移植后胰岛素依赖型糖尿病。他克莫司其他不良反应同环孢素，不会引起多毛、牙龈增生，但可引起脱发。

三、增殖信号抑制药

西罗莫司（sirolimus）

其又名雷帕霉素（rapamycin），是从土壤吸水链霉菌（Streptomyceshygroscopicus）分离得到的一种大环内酯类化合物，抗真菌和免疫抑制；是一种 mTOR（ mechanistic target of rapamycin）蛋白特异性抑制药。

【药理作用】抑制 T 细胞、B 细胞增殖和免疫球蛋白产生。

【作用机制】西罗莫司和亲免素——FKBP12（FK506 结合蛋白 12）结合，该复合物然后与 mTOR（丝氨酸 / 苏氨酸激酶）结合，阻断活化的 T 细胞从 G_1 期进入 S 期，进而抑制这些细胞的增殖。西罗莫司不减少 IL-2 的产生，而抑制细胞对 IL-2 的反应。

【药动学】仅能口服，药物血浆 $t_{1/2}$ 约 60 h，主要在肝进行代谢，经肠排泄。

【临床应用】

1. 西罗莫司单独应用或与其他免疫抑制药（糖皮质激素、环孢素、他克莫司和霉酚酸酯）合用预防异体器官（肾）移植的排斥反应。

2. 预防和治疗造血干细胞移植受者的急性和慢性的激素难治性移植物抗宿主病。

3. 治疗一些免疫性皮肤病。

4. 与环素合用，治疗葡萄膜视网膜炎。

5. 辅助心脏支架手术。由于药物的抗内皮细胞增殖作用，西罗莫司洗脱支架可减少严重的冠状动脉疾病患者的再狭窄和额外的心脏不良事件发生。

【不良反应】常见骨髓抑制和高脂血症，其他有头痛、恶心、腹泻、白细胞减少和血小板减少。

依维莫司（everolimus）

其为西罗莫司的衍生物，药理作用、作用机制、临床应用和不良反应与西罗莫司类似。

四、抗代谢药物

霉酚酸酯（mycophenolate mofetil）

其又名吗替麦考酚酯，是一种从黄绿青霉菌 Penicillium glaucus 分离得到的霉酚酸的半合成衍生物。

【药理作用】霉酚酸酯抑制 T、B 淋巴细胞的增殖。

【作用机制】霉酚酸酯通过可逆的、非竞争性地抑制肌苷酸脱氢酶，进而阻断鸟苷酸嘌呤的从头合成（淋巴细胞缺乏嘌呤合成的补救途径，因此依赖嘌呤从头合成），抑制细胞的增殖。

【药动学】霉酚酸酯为前药，在体内水解变成活性代谢产物霉酚酸，合成为霉酚酸酯是为了提高霉酚酸的生物利用度，口服或静脉注射均可，代谢产物主要经尿液排出。

【临床应用】

1. 主要用于实体器官移植患者的难治性排斥反应。

2. 由于其抗增殖特性，霉酚酸酯还作为防止或减少慢性移植物血管病变的首选药物用在心脏移植受者。

3. 用来预防和治疗造血干细胞移植受者的急性和慢性的激素难治性移植物抗宿主病。

4. 其他　免疫抑制方面的应用包括狼疮性肾炎、类风湿关节炎、炎症性肠病和一些皮肤疾病。

【不良反应】胃肠道紊乱（恶心、呕吐、腹泻和腹痛）、头痛、高血压和可逆的骨髓抑制（主要是中性粒细胞减少症）。

硫唑嘌呤（azathioprine）

该药是器官移植中第一个广泛应用的药物。硫唑嘌呤为前药，在体内缓慢分解成 6- 巯基嘌呤而发挥作用。该药主要作用于 S 期细胞，干扰细胞的嘌呤代谢（6- 巯基嘌呤为核苷酸类似物），导致 DNA 合成障碍（淋巴细胞的分裂和快速增殖依赖于嘌呤的从头合成），阻止抗原敏感的淋巴细胞转化为免疫母细胞。对 T 淋巴细胞抑制作用较 B 细胞强，也抑制 NK 细胞效应，但它不抑制巨噬细胞的吞噬功能。临床主要用于肾移植的排斥反应和自身免疫疾病。不良反应主要有骨髓抑制和恶心、呕吐等胃肠道症状。

来氟米特（leflunomide）

其为一种人工合成的异噁唑类免疫抑制药。为前药形式，在体内转化为其活性代谢产物——特立氟胺（teriflunomide），通过可逆性地抑制二氢乳清酸脱氢酶（DHODH）的活性，进而抑制嘌呤和嘧啶的合成，引起淋巴细胞的细胞周期停滞，减少活化的淋巴细胞的数量。临床主要用于治疗类风湿关节炎。最常见的不良反应是头痛、腹泻和恶心。其他不良反应还有体重减轻、流感样综合征、皮疹、脱发和低钾血症。由于有肝毒性风险，患有肝病的患者不推荐使用。

环磷酰胺（cyclophosphamide）

其为一种烷化剂，是最有效的免疫抑制药物之一。它能通过与 DNA 链的交叉联结来破坏其结构，抑制淋巴细胞增殖，对增殖期及某些静息期淋巴细胞均有抑制作用。对 B 细胞的抑制作用较 T 细胞强。环磷酰胺免疫抑制作用强而持久，但骨髓抑制作用相对较小。临床常用于糖皮质激素不能耐受的自身免疫疾病，亦用于器官移植时的抗排斥反应。

五、免疫抑制抗体

抗淋巴细胞球蛋白（antilymphocyte globulin）

其又称抗胸腺细胞球蛋白，是一类直接抗淋巴细胞的多克隆抗体。采用人的胸腺细胞、胸导管淋巴细胞、外周血淋巴细胞或培养的淋巴母细胞免疫动物（马、羊、兔等）获得抗淋巴细胞血清，经提纯得到抗淋巴细胞球蛋白；现已能用单克隆抗体技术生产。抗体结合到 T 淋巴细胞的表面，通过各种途径（补体介导的破坏，抗体依赖性细胞毒作用，细胞凋亡和调理作用）杀伤 T 细胞；抗体结合的细胞在肝和脾被吞噬，导致淋巴细胞减少和受损的 T 细胞反应。临床上与其他免疫抑制药合用，防止同种异体移植的早期排斥反应；也用于治疗严重的排斥反应或糖皮质激素抵抗的急性排斥反应。静脉注射，半衰期可达 3 ～ 9 天。不良反应包括寒战、发热、白细胞减少、血小板减少和皮疹。

莫罗单抗 -CD3（muromonab-CD3）

其为一种针对人 T 细胞表面糖蛋白 CD3 的单克隆抗体（鼠源），结合 T 细胞表面 CD3，阻止抗原结合，抑制 T 细胞活化、细胞因子释放，从而抑制 T 细胞参与的免疫反应。是第一种治疗肾、心脏和肝移植引起的糖皮质激素抵抗型急性排斥反应的单克隆抗体（1986 年）。

IL-2 受体单克隆抗体

巴利昔单抗（basiliximab）

其为一种人源化的抗 CD25 抗体（25% 鼠源，75% 人源），与活化 T 细胞表面的 IL-2 受体 α 链结合，进而干扰这些细胞的增殖；阻断该受体后，T 细胞应答系统对任何抗原刺激都不起反应。与环孢素和糖皮质激素联合应用，用于预防肾移植术后的急性排斥反应。静脉注射半衰期约 7 天，不良反应主要为胃肠道反应。

达克珠单抗（daclizumab）

其为另一个抗 IL-2 受体 α 链的单克隆抗体，但是为全人源化，药理作用和作用机制同巴利昔单抗。

抗 TNF-α 单克隆抗体（anti-TNF-α monoclonal antibody）

肿瘤坏死因子 -α（tumor necrosis factor-α，TNF-α）是一种促炎症因子，在病理性炎症和关节破坏方面起重要作用。抗 TNF-α 单克隆抗体能阻止 TNF-α 与炎症细胞表面的 TNF-α 受体结合，抑制下游产生炎性细胞因子如 IL-1、IL-6 等而发挥抗炎和免疫抑制作用。目前市场有阿达木单抗（adalimumab）、赛妥珠单抗（certolizumab pegol）、依那西普（etanercept）、戈利木单抗（golimumab）和英夫利昔单抗（infliximab）。临床上用于类风湿关节炎和强直性脊柱炎等疾病的治疗。

六、其他类

羟氯喹（hydroxychloroquine）

其为一种抗疟疾药，具有免疫抑制功能。通过增加溶酶体和内体的 pH 而抑制细胞内抗原加工呈递到 MHC- Ⅱ 类分子，进而减少 T 细胞活化。临床用于治疗类风湿关节炎和系统性红斑狼疮，也被用来治疗和预防异体干细胞移植后的移植物抗宿主病。

沙利度胺（thalidomide）

其为一种口服镇静药，20 世纪 60 年代由于胎儿致畸作用而撤出市场。研究发现其具有显著的免疫调节作用，目前在 40 多种不同的疾病中临床应用或正处在临床试验阶段。沙利度胺抑制血管生成，还具有抗炎和免疫调节作用。抑制 TNF-α，降低中性粒细胞的吞噬作用，增加 IL-10 的产生，改变黏附分子表达，通过与 T 细胞的相互作用增强细胞介导的免疫功能。沙利度胺的作用非常复杂，有待于临床继续研究。沙利度胺目前用于治疗处于诊断阶段的多发性骨髓瘤，还用于治疗麻风病以及红斑性狼疮。最严重的不良反应是其致畸毒性。目前有一些沙利度胺的类似物，降低了毒性，特别是致畸毒性，如来那度胺（lenalidomide）用于治疗骨髓增生异常，泊马度胺（pomalidomide）2013 年被 FDA 批准用于治疗复发性 / 难治性多发性骨髓瘤。

雷公藤总苷（tripterygium wilfordii polyglycoside）

其为从卫矛科植物（*Tripterygium wilfordii*）的去皮根中提取的具有较强免疫抑制和抗炎作用的药物。能够诱导活化的淋巴细胞凋亡，抑制细胞免疫（减少淋巴细胞的增殖）和体液免疫（抑制 IL-2 和 NF-κB 等）。临床肾小球肾炎、红斑狼疮和类风湿关节炎等疾病有一定疗效。不良反应较多，如胃肠道反应、白细胞减少、口腔黏膜溃疡等皮肤黏膜反应，停药后可恢复。

富马酸二甲酯（dimethyl fumarate）

其为一种免疫调节剂，临床用于治疗复发缓解型多发性硬化，确切作用机制未知，可能通过激活 NFR-2［nuclear factor（erythroid-derived）-like-2］转录通路，减少氧化应激进而减少脱髓鞘改变；另外还保护神经细胞免受炎症损害。

格拉默（glatiramer）

其为一种治疗多发性硬化症的免疫调节剂，为四种氨基酸（L- 谷氨酸、L- 丙氨酸、L- 赖氨酸和 L- 酪氨酸）以固定比例组成的混合物。通过诱导和活化抑制性 T 细胞迁移到中枢神经系统而下调对髓鞘抗原的免疫反应；还可以作为免疫系统的诱饵（与髓磷脂碱性蛋白相似），转移对髓鞘的自身免疫反应。

芬戈莫德（fingolimod）

其为一种免疫调节剂，是真菌代谢产物多球壳菌素的衍生物，作为鞘氨醇 1-磷酸（s1p）受体调节剂，通过控制淋巴结和胸腺内淋巴细胞的释放，进而降低外周和中枢神经系统的淋巴细胞数量。临床上用于治疗多发性硬化症。

代表性免疫抑制药总结如表 49-1。

表 49-1　代表性免疫抑制药

分类	代表性药物	主要药理作用	主要作用机制
糖皮质激素	泼尼松	广泛的免疫抑制	与固醇受体结合后影响基因转录
钙调磷酸酶抑制药	环孢素、他克莫司	抑制 T 细胞介导的免疫	抑制钙调神经磷酸酶，进而影响活化 T 细胞核转录因子的磷酸化
增殖信号抑制药	西罗莫司	抑制 T 细胞增殖	与亲免素形成复合物，然后结合 mTOR，抑制细胞进入 S 期
抗代谢药物	霉酚酸酯、硫唑嘌呤	抑制 T、B 淋巴细胞的增殖	抑制嘌呤核苷酸的合成
免疫抗体	巴利昔单抗	阻断 T 细胞的免疫应答	T 细胞表面的 IL-2 受体 α 链与该单抗结合，对抗原刺激不起反应
其他类	雷公藤总苷	免疫抑制、抗炎	诱导淋巴细胞凋亡，抑制淋巴细胞增殖

第三节　免疫增强药

此类药物能激活免疫细胞，增强机体免疫功能；或产生免疫佐剂作用，增强抗原免疫应答；或补充体内所缺的免疫活性成分；或双向调节免疫，使过高的或过低的免疫功能调节到正常水平。临床主要用其免疫增强作用，治疗免疫缺陷疾病、慢性感染和作为肿瘤的辅助治疗。

临床常用的免疫增强药物有四类：化学合成药物，如左旋咪唑；微生物来源药物，如卡介苗；人或动物细胞因子，如干扰素、白介素；中药，如人参、黄芪。

左旋咪唑（levamisole）

其为一种广谱驱肠虫药，也是一种口服有效的免疫增强药。

【药理作用和作用机制】能激活吞噬细胞功能、促进 T 细胞产生 IL-2 等细胞因子、增强 NK 细胞的活性等。左旋咪唑虽然不能直接激活 B 淋巴细胞而促进抗体生成以及 B 细胞的丝裂原增殖反应，但可通过抑制性 T 细胞使呈病理性增强的 B 淋巴细胞降低，抗体形成的能力恢复正常。对免疫功能低下的机体具有较好的免疫增强作用，对正常机体作用不明显。

【临床应用】临床主要用于免疫功能低下者恢复免疫功能，同时增加机体的抗病能力。可改善多种自身免疫性疾病如类风湿关节炎、系统性红斑狼疮的症状。左旋咪唑还可用于肿瘤患者手术治疗、放疗与化疗的辅助治疗以延长缓解期、降低复发率和死亡率。

【不良反应】主要有胃肠道症状、头痛、全身不适等，偶见肝功能异常、白细胞及血小板减少等。

异丙肌苷（isoprinosine，methisoprinol）

其是肌苷与乙酰氨基苯甲酸二甲胺基异丙醇以 1∶3 组成的复合物，该药兼具抗病毒作用和免疫增强作用。它主要通过促进 T 淋巴细胞分化、增殖，增强细胞免疫；也可刺激 B 淋巴细胞分化和产生抗体；促进 IL-1、IL-2 和干扰素等细胞因子的生成；增强巨噬细胞和 NK 细胞的活性；还可恢复衰老所致的免疫功能低下。临床主要用于病毒性疾病的治疗，也试用于治疗免疫功能低下和免疫缺陷，如改善 AIDS 患者的免疫功能等。

卡介苗（bacillus calmette-guerin vaccine，BCG）

其为牛结核分枝杆菌的减毒活菌苗，为非特异性免疫增强药，具有免疫佐剂作用。其很强的非特异性免疫刺激作用可激活多种免疫活性细胞的功能，增加机体的细胞和体液免疫；提高巨噬细胞杀伤肿瘤细胞和细菌的能力，活化的巨噬细胞可加速清除血中的抗原-抗体复合物。临床主要用于肿瘤的辅助治疗，如黑色素瘤、白血病和肺癌等。

不良反应较多，其发生率和严重程度与给药剂量、方式及免疫治疗的次数有关。注射局部可见红斑、硬结和溃疡；瘤内注射、胸腔注射及皮肤划痕均可引起全身反应，如寒战、高热、全身不适等。反复瘤内注射偶见过敏性休克。对免疫功能严重低下者可导致播散性卡介苗感染。

短棒菌苗（propionibacterium acnes）

其为短小棒状杆菌（Corynebacterium parvum）经加热及甲醛灭活而制成的菌苗，是一种强的非特异性免疫增强药。作用机制尚不完全清楚，其作用方式可能为活化巨噬细胞，促进 IL-1、IL-12 等细胞因子的产生。临床主要用于治疗乳腺癌、黑色素瘤和淋巴瘤等，可直接注射到病灶部位，多与放射治疗和化疗并用。不良反应有发热、寒战、转氨酶升高、血压波动等；皮下注射可致局部疼痛。

胸腺素（thymosin）

其又名胸腺多肽，是胸腺上皮细胞合成的多肽类激素。药用品多为胸腺提取物，无明显种属特异性，内含胸腺生成素、胸腺体液因子、血清胸腺因子和胸腺组分等。作为一种免疫调节剂，胸腺素可促进 T 细胞分化成熟，即诱导前 T 细胞转变为 T 细胞，并进一步分化成熟为具有特殊功能的 T 细胞亚群。临床主要用于胸腺依赖性细胞免疫缺陷性疾病如 AIDS 等、某些自身免疫性疾病和晚期肿瘤。除少数过敏反应外，一般无不良反应。

干扰素（interferon，IFN）

干扰素是一种由单核细胞和淋巴细胞产生的细胞因子，可分为 α、β、γ 三种。干扰素具有抗病毒和免疫调节作用。干扰素能激活巨噬细胞和自然杀伤（NK）细胞，同时还可增强 T 淋巴细胞的活力。临床用于广谱抗病毒，也用于成骨肉瘤、肾细胞癌、黑色素瘤和乳腺癌的治疗。常见不良反应为发热，剂量较大时易发生，且初次注射时反应最强。其他可见胃肠道反应、流感样症状及神经系统症状（嗜睡、精神紊乱）、皮疹和肝功能损害等。约 5% 的患者用后可产生干扰素抗体。

白细胞介素 -2（interleukin-2，IL-2）

IL-2 是一种主要由 T 细胞产生的细胞因子，当其与效应细胞的 IL-2 受体结合后产生免疫增强作用，包括促进 T 细胞增殖，激活 B 细胞产生抗体，活化巨噬细胞，增强 NK 细胞和淋巴因子活化的杀伤细胞（LAK）的活性，诱导干扰素的产生等。临床用于肾细胞癌、黑色素瘤等的治疗。不良反应可见流感样症状和胃肠道反应，如发热、寒战、厌食、肌痛和关节痛等，也可出现神经系统症状、肾功能减退、水肿、血压升高。剂量减小可减轻副作用。

香菇多糖（lentinan）

香菇多糖是由香菇（Lentenus edodes）子实体或菌丝中提取纯化的多糖。香菇多糖具有明显的非特异免疫刺激作用，包括增强单核巨噬细胞系统功能；促进动物、健康人和肿瘤患者的淋巴细胞增殖反应；促进 IL-1、IL-2 生成；增强正常动物的迟发型超敏反应，部分或完全恢复荷瘤或注射免疫抑制药所致的迟发型过敏反应低下；增加抗 SRBC 空斑形成细胞和抗体生成等。

主要与放射治疗或化学治疗并用于胃肠道肿瘤患者，以延长生存期并防止白细胞减少和血清总蛋白降低；也试用于肺癌和乳腺癌患者。未见明显的毒副作用。

思考题

1. 正常免疫反应和异常免疫反应的区别是什么？
2. 免疫抑制药物的共同作用特点是什么？
3. 常用免疫抑制药的分类有哪些？各列举一例并简要说明其作用特点。
4. 常用免疫增强药有哪些？其中主要药物的作用特点是什么？

（朱元军）

中英文专业词汇索引

主要参考文献

1. 李长龄 . 药理学 . 北京：北京大学医学出版社，2010.

2. 朱依谆，殷明 . 药理学 .8 版 . 北京：人民卫生出版社，2016.

3. 库宝善，王银叶 . 药理学 . 北京：中央广播电视大学出版社，2015.

4. 杨宝峰，陈建国 . 药理学 .3 版 . 北京：人民卫生出版社，2015.

5. 李学军，梅其炳 . 药理学 . 西安：第四军医大学出版社，2012.

6. 贾建平 . 中国痴呆与认知障碍诊治指南 . 北京：人民卫生出版社，2015.

7. 抗菌药物临床应用指导原则（2015 年版）. 国卫办医发〔2015〕43 号 .

8. 中华医学会神经病学分会帕金森病及运动障碍学组 . 中国帕金森病治疗指南（第 3 版）. 中华神经科杂志：2014，47（6），428-433.

9. 中华医学会神经病学分会睡眠障碍学组 . 中国成人失眠诊断与治疗指南 . 中华神经科杂志：2012，45（7），534-540.

10. Richard A Harvey.Pharmacology.6th edition.New York:Wolters Kluwer，2015.

11. Bertram G.Katzung，Anthony J.Trevor.Basic & Clinical Pharmacology.13th edition.LANGE，2015.

12. Whalen K.Lippincott Illustrated Reviews：Pharmacology.6th edition.New York：Wolters Kluwer，2015.

13. Douglas Hanahan，Robert A.Weinberg.Hallmarks of Cancer：The Next Generation.Cell.2011，144：646-674.

14. Citrome L.Cariprazine for the Treatment of Schizophrenia：A Review of this Dopamine D3-Preferring D3/D2 Receptor Partial Agonist.Clin Schizophr Relat Psychoses.2016，10（2）：109-119.

15. Baandrup L，Østrup Rasmussen J，Klokker L，et al.Treatment of adult patients with schizophrenia and complex mental health needs-A national clinical guideline.Nord J Psychiatry.2016，70（3）：231-240.

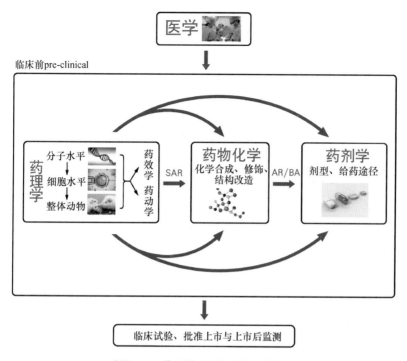

彩图 1-1　药理学在新药研发中的作用

SAR：structure-activity relationship，构效关系；AR：administration route，给药途径；BA：bioavailability，生物利用度

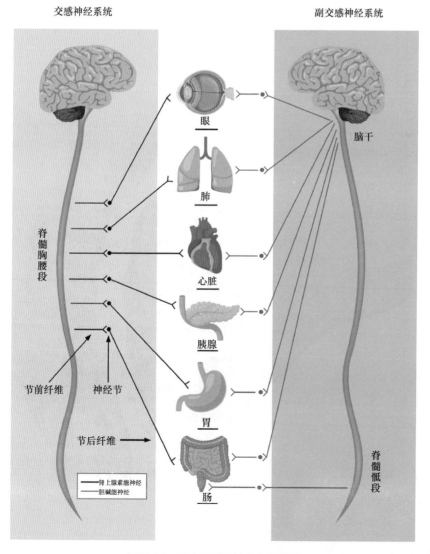

彩图 6-1　自主神经系统分布示意图

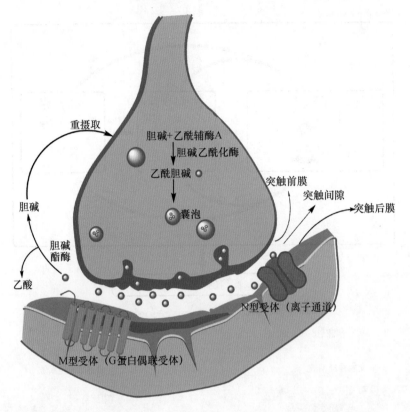

彩图 6-2　乙酰胆碱的合成、储存、释放、作用与消除过程示意图

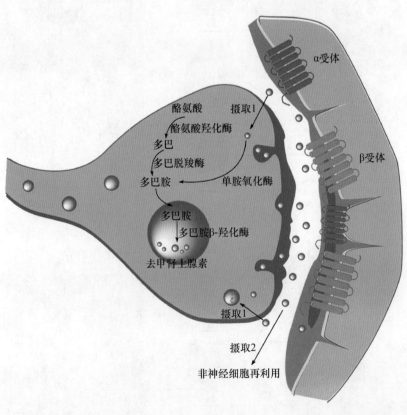

彩图 6-3　去甲肾上腺素的合成、贮存、释放、作用和消除过程示意图

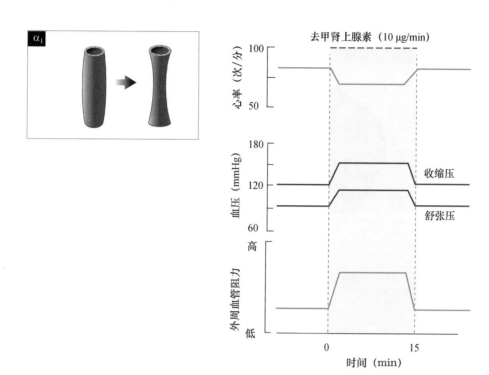

彩图 9-6　去甲肾上腺素对心血管系统的影响

去甲肾上腺素通过血管上的 α_1 受体引起血管强烈收缩。因此，外周阻力和血压均上升，血压上升可能引起反射性心率下降

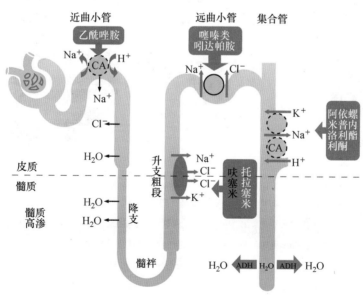

彩图 20-1　肾单位尿的生成和利尿药的作用部位

注：CA，碳酸酐酶；ADH，抗利尿激素

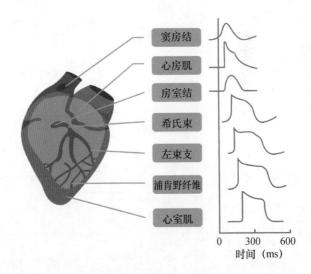

彩图 24-1　心脏各部位动作电位

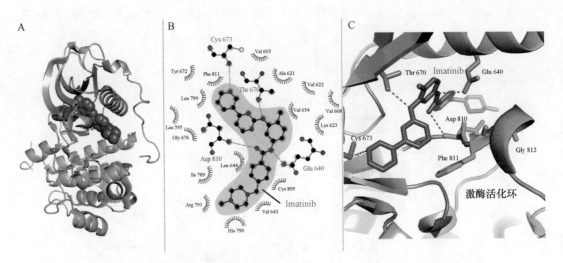

彩图 48-4　伊马替尼（imatinib）与受体酪氨酸激酶 KIT 相互作用的结构示意图

两者复合物的原子坐标文件源于蛋白质数据库（protein data bank，PDB），代号为 1T46。**A.** 图中灰色飘带模型代表 KIT 的胞内激酶结构域；蓝色空间填充模型代指伊马替尼。**B.** 伊马替尼（浅紫色阴影中的分子）与 KIT 活性中心的氨基酸残基形成氢键和范德华力。绿色虚线代指氢键，氨基酸残基名称与编号周围的红色光环代表范德华力。**C.** 伊马替尼（蓝色分子）与 KIT（灰色飘带模型）中"活化环"（activation loop，绿色部分）的 DFG 模体（Asp-Phe-Gly 序列基元）结合